U0307785

共和国军垦第一城医论集

袁今奇◎主编

全国百佳图书出版单位

中国中医药出版社

·北 京·

图书在版编目（CIP）数据

共和国军垦第一城医论集 / 袁今奇主编 . — 北京：
中国中医药出版社，2023.11
ISBN 978-7-5132-8256-7

Ⅰ.①共…　Ⅱ.①袁…　Ⅲ.①中医临床—经验—中国
—现代　Ⅳ.① R249.7

中国国家版本馆 CIP 数据核字（2023）第 112607 号

中国中医药出版社出版
北京经济技术开发区科创十三街 31 号院二区 8 号楼
邮政编码　100176
传真　010-64405721
鑫艺佳利（天津）印刷有限公司印刷
各地新华书店经销

开本 787×1092　1/16　印张 30.75　彩插 0.5　字数 573 千字
2023 年 11 月第 1 版　2023 年 11 月第 1 次印刷
书号　ISBN 978 - 7 - 5132 - 8256 - 7

定价　139.00 元
网址　www.cptcm.com

服 务 热 线　010-64405510
购 书 热 线　010-89535836
维 权 打 假　010-64405753

微信服务号　zgzyycbs
微商城网址　https://kdt.im/LIdUGr
官 方 微 博　http://e.weibo.com/cptcm
天猫旗舰店网址　https://zgzyycbs.tmall.com

《共和国军垦第一城医论集》
编委会

主　　编　袁今奇

常务副主编（按姓氏笔画排序）

马　利　甘　霞　杨百京
张选明　赵新芳　袁洪文

副　主　编（按姓氏笔画排序）

王新莉　叶　丹　刘　杰
严胜利　李　朕　杨　帆
杨军用　邹　楠　张　莉
张志刚　周　云　袁　明
徐　彤　盛　阳　韩国征

编　　委（按姓氏笔画排序）

习国龙　王　彪　王　燕
王栋才　王淑秀　王瑞选
张　敏　张爱奇　李　盈
李浩冉　陈军虎　袁乾方
夏伟伟　高　玲　郭晨晨

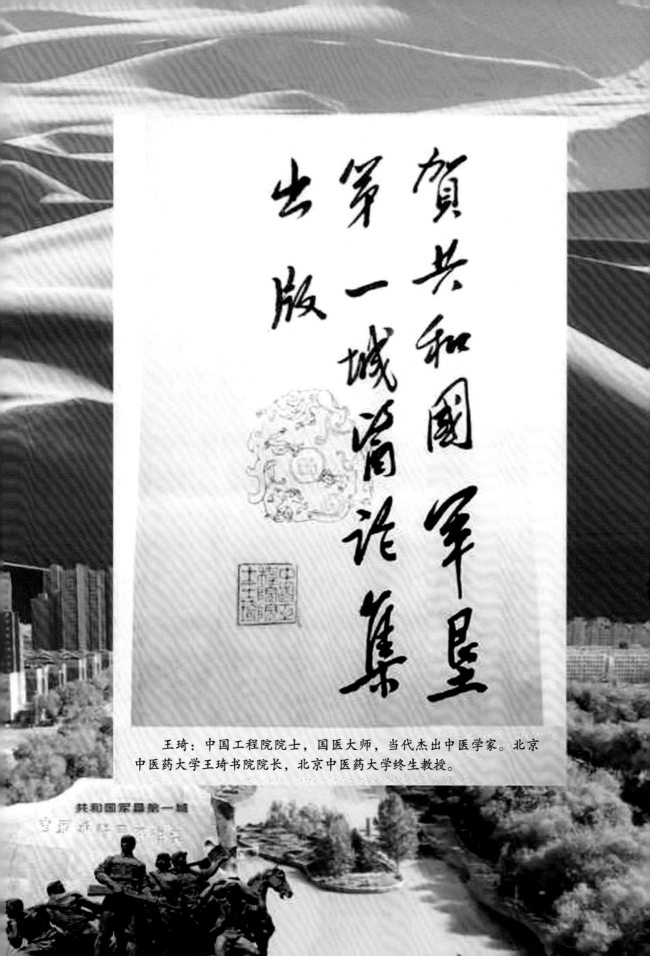

贺共和国军垦第一城诗词集出版

王琦：中国工程院院士，国医大师，当代杰出中医学家。北京中医药大学王琦书院院长，北京中医药大学终生教授。

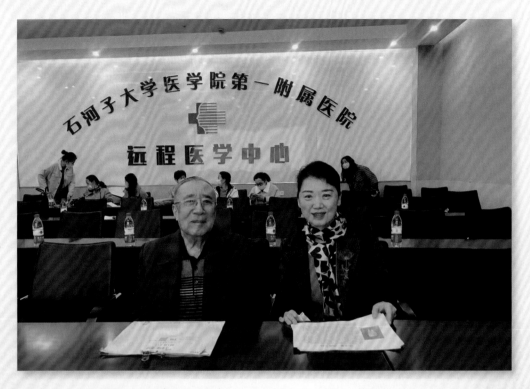

中西医结合防治疫病学习班线上授课

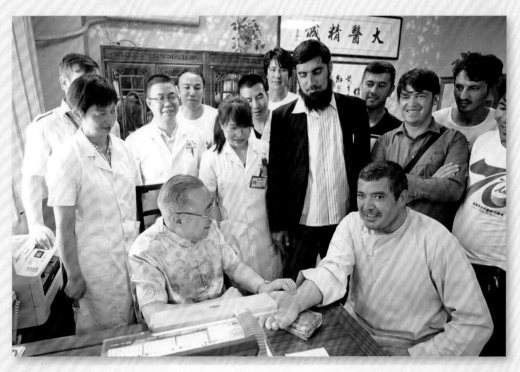

为外国学员作"望、闻、问、切"示范

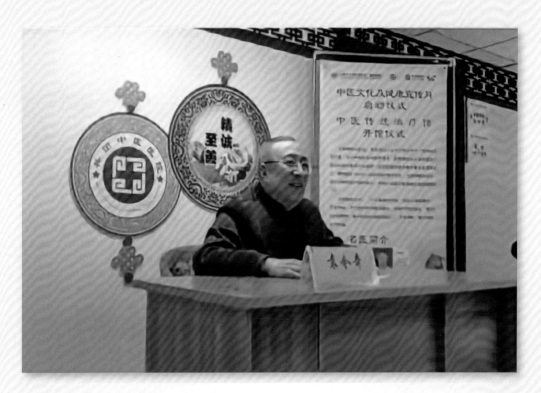

首届全国名中医　获全国中医药杰出贡献奖

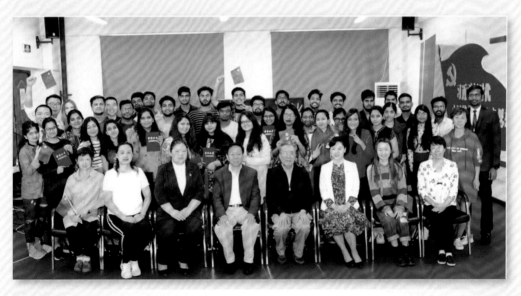

"一带一路"传统医学培训班合影

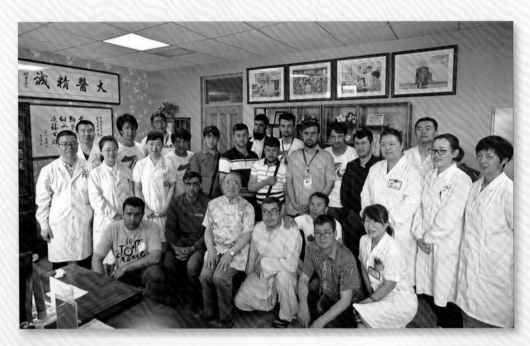

与外国友人在诊室合影

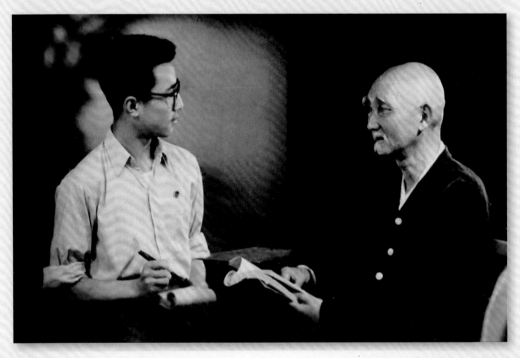

1957年师承江苏名老中医姜子维先生

序 言

袁今奇教授主编的《共和国军垦第一城医论集》，是继2018年出版发行《袁今奇医文集》之后的一部力作。堪称凝六旬心血，磨"岐黄一剑"，实乃洛阳纸贵、杏林之幸必然也。

书中含"见微知著""抗击疫情""基础研习""临证应用""薪火传承""评析报道"等篇。袁氏60年研读经典，深入堂奥，历练卓识，传承创新，终撰成书，足见其功力也。本书为杏林精品之作，弥足珍贵，在此为新书出版深表恭贺！

袁氏尊称我为良师益友，实为青出于蓝而胜于蓝也。他生于1942年1月，江苏东台人，中国共产党党员，荣誉博士。新疆石河子大学医学院第一附属医院（兵团中医医院）主任医师、教授，首届全国名中医、全国中医药杰出贡献奖获得者、全国名老中医药专家传承工作室指导老师。1994年获国家人事部"有突出贡献专家"称号，1995年享受国务院政府特殊津贴。早年师承江苏名医姜子维先生，受之亲传。1963年毕业于江苏盐城医专五年制中医专业，毅然听党召唤，从黄海之滨来到祖国西部边陲，根植新疆生产建设兵团，从事中医医教研工作已60春秋。20世纪70年代进修于南京中医学院师资班，主攻心脑血管病、急慢性肝病、恶性肿瘤、皮肤病的中医诊治，旁及各科疑难病症。袁氏功底扎实，经验独到，著述颇丰。发表学术论文160余篇，出版专著14部，获国家级科技奖励4项，省部级科技奖励11项。袁氏医德高尚，活人无数，深受兵团各界和新疆各族患者好评。参加国内外讲学和学术交流，足迹遍及港澳台、日本、中东地区和欧美。1992年参加中国医疗代表团，赴俄进行中医援外工作，为传承和发扬中医药事业产生了积极影响。袁教授今虽年逾八旬，但仍坚守临床一线、服务大众、栽培桃李、探索未知、总结经验、笔耕不辍。可谓杏林深耕近六旬，一片丹心醉岐黄。

至于本书，袁氏昼夜兼程，拼搏奋进，历经寒暑有三，多次修删，终得付梓。洋洋洒洒，三十余万言，字字珠玑，句句精辟，是读书之感悟，临床之结晶，医家之宝鉴，病者之福音也。身为中医人，他怀揣大志、坚韧不拔、严谨治学、虚怀若谷，为传承和发扬中医药负重前行、默默奉献，其历史使命感和时代担当精神何等之可贵，岂不令人敬佩哉！

然，袁氏高尚之情操，宽广之胸怀源于何处？吾细思终得其解：一曰新疆生产建设兵团几代人传承至今的胡杨精神和兵团精神之长期熏陶；二曰新疆天山南北各族同胞勤劳勇敢朴实民风之长期滋养；三曰兵团党委和各级领导的教导培养及自我修养之长期锤炼；四曰对中医药事业矢志不渝的坚定信仰和对传承发扬中医药事业之无限忠诚。

由是观之，袁今奇教授不忘初心，砥砺奋进。从"恰同学少年"到"全国名老中医药专家"，从一缕青丝到满头白发，数十年如一日坚守临床和科研教学，不畏艰难，深耕杏林，呕心沥血，终著成书，为岐黄大业增色添彩。其精神、情怀和毅力，恍若傲然挺立天山之雪莲和傲骨峥嵘在风沙之胡杨。吾为之惊叹，更深为感佩！乃欣为新书作序，述吾所知悟，以表心迹。

九二叟张浩良草于勤拙书屋　壬寅年端阳日

> **张浩良：**全国著名中医学家、中医方剂学家、南京中医药大学资深教授，20世纪70年代初任袁今奇师承导师。共和国军垦第一城——新疆石河子市中医医院名誉院长，仲景国医大学名誉教授，南京远大中医医院主任医师。

前　言

时光荏苒，斗转星移。当前，我国中医药事业的发展迎来了大好时机，形势十分喜人。以习近平主席为核心的党中央，高度重视中医药传统文化，多次作出重要指示："坚持中西医并重基本方针，促进中西医结合及中医药在海外发展。"我们作为岐黄传人，在同仁们的悉心努力下，《共和国军垦第一城医论集》终于和读者见面了，我和参与本专著编写的作者都深感荣幸。因为，我们为军垦第一城中医药事业的发展，尽了一份微薄之力。它必将载入新疆生产建设兵团中医药"传承精华，守正创新"的历史华章。

在国家中医药管理局和新疆生产建设兵团卫生健康委员会的关怀和支持下，本书历经三年余的辛劳编撰，终至成册。书中集作者思想理论、学术观点及临床经验于一炉，分别列述"见微知著""抗击疫情""基础研习""临证应用""薪火传承""评析报道"六个篇章。见微知著篇中，阐述了中医的特色和优势，以及中医人的操守；抗击疫情篇中，介绍了参加抗疫的实践，以及运用中医正邪和治未病理论对疫病的治疗；基础研习篇中，突出了中医经典著作的学习方法和中医体质学的现代研究；临证应用篇中，彰显了对"心肝宝贝"病证的理论发挥和临床应用；薪火传承篇中，着重介绍师承弟子的学习心得及传承创新；评析报道篇中，收录了评论作者的学术思想和临床经验及其对社会的影响的相关文章。

著名文学、戏剧大师杨绛先生在其《百岁感言》中深切悟道："一个人经过不同程度的锻炼，就获得不同程度的修养，不同程度的效益。好比香料，捣得愈碎，磨得愈细，香得愈浓烈。"本人和本人团队，距离那种碎、细、香的境界还差之甚远，吾辈应当继续努力，奋斗不懈。

本书为学以致用，知行合一的"小雅工程"。由衷感谢中国工程院院士、国医大师、北京中医药大学王琦书院院长王琦教授，在百忙中为该专著题词；诚谢全国著名中医学家、南京中医药大学资深教授、恩师张浩良先生为本书作序；致谢石河子大学医学院第一附属医院副院长王丽教授，对本书编著的关心和支持；感谢《中医杂志》副社长贾守凯研究员和中国中医药出版社编辑老师，对本书付梓的辛勤付出，方得该书之问世。书中定有不妥或争议之处，祈请各位前辈和同道们不吝指正为幸！

袁今奇

于共和国军垦第一城新疆石河子

2022 年 12 月 22 日

共和国军垦第一城

——新疆石河子

　　天山北麓、古尔班通古特沙漠南缘，一座小城曾经炊烟渐希，荒原亘古，乡村有民20余户，因村郭间有碎石河床，故为其取名石河子（东有泉水汇成的小河，其底多石，因以得名），又称"石城""诗城""戈壁明珠""西部明珠"。

　　石河子最早叫"破城子"，是因为附近曾有古城遗迹而得名："城垣残存，土筑，呈正方形，有东西二门，相互对称，旁有高大烽燧遗址，传为唐代遗址。"最早关于破城子的文字记载是乾隆五十年（1785年）唐山县（今唐山市）知县赵钧彤被贬，在遣戍伊犁时的《西行日记》里记载："云去县城二十里……至破城子八十余家。憩食行。村西有塘汛，题路牌曰玉泉墩。墩以西入碱滩，田亩少，荒芜俱芦苇。"意思是说，离玛纳斯县城约二十里到破城子，有80余家住户，在那里稍事休息吃饭后继续西行，村子的西面有关卡，路牌上写着玉泉墩。再往西走就是荒芜的盐碱芦苇滩了。1917年谢彬又在《新疆游记》中写道："石河子，店铺民居二十余家，为绥来乡镇第一。"此处原有一条玛纳斯河的岔流，枯水期河床裸露，石河子由此得名。

　　70年前，王震将军指着这个古驿站旁的小村庄，豪情满怀、气势如虹地说道："就要在这里，建一座新城给后人。"要在新疆玛纳斯河西岸规划建设一座军垦城市。1950～1953年，中国人民解放军新疆军区二十二兵团司令部、政治部机关及其直属队、二十六师、骑兵第八师、军区后勤运输部生产总队、骑兵第七师30团先后进入石河子一带进行垦殖，并在新疆军区统一领导下，开始建设石河子新城。自此中国人民解放军新疆军区生产建设兵团换下了戎装，开始了铸剑为犁、屯垦卫边的新征程，创造了荒原变家园的人间奇迹，谱写出新中国屯垦戍边的壮丽篇章。新疆生产建设兵团现共有14个师市，军垦第一城就坐落在八师石河子市，石河子市是新疆生产建设兵团的第一座建制城市，因其独特的历史、规模、地位和作用也当之无愧为共和国的"军垦第一城"。它是世界上唯一一座由军人选址、军人设计、军人建设起来的城市，石河子垦区被世人誉为"戈壁明珠"，这里还有军垦第一犁雕像、军垦第一井、军垦第一连等象征着石河子军垦文化的丰碑。

一、红色的石河子

屯垦戍边是中国几千年来开发和保卫边疆的伟大历史遗产。中央政府在西域新疆大规模屯垦戍边始于2000多年前的西汉，1954年中央政府又决定在新疆成立生产建设兵团。新疆生产建设兵团是唯一一个撤销后被恢复的兵团，是我国13个兵团中的"长子"，同时也是中华人民共和国的"独子"。这是一项符合中国国情和新疆实际的战略举措，也是历史经验在新的历史条件下的继承和发展。

"大军十万出天山，且守边关且屯田。"1954年10月，中央命令驻新疆人民解放军大部集体就地转业，组建新疆生产建设兵团，从此兵团儿女用青春、热血、生命凝成了"热爱祖国、艰苦奋斗、无私奉献、开拓奋进"的兵团精神。新疆生产建设兵团白手起家，艰苦奋斗，忠实地履行着国家赋予的屯垦戍边的光荣使命。广大兵团军垦职工扎根边疆，同当地各族人民一道，把亘古戈壁荒漠改造成生态绿洲。

初夏的军垦第一城——石河子市热了起来，人走在街上开始热得汗流浃背。即便如此，在石河子市北三路游憩广场中心地段的新疆兵团军垦博物馆里，依然游人如织。在石河子市军垦广场上，屯垦戍边纪念碑高高耸立。正值初夏，不少疆内外游客在纪念碑前合影留念，抚今追昔。纪念碑的主体，如同一把直插云霄的宝剑，在阳光下熠熠发光。剑身和剑柄处环绕着代表工、农、兵、知识分子的人物雕像。纪念碑东侧是一块花岗岩，正面写有"屯垦戍边千秋伟业"八个大字，背后是一篇以屯垦戍边为主题的赋文。岩石下面是9名军垦战士的群体雕塑，他们有的奋力拉犁，有的手握钢枪，有的扛着粮食、牵着羊羔和马匹，生动再现了屯垦戍边艰苦奋斗的劳动场景。

在石河子市军垦广场对面，新疆兵团军垦博物馆被浓密的绿荫掩映着。它是全国唯一一座以新疆生产建设兵团屯垦戍边历史为陈列内容的国家二级博物馆，又被称为"军垦第一楼"。1952年2月，毛泽东主席向驻疆部队发布命令："你们现在可以把战斗的武器保存起来，拿起生产建设的武器。当祖国有事需要召唤你们的时候，我将命令你们重新拿起战斗的武器，捍卫祖国。"呈现在新疆兵团军垦博物馆里的命令原文震撼人心。

在生产力水平低下，生产方式落后的新疆，为巩固边防、加快发展，减轻新疆当地政府和各族人民的经济负担，新疆人民解放军第二、第六军大部，第五军大部，第二十二兵团全部，集体就地转业，脱离了国防部队序列，组建起生产建设兵团，其使命是劳武结合、屯垦戍边。随后，来自全国各地的大批优秀青年、复转军人、知识分子、科技人员等也都纷纷加入兵团行列，以屯垦戍边为使命，遵循"不与民争利"的原则，在天山南北的戈壁荒漠和人烟稀少、环境恶劣的边境沿线，开荒造田，建成了一个个农牧团场。

在石河子市军垦广场的西侧，静静伫立着"军垦第一犁"的雕像。三个裸露上身的垦荒战士奋力拉犁，深陷的双脚、勾起的脚趾和暴起的筋肉，展现出当年战士们生产劳作的火热场景。"军垦第一犁"雕像向我们清晰再现了当年艰苦开拓的劳动场景。也让我们看到了在新中国成立之初，兵团战士们扎根沙漠边缘、风头水尾，支帐篷、割芦苇、搭窝棚、挖地窝子的艰苦场景。

军垦战士用炮弹皮和废铁打制出一把把坎土曼，开荒造田，凭着敢与天地斗的精神，将荒芜的戈壁沙漠变成了今天美丽的条田绿洲，创造了千顷林带、万顷良田、花园城市和戈壁明珠。

二、发展中的石河子

巍巍天山、壮美昆仑。石河子这座年轻的城市，与共和国同龄。这座由广大转业官兵发扬自力更生、艰苦奋斗、无私奉献精神在戈壁滩上建起的军垦新城，是新疆生产建设兵团的缩影和窗口，最集中地体现了兵团在特定条件下所肩负的屯垦戍边、保卫边疆、建设边疆的特殊任务。经过半个世纪的开发建设，石河子已形成"以大型农牧团场为依托、以石河子市为中心，农林牧副渔全面发展，工交建商服综合经营，工农结合、城乡结合、贸工农一体化"的新型经济联合体。而今，一个富裕、文明、进步的军垦新城——石河子市出现在浩瀚的戈壁滩上，跻身于现代化城市群中。

它原本只是古丝绸路上一个不起眼的小城镇，沙漠、沙碱滩、沉寂和荒凉充斥在周围。而这几千年的荒寂，从20世纪50年代开始被打破，一群铮铮铁骨的中国军人来到了边疆，拉动起"军垦第一犁"的号角，铸剑为犁、开荒生产、屯垦戍边、战冰雪，斗风沙，硬是用自己的双手拉起耕犁，在贫瘠的戈壁上开垦出一片片良田，引来天山雪水浇灌幸福的家园。正是他们不懈地努力和超越，将荒漠变为绿洲，给人类屯垦史上增添了一个伟大的奇迹。

石河子的城市虽小，但内涵丰富，潜力巨大。目前，石河子已拥有新疆天业、天富能源等6家上市公司，规模以上工业企业143家，石河子大学等14所大中专院校，新疆农垦科学院等18所科研机构，国家经开区、高新区和农业科技园区各一个，形成碳基、硅基、铝基、能源、纺织服装、农产品精深加工"六大产业集群"。

"我到过许多地方，数这个城市最年轻，它是这样漂亮，令人一见倾心，不是瀚海蜃楼，不是蓬莱仙境，它的一草一木，都是由血汗凝成的——这就是新疆石河子市。"诗人艾青丝毫不吝啬对石河子的赞美。

石河子位于古尔班通古特沙漠边缘，远离海洋，是个干旱缺水的戈壁滩城市，城中有河成为三代军垦人的梦想。终于，新一代石河子人将一条用于农业灌溉的引水渠改造为一条穿城而过的明珠河，它像一条静卧的长龙贯穿城市中心，全长6.5千米，清澈的河水从城南缓缓流向城北。它那独特的"梯田"式河面，它那层层相连、落差有致的瀑布群，它那美丽的湖中小岛，还有许多亭台楼阁和各种栩栩如生的造型，使得这座城市有了几分江南小城的秀美和灵动，而这份智慧得益于老一代军垦人的传承。一提戈壁滩，人们很自然地就联想到风沙、干旱、荒凉一类的字眼，似乎和"明珠"这样美丽的词汇联系不到一块。如今的戈壁滩，出现了数不尽的翡翠般的明珠，石河子新城，就是以它独特的风姿和诗意的美，成了这个戈壁滩最大的"戈壁明珠"，吸引了成千上万来访者，造就了其发达的旅游产业。

三、绿色的石河子

兵团建设初期，面对极端恶劣的自然环境，兵团人用敢想敢干、勇于担当的意志品质，让昔日盐碱滩涂变成万亩良田，让艰苦简陋的"地窝子"化为拔地而起的高楼大厦。这片曾经的荒漠，如今绿意盎然、生机勃勃，创造了胜似江南的人间奇迹。

石河子是新疆绿化最好的城市，"绿色"是它的代名词，也是这座城的生命，更是她的魂灵。穿行于石河子的大街小巷，无处不是郁郁葱葱、幽雅静谧之感。参天大树散发出蓬勃的生命力，驱散了戈壁滩的苍茫与萧瑟，把一座生态城市的魅力彰显得淋漓尽致。

徜徉在石河子明珠河两岸，那蓝蓝的天、绿绿的草、清清的水、红红的花交相辉映，各种树木生长茂盛，无不体现了石河子几代人追求绿色的梦想。明珠河九曲十八弯，在平静处，波澜不惊，可在源头处，却能听到水流哗哗作响，叮咚声不绝于耳。沿岸一直行走，你会看到，那如茵的绿草，那璀璨的灯光，那陡坡处落差有致的河水，构成一幅秀美的画卷。第一次踏上石河子这片热土，人们都会为它大片大片的绿色感到惊讶，四处弥漫着满眼醉人的绿呀！如果这是在温润潮湿的江南，倒也罢了，但这里是大西北的戈壁滩，石河子的绿色，让它不是江南却胜似江南。

眼前的石城，有"城在林中，林在城中"的清新之感。街道整洁又宽大，方正又笔直，道路两侧覆盖多层植被，来往的车辆也没有喧嚣的鸣笛，精心修剪的花圃随处可见。博大与安宁，清新与雅致时时围绕着这座城。

要说石河子有多美，一天24个小时，就有24种不同的美，一年365天，就有365种不同的风情。从清晨到日暮，从春秋到冬夏，从流水到高山，从街头到巷尾，都是石河子最美的模样。

要说石河子有多棒，作为沙漠戈壁城市，它坚持以创新、协调、绿色、开放、共享的发展方向，打造"半城绿树半城楼"的生态宜居之城，获得了"中国人居环境奖""国家园林城市""国家森林城市"等荣誉。2000年，石河子还曾获得由联合国颁发的"人居环境改善最佳范例迪拜奖"；2017年石河子蝉联第五届全国文明城市称号；2018年入选2018全国"幸福百县榜"；2019年入选全国城市医疗联合体建设试点城市；2020年10月，被评为全国双拥模范城；2021年再次上榜第九批全国民族团结进步示范区名单。

石河子，这是个来了就不想走的地方，仿佛是一张五彩斑斓的水彩画，淡雅又清新。灿烂的阳光，蔚蓝的天空，娇媚的桃花、白色喇叭口状的苹果花和挺拔的白杨树，横平四方的街道，老少皆宜的凉皮，清新爽口的啤酒，还有那人见人爱的烤羊肉，优雅的明珠河和漫步小憩的夜晚，这一切，构成了石河子的浪漫。那些葱郁的树木，遍地的花草，人们听鸟语，闻花香，品美食，令你不由得把脚步放轻放慢，任意闲逛都是很美好的写意。

"生在井冈山，长在南泥湾。转战数万里，屯垦在天山。"一部兵团建设史，既是一部红色基因与革命精神的传承史，又是一部党领导人民自力更生、艰苦创业的奋斗史。兵团精神薪火相传，历久弥新，一代代传承下来，直到今天仍散发着熠熠光彩。忆往昔，峥嵘岁月。从荒凉的戈壁滩到蓬勃的绿洲，是无数革命前辈的血与泪换来的。几十年来，几代兵团人在长达两千多千米的边境线上无畏坚守，在飞沙走石的茫茫戈壁创造出一片片生态绿洲，把昔日荒无人烟的不毛之地开拓成万顷良田，在人迹罕至的戈壁荒滩建造起了一座座军垦新城。这是一座载满红色历史的城市，是一座朝气蓬勃的城市，是一座富有传奇的城市，是一座充满诗意的城市，更是一座美丽迷人的城市，这就是戈壁绿洲、共和国军垦第一城——石河子市。

马利

2023 年 6 月

马利：著名卫生管理专家，国家一级人力资源管理师，卫生管理资深主任医师，硕士研究生导师，新疆生产建设兵团中医医院副院长。

度人之金针　问津之舟楫

——记袁今奇老师学术思想与成就

我们的老师袁今奇教授，已经走过了六十载医学生涯。袁老师是首届全国名中医，新疆兵团首批名老中医，2019年获全国中医药杰出贡献奖。

他于1994年获国家人事部有突出贡献中青年专家称号，1995年起享受国务院政府特殊津贴。2014年聘为全国名老中医药专家学术经验继承工作指导老师，成立了兵团首家全国名老中医传承工作室。袁师勤奋刻苦，学识丰博，他在中医学领域辛勤耕耘，不断超越自我，取得了令人瞩目的成就。

一、博极医源，精勤不倦

袁师自幼读私塾三年，1957年拜师于江苏名医姜子维先生，受其真传。1958年考入江苏盐城中医专校，研读中医五年。其间熟谙《黄帝内经》《伤寒论》《金匮要略》《温病学》等经典之著，为其后临床奠定了磐石基础。1963年赴新疆兵团创业至今。20世纪70年代初，参加南京中医学院师资进修班深造，有幸师承著名中医学家张浩良教授，耳濡目染，获益良多。袁师学贯古今，勤奋不倦，诊余时间曾写下读书及临证笔记百余万言。他以"终生学习""每日必有一得"为座右铭，对经典之学和临床所疑，常常探究至深夜。"书似青山常乱叠，灯如红豆最相思"，这是清代纪晓岚的名诗，对他的启迪尤深。

袁师认为，中医药典籍浩如烟海，时为皓首难穷究竟。他主张"泛览"与"精读"结合，相辅以成，抓住重点，由博返约，传承精品，师古而不泥古，变法在己，其理法方药，每多别具一格。袁师功底扎实，勤奋努力，他认为世间最宝贵的财富是时间。唐代韩愈《进学解》云："焚膏油以继晷，恒兀兀以穷年。"这在袁师一生治学中得以充分体现。

二、厚德载医，重视疗效

医德蕴于医者内心而仁爱济世，其表象为真诚、慈善和耐心。袁师尊崇张仲景之告诫："省病问疾，务在口给；相对斯须，便处汤药。按寸不及尺，握手不及足；人迎趺阳，三部不参；动数发息，不满五十。短期未知决诊，九候曾无仿佛；明堂阙庭，尽不见察，所谓窥管而已。夫欲视死别生，实为难矣！"袁师铭记医圣之言，不断锤炼自己。恪守"大医精诚""仁术济众"之旨，数十年如一日，全心全意为兵团及新疆各族群众服务。凡就诊患者，不论职务高低，贵贱贫富，一视同仁。查房、坐诊，或基层义诊，或接待外国友人，皆能审证求因，详查病机，辨体、辨病、辨证下药。因其疗效显著，赢得好评如潮，令患者深感杏林春暖。

袁师以疗效为己任，认为"疗效是检验医学医术的根本标准""疗效就是硬道理，评价疗效道理硬"疗效是中医药生存和发展的永恒主题。他提出现代中医诊病，其特色"望、闻、问、切"不可或缺，且应四诊合参，还必须结合现代各种必要的检查手段和报告，合之谓"五诊"。把握患者的基本信息，努力做到辨体、辨病、辨证及辨病象四者结合，选方遣药，方证对应，恰到好处，以期病根拔除之理想效果。疗效来自中医基础理论的发挥和升华，来自临床的不断积累，应使固化的知识有所创新。中医的疗效，应让患者信，同行信，西医信，中国人信，外国人也信。

三、学术经验，卓有建树

袁师精于中医内科，主攻心肝，旁及癌瘤、皮肤、五官、妇幼及多种疑难病症。在其医学生涯中，逐渐形成了独有的学术思想：①详查气血偏颇，确立十纲辨证。②辨体当为首要，精准疾病本质。③针对标本缓急，直击合围固本。④崇尚科学思维，践行处方实效。他针对心脑血管病的诊治，主张"调、补、通"有机结合，选方遣药宜标本兼施，以"和"为度。其诊治冠心病的理论可总结为：始因痰瘀痹阻，尔后致虚；视斑块为癥积，化痰逐瘀；权衡虚实缓急，辨析处理；分清寒热之象，勿皆温通；冠脉植入支架，首辨热瘀；重视素食为先，防治未病。上述理论经实践应用，能充分证明其科学性、先进性及适用价值。针对肝病的研究，他创新提出中医学对慢性乙型肝炎免疫耐受的认识与治疗对策，治疗乙肝结合新疆地产天然药物资源，对扶正解毒药进行深入地临床与药理研究。他师古不泥古，融会新知，发明了针对免疫耐受、免疫清除及恢复期治疗的护肝抑毒系列方，研究成果经国内著名专家评议，已达到国内外先进水平。针对重型肝炎类的治疗，他提出按期分型辨治，创茵赤系列方，疗效明显高于单纯的西药治疗，深受患者好评。此外，他还研制了30余首自拟验方，如三参稳律汤，二参三七琥珀颗粒、调肝降压汤、五色六味方、温降承气汤、加味葛根汤、五虫止痛散、二黄祛脂颗粒等，临床应用每多效如桴鼓。

袁师曾负责省部级以上科研课题13项；获国家级科研奖励4项，获自治区发明银奖1项，获兵团科技进步二等奖3项、三等奖7项；出版专著14部，发表有价值的学术论文160余篇。袁师曾任中华中医药学会名医学术思想研究会常委、中国中医药教育促进工作委员会常务理事、香港国际传统医学研究会永久性常务理事、新疆中医学会常务理事、新疆兵团中医药学会名誉会长、石河子中医药学会会长等职，还兼任《中医杂志》特邀审稿专家及多家期刊编委。他还荣获新疆维吾尔自治区优秀科技工作者荣誉称号，首届香港紫荆花医学成就奖、中华中医药学会学术发展成就奖及石河子大学建校70周年杰出贡献奖。

四、传承精华，桃李成蹊

传道授业，扶掖后学，桃李争辉，下自成蹊。袁师从1973年至今为大学普通班、本专科及研究生讲授中医学课程，为新疆维吾尔自治区、兵团及新疆军区举办的西学中班和中医进修班授课，为新疆兵团中医药从业人员提高班授课10余期，带教中医进修生近百名，培养学术继承人20名，其中国家重点学科学术带头人2名，中医传染病重点研究室学术骨干4名，全国优秀中医临床人才3名，国家青年岐黄学者1名，省级名中医4名，省级中医重点专科学术带头人4名，硕士生导师5名，临床科主任8名。合作指导培养研究生18名。为个体中医诊所医生传承学术经验40余名。经法律公证师带徒医生3名，均已出师，并获得执业医师资格。

袁师积极响应党的扶贫医疗号召，1991年参加兵团首批扶贫医疗队，赴第十师边远团场开展中医药工作，并带教中医师1名，荣立三等功。1992年参加中国医疗代表团，赴俄进行中医诊疗和传统文化宣传，深受俄罗斯政界和民众好评。多次赴香港义诊和讲学，被香港国际传统医学研究院聘为荣誉博士和永久性常务理事。编著《袁今奇医文集》444千字，2018年中医古籍出版社出版发行6500册，深受业内人士及中医爱好者广泛赞誉。

袁师参加国内外学术交流60余次，其足迹遍及大江南北、港澳、日本、欧美及中东地区，为继承和发扬中医药事业产生了积极影响。"度人之金针，问津之舟楫"，袁师不愧为我等之良师益友也。

《共和国军垦第一城医论集》编委会

2023 年 6 月

目录

第一篇　见微知著

第二篇　抗击疫情

第三篇　基础研习

第四篇　临床应用

第五篇　薪火传承

第六篇　评析报道

第一篇

见微知著

中医的困惑、抉择与崛起

在西医学快速发展的环境下，中医发展出现了困惑。中医学是博大精深的科学，应当正本清源，重建范式。努力提高临床疗效，笃行致远，扬帆崛起。

一、尊经崇古，文人治医

科学必须理论与实践相结合，书本上的理论和知识不能完全、正确地指导临床实践，这是中医学术发展未能解决的首要问题。

中医学的产生和发展，源远流长。迨自医巫分野后，随着文人治医的不断增多，中医药人员素质逐渐提高，大量儒医的问世，极大地提高了医生的基础文化水平。文人治医繁荣了中医学，增进了学术争鸣，促进了学术发展。通医文人的增加，对中医学发展的直接作用，是形成了以整理编次医学文献为主的学派。鉴于儒家济世天下的人生观，促使各阶层高度重视医籍的校勘整理和编撰刊行，并广泛流传。

文人治医，对中医学术发展的消极影响大致有以下诸端。

尊经崇古，阻碍创新。西汉后，在儒生墨客中逐渐形成以研究经学、弘扬经书和从经探讨古代圣贤思想规范的风气，后人称之为"经学风气"。儒家"信而好古""述而不作"，长期成为医学写作的指导思想，这种牢固的趋同心理，削磨、遏制了医家的进取和创新。尊经泥古带给医坛的是万马齐喑，见解深邃的医家不敢自标新见，极大地禁锢了人们的思想，限制了新内容的诞生，延缓了中医学术水平的提高和发展。

侈谈玄理，无谓争辩。一些医家受理学方法影响，以思辨伦理为方法学，过分强调理性作用，心外无物，盲目夸大了尽心明性在医学研究中的地位，对医学事实进行随意演绎和推理，以至于在各家学说中掺杂了不少的主观臆测、似是而非的内容。宋以前文献尚重实效，宋朝以后则多矜夸偏颇，侈谈玄理之作。无谓争辩中的医家，以思辨玄学方法，使一些医学概念外延无限拓宽，反而使内涵贫乏，阻碍和束缚了人们对问题的深入研究。命门学说之争，玄而又玄，六味、八味地黄丸何以包治百病？

无病呻吟，因袭之作。"立言"的观念在文人中根深蒂固，一些稍涉医籍的文人，也附庸风雅，编撰方书。有的仅是零星一得，有的是道听途说，因袭之作，俯拾皆是。当今社会，或沽名钓誉，或职称晋升，或硕博论文答辩，网上下载，东抄西凑，胡闹瞎编，凡此业界不乏其人，当尤以戒之。

偏重文献，轻视实践。受经学影响，中医学的研究方法大抵停留在医籍的重订、编次、整理、汇纂，呈现出"滚雪球"的势态。文献虽多，但少科学含量，此种思想方法必然会延缓中医学的发展。有学者统计注释《伤寒论》不下千余家，主要是编次、注释，甚至有些是对仲景全书原貌等问题上大做文章，争论不休。从临床角度上对《伤寒论》的研究却寥寥无几。医史文献泰斗马继兴先生对《伤寒论》版本的研究，证实"重订错简"几百年形成的流派竟属子虚乌有。中医研究体系中重经典文献，轻临床实践是十分明显的。历代一些医家先儒而后医，或弃仕而业医，他们系统研究中医时多已年逾不惑，还要从事著述，真正从事临床的时日并不多见，其著作之实用价值仍需推敲。文人治医，其写作素养，在学问成就上起到举足轻重的作用，而不是在临床上有多少真知灼见。既重视理论研究，更重视临床实践，用丰富的临床经验治病救人，才算是百姓之良医。

二、中医药学，博大精深

中医药学跨越了几千年历史，为中华民族乃至全世界民族的健康做出了不可磨灭的贡献。2015年，中国科学家屠呦呦发现青蒿素的治疟作用，获诺贝尔生理与医学奖，证明了中医存在的科学性，为中医药赢得了举世瞩目的荣誉。

中医药学，是博大精深的科学，只是当前流行的狭义"科学"还未完全接受。发源于西方的现代主流科学，总是把复杂事物分解为基本组成单元来研究，以还原论为基础。以中医为代表的中国传统科学体系，总是把复杂事物看作整体来研究。解剖学发现不了经络和气，气实质上是大量细胞和器官相互配合和集体组装形成的一种态势。这种态势正如战争中兵家的部署，士兵组织好了，战斗力就会大增，这种增量就是气。总之，是一个复杂系统各个部分之间的关系、组装方式决定了它能产生巨大的作用。

英国《自然》杂志就世界科技发展趋势曾提到，目前对生命科学的研究仍然局限于局部细节上，没有从整个生命系统角度去研究，未来对生命科学的研究应当上升到一个整体的、系统的高度，因为生命是一个整体。

著名生命科学哲学家迈尔强调科学的多元性，他认为由于近代物理学的进步，仿佛世界上并无活生生的有机生命。因此，必须建立一种新的哲学，这种哲学主要任务是摆脱物理主义的影响。生物学中的还原是徒劳的，没有意义的……生物领域重要的不是本质而是个体。

现代杰出科学家普利高津说："物理学已处于结束现实世界简单性信念的阶段，人们应当在各个单元的相互作用中了解整体……了解在宏观的尺度上，组成整体的小单元怎样表现出一致的运动。"

以上观点与中医学术思想更为接近，西方的协同学是受到中医等东方思维的启发。以中国古代整体论思想为基础的中医学，将大大促进医学和科学的发展。

中西医学是在不同哲学思想影响下所形成的医学科学，众多学者倡导中西医结合，在技术层面上是可以探讨的，但在理论层面是不可能的。人的自然整体（中医）与合成的整体（西医），这两个层面之间尽管没有因果关系，但却有某种程度的概率性的对应关系，寻求这种对应关系，有利于提高临床疗效。我们永远做不到将两者真正地沟通，无论是中医研究西医，还是西医研究中医，永远不可能从一方走到另一方。

三、正本清源，重建范式

范式的概念和理论是美国著名科学哲学家库恩提出的，范式从本质上讲是一种理论体系、理论框架，其理论、法则及定律，通常被人们普遍接受。李致重等学者从基础理论、研究对象、研究方法等方面，论述了中西医范式的不可通约性。中西医关系的特殊之处，不只是同一领域中的两个不同"学派"，而是基于两种完全不同文化建立和发展起来的医学，这种不可通约性导致了中西医之争。屈于特定历史条件下"科学主义"的强势地位，部分中医最终被迫接受了西医"范式"。"范式丢失"是近现代中医举步艰难、发展停滞、中医西化，甚至退后的根本原因。当今，中医药必须变革范式，此为现代中医理论和学术发展的必经之路。

正本清源是中医范式重建的基础，这是一项十分艰巨浩大的工程。正本是建立传统范式，必须从基础理论和经典之著入手，梳理还原，删汰芜杂，传承精华，守正创新。

解释学与语言：解释学将生命哲学、现象学、存在主义分析哲学、语言哲学、心理学、符号学等理论融合在一起，强调语言的本体论地位，认为我们所能认识的世界只能是语言的世界，人与世界的关系本质上是语言的关系。不仅把解释当作人文科学的方法论基础，而且是哲学的普遍方法。解释学有狭义和广义之分，现代西方哲学领域中的解释学理论，经过构建和推动，形成了哲学狭义学解释。关于文本的说明、注释、解读、校勘、训诂、修订、引申及阐释等工作，都属于解释活动。它依靠相应的解释理论和解释方法来完成，这些都可以称为解释学。目前，被公认推荐的中医经典原著，医经类：《黄帝内经》《伤寒论》《金匮要略》《难经集注》《针灸甲乙经》《诸病源候论》等；诊法类：《四诊抉微》《濒湖脉学》等；方药类：《肘后备急方》《太平惠民和剂局方》《本草纲目》等；临证类：《脾胃论》《兰室秘藏》《丹溪心法》《景岳全书》《医宗金鉴》《温病条辨》《温疫论》《外科正宗》《傅青主女科》《小儿药证直诀》等；养生类：《饮膳正要》《遵生八笺》等。历代医著，汗牛充栋，浩如烟海，除经典原著外，绝大部分都属于相关原著的解释性著作。

从当代解释学观点看，任何现代理论或现代文化都是发轫于传统，传统文化的生命力在于不断的解释和再解释之中。德国著名哲学家黑格尔曾说："离开源头越远，它就膨胀得越大。"人类文化是一条历史长河，它从传统中走来，又向未来走去，并不断成熟、发展和壮大。

历史解释学方法，是中医传统理论和经典著作研究的基本方法。其要旨在于忠实、缜密地，根据经典话语资料和现代方法对原典重新解读。旧的词语、语法和概念，通过新的方式和语境组建，彰显原典文本固有的基本意义结构。经过结构意义分析，探询其原始含义、历史作用和现代意义。

解构、重建与范例：解构可解释为理解分析，解构的目的是为了重建。自然科学家就是依据这一规律不断地改弦更张，发展其理论系统的。解构和重建，与库恩所论"范式变革"有所类同。严肃的科学研究应以经验事实为基础，而不仅仅是古人古书的描述。概念的重建和事实的确认，可以认为是互为因果的两大环节。梳理每个名词术语的历史演变和沿革，分析其目前使用情况及混杂因素，有助于旧术语的解构，以期相对清晰、合理地约定每一概念的实质。

袁今奇根据《黄帝内经》初步奠定的中医治则基础，认为治则是连接中医基本理论与临床的桥梁，是治疗学的核心内容。他在《中医治则治法研究》1989年创刊号中，发表了"略论中医治则四层次"一文，明确提出：治疗总则为第一层次，为治疗的总纲，其内容为"治病求本""以平为期"，著名中医学家任应秋认为，治病求本是治疗学的最高原则，对中医学的发展产生了深远影响。治疗通则为第二层次，是普遍指导治疗的一个"横"的概念规律，其内容比较抽象，包括调整阴阳、扶正祛邪、标本论治、正治反治、气反治则、三因制宜、治未病、五行治则、同病异治、异病同治和辨病通治。治疗常则为第三层次，在总则和通则指导下，是一个具有"纵"的概念规律，临床治疗针对性较强，抽象程度较低，为临床辨病、辨体及各科辨证总的治疗准则。此外，还包括食疗治则和某些特殊治则。具体治则为第四层次，是在上述三层次指导下，针对具体病症的治疗原则，其抽象程度最低，针对性最强，可直接过渡到治法与方药，对治疗具有相对的稳定性。因此，具体治则是极为广泛而丰富的。以常见的喘证为例，中医治疗首分虚实两类。实喘以祛邪利气为治则，根据具体表现不同，予以宣肺平喘、清肃肺气、平喘化痰等诸治法。虚喘以培补摄纳为其治则，针对脏腑病机，予以补肺、纳肾、益气、养阴等诸治法。可见，具体治则是在高层次治则指导下的最低层次的治则，它与治法紧密联系，又有根本区别。以上之例，可见解构、重建与范例之一斑。

有学者主张，与学术内容融合在一起的阴阳五行术语，应通过概念的清晰化、实体化和经验化而清理出去，使富含哲学思想的阴阳五行与中医具体的科学理论分离。误哉！阴阳五行学说是中医之根，是中医学术的命脉，是中医基本理论不可或缺的纲领性框架。

正本清源，重建中医范式，方法学尤为重要。中医学术研究中，历代多有执此而议彼，固执己见，不从实际出发而否定他家所论的情况。六经辨证、卫气营血辨证、三焦辨证，所言各异，争议不休，概源于方法之偏颇。明末清初，温病学说蜂起，各家之见皆有其临床依据，认识论和方法学不尽相同。仅以疫病为例，明代张景岳所论之疫，即六淫之邪，非时之气，其感同于伤寒，而以汗法为主，欲尽汗法之妙。明末清初吴又可所论之疫，乃热淫之气，从口鼻而入，伏于膜原，入里尤速，故用急下、屡下法收效。明末清初喻嘉言所论之疫，是由天地不正之气，兼温热寒暑及湿蕴之邪交结互蒸组成的，气交之中，无隙可避，沿门阖境，传染无休。秽恶之气，从口鼻而入，流布三焦，汗之不解，下之无应，故以芳香辟秽为主，兼以解毒治之。以上三种所言，各合其宜，均来自临证实践，并以疗效论道，故不得执此而议彼。

正本清源，重建范式，其方法学至为重要。我们否认科学主义，但崇倡科学精神。我们必须学习和运用科学方法，尤其是科学思维方法，科学观察方法，科学实证方法，但不主张仅仅依靠实验室用小白鼠点头的认识和方法。

四、笃行致远，扬帆崛起

中医药学历数千年而不衰，并不断发展，主要依靠历代医家临床经验的积累、整理和提高。历代名医辈出，多得家传师授。《周礼》有"医不三世，不服其药"之说，可见很早人们就重视老中医的临床经验。老中医经验是中医学术精华的重要组成部分，舍弃传承精华，就无法提高临床疗效。书本知识应通过自己的实践，不断探索和体会，才能为自己所利用。准确把握一些真知灼见并非易事，没有二十年、三十年的长期积累，是不可能的。当今中青年医生，必须刻苦学习中医经典，继承好名老中医的临床经验，全面提高中医队伍的临床水平。中西医并重可以采用，但不能西化，应当充分发挥中医药的优势和特色，中医学术的发展才有源头活水。

面临强大西医学的冲击，中医仍然在某些领域卓然自立，是因为其临床疗效，西医学尚不能取而代之，此为中医学赖以生存和发展的根本基础。几千年来，尤其是近百年来，中医历尽沧桑。时至今日，提高疗效仍是中医学术发展的战略起点，疗效是中医自身的价值体现，提高疗效是中医药发展的永恒主题。中国工程院院士、国医大师王琦教授说："疗效就是硬道理，评价就是道理硬。"

中医的疗效被全世界越来越多的人认可，仅英国就有4000多家中医诊所。在美国有超过30%的人群，崇尚包括中医在内的替代医学自然疗法。在2015年实施的"国际疾病分类"（ICD-11），辟专章将中医纳入其中。

我们应当客观地面对百年中医西化历史，襟怀大度地包容对中医的批评，矜平躁释，目标清晰，抉择英明，守正创新，笃行致远，再扬风帆，使我国的中医药事业从东方崛起，走向世界，光照全球。我们坚信，坚持"传承精华，守正创新"，中医药事业的继承和发展，必将迎来无限风光和气象万千！

（本文为传承工作室及师承弟子讲稿 2022年6月19日）

中医的优势和特色

中医药是我国原创医学科学知识体系，是具有中国特色的医药卫生事业，也是我国文化软实力的重要组成部分。

中西医学的产生和发展，皆受制于各自的哲学思想、历史背景及生产力的影响，其认识论和方法学不尽相同，各有千秋。人类的认知路径主要有两条：一条是宏观整体认知路径，另一条是微观局部认知路径。这两条认知路径决定了人类科学文化的两大体系，同时也形成了东西方医学的两大体系，即中医学和西医学。

一、中医的优势

优势指具有明显优先的态势和形势，是某一方拥有对方没有的技术和方法。优势是要在比较中才能得到证明的，即使对方有，但也比对方更好更强。中医历史悠久，经历代传承、发扬、创新，具有以下六大优势。

（一）理论优势——执简驭繁

中医善于将复杂问题简单化。中医主要运用司外揣内的方法，分析复杂多变的人体生理和病理状况，从宏观的属性和关系等层面上去把握人体的本质和规律。这种思维方式，能够用简捷了当的方法来认识和处理复杂的人体病理问题。《内经·灵枢》："知其要者，一言而终，不知其要，流散无穷。"即执简驭繁，要使复杂问题简单化。

（二）思维优势——以不变应万变

中医以阴阳学说为理论指导，解释人体的生理和病理。无论多么复杂的致病因素和病变，临床表现总具有阴阳属性的变化，这就构成了中医诊治疾病的依据。以阴阳的相对动态平衡为生理标志，去观察、认知、分析千变万化的疾病。《内经·素

9

问》："阴阳者，天地之道也，万物之纲纪，变化之父母，生杀之本始，神明之府也，治病必求其本。"指出把握阴阳属性的变化，即可以不变应万变。

（三）诊断优势——四诊十纲

中医四诊，为望、闻、问、切，不具备近现代任何检查，仍可做出中医诊断。中医四诊，亦称神、圣、工、巧。即望而知之谓之神；闻而知之谓之圣；问而知之谓之工；切而知之谓之巧。

八纲辨证分别为阴、阳、表、里、寒、热、虚、实，阴阳为其总纲，气血为阴阳之最大属性，阴阳失衡则气血乖违，诸病丛生，故八纲中应加气血，名曰十纲。李时珍曰："人身不过表里，气血不外虚实。"

西医学中，虽有视、触、叩、听，加之各种检查，但仍不可替代中医的诊断优势。

（四）治疗优势——以人为中心

中医在治疗上是以"人"为中心，而不是以"病"为中心。同是一种病，针对每一位患者的先天禀赋、年龄、性别、族别、体质、证候表现、病程等，分别采取个性化治疗。中医重视以人为本的"三因制宜"，因时、因地必须落实到"人"这个根本层面上。

中医治疗是对人最仁慈的治疗方法，中医秉承"中和"的思想，注重调理，善于调动人体内在的抗病能力，辨证论治治人之所病，疗效常出奇惊人。

（五）养生优势——防患于未然

"防患于未然"出自《周易·既济》，是指要在祸患发生之前就加以预防。《黄帝内经》有上工治未病，中工治欲病，下工治已病之说，体现了养生、保健及医疗的不同理念。《黄帝内经》云："法于阴阳，和于术数，食饮有节，起居有常，不妄作劳，故能形与神俱，而尽终其天年，度百岁乃去。"又云："虚邪贼风，避之有时，恬淡虚无，真气从之，精神内守，病安从来……美其食，任其服，乐其俗。"中医防患于未然的养生之道，与治未病的思想联系在一起，即未病先防，既病防变，瘥后防复发。

（六）经济优势——减少医疗费用支出

中医药的医疗费用相对于西医药较为廉价，尤其是中医适宜技术，其优势是简、便、验、廉。不仅能够减轻患者及家庭的医疗开支压力，而且还为国家和社会节省大量的医疗保障支出。

二、中医的特色

特色是指某种事物所独有的特征，或某一群体独特的认知思维和行为方式，也是与其他事物最显著的区别之处。中医的特色就是中医所独有的医学观念、学术体系和临床技术。

（一）生命理念特色——天人合一

中医天人合一的整体观，是中国古代哲学思想在中医学中的具体应用。人体是一个有机的整体，人与自然环境和社会环境息息相关。天人合一这种生命理念，是中医学在长期临床实践中观察和探索人与自然界关系得出的认识，也是中医诊疗疾病时必备的思想方法，它贯穿中医学的生理、病理、诊断、治疗、防病、养生之中，并对认识和治疗身心疾病，以及解决天人对立的生态失衡，均具有重要意义。

（二）认知思维特色——取象思维

中医学的认知思维特色，是中医理论体系构建过程中理论认识的方法学，它借助于语言，运用概念、判断、推理等认知与思维方式反映人体内外的本质联系及其规律性。中医运用中国古代哲学的认知和思维方式，在长期的医疗实践基础上，对人体的组织结构、生理功能、病因病机、诊断方法、治则治法、养生预防等进行了综合分析、归纳和总结，逐渐形成了中医学的取象思维这一认知特色。此特色包括司外揣内、取象比类、心法和顿悟、试探和反证四个方面。

（三）诊治认识特色——辨证论治

辨证论治，是中医认识和治疗疾病的基本准则，也是中医学理论体系的主要特点之一。

"证"，包括病位、病因、性质及邪正关系，反映出疾病发展过程中某一阶段病理变化的本质，比症状更能全面、深刻、正确地揭示疾病的本质。

辨证论治的过程，就是中医认识疾病和治疗疾病的过程，是中医理、法、方、药理论体系在临床上的具体应用。辨证是论治的前提和依据，中医强调个体差异，侧重辨证与辨病相结合，重视整体与局部、客观与微观的辩证关系。对疾病过程中的不同表现，抓住主要矛盾，因时、因地、因人制宜，选择最佳治疗方案，是辨证论治的精髓所在。

（四）治则治法特色——扶正祛邪

扶正祛邪，属中医治则治法特色。疾病的演变过程，从邪正关系来说，是正气与邪气双方互相斗争的过程。邪正斗争的胜负决定疾病的转归和预后，正能胜邪则病退，邪能胜正则病进。通过扶助正气，祛除邪气，改变邪正双方力量对比，使其有利于疾病向痊愈方向转化，这是中医治疗学中的一个重要法则。

扶正，即扶助正气，增强体质，提高机体的抗邪能力。扶正多用补虚方法，包括用药、针灸、气功、身体锻炼、精神调摄、饮食调养等。祛邪，即祛除病邪，减轻或消除邪气的毒害作用，使邪去正安。祛邪多用泻实方法，由于邪气不同，部位有异，其治法也不一样。

（本文为兵团中医药学会成立大会学术讲座讲稿，传承工作室讲稿　2021年12月）

中医自律与伦理
——学习国医大师孙光荣《医师规》感悟

　　著名中医学家、国医大师孙光荣教授，所订《医师规》仅千余字，可谓大道至简。其核心内容，为"诚、净、严、精"四条，高度概括，深度契合，是规范中医执业自律与伦理之臻言。本人伏案斗室，研读《医师规》，自觉遵循，并引以为同道，兹将学习感悟陈述如下，以飨读者。

一、"诚、净、严、精"四词释义

　　国医大师孙光荣教授，制定"诚、净、严、精"为医师执业自律与伦理之规范。自律是遵循法度，自我约束，是一种不可或缺的人格力量。伦理是指在处理人与人、人与社会相互关系时应遵循的道理和准则，是指导行为的观念，也是从概念角度上对道德现象的哲学思考。

　　"诚"：诚实、真诚、忠诚、诚心诚意、至诚高节，引申为凡事物之真实、正直、确实之义。《说文解字》："诚是形声字，'言'作形旁表意，表示其本义与言语有关。'成'的本义为成就、完成。"诚的本义，为真实无妄，多由言语表达。真实无妄必须是完成、真实的东西，不能是未完成或虚假的。

　　"净"：清洁、干净、纯洁，引申为戒掉情绪，不悲不喜，内心宁静才能大智大慧，灵魂纯净，方能无欲则刚。佛家讲"净"，儒家讲"敬"，道家讲"静"。《说文解字》："净为鲁国北门城池的专名，清洁义本用'瀞'，隶书以'净'取代'瀞'，义无垢秽也。"表示清洁、洁净。

　　"严"：严密、严格、严肃、严谨，引申为紧密、无空隙、认真、不放松、庄严、严厉、严酷、严重及姓氏。此字初文始见于《西周金文》，严的基本义是不松缓。用于对人处事的态度，表示严厉、威严。就程度而言，表示严重、猛烈、不放松。就具体事物而言，表示紧密、无空隙。旧时认为父严母慈，所以严又转指父亲。

"精"：本义是经过提炼或挑选，精华、完美、心细且反应快，引申为娴熟、精通、精神、精力。本字始见于《战国文字》，其义指纯净的米，后引申为精细。又引申为机灵、精明、完美无缺，如精益求精。先秦《易》曰："纯粹，精也。"《说文解字》："择也。"可译为："禽择良木而栖，人择君子而处。"

二、《医师规》将四条核心准则分为三层次

国医大师孙光荣教授，将《医师规》"诚、净、严、精"四条核心准则，分为"必须""应当""不准"三个层次论述和要求。

三个层次中的"必须"为基本准则，行业推崇的"应当"是高尚境界，需要规避的"不准"，是执业禁区。"应当"这一层次，直接指向从业者的职业价值追求，重在倡导风气，树立道德规范。《医师规》中强调：应当以仁爱、悲悯之心给患者一视同仁的重视、关心照顾；在不违反法律法规的前提下及条件许可时，满足患者及其家属的合理要求；以诚恳、友好的态度建立互尊、互信、和谐、合作的医患关系。凡此，明确指出了培养高尚医德的方向，可以引导一批医德水准较高的执业者，带动行业风气的改善和优化。

《医师规》中，第二、第三层次为"应当"和"不准"。国医大师孙光荣教授明确指出这两个层次是执业医师在事理上、情理上乃至法律上的绝对实施、绝对禁行，重在约束执业者的行为。一定要践行"必须"，维护"应当"，杜绝"不准"层面的要求。《医师规》中规定，必须坚持"生命至贵，患者至上"的服务宗旨，"尊重患者的人格与诊疗方式的意愿"。又规定："不准以夸大病情等方式恐吓、误导、讹诈患者。"这些层面的要求，做到了才是医德合格的执业者，反之执业者必将破坏行业的风气、信誉及今后的发展，有必要加以惩罚，甚至被清除出执业者之列，以促进行业风气的良性循环和发展。

三、自律与伦理在《医师规》中的应用

自律与伦理在《医师规》中得到广泛体现，针对人民群众反感的行业不够自律与伦理缺失的现象，必须努力克服，使医风、行风和文风尽快得到纠正。

（一）重执业初心，全心全意为患者服务

医师应不忘初心，忠诚为患者服务。不可拒绝收治患者，"不准由于种族、国

籍、信仰、性别、出身、地位、病种、病情及经济状况等因素歧视甚至拒诊、拒治患者"。尤其是因患者的经济状况不佳等因素而拒诊、拒治，直接违背了"生命至贵，患者至上"的核心宗旨，如此行径，会让执业者、医疗机构，乃至行业背负"见死不救""拿钱买命"之类的恶名。医师在诊疗过程中遇到各种困扰应主动、积极、认真加以克服和解除。置患者的生命健康于不顾的行为，是《医师规》所不能容忍的，包括"自顾名誉而隐避"导致的延误治疗行为。任何规矩的存在，无非基于利益的调节，而经济效益、声誉之类的利益，是不能凌驾于患者的生命健康利益之上的。新疆生产建设兵团中医医院办院宗旨"止于至善，厚德载医""传承精华，中西并重"，是不忘初心，为患者服务的最好说明。

（二）立规矩方圆，防范医师易现之弊端

《医师规》中明确列举了大检查、大处方是两种最常见的过度医疗行为。过度医疗中，执业者"滥伐无过"，易损害患者的生命健康，并徒增相应医疗资源的耗费，这些耗费往往不能真正提高诊疗价值，对患者和国家医保政策都是一大损失。临床上，有执业者在确有把握治疗好患者疾病的情况下，谋求不正当的经济利益，而过度检查过度治疗，也有执业者为了规避医疗纠纷而"狂轰滥炸"。无论哪种原因导致的大检查、大处方，既与医德规矩相违背，也为我国法律所不容。药品提成是最常见的不正当收益，有的以现金支付，有的是更具有隐蔽性的宴请、礼品、旅游、休闲、赞助行业活动、会议等形式支付。无论是哪种形式，这些费用最终还是转嫁给患者以及支付医保的政府部门，侵犯的是人民、国家的利益。因此，《医师规》将其明确列举为执业者必须自律的"不准"范畴。

（三）弃同行相轻，共同迈步走发展之路

同行相轻这一行业积弊由来已久，其滋生的土壤与医派的不同认识、执业者医术水平的高下都有密切关系。我国当前的同行之争，主要发生在秉承不同传承理念的学派之间、中医与西医之间，乃至于纯中医与中西结合医、西医之间。对同一患者的不同诊疗思路，也不乏丰富的学术理论，以及前期病案的实践积累作为党同伐异的支撑。我国中医药行业的发展，更经历了百年沧桑，历经来自行业内外的诋毁、打击、贬低与讥讽，一度陷入生死存亡的危急时刻。其中不乏一部分热衷于攻击同行的执业者，其初衷是出于热爱自身所在医派，坚信自己秉承的理论和积累的经验。但"在患者、学生中诋毁、打击、贬低、讥讽同行"，有违于我国医疗卫生工作中所提出的中医内部团结、中西医团结、中西医并重等方针。应克服"同行相轻"的

弊病，消除患者对行业整体不信任感的滋生和蔓延。我们应当摒弃同行相轻这一由来已久的积弊，执业者宜相互学习，相互尊重，和谐共赢，共同迈步走发展之路，让行业的学术不断迎来新的更好更繁荣的明天。

（四）文风为新义，纠正学术不端之行为

历代文献，浩如烟海。自宋代至明清，除温病、瘟疫学等有所发展，其余大多尊古崇经，因袭守旧，无自主创新。当代杰出中医学家、中国工程院院士、国医大师王琦教授，创中医体质学、中医男科学等，取得举世瞩目的成就，实为同道楷模。《医师规》中，言："不准在自身论著中剽窃、抄袭他人论文、著作。"此不准很有现实意义，当今文风不佳，学术不端行为比比皆是。或为职称晋升，或为取得学历，或为完成科研课题，或为谋求声誉等，遂编造论文，弄虚作假，蒙蔽读者，网上下载，随意改动，甚则剽窃、抄袭他人论文。此皆文风恶劣，学术不端之种种表现。医师尤当戒之，还中医学术一个良好的氛围。

（本文为传承工作室及师承弟子讲稿　2022年6月）

经典是基础 师承是关键 创新是目标

任何一门科学技术的发展，都离不开基础、继承与创新三个方面。没有基础，谈何继承，能继承者始可创新，否则便成为无源之水，无根之木。知创新者始善继承，反之便不免循规蹈矩，抱残守缺。中医药学也不例外，故历代卓有成就的医家，无一不是在学术上精研经典，勤求古训者。师承传道，授业解惑，更是培养中医药人才的重要环节，切不可轻视之。掌握了中医经典理论，又经历师承教育，方可实现创新之目标，使中医药事业生生不息，更好地为人类健康服务。

一、经典是基础

战国时代思想家墨子说："志不强者智不达。"中医药学是中华民族优秀传统文化的重要组成部分，要真正掌握并运用其理论，不熟读经典，深入钻研，精思敏悟，反复实践，融会贯通，是不可能得其精髓而有所造诣的。"自古名医出经典"，历代著名医家之成就，皆依靠经典而大成。

中医学经典，尤以《黄帝内经》《伤寒论》《金匮要略》至为重要。《黄帝内经》含《素问》《灵枢》两大部分。《素问》24卷，计81篇。《灵枢》12卷，仍为81篇。这两部分共162篇，所述内容博大精深，概括为15个方面，按序分为：阴阳五行、五运六气、天人合一、脉象、经络、摄生、病因、疾病、诊法、辨证、论治、针灸、药食、方剂及护理。《黄帝内经》是经典理论巨著，洋洋大观，绝非空洞浮泛的理论之作，其半数以上经文皆具有指导临床实践的意义。一部《伤寒论》，约两万字，分22篇，设397法，立112方，用83味中药，千古流芳。初学入门者，读之不甚容易，勤学苦研者，未尝不可通晓。《金匮要略》原书共为25篇，包括40多种疾病，载方剂205首。其理论和方药，至今仍为中医临床所习用。中医经典之著甚多，历代医著浩如烟海，具查证有8000多种。以上三部系经典中之经典，为中医学必读之书。近代名医丁甘仁先生尝谓："读古人书，自己要有见识，从前人的批判继承中，通过自己的思考，再加以辨别；并须通过临床实习，接触实际病例，方能心领神会，达到运用自如。"

当代著名思想家梁漱溟先生称："中医学是人类未来文明的早熟品。"著名科学家钱学森院士说："21世纪医学的主宰者是中医中药。"国医大师邓铁涛教授明确指出："21世纪是中华文化的世纪，是中医腾飞的世纪。"21世纪及其未来，都是中医药发展的大好时机，我们应当坚持经典是基础，传承精华，守正创新。国医大师朱良春教授曾云："近数十年来，中医药学术是有发展的一面，但对经典著作的学习、研究却是很不够的，甚至是淡化了，认为是落后陈腐的东西，不值一提了。所以不少中医院校，经典著作已成为选修课，怎不令人痛心长叹！"

殷切希望全社会、各级管理部门和有志之士，加大管理和投入力度，重振雄风，多学多悟中医经典著作，取其精华，应用于临床实践，必能解决更多的疑难病症，为造福患者健康，为弘扬中医药学术的发展做出贡献。

二、师承是关键

师承是中医药教育的重要方式，是中医药工作者成才的必经之路，也是促进中医药事业发展的具体措施。学习中医，自古以来都是依靠师带徒的方式传授的，所以师承是学习过程中的关键。著名作家雨路曾说："中医这个东西要想真正学好来，只有两个字，就是要有'师传'。"这是非常中肯的教诲。在学习经典的过程中，应拜名医为师，以虔诚、谦虚、尊敬的心态去拜师，对老师在诊治患者时的辨治思路、组方技巧，应认真笔录，勤奋学习，有闻必录，有疑必问。清代著名医家叶天士相继拜师17位之多，兼收并蓄，著有《临证指南医案》《温热论治》等名著，广为流传。本人幼时曾拜师于江苏十大名医姜子维先生，深受中医启蒙教育，获益良多，为以后的理论深造和临床经验积累，奠定了坚如磐石的基础。20世纪70年代初，我参加南京中医学院师资班学习，拜著名中医药学家张浩良教授为师，重温中医四大经典之学，对方剂的临床应用尤有深刻体会。姜子维老师、张浩良老师，他们治学严谨，待人随和，对患者体贴入微，对学生关爱有加。我们对老师非常尊敬，在尊师爱徒的氛围中，学习是愉快的，是拥有幸福感的。章次公先生勉励学生应做到"儿女性情，英雄肝胆，神仙手眼，菩萨心肠"，此语说明了做一名医生的准则。本人座右铭为坚持终身学习，一名好医生应是学无止境的。"师父领进门，修行在个人"，在医学生涯中，自己的修行、积累、传承、创新非常重要，只有孜孜不倦，锲而不舍地追求，才能达到"上工"的境界，当一名名副其实的好中医。

中医药是我国传统文化中的一块瑰宝，是历久弥新的一门科学技术，我们党和政府对此十分重视，我们应当责无旁贷，做好"承接岐黄薪火，继承中医衣钵"的工作，为振新中医药事业的发展而不懈努力。

三、创新是目标

《中共中央　国务院关于促进中医药传承创新发展的意见》中指出，传承创新发展中医药是新时代中国特色社会主义事业的重要内容。这一科学论断是对中医药事业的全新定位，标志着中医药事业进入了百年未遇的最佳发展时期。

疗效和创新都是中医药发展的永恒主题，当坚持做好传承精华之时，守正创新就显得更为重要。从经典是基础，到师承是关键，创新即是实现的目标。一个民族没有创新就会衰败，一种文化没有创新就会萎缩，中医药事业的发展也是这样。中医药历史悠久，历代多有创新和发展，其学术和临床都在不断进步。时至清代，虽有西方医学的影响，但中医经典理论仍在升华，温病学说蜂起，诸多治瘟疫病良方沿用至今。清代还诞生了衷中参西的革新派，如王清任《医林改错》、张锡纯《医学衷中参西录》等。中医药的不断创新，是中华民族文化继承和发展的需要，正确处理传承与创新的关系，实现中医药理论和技术的持续创新，是中医药走向未来的必由之路。

（本文为献给中国共产党100周年华诞时传承工作室讲稿　2021年6月）

德为医之魂　术为医之骨　效为医之本

医师作为我国保障公共健康的主力军，为了让人民群众健康地享受美好生活，他们默默耕耘、无私奉献，尽心为他人的健康保驾护航。我是石河子大学医学院第一附属医院主任中医师袁今奇，在首个"中国医师节"即将来临之际，感慨良多。

我在新疆兵团从事中医学医教研工作已有五十余年。在党的领导下，承蒙广大军垦战士和各族人民的信任和厚爱，我于2017年，被评为首届全国名中医。此为激励，也属鞭策。作为一名医生，虽已耄耋之年，但仍需发扬"不待扬鞭自奋蹄"的精神，继续攀登医学高峰。中国医师节到来之际，我结合自己的工作实际，略谈一下个人的从医感受。

德为医之魂。医生是一份肩负生命和健康重托的特殊职业，必须具备高尚的职业道德，高尚的医德应视为医师之魂。自古至今，"大医精诚"之训，激励广大医务工作者，全心全意为人民服务，令我中华民族不断繁衍昌盛。医生应当爱岗敬业，努力提升专业素质，为患者解除病痛。医生应尊重患者，善待患者，唯有敬佑生命、救死扶伤、甘于奉献、无悔付出，方可谓医德高尚。

术为医之骨。人们常说厚积薄发，中医药更重视传承创新。医生是终身学习的职业，在理论与实践中应当永不止步，以精湛的医术尽力诊治好每一位患者。迄今，中医领域仍面临众多难题，需要我们不断学习、深入研究、勇于实践、从临床实践中逐步积累丰富的经验，努力成为一名高明的医生，治病救人，解除病痛，如此才能做到"杏林春暖"，使中医医术为医之骨。

效为医之本。患者的期待，是医生用各种治疗方法所取得的确切疗效。医生应以疗效为己任，重视生命存在的意义和价值体现，其职业成就感是建立在不断提高疗效的基础之上的。西医学和中医药学都存在着一个重要的命题，即疗效是医学科学发展的永恒主题。医生应以疗效说话，才能实现自身价值，拥有良好的职业成就感，即可谓效为医之根本。

曾经有人问我，人要是患病了，是应该看中医，还是看西医？在我看来，中西医各有特点和优势，关键是要找对医生，将患者的病治好。身为医生，应把治病救人作为工作的出发点，努力减轻患者的病痛，还患者身心健康，维护医师的良好形象。营造尊医、重医的社会氛围，构建和谐的医患关系。我想，这便是国家设立中国医师节的意义所在。

（《兵团日报》2018年8月18日，作者袁今奇）

感恩党的领导　赓续中医情怀
——在兵团中医药大会上的发言

尊敬的各位领导、各位专家、珍爱的同道们：

值此金秋送爽，瓜果飘香，万物华实，全民抗击新冠疫情的大好时刻，全党、全军、全国各族人民喜庆建党百年华诞的盛世之际，在党和国家关于"大力发展中医药事业，坚持中西医并重，促进中西医结合"等一系列重大方针政策的指引下，新疆生产建设兵团中医药大会隆重举行，这是兵团医疗卫生事业发展史上的空前盛事，它将载入兵团中医药发展历程的史册，永驻历史性的光辉篇章。在党的领导下，我作为扎根兵团工作、学习和生活58年的中医药人，深受鼓舞，倍感振奋！对大会的召开，表示最诚挚和最热烈的祝贺！向筹建、策划、组织本次大会的各级领导和服务人员表示衷心的感谢！

兵团是我的第二故乡，作为一名兵团人，我见证了在兵团党委的英明领导下，兵团人艰苦奋斗，无私奉献，兵团的各项事业发生了翻天覆地的变化，并取得为世人瞩目的巨大成就。同样，兵团的中医药事业也在迅速发展，尤其于近几年来，在兵团党委和兵团卫生健康委员会的领导下，中医药事业取得了长足的进步。我们将更加感恩党的领导，赓续中医情怀，不遗余力地完成党赋予我们中医药工作者的各项任务。

中医药学是中华民族文化的优秀瑰宝，为中华民族的健康和繁衍及世界人民的健康，做出了不可磨灭的贡献。兵团中医药大会的召开，是兵团党委、兵团卫生健康委员会贯彻落实党和国家中医药方针政策的英明举措，在国家中医药管理局的关怀下，恰逢其时地抓住了促进中医药发展这一科学春天的到来。

"大鹏之动，非一羽之轻也；骐骥之速，非一足之力也"。兵团中医药的发展，关键在于加强党的领导，加强人才队伍的建设。大力培养和引进人才，建立激励及培养人才机制，不断壮大中医药和中西医结合专门人才的队伍。加强中医师承教育，提倡和鼓励西医学习中医，使兵团"能西会中"的各级各类医生不断增加。团结广大中西医工作者，相互学习、优势互补，全心全意为兵团及新疆各族群众的卫生和健康提供优质服务。

经典是基础，师承是关键，创新是目标。发扬"传承精华，守正创新"的理念，牢记中医药人的历史使命，深信在兵团党委和兵团卫生健康委员会的正确领导下，我们将众志成城，砥砺奋进，继续践行和发扬伟大的"抗疫精神""兵团精神"。"疫退九霄净，秋澄万景清，星辰让光彩，风露发晶英"，兵团中医药事业的发展，必将迎来无限风光与气象万千！

祝大会圆满成功！谢谢大家！

（袁今奇）

尊师重教　传承创新

——在全国老中医药专家学术经验继承工作拜师会上的讲话

尊敬的各位领导、珍爱的同道与后生：

三月春风暖人心，绿洲桃花尽争艳。在党的十九大精神指引下，在"两会"精神的鼓舞下，在院党委的亲切关怀下，今天我们相聚一堂，隆重举行全国老中医药专家学术经验继承工作指导老师与继承人的收徒拜师仪式，这是我院发展史上的空前盛事，更是我们兵团和石河子大学前所未有的历史性光辉篇章。让我们以热烈的掌声表示诚挚的祝贺！

中医药学是中华民族文化的优秀瑰宝，是我们党、国家和人民的宝贵财富，它具有数千年漫长的历史，为保护中华民族的健康和繁衍及世界人民的健康，做出了不可磨灭的巨大贡献。国家大政方针"坚持中西医并重基本方针，促进中西医结合及中医药在海外发展"，大力传承和弘扬中医药事业，是我们义不容辞的光荣使命。我们中医药人，应当努力成为"勤求古训，博采众方""博极医源，精勤不倦"忠实的践行者。我们老中青同道应相互学习，与晚辈则教学相长。深信我们中医药人能够胸襟博大，视野开阔，严谨治学，兼收并蓄，在浩如烟海的中医典籍中，泛览与精读相结合，由博返约，人人争取做到闻道则喜，见长则欣。一般说来，名老中医药专家有较长期的经验积淀，是我国中医药发展中重要的承启者。我们指导老师将会努力做好带教工作，实践自己的承诺。深信继承人将会尊师守训，刻苦学习，砥砺奋进，实现自己的攀登梦想。

"觥觥益阳风骨奇，壮年自定千首诗。勇于自信故英绝，胜彼优孟俯仰为。"中医药的传承与创新，是中医人的生命价值观，我们追求理想的疗效，因为疗效是中医药生存和发展的永恒主题。中医理论的研究，中医疗效的评价，中医药科研成果，要让同行认可，要让老百姓认可，让西医信，让中国人信，外国人也信。遵照兵团、石河子大学及医院党委的要求和安排，兵团的医疗卫生和预防保健工作应向南疆发展。我们中医药人，应积极响应党的号召，不仅立足本地，还应为南疆中医药事业的发展做出贡献。"胜日寻芳泗水滨，无边风光一时新。等闲识得东风面，万紫千红总是春。"作为岐黄传人，我们应当牢牢把握中医药发展的大好时机，自信、自觉、自律，勇于实践，敢于担当。我们一定要抱拳、抱团，众志成城，通过不断的努力，将会迎来无限风光与气象万千！

　　谢谢大家！

（袁今奇）

众志成城　砥砺奋进

——在兵团中医药学会成立大会上的讲话

尊敬的各位领导、各位专家和同道：

期盼已久的新疆生产建设兵团中医药学会成立大会，今天在乌鲁木齐市隆重举行。我谨向学会的成立表示热烈的祝贺！向线上、线下参会的领导、专家和同道致以亲切的慰问！向参加筹备、组织、安排大会的各级领导和工作人员表达诚挚的感谢！

在"十四五"规划建议中，"坚持中西医并重的基本方针，大力传承和发展中医药事业"掷地有声。在兵团党委的正确领导下，在兵团卫生健康委员会不懈努力下，在兵团中医药大会精神的鼓舞下，近年来兵团中医药事业取得了长足的进步，令人可喜可贺！

学会的成立，必将推动中医药学术的进步。学术的进步与繁荣，又将促进中医药工作的开展和发展。深信兵团中医药学会的成立将令兵团中医药事业发展迈上新的台阶。

当前，最令人鼓舞的一句话就是中医药发展迎来了"天时、地利、人和的大好时机"。面对大好时机，中医药人要更加自觉、自信、自强。自觉，是一种理性思考。我们应当认真回答在解决中医优势病种、疑难病症、公共卫生服务、一带一路、全球健康等重大问题上，共同肩负什么责任，提供了什么样的贡献？有作为才能有地位。自信，是一种理念，需要有勇气，也是能力和价值的体现。中医人应敢于在西医学和青春中医的历史背景下进行考量，疗效就是硬道理，检验疗效道理硬。我们的疗效要使中医自己信，西医信，更使中国人信，外国人也信。自强，是一种精神。我们既拥有"伟大的宝库"，又拥有打开中华文明的钥匙，还拥有五大资源，应当满怀豪情，不遗余力地献身中医药事业。我们必须主动作为，大有作为，不断作为，将中医药传承好、利用好、发展好！振兴中华，弘扬中医药的法宝，可以概括为"传承精华，守正创新"。传承是源头，创新是延伸和目标，再过一百年也是这样。在国家中医药管理局和兵团卫生健康委员会直接领导下，我们中医药学会和每一位中医药工作者，应当坚守中医药主体理论，主体思维，主体学术，主体技能；传承其魂，传承其真，传承其人，传承其世；创新其道，创新其术，创新其用，创新其效。

习近平总书记在访问巴西时所做的演讲中，曾引用了唐朝王湾的名句"潮平两岸阔，风正一帆悬"。人们彼此之间应诚信、团结、和谐，团队内部团结很重要，团队同不同专业人员的团结很重要，专业合作很重要，共同发展更重要。在兵团卫生健康委员会的领导下，我们中医药人应紧密团结在学会的周围，一定要抱拳、抱团，众志成城，砥砺奋进，兵团中医药事业的建设和发展必将迎来新的更加美好的明天！

谢谢大家！

（袁今奇）

广开格局，大力促进兵团中医药事业的发展
——与兵团卫生健康委员会的进言

尊敬的兵团卫生健康委员会党组、领导、专家及同仁：

你们好！我国中医药事业的发展形势越来越好，并取得举世瞩目的伟大成就。2020年以来，在全国及世界各国、各地区抗击新型冠状病毒感染疫情中，中医药发挥了功不可没的巨大作用，以铁的事实，证明中医药是中华民族文化的瑰宝，更是人类健康的璀璨明珠。

在兵团党委的亲切关怀下，兵团卫生健康委员会遵照习近平总书记关于"坚持中西医并重基本方针，促进中西医结合及中医药在海外发展"的指示，贯彻执行国家中医药管理局关于促进和发展兵团中医药事业的决策与部署，近几年来，兵团中医药事业的发展取得了显著成绩。由于兵团地处祖国西部边陲，所属师、团地域广阔，人口疏密不均，中医药现状较内地省市及新疆维吾尔自治区相比，底子薄弱，人才缺乏，发展缓慢，差距较大。所属管辖部门，其力量南北疆悬殊较大，致使中医药发展不够平衡，存在诸多短板。我于1963年8月，听党召唤，服从祖国分配，扎根兵团从事中医药工作、学习和生活，至今已58个春秋，见证了兵团中医药发展的历史和现状。为广开格局，大力促进和发展兵团中医药事业，现向兵团卫生健康委员会进言如下，不妥之处，敬请批评指正！

一、大力培养和引进人才，切实加强中医药队伍的建设

（一）人才培养是中医药事业发展的重要举措

"十四五"期间，进一步完善人才培养模式，健全人才评价机制，使中医药学科带头人和骨干人才脱颖而出。做好传承、师承带教工作，充分发挥兵团现有中

医药人才优势，加强全国名老中医药专家传承工作室、全国基层名中医传承工作室及兵团名中医传承工作室等项目的建设，大力培养岐黄学者等优秀中医药人才及中医护理骨干人才。做好中医师带徒师承教育工作，多方位、多途径培养中医药人才。

（二）人才难得，必须引进人才

每年招聘内地和新疆中医药院校的应届毕业生或历届毕业生，注重学历、学位，但不唯学历、学位，以考核其德才为准则。根据兵团及各师对中医药特色专业人才的需求，常年可与内地相关部门联系，人才可调进兵团任职，也可履行期限签约合同。人才的引进，必将加速兵团中医药事业的发展。

借助对口援疆人才资源优势，推动中医药及中药市场发展。支援兵团的中医药专家和技术人员带来的优势资源，是促进兵团中医药事业发展的宝贵财富，他们的学术水平和技术经验，对兵团中医药人影响深远，其中有从事中医药康复、中药材种植、加工炮制、市场营销等专门人才，能够助力兵团及各师、团中医药工作的开展，增添医疗效益、社会效益和市场效益。

二、建立人才管理和激励机制，关心人才，用好人才，留住人才

（一）管理机制

各级各类医疗单位，应对中医药人才建立管理档案，记录其整体资料和一般动态情况，关心他们的生活条件、工作条件和健康状况，及时征求他们对相关方面的意见和建议。

（二）激励机制

在健全人才评价体系的基础上，对国医名师、兵团名老中医、岐黄学者及内地引进人才，加强激励机制的落实。针对不同级别的人才，给予一次性科研经费资助，并提高其薪酬待遇。对理论研究，自主创新，临床经验丰富，出版专著，发表高级别期刊论文，专利发明等获得成就者，一律给予表彰奖励。优秀人才职称晋升，适当放宽基本条件。对长期从事基层服务的中医药工作者，免去综合考试，考核通过即可评定职称。各师、团民营中医机构医生，在取得医师职业资格后，按规定年限，鼓励他们经考核参加职称晋升。

三、加强中医药机构的内涵建设，努力促进学术水平提高

（一）重视人才调配和资金投入

合理提供相应设备，是加强内涵建设的基本要素。兵团现有的几所中医医院（含民营医院），各师、团医院中医科、国医堂等中医药机构，在各级卫生健康委员会的领导下，应遵循中医药自身发展规律，做好人才资源调配，管理部门资金投入，社会资助，并增添相应医疗设备，以期积极开展具有中医优势和特色的临床工作。

（二）切实做好院、科有特色，人有专长

中医院、中医科、中西医结合科及国医堂的建设和发展，在于其特色引人，以特色和优势诊治患者，用疗效获得患者的信任，为此必须加强内涵建设。学科及学术带头人，应带领团队重视基本功的修炼，明确"经典是基础，师承是关键，创新是目标"的理念，加强医德医风建设，不断提升自身素质，提高为人民服务的本领。兵团中医药机构，凡条件成熟者，应建立特色专科，努力提升综合服务能力。

（三）充分发挥兵团中医药学会学术引领作用

在学会引领下，积极开展学术活动，创造学术氛围，提高学术水平。加强申报和开展国家级、兵团级继续医学教育项目力度，不断提升兵团中医药学会在区内外的影响力。做好中医药科普工作，鼓励医护人员踊跃参加。

四、举办"西学中"班，培养中西医结合人才，建立中西医结合诊疗机构

（一）有计划地举办西医离职学习中医班

20世纪50年代中期至70年代末，从中央到地方举办了若干期综合性、专科性的"西学中"班，培养了一大批优秀的中西医结合人才，有力地促进了中西医结合事业的发展，中西医结合已成为我国医疗卫生事业的中坚力量。举办"西学中"班，学制为1~2年，师资力量依托石河子大学医学院和兵团医院，还可聘请新疆医大中

医学院专职教师授课。

（二）建立中西医结合医院

中西医结合医院应充分发挥中西医各自的优势和特色，宜中则中，宜西则西，宜结合则中西结合。逐步推广有机制、有团队、有措施、有成效的中西医结合医疗模式。综合性医院中医科应坚持姓"中"，并加强现代化建设，不断提高中医优势病种的疗效，扩大中医药在兵团内外，乃至对周边邻国的社会影响。

五、积极开展中医适宜技术，努力提高中医药临床疗效

（一）中医适宜技术具有简、便、效、廉的优势

中医适宜技术通常指安全有效，成本低廉，简便易学的中医药技术，包括针法、灸法、按摩、中医外治法、中医内服法、中药炮制技术等，具有治未病的思想和方法，多为患者所接受。各级中医药部门，应积极发挥中医医术专长人员作用，促进民间特色技术疗法的传承与发展。

（二）疗效是中医药生存和发展的永恒主题

几千年来，中医药为中华民族的繁衍昌盛做出了巨大贡献，对人类的卫生和健康产生了深远影响。全国名老中医汤一新教授提出："疗效是检验医学医术的根本标准。"中国工程院院士、国医大师王琦教授最新指出："疗效就是硬道理，评价疗效道理硬。"凡此，皆说明疗效的价值所在，建立疗效评价机制非常重要。遵照国家中医药管理局对常见病、多发病诊疗方案，以及目前所确定优势病种的疗效评价，尤其是针对新型冠状病毒感染患者各期型中医、中西医结合治疗疗效评估指南，根据不同地域、不同季节、不同体质的患者，以硬道理对疗效做出精准评定。中医疗效的评价，中医药科研成果，要让同行认可，要让老百姓认可，让西医信，让中国人信，外国人也信，让中医药的疗效走向世界。

此致

敬礼！

进言人：首届全国名中医，首批兵团名老中医

全国中医药杰出贡献奖获得者

石河子大学医学院第一附属医院（兵团中医医院）主任中医师、教授，年八秩

袁今奇　于共和国军垦第一城

辛丑年中秋

新疆生产建设兵团中医药事业发展存在的短板与对策

中医药是中华民族的伟大创造，为中华民族繁衍生息做出了巨大贡献。新疆生产建设兵团（以下简称兵团）自1954年成立以来一直承担国家屯垦戍边的重任，中医药发展有所搁置、基础薄弱等问题较为突出。近年来，在国家政策大力支持下，兵团依照国家和党中央的指示出台《新疆生产建设兵团促进中医药传承创新发展的实施意见》（以下简称《实施意见》）等相关文件并结合兵团当地特点，提出诸多配套措施促进中医药事业持续创新发展。

本文对兵团十四个师市提供中医药服务的医疗机构的中医药发展情况进行调查，分析当前兵团中医药事业发展过程中存在的问题和薄弱环节，并提出相应的对策建议。

一、资料与方法

对兵团十四个师市卫生健康委员会及辖区内所能提供中医药服务的医疗机构进行调查，将包含私立机构在内的能够提供中医药服务的医疗机构纳入调查。通过以下四种方法进行调查分析研究。

1.文献研究法

通过查阅文献资料、浏览中医药网站，了解各地促进中医药发展的经验和方法；收集国家及各省发布的推进中医药发展的政策文件。

2.问卷调查法

问卷调查通过两方面展开。一是卫生健康委员会层面，对各师市的经济发展状况、总人口以及各师医疗机构的总体情况进行调查；二是各医疗机构层面，对兵团各师市所有提供中医药服务的医疗机构进行调查，包括其服务情况、科研情况、设备设施、中医技术运用情况、人员以及中医药传承创新情况等。

3.专家访谈法

对促进兵团中医药事业发展的诸多因素如制度、人才、服务体系、产业发展动力、效益等进行访谈；邀请来自兵团各师市卫生健康委员会成员、各师市中医药系统副高以上职称人员及中医药相关管理人员进行现场或电话访谈，了解其对兵团中医药事业发展的意见和建议。

4.统计分析方法

定量资料收集完毕后，由研究人员对有效问卷进行统一编号处理，数据经过标准化处理后用Excel2007对相关数据进行统计分析。

二、基本情况

兵团中医药事业发展有以下特点：一是南北疆中医药发展差异大。新疆按地理区域划分为南北疆，天山以南为南疆、天山以北为北疆，一定程度上，北疆的经济发展和地理位置要优于南疆。虽然政府着重大力发展南疆中医药事业，建立北疆扶持南疆发展模式，但是南疆在中医机构数量、基础设施设备、中医人才建设上仍与北疆存在较大差距。二是兵团中西医发展差距大。兵团中医药服务较西医发展落后，截至2020年底全兵团医疗服务机构总数共966所，能提供中医医疗服务的机构为364所，仅占机构总数37.68%；兵团中医医疗收入仅占2020年总医疗收入3.04%；从中医从业人员看，兵团共有卫生技术人员21935名，其中中医卫生技术人员仅占5.27%。三是兵团中医药发展政策得到完善。从2020年起，随着国家加强中医药发展的重视，兵团也随即出台了扶持和促进中医药的文件，在《实施意见》的指示下召开第一届兵团中医药大会并成立中医药组织领导部门；兵团由此建立了以政府为主导、多个部门联合协作的中医药发展模式，依据兵团实际制定符合兵团特点的中医事业发展规划，在很大程度上促进了中医药事业发展。

三、兵团中医药事业发展存在的主要问题

（一）促进中医药发展的政策措施不足

一是医保缺乏对中医药服务的优惠政策。政策缺乏导向使得兵团中医医保库资

金严重不足，同时兵团医保在中医统筹资金结算支付上也没有给予倾斜。兵团提供中医药服务的更多是综合医院，专科中医医院少，但是综合医院的中医医保支付结算资金还是与西医统筹在一起进行结算，没有独立的结算体系，在一定程度上阻碍了兵团中医药服务的提供。二是政府投入中医的资源少。兵团只有1家二级公立中医院，大部分团场没有配备中医馆。在南疆，部分基层医疗机构提供中医药服务的面积达不到国家规定的不小于15平方米的要求，有的甚至没有专门的中医药服务区域。虽然国家要求大力发展中医药，在财政上给予支持，但实际上，地方财政更多还是将资金用于发展西医事业，存在对中医药事业补助不足的情况，这就导致兵团中医药基础设施建设缺乏资金、建设滞后等问题。三是"中西医并重"政策落实不到位。兵团中医医疗机构和西医医疗机构相比，不管是从机构数量、设备设施、资金投入还是人才队伍建设上，中西医的发展都存在很大的差距，兵团中西医的发展并不是完全同步的，中医明显滞后（见表1、2）。

表1　兵团中西医基础条件对比

项目	西医	中医
医疗机构房屋建筑面积（m^2）	1367953.54	103348.11（7.02%）
床位数（张）		
实有床位数	16804	1583（8.61%）
编制床位数	13914	1276（8.40%）
医疗设备设备价值（万元）	289010.78	6214.12（2.15%）

表2　兵团中医与西医医疗卫生人才队伍对比（人）

项目	西医人员数	中医人员数
卫生技术员	20780	1155（5.27%）
注册医师数	6837	788（10.33%）
职称		
高级职称	2438	155（5.98%）
中级职称	4655	259（5.27%）
初级职称	9480	324（3.30%）
学历		
硕士及以上	887	61（6.43%）
本科	7823	466（5.62%）
大专及以下	11186	405（3.49%）

项目	西医人员数	中医人员数
年龄		
25岁及以下	2023	100（4.71%）
26岁~45岁	10537	436（3.97%）
45岁~60岁	5972	234（3.77%）
60岁以上	168	22（11.58%）

（二）中医药技术人员短缺

一是中医药技术人员总量不足。2020年兵团每千人口中医职业（助理）医师数为0.1924人，严重低于国家在《中医药发展战略规划纲要（2016-2030年）》中所要求的到2020年底每千人口卫生机构中医职业类（助理）医师达0.4人的目标。兵团公立医疗机构从事中医药的卫生技术人员共有1155人，中医床位1583张，床均0.73人，低于国家要求每床至少配0.88名卫生技术人员的标准；兵团中医药护士共367个，床均0.23人，也远远低于国家规定的0.4名护理人员的标准。二是基层医疗机构中医药人员缺乏。兵团基层医疗机构从事中医药服务的人员多为省外援疆和医联体内下基层扶持中医药发展的人员，其援疆期限短，"一茬接一茬"的特点使得真正能留在基层从事中医药服务的人才非常少。三是人才队伍结构不合理。从学历来看，中医人才学历更集中于本科和大专学历，能带动兵团中医药事业突破发展的高层次优秀人才短缺（见图1）。从职称来看，中医药人才多为中级职称和初级职称，兵团中医药人才职称偏低，缺乏临床实践经验，难以独立开展中医药服务。

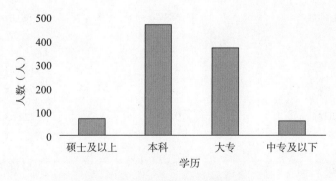

图1 兵团中医从业人员学历结构

从年龄来看，兵团现有中医药从业人员年龄偏大，青年优秀中医人才匮乏，合理的人才补给梯队难以形成，兵团将面临人才断层危机。

（三）中医院用人留人困难

一是兵团中医医务人员工资待遇低。兵团中医医务人员的薪酬待遇考核方法没有体现中医药的特点，仍延续西医人员的考核标准。同时中医适宜技术服务的定价偏低，使得中医医务人员相较于西医医务人员工资低，待遇差。二是兵团中医药人员发展前景不乐观。兵团医院管理模式改革慢，多数综合医疗机构仍然以西医为主，对中医不够重视，中医在绩效评价和人事薪酬激励制度上没有倾斜，使得中医人员薪资低、职称晋升难、社会认可度低。同时兵团部分地区经济发展较为落后，在待遇、生活条件、发展前途方面远远落后于内地地区，诸多扶贫下乡、援疆建设的青年干部服务期满即离开，优秀人才既难以引进来又难以留住。三是兵团工作强度大、培训机会少。兵团各中医医院中医药技术人员匮乏，"活多人少""一人顶两人用"的现象突出，工作繁重，难以全身心投入中医药服务提供工作。同时兵团缺乏专门的中医药教育机构和规培基地，开展的中医药相关适宜技术和理论知识技能培训课程少、形式单一且质量参差不齐，满足不了兵团中医药人员再学习再培训的需要。

（四）中医药基础设备设施条件差

兵团中医药基础设备设施短缺落后。兵团能够提供中医药服务的医疗机构中专门提供中医药服务的场地面积小，中医药综合服务区业务用房面积仅占总面积的6.5%，中药房面积仅占总面积的0.5%，有的机构甚至没有专门的中医药服务区域，疫情期间兵团部分中医科室、诊室还被征用为疫情防控办公室。中医药科室、诊室设置不合理，中药房未单独配置等问题突出，没有良好诊疗环境的同时兵团中医药设备短缺、老旧等问题也使得兵团中医药服务难以得到有效开展，中医药专科建设十分困难。

（五）中医药服务利用率低

一是人们对中医的认知不足。由于人们认知差异和社会的错误引导使得人们在就诊时更愿意选择知名"老"中医，他们认为中医医生年龄越大，经验越丰富，技术越精湛，而对年龄较小、学历水平高、中医基础扎实的年轻医生则不认可。同时中医成本高、见效慢、耗时长等问题也使得人们在就诊时更倾向于选择西医治疗，因此中医药服务利用率相对较低。二是中医适宜技术的开展不足。兵团中医药人员少、技术不高，因此中医适宜技术开展的项目数量少，且中医适宜技术的开展更多集中在大型中医院和中医分科齐全的综合医院，基层中医适宜技术开展能力弱，仅局限于针灸、拔罐等简单的技术。三是中医药服务宣传缺乏监督管控。21世纪以来，西医、西药在我国应用得更加广泛，媒体、网络大肆宣传西医，使得人们对中医的了解越来越少，再加上许多中医广告虚假宣传，使很多受骗患者误解中医，折损了中医形象，失去了群众对中医的信赖，中医药的宣传力度和宣传方式亟待规范，市场监管缺失。

四、提升兵团中医药发展的对策

（一）完善落实中医药发展政策

一是加强兵团组织领导。完善中医药发展的相关政策措施，深入贯彻落实《兵团关于促进中医药传承创新发展的实施意见》，持续推进《健康兵团"2030"规划纲要》和《兵团中医药发展规划纲要（2016—2030年）》的实施，不断完善覆盖全兵团的中医医疗服务体系，起草制定相关配套文件，督促指导各师市开展中医药工作。二是发挥兵团中医协会和兵团中医药发展领导小组的作用。发挥团体作用，在政府组织领导下，强化部门协同，设立具有兵团特色的中医专科联盟。建立健全中医药管理体系，明确承担中医药管理职能的机构，成立中医药管理处，配备专职管理人员。在各团体组织的领导下把传承创新发展中医药摆在重要位置，加大投入，制定一系列聚焦中医药产业发展的具体扶持政策，完善中药材保护与发展。三是坚持开展医疗援疆工作，给予中医药援疆政策倾斜，在人员待遇、薪酬、晋升、福利上给予援疆中医药人员特殊优待，提高来疆援助中医药事业人员的数量和质量，带动兵团中医药"教研学"水平的提高，从而提高兵团中医诊疗的整体水平。四是搭建中医药学术交流平台，支持融合多专业人员进入中医药领域，扩大中医药研究团队，促进兵团中医药产业高质量创新发展。五是建立有中医药特点的评价机制。积极开展中医药领域人才建设及管理政策的研究，在人才选拔，职称晋升、科研立项、成果鉴定等方面建立符合中医药特点的评价机制。

（二）夯实中医药人才基础

积极开展兵团中医药人才培养工作。一是在兵团各高校开展中医药本专科教育，打造中医临床教学基地，为兵团和各团场储备中医药人才。二是大力开展中医药师承教育，依托全国名老中医教授，充分发挥兵团高层次中医药人才和援疆专家的作用，培养能用于中医药教学和临床科研的骨干人才。三是强化行政部门、医疗机构的培养责任，建立人才培养经费由兵团、各师市、医疗机构三者共同分担机制，通过"引进来送出去"等形式开展中医药人才培养培训，积极培养中医药特色人才。四是加大对落后地区医疗机构、院校教育、进修学习、师承引进、学术交流等方面的对口支援力度，采取"组团式""师带徒""结对子"等帮扶共建形式，培养基层中医骨干人才，提高基层中医药服务能力。同时加强培训力度，开展"线上与线下"两种培训模式相结合的中医药经典理论和适宜技术培训，为基层培训中医药人员，提高基层中医优势病种诊疗能力、综合服务能力以及分级诊疗能力。五是继续深化医疗机构改革，完善兵团各综合医疗机构人事薪酬管理和编制审核制度，逐步增加基层中医的编制数量，同时改善现存引人、育人、留人政策，在保障中医药人才待遇等措施上有所倾斜，提高中医药人才平均薪酬待遇水平，对引进的优秀人才在晋升、评定职称等方面给予优先。

（三）加大中医药投入力度

兵团和各师市要履行主体责任。一是在兵团中建立持续稳定的中医药多元投入机制，在卫生健康投入中合理统筹中医药发展专项经费投入机制，并完善相关配套措施，改善兵团中医医院的办院环境，提高优质服务供给条件，同时鼓励地方吸引社会资本参与中医药发展，建立政府和社会双向投入的中医药发展基金支持渠道，加大基层中医药软硬件设施的配备力度，引进先进中医药设备、推进中医药信息化平台建设。二是加强以区域医共体电子病历和医院管理为重点的信息系统建设，加大基层中医馆、国医堂等中医综合服务区健康信息平台建设的投入力度，推动"互联网＋中医"医疗服务，持续推进各级医疗机构分级诊疗，加快基层中医药服务能力提升，快速发展区域间医疗信息互联互通机制。三是落实中医院重点学科发展、人才培养等投入政策，尤其是资源短缺的基层中医机构，基于兵团特点推进中医专科联盟建设，打破公私立医疗机构中医药人员身份限制，整合兵团优秀中医药人才资源，通过定向帮扶和专家团队下沉等相关措施，帮扶落后地区开展具有当地特色的中医优势专科专病诊疗救治工作。

（四）加强中医药服务宣传

加强中医科普宣传有利于形成人们对中医药的正确认知。一是加强中医药宣传团队的建设，充分利用现有宣传平台，例如报纸、电视等传统媒体和公众号、抖音等新媒体，建立中医药宣传联盟，互联互通，将中医效益最大化。二是中医药宣传要结合兵团特点形成自己的风格，打造兵团特色，突出兵团文化建设。兵团中医药科普基地定期开放，让群众亲身了解中医文化、感受中医疗效。三是要根据受众特点来选择宣传渠道，采取"线上＋线下"双结合的形式开展中医药宣传工作，通过科普专家巡讲团下基层科普、义诊、办讲座等活动进行宣传教育，拓宽兵团中医、非中医人士视野，丰富群众的中医认识，同时加大对中医药适宜技术知识的普及力度，发挥中医药简便易廉的特点，提高中医接受度，促进兵团中医药事业的发展。四是加大对中医药宣传内容和形式的监管，依据《中医药法》等相关规定，有关行政部门应加重力度打击不良商家利用中医药进行虚假过度宣传，严格审核展示内容和形式是否符合当前社会主义核心价值观，确保其方向正确、内容健康且积极向上。

（通讯作者马利，作者王昱婷、刘柯辛、夏雪）

西医院校中医学教学现状与教学方法探讨

一、西医院校中医学教学的现状

中医学一直是西医院校教学课程的必修课，大纲明确规定了西医院校中医学科的目标和基本要求。但中医学与西医学理论体系差异大，中、西院校培养目标和教学重点不同，加之中医学内容多，学时数有限等诸多因素影响，给西医院校学生的学习造成一定的困难，导致学生的接受能力、理解能力不理想，教学效果不佳。

（一）内容多，学时少

目前西医院校中医学课程选用的教材是《中医学》，这本教材几乎囊括了中医学所有内容，包括中医基础理论、中医诊断学、中药学、方剂学、中医内科学、针灸学等，是中医学专业各科教材的浓缩版，而学时一般只有30~60学时。授课教师无法在短时间内把中医知识体系讲完整，只能缩减内容，使得学生对于学习内容理解困难。

（二）先入为主的西医思维方式

西医院校的中医学课程一般都在大学三年级安排，学生已经学习了较为系统的西医相关理论，如人体解剖学、生理学和病理学，形成了较为稳定的西医学思维模式。中医学和西医学采用的认知和思维方式不同。中医学强调整体观念，从宏观的角度，通过脏腑组织器官的阴阳五行学说来阐述机体生理与病理现象；西医学从微观角度，从系统、器官、组织到细胞、分子等细微结构阐释机体生理功能与病理现象。学生大多会套用西医思维模式学习中医，以致形成误区，影响学习兴趣。

（三）教学方法落后

西医院校对中医学教学重视程度不够，大多数院校没有从事中医学教学为主的教师，多数是附属医院中医科的医生。其中医学教学理念相对陈旧，教学方式简单，以传统的讲授法教学，很少或没有采用现代化辅助教学手段进行教学。课堂松散，教师只顾自己讲解，完成教学内容，而与学生互动交流较少，导致学生对中医缺乏兴趣，影响教学效果。

（四）理论脱离实践

中医理论源于实践，中医的生命力在于临床。在西医院校的中医学教学中，只有理论授课，没有临证机会，教学过程与临床实践相脱节，使学生难以将中医基础知识转化为辨证论治的能力。辨证论治是中医临床医学的灵魂，是围绕患者的症状，通过四诊搜集病情资料，分析探求疾病的证型，根据证型确定治疗方法和药物的一个复杂思维过程，而这个思维过程要不断从患者身上获取相关信息。

二、教学方法的探讨

目前针对西医院校中医学教学的现状，各院校在积极转变教学观念，改革教学内容，引进现代教学方法，建立科学、合理的教学模式。本人根据自己的教学经历，对教学方法进行相关的探讨，根据具体的教学内容，选择相应的教学方法，期望通过多元化的教学方法提高西医院校的中医学教学质量。

（一）比较教学方法

比较教学方法不同于传统的"灌输式"教学方法，是把多种事物集中起来，分析相同点与不同点，从而认识事物的本质与特点的教学方法。通过这种互动，学生会主动参与到教学中，发现事物的规律。如中医学的症、证、病与西医学的症、征、病的区别与联系，中医学的"心"与心血管系统中的"心"对比，中医学的望、闻、问、切诊法与西医的视、触、叩、听检查比较，引导学生主动思考、讨论，归纳分析，提高学生自主学习、独立思考的能力，让学生从被动学习变为主动探索。采用这样的教学方式，能够充分调动学生主动思考的潜能，使其更深刻地认识事物，同时也培养了学生的创新意识。但需注意比较的内容一定要与学生思维实际相结合，且具有可比性，要立足于学生原有的西医学知识基础，寻求"不同"，加强对学生中医思维的培养，深化学生对中医哲学思维的认知。在中医学与西医学的比较和联系中，从微观、局部入手转变为从宏观、整体出发，探索中医、西医在人体生理、病理认识中的共同点与交叉点，把中医的整体观，恒动观和辨证观同西医学的生理病理，微观实验相结合，帮助学生解除中西医思维方法差异而带来的学习困惑，构建更加和谐的中西医思维方法。

（二）PBL（problem based learning）教学方法

PBL教学是"以问题为基础的学习"教学方法，是突破传统教学的新型教学方法。大致流程是：①教师根据教学要求构思和设计整套PBL教学；②老师选择相关的内容，如中医的"七情内伤"，老师与全班同学展开讨论与发言，找到需要解决的问题；③分小组进行讨论和搜集资料；④开展课堂汇总讨论；⑤老师总结及分析；⑥教学结束，进行总结及评价。

PBL教学在中医学的教学中广泛应用，选题至关重要，在一定的中医理论学习基础上进行，既要通俗易懂，又能激发学生学习和探索的兴趣，所以选取的问题需经过严密地设计，反复地考量。学生是主角，积极参与整个教学，培养学生主动学习能力、独立思考能力、批判式求索能力。而老师是整个教学过程的组织者和领导者，需准备大量的相关知识，并灵活运用，应具有提出问题和解决问题的能力、调动学生的学习兴趣和讨论热情的能力，培养学生的中西医思维方式。

（三）医案教学方法

医案教学法是指以中医学理论为基础，以医案为载体，以辨证论治为主要过程，通过学生深入思考，构建理、法、方、药四方面完整知识体系的一种教学模式。中医医案是中医临床诊治经验及辨证思维过程的总结。在中医教学中恰当的引入医案，与传统教学法紧密结合，理论联系临床实践，不仅能深化理论知识的学习，还可以提高临床诊疗水平。医案教学法让学生自己运用中医学理论去辨证，认真思考解决案例中提出的问题，正如古语"学而不思则罔，思而不学则殆"，要让学生认识到正确的辨证论治思想，同时结合西医学知识和学科前沿知识，扩宽学生视野，激发学生思维，让其体会疾病的角度和治疗方法的多样性，认识中西医学各有的优势和不足，构建和谐的中西医学知识体系。医案教学比PBL教学更具体和典型，需精选病案，从学生的需求出发，锻炼学生的辨证思维，强化学生对中医学的理解分析能力。

三、结语

西医院校中医学教学存在诸多问题，如内容繁杂、先入为主的思维方法，教学方式落后和理论脱离实践。如何优化中医学教学，培养出一批具有中西医结合思维方式的学生，是中医学教学所面临的主要问题。西医院校的中医学教学肩负重要的历史使命，应当得到充分的重视。本人结合多年的教学经验，探索比较教学法、PBL教学法和医案教学法相结合的新思路，从而减轻学生学习负担，培养学生学习中医的兴趣和中西医结合思维方式，帮助学生更好地理解与应用中医知识，以期提高西医院校中医学教学质量，弘扬中国优秀文化，为人类的健康做出贡献。

（《中国中医药现代远程教育》2019年8月第17卷，

作者张选明、陈军虎、叶丹、袁今奇）

西医院校留学生的中医学教学探讨

中医药历史悠久，是中华民族的国粹，为中华民族的繁荣昌盛做出巨大贡献。改革开放以来，中国与许多国家进行经济合作和文化交流。许多中国学生出国交流与学习，同时外国留学生来中国深造学习。中医学作为中国传统文化的重要组成部分，不仅可以增加留学生对于中国传统医学的了解，开阔医学视野，还可以帮助他们了解中华文化。2017年7月1日，《中医药法》正式实施，明确了中医药的地位，倡导和支持中医药对外传播。今年在新型冠状病毒感染的防治中，中医药发挥了重要的作用，受到国内外专家的肯定，为世界新型冠状病毒感染的防治贡献了中国方案。面向留学生的中医药教学迎来了前所未有的机遇和挑战。本人结合近年来西医院校留学生的中医学课程，探讨存在的问题和对策，旨在提高西医院校留学生的中医学教学质量，让外国留学生更好地掌握、传播和应用中医学。

一、存在的问题

（一）思维模式不同

外国留学生是医学院校的一个特殊群体。他们主要学习西医课程，中医是外国留学生的必修课。中医和西医起源于不同的文化背景，有着不同的认知和思维方式。留学生习惯了概念清晰、推理严谨的西医学思维模式，难以理解中医理论中的概念模糊、歧异判断，甚至直觉推理等思维方式。留学生往往喜欢用西医思维模式学习中医，容易产生歧义和混淆，学习效果不理想。

（二）中医学教材缺陷和翻译局限

西医院校留学生的中医学教材版本较多，各个学校使用的版本不一致，不利于老师讲解和各校之间交流沟通。中医药英语教材存在相关专业词汇不足，特定语句与中医理论内涵不融洽等问题。中医英语翻译欠规范，中医名词术语英文翻译存在分歧。这样对于外国留学生来说不容易理解，甚则误解。例如，"气"以前被翻译成"vital energy"，容易引起学生的困惑，不能正确传递气的物质性、功能性和运动性，现在我们采用音译的方法，直接译为"qi"，这样便于理解。

（三）中医英语师资力量薄弱

在整个全英文教学过程中，我们发现语言是课程教师所面临的最大障碍，为讨论式教学和启发式教学设置了瓶颈。英语水平高的教师对中医理论研究不够深入，精通中医的教师英语水平普遍不高。全程使用英语讲解中医学课程，且随时需要和学生进行交流，这对中医英语教师们的英语水平提出了更高的要求。而西医院校留学生中医学课程的老师主要来自附属医院中医科医生，由于临床工作繁忙，大多数老师没有足够的时间和精力备课，加之英语水平一般，教师在课堂上的表达欠准确，词不达意。另外留学生来自不同的国家和地区，有着不同的文化和思想意识，对中国传统文化认知程度、交流能力和理解能力也不同，导致留学生学习效果不佳，对中医学习缺乏兴趣。

（四）留学生学习态度不端正

临床医学留学生，他们主要学习西医课程，《中医学》是一门重要的考试课。所以，有的学生对中医学重视程度不够，有的学生认为学中医学回去用不上，态度不端正，不积极、不主动，上课不认真听讲，或听不太清楚，又不愿和老师交流，最终跟不上老师的思路，放弃对中医的学习。

（五）理论与实践不能结合

留学生教学理论与实践不协调，教学理论时间长，实践时间短，教学实践与理论授课时间间隔过长，实践时理论知识已被遗忘，又得重新复习理论知识。没有从理论到实践，再从实践到理论的提高过程。例如：阳黄（yang jaundice）、阴黄（yin jaundice）这两个术语在课堂理论讲授时留学生们不容易理解。黄疸（jaundice）的皮肤黄色怎么会有阴阳之分？在临床实践中我们找出两个具有典型的阴黄和阳黄特征的患者作为示范病例，便于学生理解。

二、对策

（一）教学模式多元化

根据学生的来源和中医学教学的特点，因地制宜，"以学生为主体"使用多媒体教学，利用图片、模型，直观、形象地展示，帮助留学生理解教学内容。加入一定场景或者主题的讨论，活跃留学生课堂的气氛，避免教师满堂灌、学生被动听的单一模式。在教学过程中，我们可以将教学内容设定不同的主题，如案例式教学法，组织留学生讨论相关案例，提出解决问题的方案，促进学生对理论和临床技能的掌握，培养留学生中医临床思维能力。例如，肺痨中肺阴亏虚的案例，选取红楼梦中林黛玉典型的咳嗽、气短、咯血、消瘦、易哭等症状，配合相应的舌诊照片，让一名学生模拟患者，其余学生模拟医生，分别让留学生通过望、闻、问、切的方式辨别证型，最后集体讨论，开出处方。如PBL教学法，根据学生不同的教育背景，设计不同层次的问题，学生主动查阅资料，提出问题，通过小组讨论，解决问题，最后老师进行点评，激发留学生学习兴趣，活跃课堂气氛，提升学习效率。如比较教学法，将两个或者两个以上的认识对象进行比较，辨别异同，认识本质。在课程开始阶段，加强中医学与西医学的特点比较，引导学生将西医学与中医学相关内容联系起来，用中西医结合的临床实例说服学生，既要有中医辨证论治，也要有西医诊断、治疗。在差异中说明中医的特色和优势，提高他们学习中国传统医学的兴趣和意愿。中医重视宏观，西医重视微观，通过比较教学，让留学生明白中医与西医是不可替代，相互补充的。

（二）规范中医英语教材和翻译

我国倡导专业人士积极参与中医英语国际规范的制定和修改。中医药学源自中国，教材的整合与编撰过程中，要结合中医学专业性与科普性，完善各种术语的表达。应规范中医英语教材的编译工作，使之适应现代化、国际化的需求，紧跟西医院校英文授课留学生的培养模式，不断创新和完善，主动适应国际社会需求，便于中医药学的推广和应用。

（三）加强中医英语教学师资建设

西医院校应争取更多的机会，留给中医专业教师在英语院校进行培训或出国进修。组织资深中医英语教师对青年教师的授课进行审核与评估，促进青年教师的成长。争取更多的经费，选派中医英语教学的老师出国进修，系统掌握英语的基本知识和应用技能，积极参与临床口译工作，在课堂上能熟练运用英语口语与学生们交流，准确地将中医学术语翻译成英文，增强实践应用能力。同时加强留学生汉语水平和对中国文化的理解程度，利于其中医学学习。带教老师要认真做好备课，充分准备好所要带教的课程内容。我们要培养出精通中医学及英语的具有国际水准的教学团队，利于中医药的对外传播和交流。

（四）端正留学生的学习态度

中医有其独特诊疗技术，如按摩、拔罐、刮痧、针灸等，方便、实用和廉价，尤其是针灸技术，在国内外享有盛誉，许多外国友人喜欢中医针灸。中医英语老师要有正确的引导，包括思维方式，中医整体观念，结合现实生活中的实例，详细解释学习中医的益处。所以，在教学过程中，应始终让学生端正学习态度，认真持听课，严格要求自己，才能提高教学质量。

（五）理论联系实践

《中医学》是一门实践性很强的学科，所以课间实习非常重要，它是教学的重要组成部分，正如古语所言："熟读王叔和，不如临症多。"课间实习应该安排在相关知识点的理论学习后进行，不能间隔时间过长。应适当增加实践课课时，使学生有充足的时间去揣摩所学的理论知识，灵活运用各种实践方法。如学生到临床各科，熟悉中医望闻问切的过程，最后进行辨证和开中药处方的学习，能够加深和矫正学生对理论知识的理解，帮助学生掌握中医学知识。经过"理论—实践—理论"这一过程，可以提高留学生对课程的理解，增强学习的兴趣和自信心。应尽量多安排临床实习，多动手，多实践。

三、结语

西医院校留学生的中医学教学过程中，教师水平、学生态度、教材专业性、教学模式多样化等至关重要。我们通过改进教学模式，规范中医英语教材和翻译，加强中医英语教学师资建设，端正学生的学习态度，理论与临床结合，大胆尝试、不断创新、总结经验教训、再回归实践，使西医院校的留学生在学习西医的同时对中国传统医学有所了解，学有所用，从而热爱中医，传播中医，合理利用中医，扩大中医在世界范围的影响力，助推中医药国际化。

（《农垦医学》2020年第42卷，作者张选明、叶丹、甘霞、杨百京、袁今奇）

西医院校中医学教学的问题和对策

中医学历史悠久，是中华五千年文明史的重要组成部分，是中华民族在长期生活、生产及医疗实践中逐渐积累的经验总结，是研究人体生理、病理、疾病诊断与预防的一门医学科学，在我国卫生事业中占有重要作用。我国政府将中医学作为重要科目，纳入西医院校医学生必修科目之一，目的是让西医专业学生能在短时间内掌握和了解一部分中医学的基本理论体系和诊治疾病的思维方法。也是为了继承和发扬祖国传统医学的精华，为其今后在临床工作中合理、充分运用中医药奠定基础。但是由于中医学与西医学理论体系不同，临床思维模式不同，故在授课与见习带教过程中存在一些问题。有调查发现，首都医科大学部分临床专业学生在中医学课程学习结束后，超过71%的学生认为中医有效，65.7%的学生认为中医治疗安全，94.3%的学生认为中医值得学习，82.9%的学生认为学习中医对于临床有帮助，但约40%的学生对目前西医院校的中医教学方式不完全满意。本人在实际工作中发现，目前西医院校在中医教学方面仍存在一定问题，并提出相应对策，旨在提高西医院校中医学教学质量，让学生更好地掌握、了解和应用中医学。

一、存在问题

（一）思维模式不同缺乏学习兴趣

中医学与西医学是两个迥然不同的理论体系，西医学理论相对直观；中医学相对抽象难懂。在西医院校教学安排中，中医学课程的开设一般在大学第三学年，这时学生们的西医学思维模式已经逐渐建立，使得临床医学生学习中医学时习惯性地用西医学理论的思维模式来学习，导致学习效果并不理想。如将"脏器""血管""药理"与中医学"五脏六腑""经络"等进行比较，有助于帮助学生更好地理解中医基础。中医学理论中"阴阳、五行、天人合一、精气神、取类比象、形象思维"等，均根植于我国传统文化，当学生中医理论基础不扎实或理解不够透彻时，面对中医学抽象的阴阳学说、五行学说和藏象学说等，很容易出现理解偏差，影响学习兴趣和成绩。中医经典书目在中医教学上具有示范性、权威性，对中医思维方式、学术理论及临床实践起到了指导作用，以《黄帝内经》《难经》《伤寒论》《神农本草经》这四大经典为代表，西医院校对中医经典虽不做重点要求，但目前仍存在教学时长短、课程设置不合理等问题，学生对所学内容未能充分理解，甚至可能导致厌学情绪。其外，无论中医学还是西医学，理论与临床统一是学习的最终目标。由于中医学与西医学理论体系不同，临床思维模式不同，学生大多会习惯性套用西医思维模式学习中医，认为中医理论知识抽象、深奥，空泛，难以理解，影响了学生学习中医的兴趣。

（二）教学方法单一

教学方法是影响教学质量的关键因素。课堂教学是西医院校教学的基本形式。传统教学方法往往是以教师为主导，教师讲解，学生被动接受知识，只看重知识信息的输出，而忽略了学生思维能力的培养，导致学生知其然，不知其所以然，缺乏创新能力和解决问题的实践能力，教学效率不高，理论脱离实际，学生理解与记忆困难，课堂教学对学生的吸引力下降。

（三）课时少内容多

西医综合院校中医学教学中出现的较为突出的问题是中医学教材内容很多，授课学时却很少。目前西医院校中医学选用的《中医学》教材是中医专业的多门主干课程教材的缩写版本，囊括了中医学所有内容，包括中医基础理论、中医诊断学、中药学、方剂学、中医内科学、针灸学等，这些授课内容在中医院校中需4年左右时间，约600学时才能完成，在西医院校的临床本科，课时只有短短的40~60学时，存在严重的课时数与授课内容不相匹配的问题，造成学生对于学习内容理解困难，达不到预期学习目的的现象。

二、对策

（一）提高学习兴趣，培养中医思维模式

科学家爱因斯坦说过："兴趣是最好的老师。"它是学生主动学习、积极思考、

大胆质疑、勇于探索的强大动力。首先应培养学生对中医的兴趣，在中医教学过程中可以引经据典，穿插讲述生活实例、真实病例，让学生切实感受到学习中医的实用性。如华佗发明麻沸散为关羽刮骨疗毒。也可以结合日常生活中出现的问题，如夏天易中暑，因个体差异，会出现不同的症状，但都可以使用藿香正气水解决问题。也可以让学生亲自操作，如用毫针刺自己穴位，或学生相互操作，亲自体验，体会针刺、酸、麻、胀、痛等针感。这样可以把抽象难懂的中医学术语和理论变得通俗易懂，简单易学，形象生动。也可以通过教师临床实例，讲述中医临床治疗的真实案例，以激发和提高学生学习中医的兴趣。教师在教学与见习带教过程中，首先应讲明中医学的特点，说明它与西医学的差异，避免学生按照西医思维方式学习中医基础理论。可通过比较中医学与西医学的不同，从微观、局部逐渐转变到从宏观、整体，探索中医、西医在人体病因病机（病因病理）方面的共同点与差异，把中医的整体观，恒动观和辨证观和西医学的生理病理，微观实验相结合，加强对学生中医思维的培养，深化学生对中医哲学思维认知，解除学生中西医思维方法的反差与碰撞带来的学习困惑，逐渐培养良好的中、西医学习思维。

（二）多元化教学模式

1.医案教学

由于课程设置和临床需要，在西医院校及附属医院实习、见习仍以西医为主，导致学生平时所学中医基础理论与临床严重脱节，是近年来西医院校中医教育面临的重要问题之一。医案教学恰恰可以弥补这一弊端。中医医案最早见于汉代名医淳于意的《诊籍》，至清代已初具规模，医案是著名医家以中医学基本理论指导临床的实践记录，使中医基础理论和临床应用相结合，对中医临床的发展起到了重要作用。医案教学有利于初学者将中医理论和临床实践有机结合，同时，诊疗过程涉及中医诊断学、中药、方剂、康复、预防等多个学科，通过临床实际操作，从较繁杂的中医证候中找出规律，反哺中医理论，查缺补漏，夯实中医基础理论，逐渐培养学生良好的辨证思维能力，因此，医案教学是培养医学生中医临床思维的便捷途径。有学者指出，对临床前期的高年级学生开设中医医案课程可以培养学生实践和诊疗能力，通过经典名家医案的真实记录，可将理论与实践结合，解决学习过程中对理论理解不深刻的地方。

2.病案讨论法

案例式教学法，又称个案教学法，即通过组织学生对相关案例进行探讨，在探讨过程中以提出解决问题的方案，促进学生对理论和技能的掌握。案例教学法引入临床教学，与传统的"师带徒"培养模式相结合，形成了临床常用的病案讨论法。在中医教学中，我们以临床病案为导向，为学生创造真实的诊疗情境，让学生参与到病案讨论中，通过相互讨论的方式解决实际问题，在诊疗患者的过程中活学活用课本上的理论知识，让学生领悟中医诊疗过程的特点，培养分析问题、解决问题的能力，逐渐掌握独立思考的能力。有研究指出，在本科生内科护理学教学中采用病案讨论教学法，可提高学生学习满意度和学习兴趣，学生对知识点的掌握、理解及实际应用能力、合作交流能力、自主学习能力均得到明显提高。

3. PBL教学法

PBL教学方法是以问题为导向，以学生为中心的教学方法。PBL教学法要求教师熟练掌握本专业知识，具有提出问题、解决问题、灵活运用知识的能力，并善于调动学生的积极性，掌握课堂节奏。教师要根据学生的不同教育背景设计不同层次的问题，调动学生的主动性、积极性，鼓励学生主动查阅资料、提出问题，再进行组内讨论、解决问题。近年来，PBL教学法在中医教学中应用较为广泛，取得了显著成效。通过调查问卷发现PBL教学可以提高学生对中医学感兴趣的程度，提高学生学习的主动性，帮助学生学习难点内容，也对学生学习其他专业知识和完善医学思维有帮助。故在中医学授课中加入PBL模式，对于提高学生学习兴趣、提高学习主动性、提高和完善学习思维、解决学习中的难点等均有帮助。将PBL教学法应用于康复医学的教学中，结果发现PBL教学法可提高学生对知识的理解能力、发展独立思考能力、提高自主学习和临床思维能力，并能加强学生间的人际交往，提高考试成绩，适宜在临床教学中应用。

4. 比较教学法

比较教学法是指在特定条件下，将两个及两个以上的认识对象放在一起的教学活动，是常用的教学方法之一。教学过程中采用同一标准，将认识对象进行对照比较，辨别异同，认识本质。中医理论"整体观念和辨证论治"在诊治疾病过程中贯穿始终，中医重视"天人合一"，重视自然环境、社会环境、个人心理等因素对疾病的发生、发展及预后转归的影响。西医学是以生物医学为主导，在临床诊疗过程中运用高尖端的仪器设备协助完成诊疗。中医学在"未病先防、既病防变"等方面具有不可替代的优势。故在教学过程中，需要告诉学生中医重视宏观，西医重视微观，进行比较教学，让学生明确中医学与西医学不可相互取代。比较是人们常用的思维方式，在整个思维方式过程中可以提高分析和综合能力，有学者将比较教学应用于西医院校的中医教学中，通过藏象理论与生理学、中药学与药理学、经络与解剖等比较教学，可提高学生对中医理论的掌握，培养学生探索性思维，从而获得良好的教学效果。

三、结语

古人云："授人以鱼，不如授人以渔。"也就是说灌输给受教育者知识不如传授他们获取知识的思维方法。目前西医院校中医学教学存在诸多问题，如学生缺乏学习兴趣，思维模式固定，教学模式单一等，这些问题严重影响了学生学习中医的整体效果。"学而不思则罔，思而不学则殆"，培养学生的思维能力是教学中不可忽略的重要部分。培养学生善于思考和研究问题的能力，改变单一的教学模式，激发和提高学生学习中医的兴趣，帮助学生更好地理解与应用中医知识，可提高西医院校中医学的教学质量。

（《实用中医内科杂志》2020年第34卷第7期，
作者甘霞、杨军用、杨百京、袁今奇）

第二篇

抗击疫情

中医药在疫病患者救治中的运用

2020年2月4日，我随我院其他30名医护人员，参加了第39支国家紧急医学救援队（新疆兵团），迅速驰援武汉。我在武汉东西湖方舱医院救治患者的工作中，积累了一些理论和实践知识，现与同道分享，欢迎批评指正。

一、东西湖方舱医院中医药工作开展情况

（一）第一阶段

2020年2月11日，东西湖方舱医院开舱以后采用的是中西医结合的治疗方案。中药协定方采用国家卫生健康委员会发布的第五版诊疗方案初期、中期、恢复期三个指导处方，并普遍联合使用中成药如连花清瘟胶囊等。

1.开展工作的优势

新型冠状病毒感染隶属于中医"疫病"范畴，可以充分发挥中医药的诊疗作用。发现患者对中药的依从性和接受性良好，大多数患者希望接受中医中药治疗。此病传染性强，患者症状大多相似，当个体化中医开方治疗不能及时提供时，宜给予中药协定方治疗。

2.存在问题的劣势

当前医院对中药的承载能力不足，不能满足大多数患者的服药需求。方舱医院使用国家卫生健康委员会第五版诊疗方案，提供了初期、中期、恢复期三个阶段的指导用方方案，但是方舱医院的患者主要是轻证和普通型患者，证型与提供的三个阶段的协定方情况有出入，且三个阶段对于西医同道来说，无法准确把握具体患者需要什么阶段的协定方，开医嘱时比较含糊，有什么药开什么，这也造成了资源的浪费，影响治疗效果，同时也给患者服药带来困惑。

3.针对劣势的建议

根据方舱收住患者的总体特点简化协定方，以便于中药在医院内大面积推广

应用。对医疗队所有医生进行协定方使用网上指导，以利于中药协定方使用的顺利开展。

（二）第二阶段

实施工作方案：

（1）建立中西医结合救治工作机制。按要求在东西湖方舱医院内实现100%患者的中医药（含中成药或汤剂）救治，做到适宜患者应服尽服，提高中医药参与的救治率。

（2）优化中医诊疗方案。在医院指挥部的领导下，结合本地实际，进一步细化中西医结合防治方案，并在医院内推广应用。

（3）加强中药使用安全。诊疗组要规范中药发放和使用环节，确保有需求的患者及时服上中药，同时避免浪费。在中药使用过程中对相关医务人员进行用药指导，对患者进行疗效观察和不良反应监测，确保用药安全。

（4）加强宣传引导。诊疗组要采取多种方式加强疫情防控和中医药健康知识宣讲，帮助群众了解和掌握基本的中西医保健技能，增强战胜疫情的信心。

（5）在中医药诊疗小组中同时成立中医药防护知识宣讲小组，选定相关的中医药防治知识和中医药健康保健知识作为宣讲内容，在每个舱内宣讲、张贴；同时在全舱推广八段锦健身操。

（6）在中医诊疗小组内成立舱内中医巡诊小组，分A、B、C舱三组，每天利用小组医师值班时间在舱内巡诊一次，重点巡查中医药使用情况，指导舱内医生中医药的使用，并观察、总结中医药使用疗效，对患者出现的不适情况或不良反应进行指导。巡诊内容每日做工作小结汇总、上报。

（7）东西湖方舱医院中医诊疗小组首先确定了国家中医药救治组专家推荐方为医院患者救治的中药协定方，是以此方汤剂口服为主、中成药口服为辅的中医药救治方案。

（三）第三阶段

2020年2月23日。根据推荐方临床使用巡诊观察，有少量患者服用后出现腹泻、上火的情况，调整方：方中葶苈子减为9g，生姜减为9g，其他组方用药及剂量不变。

1.积极推广使用清肺排毒汤

自2月6日国家中医药管理局和国家卫生健康委联合发布通知，在全国推广使用清肺排毒汤，在此次抗疫过程中，这个方子也是使用最多的。目前清肺排毒汤已纳入第六版、第七版诊疗方案。也是目前唯一的通治方剂，现已在全国28个省市广泛使用，效果较好，推荐在此次救治过程中使用此方。

2.大力开展八段锦健身活动

八段锦是中医传统养生保健活动的重要项目之一，积极动员并组织开展舱内患者参加八段锦训练，配合心理疏导，为增强体质，提高抗病能力，树立战胜疾病的信心，提供了有力保证。

3.中医药参与救治患者使用率达100%

东西湖方舱医院共发放中药国家中医药救治组专家推荐方汤剂40594袋，颗粒剂10000副，连花清瘟胶囊约1500盒，板蓝根颗粒约400包，藿香正气胶囊约200盒，金莲花软胶囊约200盒。中医药参与救治患者的使用率达到100%，中医药诊疗小组的宣传、巡诊活动遍及A、B、C舱。

二、国家中医药救治组专家推荐方的组成及治则治法

（一）国家中医药救治组专家推荐方

基础方剂：麻杏石甘汤、葶苈大枣泻肺汤、藿朴夏苓汤、神术散、达原饮。
治法：宣肺透邪，解毒通络，避秽化浊，健脾除湿。
药物组成：生麻黄6g，生石膏15g，杏仁9g，羌活15g，葶苈子15g，贯众9g，地龙15g，徐长卿15g，藿香15g，佩兰9g，苍术15g，茯苓45g，生白术30g，焦三仙各9g，厚朴15g，焦槟榔9g，煨草果9g，生姜15g。

（二）麻杏石甘汤（《伤寒论》）的组成、功用和主治

组成：麻黄、杏仁、生石膏、甘草。
功用：辛凉宣泄，清肺平喘。
主治：用于外感风热，或风寒郁而化热，热壅于肺，而见咳嗽、气急、鼻煽、口渴、高热不退，舌红苔白或黄，脉滑数者。常用本方治疗急慢性支气管炎、肺炎及麻疹合并肺炎。

（三）葶苈大枣泻肺汤（《金匮要略》）的组成、功用和主治

组成：葶苈子、大枣。

功用：泻肺行水，下气平喘。

主治：痰涎壅盛、咳喘胸满、肺实气闭、喘不得卧等肺病实证。现代用于治疗肺炎、肺脓疡。

（四）藿朴夏苓汤（《医原》）的组成、功用和主治

组成：藿香、厚朴、姜半夏、赤茯苓、杏仁、薏苡仁、白蔻仁、猪苓、淡豆豉、泽泻、通草。

功用：解表化湿。

主治：湿温初起，身热恶寒，肢体困倦，胸闷口腻，舌苔薄白，脉濡缓。

（五）神术散（《医方类聚》）的组成、功用和主治

组成：苍术、橘皮、厚朴（姜汁炒）、炙甘草、藿香、砂仁。

功用：健脾燥湿。

主治：时疫，发热头痛，伤食停饮，胸满腹痛，呕吐泻痢。

（六）达原饮（《温疫论》）的组成、功用和主治

组成：槟榔、厚朴、草果仁、知母、芍药、黄芩、甘草。

功用：开达膜原，辟秽化浊。

主治：瘟疫，疟疾或流感。高热，或1日3次，或1日1次，或发无定时，胸闷呕恶，头痛烦躁，脉弦数，舌边深红，舌苔垢腻，或苔白厚如积粉。

三、推荐清肺排毒汤在疫病患者中应用

（一）清肺排毒汤拟定的背景

应对突发传染病，我们始终当以中医理论为指导，既要坚持整体恒动观，又要重视微观思维。认识掌握传染病发生、发展、传变、转归的全过程，必须循序仲景的六经辨证论治，随证施治。病患众多，筛选中医药有效经方、复方非常必要，及时选用针对疫病的有效通用方，能使更多的患者第一时间用上中药，早预防早治疗，从而大大提高治愈率，降低病亡率，减少后遗症。

清肺排毒汤来源于中医经典方剂组合。可用于治疗疫病的肺炎轻型、普通型、重型患者，在危重症患者救治中也可结合患者实际情况合理使用。但该方为疾病治

疗方剂，不建议作为预防方使用。

（二）清肺排毒汤基础组方及处方组成

清肺排毒汤包含麻杏石甘汤（《伤寒论》）、射干麻黄汤（《金匮要略》）、小柴胡汤（《伤寒论》）、五苓散（《伤寒论》）。

清肺排毒汤处方组成：麻黄9g，炙甘草6g，杏仁9g，生石膏15~30g（先煎），桂枝9g，泽泻9g，猪苓9g，白术9g，茯苓15g，柴胡16g，黄芩6g，姜半夏9g，生姜9g，紫菀9g，款冬花9g，射干9g，细辛6g，山药12g，枳实6g，橘皮6g，藿香9g。

（三）清肺排毒汤服用方法

传统中药饮片，水煎服。每天1副，早晚2次（饭后40分钟），温服，3副为1个疗程。

如有条件，每次服完药可加服大米汤半碗，舌干津液亏虚者可多服至1碗（注：如患者不发热则生石膏的用量要小，发热或壮热可加大生石膏用量）。若症状好转而未痊愈则服用第2个疗程，若患者有特殊情况或其他基础病，第2个疗程可以根据实际情况修改处方，症状消失则停药。

（四）清肺排毒汤基础方方解

1.麻杏甘石汤（又称麻杏石甘汤）

组成：麻黄、杏仁、炙甘草、石膏。

功用：辛凉疏表，清肺平喘。

主治：外感风邪，邪热壅肺证。身热不解，有汗或无汗，咳逆气急，甚则鼻煽，口渴，舌苔薄白或黄，脉浮数。

2.五苓散

组成：猪苓、泽泻、白术、茯苓、桂枝。

功用：利水渗湿，温阳化气。

主治：膀胱蓄水证。小便不利，头痛微热，烦渴欲饮，甚则水入即吐，舌苔白，脉浮；或脐下动悸，吐涎沫而头眩；或短气而咳；或水肿，泄泻。

3.射干麻黄汤

组成：射干、麻黄、生姜、细辛、紫菀、款冬花、大枣、半夏、五味子。

功用：宣肺祛痰，降气止咳。

主治：痰饮郁结，气逆喘咳证。咳而上气，喉中有水鸡声。

4.小柴胡汤

组成：柴胡、黄芩、人参、炙甘草、半夏、生姜、大枣。

功用：和解少阳。

主治：伤寒少阳证。往来寒热，胸胁苦满，默默不欲饮食，心烦喜呕，口苦，咽干，目眩，舌苔薄白，脉弦；疟疾、黄疸等病而见少阳证者。

四、清肺排毒汤总体方解

本方为中国中医科学院、中国工程院院士王永炎和中国科学院院士仝小林，根据此次疫病的发病特点，结合症状，舌象提出。本次为寒湿疫，用麻黄剂，宣肺透邪，既开表闭又开肺闭，消散肺间质郁饮。麻黄为宣散肺邪之要药，又为利小便祛湿圣药，更能宣通寒凝血脉瘀滞。此方为麻黄汤、五苓散相合，既祛寒闭又利小便祛湿，麻黄可增五苓散祛湿，五苓散控制麻桂发汗之峻，桂枝、甘草辛甘化阳扶正，苓、桂、术、甘又有健脾化饮之用。因新型冠状病毒感染患者胸憋气短，虽无明显咳喘，但肺闭不宣，比有喘咳更为严重，又合用射干麻黄汤。小柴胡汤治少阳病，又可通利三焦，既防疫邪入里，又调肝胃，顾护消化功能，加藿香可芳香化湿，用石膏防郁而化热。

赵新芳

赵新芳：新疆生产建设兵团中医医院中医二科主任、主任医师，获全国卫生健康系统新冠肺炎疫情防控工作先进个人、九三学社中央委员会湖北抗疫一线优秀社员、武汉东西湖方舱医院先进标兵等荣誉称号。

面对疫情，医生的责任与担当

　　我叫赵新芳，是石河子大学医学院第一附属医院的一名普通中医医生，抗疫当前，出征的号角，就是命令，就是使命。2020年2月4日，我义无反顾地随我院其他30名医护人员作为第39支国家紧急医学救援队（新疆兵团）成员共同踏上了前往武汉的征程。

　　到了武汉，已接近5日清晨，稍事休息，下午即投入到紧张的战前培训阶段。在老师的指导下，我们认真地学习穿脱防护服，老师不厌其烦，一个个细节去教，我们一个个环节去练，一个个动作去扣，直到把穿脱过程练的得心应手。

　　我们工作的地方是武汉东西湖方舱医院。2月9日晚是我们小组第一次进舱，我在门口接诊患者，诊疗室的温度接近室外温度，零上5℃左右，披着羽绒服、旁边放着电暖器都觉得冷。在这样的情况下，我和我的队友们仍然认真地完成了工作任务。

　　舱内的诊疗工作十分烦琐，我们每次值班都要严格防护，密不透气的防护服、手套、眼罩和口罩把我们包裹的只能看见两只眼睛，我们都是凭借身上写的名字去辨别队友。严密的防护，让我们每个人都汗流浃背，呼吸短促。哈气让护目镜起一层雾气和水珠，我们艰难地通过护目镜处理医嘱，完成病历书写，一个班6小时下来，头晕眼花，但没有人叫苦叫累。作为诊疗组长，每次在舱内要协调医生和患者之间、医护之间、医生与指挥部之间的各项工作，确定做核酸检测的人员、次日预报出院的人员，还要和临床医生一起去关注舱内因病情、家庭等压力而造成的情绪不稳定患者的心理疏导，还要关注同组医生的身体状况，每次上班忙忙碌碌，不知不觉就到了下班的时间。看着患者的新冠病毒核酸转阴的越来越多，我们心里的成就感油然而生，这时，我们自豪，我们骄傲，患者的康复有我们贡献的一份力量。

　　2020年2月16日，根据国家卫生健康委员会的要求，在武汉市卫生健康委员会的领导下，东西湖方舱医院全面开展新型冠状病毒感染的肺炎的中医药救治工作。当日下午召开了院领导参加的中医药工作开展协调会，会议确定成立了东西湖方舱医院中医诊疗专家小组，小组由武汉大学中南医院梅斌副院长直接领导，石河子大学医学院第一附属医院刘锋书记任组长，石河子大学医学院第一附属医院中医二科副主任赵新芳任副组长，中医药诊疗专家小组成员由来自新疆生产建设兵团石河子大学医学院第一附属医院和广东省各医院的中医专家共13人共同组成。

会议上要求东西湖方舱医院院内100%加入中医药治疗，还确定了国家中医药救治组专家推荐方为医院患者救治的中药协定方，且以汤剂为主、中成药为辅的治疗方案。其次在协调会上还确立了中医药工作宣传组和巡查组人员，宣传组着力负责舱内中医药健康知识及中药协定方使用知识的宣传。巡查组负责收集每日舱内患者服用中医药的治疗情况及服中药后的不适症状，监测、汇总服药后的不良反应。

截至关舱，东西湖方舱医院共发放中药协定方汤剂约四万袋，颗粒约两万包，连花清瘟胶囊约一千五百盒，板蓝根颗粒约四百包，藿香正气胶囊约两百盒，金莲花软胶囊约两百盒。中医药加入救治患者的使用率达到100%，中医药诊疗小组的宣传活动遍及A、B、C舱。中医药使用情况的巡查工作每日由专人有序进行，对疑难病例建立多学科会诊。积极在医院内推行八段锦健身操活动，增强患者体质，有利于疾病的康复。

3月8日我们所在的东西湖方舱医院正式休舱，3月10日随着最后一家方舱医院——江夏方舱医院休舱，我们迎来了武汉16家方舱医院的全部休舱。这激动人心的一刻，预示着抗疫工作取得了阶段性的成果，疫情被遏制住了，看着越来越多患者的康复，我们由衷的开心、快乐，为他们祝福，为武汉祝福。

在武汉抗疫前线，我和我的队友们一起并肩奋战，充分展现了我们的团队精神，兵团精神。作为抗疫一线的指挥，刘锋书记、吴向未副书记、刘克坚主任，亲临一线，勇于担当，不仅担负着医疗队的管理工作，还担负着方舱医院的领导工作；孙洁医生为了保障我们的防护安全，一遍遍地纠正、训练我们正确穿脱防护用品，一丝不苟，工作中还不断给大家强化防护、消毒意识，梳理防护流程，兢兢业业，为大家的医疗安全保驾护航；张桂青主任不但关注我们医疗队队友的心理健康，还深入舱内不断地去解决患者出现的心理问题；张惠荣主任不但在一线值班，还担负着医疗队生活委员的重任，不断去协助解决大家的生活难题；高春龙医生是我们的总管，整个医疗队的出行安排、物资管理都由他来负责，他把工作安排得井井有条，平时工作尽职尽责；还有我们的护理团队、后勤团队，在一线的工作中都发挥了重要的作用。还有许多踏踏实实的身影，一个个认真工作的面容，都让我感动，每每看着我们的医疗队，我都无比自豪是其中的一员，是石大医附院的一员。

来到武汉，作为一名临床医生，认认真真工作，努力解除患者的病痛是我的目标。身在武汉，及时转变角色，转变工作方式，更好地服务患者，让更多的患者早日康复，是我们的使命！

通过在武汉东西湖方舱医院工作这一个多月的亲身经历，让我深深地体会到党的坚强领导和社会主义制度的优越性是取得这场胜利的决定因素。从中央到省市、地方、社区，全国上下一盘棋统一行动，才有了目前阶段性的胜利，疫情也得以很快控制。我身为中国人而自豪；身为国家紧急医学救援队（新疆兵团）的一员而自豪；我为能够亲临疫区一线为武汉人民贡献微薄的一份力量而自豪！

（作者赵新芳，整理马利）

中医正邪理论在防治疫病中的应用

随着对疫病防控及诊疗经验的不断积累和认识，基于已有研究成果及新疆生产建设兵团中医药全程深度参与疫情防控救治的具体实践经验，本文就中医学正邪理论、病因病机、临床特点、治则治法、预防康复、分阶段防治等方面做如下论述和总结，以期对疫病防治提供借鉴。

《素问·刺法论》指出："五疫之至，皆相染易，无问大小，病状相似。"新型冠状病毒感染属中医疫病、瘟疫。根据发病季节和地域特点，也可称"肺瘟"，或"寒湿疫"。本病证候要素为"寒、湿、热、毒、瘀、虚"，其中以湿邪致病较为突出。湿为阴邪，可以从寒化、从热化，也可致毒、致瘀、致虚。湿、寒、热、毒、瘀为邪气，虚为正虚，含五脏及阴、阳、气、血、津、液之虚。

中医正邪理论，具有丰富的科学内涵。"正"即正气，是人体生理功能的高度概括，具体指人体调节、适应、防御、抗病及康复等方面的能力。"邪"即邪气，泛指病因、致病因素及伤害人体的病理产物。正邪相争是疾病发生及其演变过程中，机体抗病能力与致病邪气之间的相互斗争。在疾病发展过程中，正气和邪气的力量对比不是固定不变的，存在着不断消长盛衰的变化。一般来说，正盛则邪退，邪盛则正衰。随着邪正的消长，疾病反映出相应的病理状态及证候，即虚与实的变化。因此，疾病的过程也就是正邪相争及其盛衰变化的过程。扶正祛邪是解决正邪相争矛盾的基本原则。扶正即扶助正气，增强体质，提高抗病能力，战胜疾病，恢复健康。祛邪即祛除邪气，使邪去正安，以达到病愈之目的。扶正与祛邪，虽截然不同，但相互为用，相辅相成。扶正使正气增强，提高机体抵抗和祛除病邪的能力，有利于祛邪，所谓"正胜邪自除"。祛邪可减轻和中止病邪对正气的损害，有益于正气恢复，所谓"邪去正自安"。扶正与祛邪治则，临床应依据病情采取单用、兼用，或先后运用的治疗法则，做到扶正不留邪，祛邪不伤正。

中医正邪理论的应用，贯穿于新型冠状病毒感染防治的全过程，对于未发患者群注重养生，根据自身情况进行调体扶正；在疫病已发病的临床期，重视先兆症状的观察，准确研判疾病的传变趋势，早期诊治，预先进行"截断扭转"的治疗，抓住先机及时治疗以祛邪，扶助可能受病脏腑的正气以防传变，避免疾病逐步深入而使病情进展加重；还应注意审慎用药以防误治导致变证，愈后调摄防其复发，在疫病防控管理中均有积极意义，中医药治疗经实践证明具有特色和优势。

一、疫病的中医药预防

中医学的预防思想源远流长，《黄帝内经》中提到"正气存内，邪不可干""邪之所凑，其气必虚""虚邪贼风，避之有时……病安从来"，提出"治未病"思想，指出当重视"未病先防"之理念。在此理论指导下，历代医家一直重视强调预防为主、防重于治、防治结合，对"未病"及瘟疫的预防多有建树，后世医家发挥《黄帝内经》理论，将"治未病"概括为未病先防、欲病救萌、既病防变、愈后防复等范畴。新型冠状病毒感染的预防主要从提高抗邪能力和防止病毒侵害等方面入手，《黄帝内经》提出："不相染者，正气存内，邪不可干，避其毒气，天牝从来，复得其往，气出于脑，即不邪干。"对疫病的预防提出了"正气存内，邪不可干"，重视"正气"和"避其毒气"的原则。

（一）防范与隔离

《黄帝内经》中记载："法于阴阳，和于术数，食饮有节，起居有常，不妄作劳，故能形与神俱。"新型冠状病毒感染的预防可借鉴此摄生之法。疫情期间，更应做到顺应自然，敬佑天时，调摄心理，修身养性，合理饮食，起居活动适宜，方可形神相称，有益于人体正气充沛，防止病毒伤害。疫情期间，应居家隔离，尽量减少外出及社交活动，勿去人员密集场所，注意卫生、勤洗手，外出时戴口罩、保持安全社交距离，禁食野味等，防止感染疫疠之气而发生疫病。以上诸项均属预防之列。

（二）内服中药预防

中医防治瘟疫的方药，可见于《伤寒论》《温疫论》《温热经纬》《温病条辨》等历代医著中。基于防疫方药的功效，结合中药现代相关研究及国家指南，以及此次新型冠状病毒感染的中医认识，在疫情发生早期，我单位专家组拟定了扶正防疫汤，在本地区作为预防措施之一使用。

方名：扶正防疫汤。

功用：芳香化湿，益气解毒。

组成：黄芪10g，红景天10g，防风10g，白术10g，金银花10g，连翘10g，藿香10g，苏叶10g，杏仁10g，芦根10g。

用法：水煎，每日2~3次服，一般内服2~3周。本方根据因地、因时、因人制宜原则，可酌情加减化裁。如地处寒湿之域，可加草果10g，苍术10g；地处干寒之地，可加细辛3g，干姜6g；地处湿热之处，可加炒黄芩10g，贯众10g。

（三）中药外用预防

中药外用防疫历史悠久，现存最早医方书《五十二病方》中，记载了熏蒸和佩戴药物驱病防疫的方法。历代至今，外用中药预防瘟疫均有良好效果。

1.中药熏蒸

熏蒸法，是利用药物热气经皮肤、五官九窍吸收的外用防治方法。将中药煮沸后放入器皿中进行熏蒸，使用者可吸入蒸汽与药气。

方名：熏蒸预防方。

功用：芳香化湿，祛邪解毒。

组成：藿香30g，佩兰30g，苍术15g，桂枝15g，草果15g，白芷15g，苏叶15g，石菖蒲15g，贯众15g，艾叶15g。

用法：煎沸后熏蒸，每日1次，每剂可煎3次。疫情期间宜熏蒸2~3周。

2.佩戴香囊

将药物共研细末，均匀调和，放入密封罐内或瓶内，取6g装入布袋，挂在胸前膻中处，夜间取下置枕边，每隔5天换药粉1次。

方名：香囊预防方。

功用：解毒辟疫，扶正祛邪。

组成：高良姜200g，山柰100g，佩兰100g，肉桂100g，樟脑50g，冰片50g。

用法：同上。

二、新型冠状病毒感染早期的中医药治疗

早期包括轻型、普通型两种类型，此时疫毒侵袭肺卫，邪气伤人较轻，正可抵邪。但必须得到及时有效治疗，以防传变，化为"坏病"。各地实践证明，治愈轻型、普通型新型冠状病毒感染，将疫病消灭在萌芽早期，为防止转为重型、危重型奠定可靠基础，提高治愈率，降低病亡率。

（一）早期病机特点和临床表现

病机特点：邪正状态为邪正相持。病机为疫邪入侵，湿毒郁肺，枢机不利。

轻型临床表现：症状轻微，发热或不发热，影像学未见肺炎征象，核酸检测为阳性。

普通型临床表现：具有发热、乏力、咽痛、干咳等呼吸道症状，或兼有腹泻、肌肉疼痛，影像学可见肺炎表现，核酸检测为阳性。

上述两型可见舌苔薄白、微腻或微黄，舌质淡红或稍红，脉象浮缓或浮数。

（二）治则与治法

新型冠状病毒感染早期，应辨析邪气轻重与正气力量的强弱。治宜祛邪为先，切断防变，使邪不伤正，病势得以扭转。

治法：祛邪化湿，清热解毒。及时治疗，慎防逆传。

（三）推荐方药

根据具体实践经验体会，拟订下列中药汤剂及中成药，供参考使用。

1.中药汤剂

方名：清肺祛邪方。

功用：宣肺透邪，清热祛湿，健脾化饮。

组成：麻黄10g，杏仁10g，生石膏15~30g（先煎），炙甘草10g，桂枝10g，炒白术12g，泽泻10g，猪苓10g，茯苓15g，柴胡12g，炒黄芩10g，法半夏10g，射干10g，藿香10g，橘皮10g，紫菀15g，薏苡仁30g，生姜10g。

用法：水煎，每日2~3次温服，3~5剂为1个疗程。

2.常用中成药

酌情配用连花清瘟颗粒（胶囊）、金花清感颗粒藿香正气颗粒（口服液）等。

三、新型冠状病毒感染进展期的中医药治疗

进展期为新型冠状病毒感染重型阶段，多因早期（轻型、普通型）延误、误治或兼有基础疾病传变形成。本期存在炎症因子释放，伤及多器官功能等问题，若不及时有效治疗，可转化为极期（危重型）。本期处置，应配合中西医协同治疗，并重视基础疾病的诊治。

（一）进展期病机特点和临床表现

病机特点：邪正状态为邪重正伤。病机为湿毒化热，肺壅腑实，毒损肺络。

临床表现：持续发热不退，或高热为主，或定时发热，伴咳嗽气喘，口干口渴，汗出明显，或腹胀便秘，舌红苔黄腻，脉数或滑数或洪大。

进展期（重型）符合下列任1项即可确诊：①呼吸窘迫，呼吸频率（RR）>30次/分；②静息状态，指氧饱和度≤93%；③动脉血压（PaO_2）/吸氧浓度（FiO_2）≤300mmHg；④外周血淋巴细胞进行性下降，CD4[+]T淋巴细胞数<250/μL；⑤肺内病变在2~3天内明显进展>50%。

（二）治则与治法

进展期病情较重，因其邪重正伤，治则以祛邪为主，顾护正气。慎防转为极期（危重型），以免邪陷闭脱。

治法：祛湿解毒，清肺通腑，涤邪散瘀。

（三）推荐方药

在国家诊疗方案的指导下，参考国内各省市专家共识、中医药诊治方案，结合本地区的实践认识，拟订下列中药汤剂及中成药，供参考应用。

1. 中药汤剂

方名：泻肺排毒方。

功用：泻肺祛湿，解毒通腑，益气化瘀。

组成：麻黄10g，杏仁15g，生石膏30g（先煎），生甘草10g，金银花30g，葶苈子10g，桑白皮15g，射干10g，炒黄芩10g，苍术12g，地龙12g，马鞭草15g，芦根30g，太子参30g，红景天15g，厚朴10g，枳实15g，生大黄5~15g（后下）。

用法：水煎，每日2~3次服，3~5剂为1个疗程。

2. 常用中成药

配用痰热清注射液、血必净注射液、连花清瘟颗粒。

四、新型冠状病毒感染极期的中医药治疗

极期为危重型阶段，由进展期（重型）传变形成。此期邪毒鸱张，正气衰败，病情危笃。严重新型冠状病毒感染死亡病例尸检的病理解剖研究报道受到广泛关

注，报道指出，该期机体出现过度超强免疫反应，涉及淋巴细胞和巨噬细胞的持续激活和扩增，分泌释放大量自由基和炎症因子，进而发生细胞因子风暴（cytokine storm），导致细胞因子风暴综合征（cytokine storm syndrome，CSS）。研究表明，此次COVID-19，均有不同程度的CSS，其产生的机制，目前国内外仍在探索。国内外多项临床研究数据显示，细胞因子风暴与COVID-19的严重程度高度相关。CSS发生，与以下因素有关：①未及时治疗，贻误病情；②病毒毒力强，载量大；③老年人体弱者；④素有基础疾病，如心脑血管疾病、糖尿病、慢阻肺、慢性肝肾疾病等；⑤过度治疗，用药不当；⑥合并细菌感染。

新型冠状病毒感染危重型患者的救治，是目前医学界的难点，应及早中西医协同治疗，尽力挽救患者生命。

（一）极期病机特点和临床表现

病机特点：邪正状态为邪盛正衰。病机为壮火食气，气血两燔，内闭外脱。

临床表现：本期症状复杂且严重，呼吸困难，气急气喘，需要辅助通气。发热不退，躁动不安，甚则昏迷，此为闭证。或面色苍白，大汗淋漓，四肢厥逆，血压下降，此为脱证。以上两证，可见舌质紫暗，或舌绛唇焦，脉沉细数或沉大而数，或脉微欲绝。

符合下列1条者可判断为危重型：①呼吸衰竭，需要机械通气；②出现休克；③合并其他器官功能衰竭需ICU监护治疗。

（二）治则与治法

极期病情危重，因其邪盛正衰，治则为重在祛邪，救治闭脱。

治法：凉血解毒，清热开窍，回阳救逆，益气固脱。

（三）推荐方药

根据国家提出的试行方案，参考各地诊治危重型的实践经验，我们重温了中医学有关瘟疫病的文献，针对"邪入营血""逆传心包""心阳虚脱"的证候特点，拟订以下汤剂和中成药，供临床参考使用。

1.中药汤剂

方名：新冠肺炎闭证方。

功用：清热凉血，解毒化瘀，益气养阴。

组成：水牛角60~120g，生地黄15g，赤芍15g，牡丹皮12g，虎杖15g，玄参

71

15g，黄连9g，丹参15g，地龙12g，石菖蒲12g，僵蚕12g，太子参30g，麦冬15g，五味子10g，竹叶10g，甘草10g。

用法：每日1~2剂，水煎分2~4次鼻饲。

方名：新冠肺炎脱证方。

功用：益气固脱，回阳救逆，养阴复脉。

组成：红参15~30g，附子12g（先煎），山茱萸15~30g，干姜10g，炙甘草15g，麦冬15g，五味子10g，桂枝10g，百合30g，煅龙骨30g，煅牡蛎30g。

用法：每日1~2剂，水煎分2~4次鼻饲。

2. 常用中成药

血必净注射液用于闭证、脱证；安宫牛黄丸、醒脑静注射液用于闭证；参附注射液、生脉注射液或参麦注射液用于脱证。

五、新型冠状病毒感染恢复期的中医药治疗

新型冠状病毒感染治愈后为恢复期，是病愈向安阶段，此时侵入患者的疫毒邪气已基本祛除，正气尚未完全恢复，出现一系列虚弱表现，部分患者肺部阴影尚未完全吸收。此时应扶正为主，促进机体全面康复。

（一）恢复期病机特点和临床表现

病机特点：邪正状态为邪却正虚。病机为气阴两虚，脾肺亏损。

临床表现：神疲乏力，胸闷憋气，气短汗出，语音低沉，口干咽燥，干咳无痰，食欲不振，或食后胃脘作胀，或便溏便干，寐少欠安，舌质偏红，苔少或薄白少津，脉细数或细而无力。

（二）治则与治法

恢复期治则为扶正为主，兼顾余邪，病愈防复。

治法：补气养阴，健脾益肺。

（三）推荐方药

针对本病恢复期病机特点和临床表现，气阴两虚证用《伤寒论》竹叶石膏汤、《内外伤辨惑论》生脉散化裁；脾肺亏损证用《三因极一病证方论》人参养荣汤、《瘟疫论》清燥养荣汤加减。

1.中药汤剂

方名：益气养阴方。

功用：益气养阴，兼清余热。

组成：沙参30g，西洋参10g，麦冬12g，五味子10g，生石膏15g，清半夏10g，丹参15g，玄参12g，芦根15g，橘红10g，桑叶10g，淡竹叶10g，生甘草10g。

用法：水煎，每日1剂分2~3次服。

方名：健脾益肺方。

功用：益气健脾，养阴润肺。

组成：党参30g，炙黄芪15g，炒白术12g，茯苓15g，怀山药15g，当归15g，百合30g，麦冬12g，杏仁10g，生地黄10g，藿香10g，砂仁10g，炙甘草10g。

用法：水煎，每日1剂，分2~3次服。

2.常用中成药

黄芪生脉饮、补肺丸、生脉颗粒等。

（四）新型冠状病毒感染恢复期的其他治疗

恢复期应积极调畅情志，适当体育运动，注意劳逸结合，起居作息有常，保证足够睡眠，科学合理膳食，戒烟忌酒。还可适当配合针灸、按摩、太极和八段锦、中药浸浴等，以提高生命活动质量，顾护人体正气，防止外邪入侵。

中医药是中华文明的瑰宝，一直以来对保护人民群众生命安全和身体健康，做出了巨大贡献，彰显了中华民族的文化自信。中医正邪理论的应用，以及治未病、辨证论治、多靶点治疗等独特优势，在临床救治和社区防控中都发挥了良好的治疗作用。坚持中西医并重、中西医协同，推动中医药深度、全过程介入，可提高防治新型冠状病毒感染疗效，同时对建立中医药参与突发公共卫生事件的相关政策、健全中西医协作的长效机制、完善在中医药理论指导下的临床疗效评价体系及改进医学人才培养体系和模式均具有重大意义。

（《新疆中医药》2020年第5期
作者邹楠、杨百京、何念善、秦冬梅、袁明、
甘霞、张选明、杨军用、王新莉，通讯作者袁今奇）

从中医"治未病"理论探讨疫病的防治

新型冠状病毒感染属中医"瘟疫"的范畴，病位主要在肺。疫疠之邪夹"湿"伤肺而及于全身，且易深入营血，逆传心包，导致内闭外脱或气阴两虚。在新型冠状病毒感染的诊疗中，国家强调中西医结合诊治，取得了阶段性的成果。对高危人群、疑似患者，采用中医药预防处方。国家颁布的诊疗方案中强调了中医药治疗，推荐不同时期，不同分型和不同证型的中医药处方。如医学观察期、临床治疗期和恢复期等。这些与中医"治未病"中的未病先防，既病防变，瘥后防复的精神完全一致。现结合我们诊治中的经验，从中医"治未病"思想探讨疫病的防治。

"治未病"理念的记载最早源自《黄帝内经》："上工治未病，不治已病，此之谓也。"体现了中医"治未病"思想，未病先防、防重于治、未雨绸缪、避其毒气。如叶天士言："先安未受邪之地。"未病先防，既病防变与瘥后防复，适用于传染病防治的各个阶段，安其未病、重视先兆、截断逆转、防其传变。"治未病"与传染病防治所提倡的"早发现、早诊断、早隔离、早治疗"的理念一致。

一、未病先防

未病先防是指在疾病尚未出现之前，采取各种有效措施，防止疾病的发生。《黄帝内经·素问》载："不相染者，正气存内，邪不可干，避其毒气，天牝从来，复得其往，气出于脑，即不邪干。"中医学认为"正邪斗争"是疾病的主要病机，正胜邪退则不发病，邪盛正负则发病。新型冠状病毒感染预防首先要顾护"正气"，扶正气、避邪气。扶正气就是增强机体的抵抗力，防止邪气入侵，还可驱邪外出。未病先防应做到调摄情志、合理饮食、起居有常、适当运动和药物调理等，使人体神安志定，形体康健，气血充盛，阴平阳秘。正如《素问·上古天真论》所言："其知道者，法于阴阳，和于术数，食饮有节，起居有常，不妄作劳，故能形与神俱，而尽终其天年，度百岁乃去。"避邪气就是避免毒邪入侵，个人防护要戴口罩、勤洗手，不吃野味，不参加聚会，少去人群聚集的场所。

目前临床报道表明，新冠病毒感染者以体质偏弱者和具有慢性疾病者居多，老年人为本次疫情的易感人群及危重症患者的主要群体，心脑血管等基础病多具有五脏皆虚、正气不足、肾精亏损的特点。大多数省、市和自治区针对疫源地易感人群及可能接触患者或传染源的重点易感人群，推荐的预防用药以益气固表，祛风散邪为主，方药为玉屏风散加减。玉屏风散中用黄芪补气升阳、益卫固表、利水消肿，白术益气健脾，防风走表散邪。现代研究表明，玉屏风散不仅可以治疗气虚感冒、自汗等病，还具有提高机体免疫力、降低炎症反应，抑制部分细菌、真菌的生长等作用，广泛应用于呼吸系统、免疫系统、消化系统等疾病。我院新型冠状病毒感染中医专家组根据新疆地域特点和饮食习惯，针对一线义务人员和密切接触者拟定了扶正防疫汤（金银花15g，连翘15g，苏叶10g，杏仁10g，藿香10g，橘皮10g，黄芪15g，茯苓15g，灵芝10g，甘草10g），益气扶正、清热解毒、化湿避秽，起到了较好的预防作用。《备急千金要方》和《肘后备急方》认为，在瘟疫流行期，佩戴避瘟香囊可解百毒，如藿香、薄荷、佩兰、草果、艾叶、白芷等芳香类中药。艾灸神阙、关元、气海、足三里等穴位，可散寒除湿，增强正气，以达预防疫病的目的。饮食上应少食寒凉之品，如鱼、蟹、西瓜，多食温热食物，如生姜、大蒜等。预防疫病要注重调畅情志、顺应四时、饮食有节、动静有度，以提高人体"正气"。

二、既病防变

既病防变是指在疾病发生后，采取各种有效措施，防止疾病的传变。新型冠状病毒感染最大的危害是肺部损伤，重症患者可进展为急性呼吸窘迫综合征，严重者可出现多器官功能衰竭，尤其是老年人和有慢性基础疾病者。首先要确保轻型患者不向普通型转化，普通型患者不向重型转化，重型患者不向危重型转化。

国家卫生健康委员会和国家中医药管理局推荐在中西医结合救治新型冠状病毒感染中使用"清肺排毒汤"，该方可减轻新型冠状病毒感染患者的主要症状，具有较好的临床疗效，现代研究表明该方具有抗炎、抗病毒的作用。该方对普通型、轻型和重型均有明显疗效，在危重型患者救治中可结合实际情况合理使用。轻型和普通型的患者，多有寒湿袭表、阻肺、碍脾的临床表现，如恶寒发热、头身疼痛、咳嗽、咳痰、胸闷气短、痞满纳差等，可采取宣肺透邪、芳香化浊、清热解毒、平喘化痰、通腑泄热等治法，用麻杏石甘汤、藿朴夏苓汤、葶苈大枣泻肺汤、达原饮等方化裁加减，防止病邪深入。重症、危重症患者，多为疫毒闭肺伤脾，正气已衰，难以抗邪，以致内闭外脱，应给予回阳救逆、开闭固脱的治疗，方用参附汤、四逆汤之类，配合生脉注射液、参附注射液、血必净注射液、苏合香丸或安宫牛黄丸。中药可减少肺的炎症渗出、抑制炎性因子释放、防止病情恶化。精准证候和及时有效地运用中药，都体现了中医既病防变的治疗思想。

三、瘥后防复

瘥后防复是指治愈后要防止疾病复发。《伤寒溯源集·瘥后诸证证治》言："大病新瘥，如大水浸墙，水退墙酥，不可轻犯。"瘟疫病后，患者多气血虚弱，脾胃不健，又有余邪未尽，隐患尚存。正如叶天士所言："恐炉烟虽熄，灰中有火也。"中医学认为疫毒虽除，但患者正气已虚，肺脾之气亦伤，表现为乏力、气短、便溏、纳差、口干口渴等，此乃肺脾气虚和气阴两虚之证，治宜益气健脾、益气养阴，选用六君子汤、沙参麦冬汤、竹叶石膏汤、生脉散，以期清除余邪、固本培元。饮食应清淡而富有营养，切勿暴饮暴食，或者过度滋补，以免"食复"。起居要注意休息，调畅情志，劳逸结合，不可过劳，以免"劳复"。对恢复期患者可能出现的肺纤维化，宜选用活血化瘀通络的中药，促进损伤脏器组织修复。也可采用传统中医疗法，如针刺、艾灸、经穴推拿、耳穴压豆、刮痧、拔罐、八段锦和太极拳，以提高机体抵抗力，防止正虚邪恋或正虚复感外邪而复发，利于恢复健康。

四、病案举例

患者胡某，男性，82岁。住院时间：2020年2月2日至2020年2月23日。咽痒、干咳1周，发热2天。2020年2月1日曾在兵团第九师医院发热门诊就诊。血常规：白细胞计数3.7×10^9/L，中性粒细胞百分比60%，淋巴细胞百分比27.3%，淋巴细胞计数1.01×10^9/L。肺部CT示右肺炎性变，考虑双肺慢支样改变；考虑两肺上叶陈旧病灶可能。咽拭子新型冠状病毒核酸检测阳性，诊断为新型冠状病毒感染。2月2日转至我院定点治疗。患者曾与其子有密切接触史，其子为新型冠状病毒感染确诊病例。患者入院时症状为发热，体温37.5℃，咽痒、干咳、无咳痰、胸闷、气短、全身乏力，饮食差，舌淡红苔白腻，脉浮。全血细胞分析＋全程CRP：红细胞计数3.86×10^{12}/L，超敏CRP>10mg/L，C反应蛋白20.25mg/L，淋巴细胞计数0.64×10^9/L，淋巴细胞百分比17.4%，血红蛋白124g/L。血气分析pH：7.49，PCO_2：26.6mmHg，

PO_2：165.9mmHg，SO_2：97%。肺部CT示双肺肺气肿。双侧胸膜增厚粘连。右肺中叶、下叶背段炎症，较前片对比右肺下叶病灶范围稍增大。左肺上叶尖后段炎症。左肺上叶舌段局限性纤维化。确诊为新型冠状病毒感染（重型）。入院后予吸氧、对症及支持治疗。

2月4日中医专家组会诊，诊断为"瘟疫"，辨证为风寒袭肺，湿邪困脾证。治以疏风散寒，健脾化湿，方用藿香正气散加减：橘皮10g，桔梗12g，苍术15g，茯苓15g，藿香12g，甘草6g，柴胡15g，姜半夏10g，厚朴10g，杏仁10g，生姜10g，羌活9g，生麻黄6g，槟榔10g。5剂，水煎服。

2月9日患者诉发热未见好转，胸闷气短加重，舌红苔黄腻，脉滑数，辨证为湿热蕴毒，治以清热化湿，予甘露消毒丹加减：黄芩10g，茵陈20g，石菖蒲12g，川贝母10g，广藿香10g，连翘15g，肉豆蔻10g，薄荷6g（后下），金银花15g，小通草6g，石膏30g，滑石粉20g（包），甘草10g，桔梗10g，射干6g，杏仁10g，槟榔6g。5剂，水煎服。

2月14日患者诉服药后已无发热，干咳好转，活动后气喘，颜面部浮肿，食纳改善，舌淡暗苔腻，脉数。专家组意见，当前病机为痰湿壅肺，水湿内停，气机痹阻。用五苓散加减：猪苓15g，泽泻15g，白术15g，茯苓15g，桂枝15g，连翘15g，炙甘草6g，姜半夏10g，瓜蒌15g，桔梗10g，麦冬12g，党参15g，地龙10g，水蛭3g。5剂，水煎服。

2月19日中医专家组会诊，患者气喘好转，乏力，舌红少苔，脉细弱。专家组意见，当前病机为肺脾受损，气阴两虚。用生脉散加减：西洋参12g，玉竹12g，石斛12g，丹参15g，南沙参12g，麦冬12g，桔梗12g，山药20g，牡丹皮12g，生甘草6g，人参12g。5剂，水煎服。服药后患者诉乏力、气喘明显好转，肺部CT示右肺中叶、下叶背段炎症，较前片对比右肺下叶病灶范围缩小。血气分析pH：7.39，PO_2：183.8mmHg，PCO_2：44.1mmHg，SO_2：100%。三次核酸检测阴性，符合出院标准，于2月23日报出院，嘱患者调畅情志、顺应四时、饮食有节、做八段锦，目前随访患者精神可，食欲增进，睡眠改善。

按：本例为我院中医专家组会诊病例，2月4日专家组会诊认为，患者感受疫疠之邪夹"湿"，侵袭体表、肺、胃肠，辨证为风寒袭肺，湿邪困脾证。治以疏风散寒，健脾化湿，故以藿香正气散加减治疗。2月9日二诊，患者湿毒入里，气滞湿停，郁而化热，属湿热蕴毒，治疗以清热化湿为重，故以甘露消毒丹清热解毒，利湿化浊。药后热退，干咳好转，提示有效。2月14日三诊，专家组认为，目前热邪已退，痰湿壅肺，水湿内停，气机痹阻，肺络受损，故以五苓散利水渗湿，温阳化气，并加地龙和水蛭，活血通络，防止病邪深入，转为危重症。2月19日四诊，专家组认为，患者邪气已退却未尽，正气已伤，肺脾受损，气阴两虚，治疗需清补并行，使疫毒不致羁留，真气缓缓内生，故以生脉散加减，加丹参活血化瘀，减少纤维化病灶，减轻肺功能损伤，防止复发。患者为老年人，素体虚弱、脾气不足。治疗应兼顾脾胃，脾胃健则后天充，脾气散精，上归于肺，而肺伤自可得复。出院后嘱患者调畅情志、顺应四时、饮食有节、做八段锦，提高机体抵抗力，使之尽快恢复健康。

五、小结

新型冠状病毒感染作为突发重大公共卫生事件，疫情凶险，传染性极强，人群普遍易感。因此预防尤为重要，预防是控制疫情的关键。在疫情的各个阶段、各类人群，都要贯穿中医治未病的思想，从未病先防、既病防变和瘥后防复三个方面入手：对于高危人群，采取扶正气、避邪气方法，防止发病；对于已病人群，采取清热化湿、解毒救逆方法，防止病邪深入和转化；对于治愈出院人群，采取益气健脾、益气养阴方法，防止复发。注重防治结合，全程发挥中医药的作用和优势，以便尽快遏制新型冠状病毒感染的蔓延趋势，最终打赢这场战"疫"。

（《新疆中医药》2021 年第 4 期

作者张选明、叶丹、甘霞、李浩冉、马晓宁、杨百京

指导袁今奇）

疫病治疗中的启示与思考

新型冠状病毒感染发生以来，在国家卫生健康委员会、国家中医药管理局的正确组织和统筹安排下，各地中医药工作者积极投入临床救治工作，献计献策，研究制定了多种中医药治疗新型冠状病毒感染的方案，结合当地气候及患者特点提出辨证方药。

新型冠状病毒感染属中医"疫病"范畴，为感受"疫戾"之气发病，基本病机与湿、热、毒、瘀相关。病犯太阴，累及肺脾，易传变。发热、咳嗽、乏力是其主要表现，纳差、腹胀、大便失调是常见症状，喘憋则是危重症的征兆，化湿泄浊是基本治疗方法。国家方案从临床实践出发，结合各地的认识提出了新型冠状病毒感染各时期的辨证方药，并推出清肺排毒汤，该方可用于轻型、普通型、重型及危重型患者的加减治疗。

现结合历代相关文献，将国家方案中的中医药治疗方案作为对象进行剖析，以启发新型冠状病毒感染临证中的治疗。国家方案中将本病分为临床观察期与临床治疗期，临床治疗期分为轻型、普通型、重型、危重型及恢复期五型。轻型分寒湿郁肺、湿热壅肺型；普通型分湿毒郁肺、寒湿阻肺型；重型分疫毒闭肺、气营两燔型；危重型为内闭外脱证；恢复期分为肺脾气虚、气阴两虚型。各型处方组合，通常是一首主方合其他方剂加减对应药物。如轻型者，寒湿郁肺型拟用麻杏石甘汤等加厚朴、草果、槟榔以宣达膜原；湿热壅肺型拟用小柴胡汤等加厚朴、草果、槟榔以宣达膜原。普通型中，湿毒郁肺型予麻杏石甘汤等基础上加葶苈子、虎杖以清肺泄肠；寒湿阻肺型予麻黄汤合平胃散等加草果、槟榔等以宣达膜原。重症疫毒闭肺型，予麻杏石甘汤合平胃散加草果、葶苈子、生大黄以清肺泄肠。气营两燔用清营汤加葶苈子等清泻肺气。危重型内闭外脱型，拟用人参、附子、干姜、山茱萸、炙甘草等回阳救逆。恢复期则以益气养阴，调理脾肺为主。国家方案中推出适用于除恢复期以外各型加减应用的清肺排毒汤，本方根据新型冠状病毒感染的核心病机，结合《伤寒论》中的经典名方化裁而成。包括麻杏石甘汤、射干麻黄汤、小柴胡汤、五苓散等，药性比较平和。处方组成：麻黄9g，炙甘草6g，杏仁9g，生石膏15~30g（先煎），桂枝9g，泽泻9g，猪苓9g，茯苓15g，白术9g，柴胡15g，黄芩6g，姜半夏9g，生姜9g，紫菀9g，款冬花9g，射干9g，细辛6g，山药12g，枳实6g，橘皮6g，藿香9g。

以上新型冠状病毒感染各型的中医方药，先证而治，截断病势，扭转发展，控制传变，充分发挥既病防变的治未病思想，阻断轻型向普通型、重型及危重型的转化，可以缩短疗程，提高治愈率，降低死亡率。此项研究，对新型冠状病毒感染临床及理论方面的升华与创新具有重大的现实意义。

以吴又可为代表的温病学家提出"早逐客邪，重视下法"的说法，要不失时机应用大黄或承气辈，以泻下驱邪。吴氏认为"邪自窍而入，未有不由窍而出"，治疗要有先证而治的策略。国家方案及地方治疗方案的方药组方及配伍中，宣达膜原、透邪外出的中药组合在轻型、普通型、重型里皆有配伍，但截断病势传变，以大黄泻下驱邪使邪从肠道排泄者，仅在重型疫毒闭肺时应用，国家方案中该证型的大便性状为大便不畅。在普通型湿毒郁肺中，虽配合泻下驱邪治法，但所用之品虎杖清热解毒，有泻下通便的作用，而非攻下峻猛之生大黄辈，国家方案中该型的大便性状是便秘不爽。

吴又可《温疫论》中云："温疫可下者，约三十余证。"又云："如必俟其结粪，则血液为热所搏，变证迭起，是犹养虎遗患，医之咎也。"吴氏明确指出瘟疫病须早用泻下之法，及时泻下能够防止邪入营血传变为气营两燔、内闭外脱等重症。瘟疫病早期泻下与伤寒阳明腑实泻下结粪之机理不同，伤寒泻下为排除肠内毒物（积液、积气、毒素）并急下存阴；瘟疫泻下在于防止传变，截断病势，扭转发展。瘟疫病诊治历来注重察舌，吴氏《温疫论·应下诸症》中对舌苔的变化，明确提出"黄苔""黑苔""唇燥裂""舌芒刺"是应用下法的指征。国家方案中仅对重型与危重型提出了舌红、舌绛、舌紫暗等描述，对轻型、普通型舌象的描述还尚未提及。纵览国家方案，瘟疫治疗中宣达膜原方法的应用，采取泻下方法似显不足；攻下方药组方不够明晰；不拘结粪，先证而治思想体现尚欠明确。临证实践中，遵照国家方案应结合地域、气候及患者的具体情况，重视和考虑截断疗法的结合应用，对方案所推荐方剂化裁使用。为此，建议在国家方案的实施中，不失时机地运用泻下法，加强对宣白承气汤、调胃承气汤、小承气汤、大承气汤及增液承气汤等泻下方药的临床和理论研究，将瘟疫病的中医药治疗推上新的阶段。

总之，在这场瘟疫病的治疗中，应把握截断扭转疗法的应用，先证而治，不必过分拘于"结粪"，早用泻下之法，防止疾病传变，减少轻症向重症转化，缩短病程，提高治愈率，降低死亡率。在疫病的中医药治疗实践中，不断探索，更臻完善，使治未病思想及瘟疫病理论，在继承中守正创新。

（本文为传承工作室及师承弟子讲稿　2021年3月）

中医防疫史及思考

瘟疫在这个世界上会反复发生，今天我们也被疫情困扰。中华数千年的文明史，始终伴随着与疫病的斗争。从公元前243年到公元1911年这两千多年来，中国共发生有史可查的瘟疫352场，共有疫灾之年669年，平均每4年就发生1次疫灾，在战胜历史上大规模瘟疫的过程中，中国传统医学从未缺席。

一、汉字及其阐释中战"疫"的启示

有文字记载的商朝就有甲骨文"疫"的记载，《说文解字》其释作"民皆疾也"。"疫"的病字头在甲骨文和小篆中是一个独立的字，"疒"作形旁表示跟疾病有关，本义是床的意思，在甲骨文中很形象，是竖起的床的样子。左边为床，右边为人，有的字形在"人"旁还有表示血或汗的小点，会意指人生病卧床像人有病痛而倚靠休养的样子。我们把医生看病叫作临床，细分"病"的程度要比"疾"重。"疾"是会意字，甲骨文字形从矢，指人中箭。《说文解字注》"矢能伤人，矢之去甚速，故从矢会意"本义指急性病。一般说来，疾病在初期，或在浅表的时候，称为疾。"病"是形声字，含义是加重的疾，或者是合并的疾，也就是说，病是急性转为慢性的疾病或者是深部的、不容易治疗的疾病。仔细研读古文的时候，就会发现古人很注意"疾"和"病"使用的分寸。比如在《韩非子·喻老》中描写扁鹊初见蔡桓公，扁鹊曰："君有疾在腠理，不治将恐深。"桓侯曰："寡人无疾。"扁鹊说君有疾，而不是说君有病，含义就在于疾的程度较浅、危害不大。如果不治疗，进一步深入发展的话，疾就成病了。等过了十天，扁鹊复见，曰："君之病在肌肤，不治将益深。"桓侯不应。扁鹊出，桓侯又不悦。居十日，扁鹊复见，曰："君之病在肠胃，不治将益深。"桓侯又不应。扁鹊出，桓侯又不悦。居十日，扁鹊望桓侯而还走。

"疫"一边是卧病在床，一边是手持兵器驱使，由此推想，在古人医学科技不发达的情况下，以为"疫"是神鬼驱使来人间导致人卧病在床。甲骨文有多处卜问疫病是否蔓延、王是否染上传染病的记载，传染性是古人对"疫"的基本认识。为什么会发生"疫"？古代有很多论述，《说文解字义证》中"疫"条注引《礼记外传》"天以一气化万物，五帝各行其德，余气留滞，则伤后时，谓之不和，而灾疫兴焉"，还引曹植《说疫气》"此乃阴阳失位，寒暑错时，是故生疫"。天地四时运行的不协调是生"疫"的根本原因，古人已经注意到了遵循自然规律安排社会生产的重要性。因此，从"疫"的造字理据上看，传染性是"疫"的最大特点，从"疫"的病原医理上讲，它是温热病；从"疫"的产生根源上说，它牵涉人与自然关系的协调问题。疫病防治要树立天人合一、道法自然的理念，人类与自然才能和睦相处。

二、中医治疗"疫病"的历史源流

在战胜历史上不停息的瘟疫过程中，中医学辨证论治理论体系逐渐发展完善，针对疫病的病因病机、证候特点、治则治法、预防调护、管理制度等方面，形成了一系列完善的理论体系。今天我们正在经历的德尔塔、奥密克戎等新冠病毒，中医学将其归属于"瘟疫""疫病""疫疬""疫毒"等范畴。

（一）先秦两汉时期瘟疫防治理论的萌芽

据《后汉书》等史料记载，自公元前770年春秋时期开始至公元220年东汉覆灭，就发生过近40次瘟疫大流行。成书于春秋战国时期的《黄帝内经》认识到瘟疫的发生与气候变化的关系，奠定了中医认识瘟疫的理论体系基础。《黄帝内经》提出了"厉""温厉""温病"的病名与疾病特点，如《黄帝内经》所载"气乃大温，草乃早荣，民乃厉，温病乃作"，指出了瘟疫的发生与气候反常有关，描述瘟疫的发病特点为"皆相染易，无问大小，病状相似"，治疗则提出"治之以泄之可止"的思路。两汉时期战争频发，张仲景针对东汉末年大规模流行疫病而作的《伤寒论》，系统总结了之前防治疾病的经验，《伤寒论》中载有方剂113个，许多经典方剂目前仍然广泛应用于临床，为防治瘟疫提供了有益借鉴。

（二）魏晋至隋唐五代时期瘟疫防治理论的发展

南北朝时期民间设立病坊"收养疠疾"，而且"男女别坊"，是我国最早记录的民办病坊；晋代已经采取对密切接触但尚未发病者的隔离措施，规定"朝臣家有时疾染易三人以上者，身虽无病，百日不得入宫"，当属切断传染源而采取隔离措施的最早文献记载；唐代沿袭广隋代的疫病隔离制度，如释道宣《续高僧传》中记载的"男女别坊，四时供承，务使周给"，与方舱的启用有异曲同工之意；《肘后备急方》记载了较多防治疫病的治法和方剂，多样的剂型和药物使用方法对我们今天传承创新有很好的启发作用，当时以药物制成药囊佩戴于胸前、挂于门户及烧烟熏居所的防治疫病的方法对后世影响很大；唐代孙思邈《备急千金要方》里指出，疫病的发生不能避免，但"能以道御之"，书中收录并创立了较多预防疫病的处方，构建以脏腑辨证为纲领的温病辨证论治体系。

（三）宋金元时期瘟疫防治理论的丰富

宋代郭雍《伤寒补亡论》在治疫方面提出"各因其时而治之"，主张治疗瘟疫要区分时令。北宋时期运气学说盛行，把运气学说在疫病方面的应用推向了历史新高；李东垣在《内外伤辨惑论》记述了公元1232年间疫病的流行，后经考证认为是鼠疫，李东垣以"气虚阴火"论病机，"内伤热中"辨疫证，"甘温除热"治疫病，创立了补土论，创制补中益气汤，以益气升阳法治疗烈性传染病，为后世树立了甘温除热法治疗疫病的范例。同时这一时期，对疫病的理论和防治经验都有了更新更深的认识。其中刘完素提出"六气皆能化火"，以火热病机论疫病，在其《伤寒标本心法类萃》中专设"传染"一卷，载有："凡伤寒疫疠之病，何以别之？盖脉不浮者，传染也。"张从正重视祛邪、对汗、吐、下三法的运用具有独到见解；朱丹溪发展了相火论，提倡治疗中多用滋阴之法；王好古《阴证略例》集阴证论之大成，完善了疫病的阴证学说。这些均为疫病学说理论体系的丰富和发展起到重要的推动作用。

（四）明清时期瘟疫防治理论的成熟

明清时期疫病猖獗。文献记载发生疫情约140次，大量的温病医家通过治疫实践，促使疫病治法和理论突破创新，主要认为"异气"是导致温病发生的原因，"夫温疫之为病，非风、非寒、非暑、非湿，乃天地间别有一种异气所感"。明确指出口鼻传染的途径，"疫者，感天地之疠气……此气之来，无论老少强弱，触之者即病，邪自口鼻而入"。在治法上，提出"以逐邪为第一要义"并创制"达原饮"用于疫病的治疗。以《温疫论》为标志，逐渐形成相对独立、完整的温病学派。继明代医家吴又可后，叶天士创立"卫气营血"辨证方法，成为温病学辨证的基本纲领；吴鞠通《温病条辨》确立了的三焦温病治疗原则，正式形成三焦辨证的辨证纲领，为温病的辨证论治及处方选药提供了理论依据和临床范例；晚清杨栗山《伤寒瘟疫条辨》明确指出，空气和水是导致瘟疫流行的重要环节，自创以升降散为总方的方剂治疗疫病；王孟英于道光十七年写成《霍乱论》一书，创立了适合湿热病中焦证的辛开苦降方，还针对霍乱急症提出一系列救急措施；中医预防瘟疫没有疫苗，但清政府设立了种痘局，可称是世界上最早的免疫机构，这时期已有以种痘为业的专职痘医和几十种痘科专著。

三、中医对疫病病因病机、病位症状的认识

中医通过几千年经验的不断积累和完善，不断添加不断筛捡，形成了疫病病因病机、病位症状的认识。

（一）正气内虚调适失度

《灵枢·百病始生》指出："风雨寒热不得虚，邪不能独伤人。卒然逢疾风暴雨而不病者，盖无虚，故邪不能独伤人。此必因虚邪之风，与其身形，两虚相得，乃客其形。"疫邪致病，如果人体正气充盛，即使存在导致疫病的邪气，则正气必将御邪于外，邪气难以入侵，也就不会导致疫病的发生，《黄帝内经》云："不相染者，正气存内，邪不可干。"疫病的发生，不仅取决于导致疫病的致病因子毒性的强弱，还取决于人体正气盛衰，二者之中，人体的正气是内因，它在预防外邪侵袭，避免疫病发生中占有主导的地位。

（二）节气违和运行乖戾

中医强调人与自然的相应，"天地相应，与四时相符"，否则必将导致疾病的发生。中医学非常强调人的疾病与气候变化的密切关系，《黄帝内经》就提到"百病之生也，皆生于风寒暑湿燥火"。

（三）戾气侵袭口鼻相染

中医学很早就认识到疫病的发生是外感了一种疫疠之气，经由口鼻侵犯人体而致。这种疫疠之气与一般的六淫不同，具有强烈的传染性和流行性。明代医家吴又可的《温疫论》中说："温疫之为病，非风非寒，非暑非湿，乃天地间别有一种异气所感。"同时，古代医家也观察到，疫疠之气致疫有大流行和散发的不同。

四、中医学对疫病防治的认识

疫病具有传播迅速、传染性强、传变较快、致死率高、易造成社会恐慌等特点，古代医家为抵御疫情、保护生命、减少损伤，积极防治，总结了经验和方法。

（一）未病先防，培固正气

对于急性传染病，古代医家十分强调早预防，治未病。早在《黄帝内经》的《素问·四气调神大论》就明确指出："圣人不治已病治未病，不治已乱治未乱。"主张培固自身"正气"，以抵抗"邪气"侵入。《素问·金匮真言论》说："故藏于精者，春不病温。"正如《素问·上古天真论》所说："恬淡虚无，真气从之，精神内守，病安从来。"由此可见，培补正气，保持健康强壮的体魄，增强抗病能力，才是预防疫病侵入的根本。

（二）尽早发现，严格隔离

《汉书·平帝纪》也载道："民疾疫者，舍空邸第，为置医药。"明确规定设置隔离病所治疗，以免疫病传播。

（三）避免邪气的侵袭

《素问·上古天真论》说："虚邪贼风，避之有时。"《素问·刺法论》强调要"避其毒气"。晚清名医余伯陶在《鼠疫抉微·避疫说》中指出，室内通风透光利于防疫："避之之法，厅堂房室，洒扫光明，厨房沟渠，整理清洁，房内窗户，通风透气。"即使今天，通风透光也是防疫的基本要求。

五、瘟疫与民俗节日

劳动人民在与瘟疫的长期斗争中，把一些当令的中医药预防措施逐步发展为民俗节日，极大丰富了中华文化。

（一）岁旦——饮屠苏酒防疫

"爆竹声中一岁除，春风送暖入屠苏。千门万户曈曈日，总把新桃换旧符。"王安石的《元日》道出古时春节两大风俗：饮屠苏酒和挂桃符。药王孙思邈在《屠苏饮论》考据其来历，"屠"就是屠绝鬼氛，"苏"就是苏醒人魂，是汉末名医华佗创制的，后由唐代医学家孙思邈为了长期地预防和治疗瘟疫，潜心研究制作预防瘟疫的药方——屠苏酒。屠苏酒的配方几经流变，晋朝葛洪《肘后备急方》、唐朝孙思邈《备急千金要方》、明代李时珍《本草纲目》等配伍不尽一致，但其中八味基本相同。

（二）二月二——引龙回"熏虫日"

农历二月二日，俗谓龙抬头，被称为青龙节或春龙节、龙头节。此时正值惊蛰前后，春回大地，万物复苏，传说中的龙也从沉睡中醒来，所以叫"龙抬头"。历史上害虫（尤其是蝗虫）曾给我国人民造成了无数次的灾难，在实践中，人们逐渐认识到"治早便于治了"这一朴素的道理，所以，在二月初，当害虫尚未出来活动或刚刚出现时就采取各种措施进行防治。古代中国人把动物分为毛虫（披毛兽）、羽虫（鸟）、介虫（有甲壳之类）、鳞虫（有鳞之鱼和昆虫）和倮虫（人）五大类，龙是鳞虫之精，龙出则百虫伏藏。这一天，人们把春节祭祀用的饼或新做的馅饼油炸来吃，以期把龙引回来，从而借龙威慑服蠢蠢欲动的虫子，并用炸饼的油烟去熏床、熏炕，想以此把将要复苏的虫子熏死，驱除灾害，保障健康。

（三）三月三日——上巳节"春沐祓禊"

古人认为三月初春，正处于阴阳交错的时节。那个时候沐浴可以洗去尘垢，驱除邪魔，消灾避祸。到上巳节那天，人们会约上好友到河边沐浴，用兰草等植物清洗身体，可以去除污垢，消除致病因素，使身体健康，也有去灾祝福的意思，这种习俗被称为"祓禊"，也就是王羲之《兰亭序》里提到的"修禊事也"。

（四）清明防疫——插柳戴柳

清明节是杨柳发芽抽绿的时间，民间有折柳、戴柳、插柳的习俗。人们踏青时顺手折下几枝柳条，可拿在手中把玩，也可编成帽子戴在头上。清明节前后，天气已经回暖，这时随着气温回升，也是各种病菌开始大量繁殖的时候，由于人们这会儿要上坟扫墓或踏青游玩，容易被病菌侵染而生病，尤其是春天常见的流行性感冒等疾病，过去由于医疗条件有限，人们发现柳枝可以驱除毒虫侵扰，并减少病菌侵袭，因而就把希望寄托到柳枝上，保佑自己不受流行性疾病困扰。

（五）五月五日——端午节悬艾草挂香囊

农历五月的天气比较湿热，容易滋生蚊虫，各种病原微生物也大量繁殖。所以端午节是一个全民避瘟驱毒、祈求健康的美好节日。据宋代吴自牧的《梦粱录》和《岁时广记》所载，古代端午日午时，切菖蒲以泛酒中，饮之可辟瘟疫之气，故曰蒲节。艾是菊科蒿属多年生草本植物，香气浓烈，味苦，具有温经止血，散寒止痛的功能。菖蒲是生长在水边的天南星科多年生草本植物，含挥发性芳香油，有提神、开窍、杀菌的功效，是我国传统文化中防疫驱邪的灵草。现代研究表明，艾叶含有的桉油精，具有很强的抑制微生物生长和杀灭细菌的作用，《帝京岁时纪胜》曰："五月五日细切蒲根，拌以雄黄曝以浸酒，饮余则涂抹儿童面颊、耳鼻、并挥洒床间帐，以避毒虫。"佩戴香囊以避除秽恶之气的民俗，也是一种预防传染病的方法。自制端午香囊用到的中药有苍术、藿香、吴茱萸、艾叶、肉桂、砂仁、白芷，这几味中药，中医学认为有散风驱寒、健脾和胃、理气止痛、通利九窍的功能，随身携带一个香囊，就好像是带着一个作用非凡的"空气净化器"

（六）六月六日天贶节——晾衣晒书

农历六月初六，这天为大禹的生日，古时文人要在这一天晒书。当然，此"晒"非彼"晒"。古人晒书不为发朋友圈求赞，而是为了防潮防虫。若此日阳光充足，书生就会纷纷将书展示于光天化日之下，令书页浸透光线，驱赶匿藏其中的书虫。

（七）八月一日——天灸以厌疫

八月一日以朱墨点小儿额，谓之天灸，以厌疫。早在南北朝时期，汉族民间即有收集露水做眼明囊和天灸的风俗，早期用露水和朱砂，后来用露水研墨，点儿童的额头或胸腹，用晨露研墨后点幼儿心窝，谓之"点百病"。意思是点过之后百病皆消。

（八）九月九——重阳节遍插茱萸

九月九日为重阳节，因九为阳数，其日与月并应，故曰重阳。茱萸有"辟邪翁"的雅号，古人认为在重阳节这一天插茱萸可以避难消灾。"独在异乡为异客，每逢佳节倍思亲。遥知兄弟登高处，遍插茱萸少一人。"王维《九月九日忆山东兄弟》中的茱萸，应为我们今天常用的中药——吴茱萸。吴茱萸很早就被中医作为药用，我国现存最早的一部药学著作《神农本草经》就有收载。吴茱萸辛苦而温，芳香而燥，可下阴浊之气，具有温中祛寒，下气止痛，除湿血痹，杀虫，通利关节之用。

（九）冬至——祛寒娇耳汤

冬至这一天是一年中"阴"最旺的时候。医圣张仲景擅长食疗，经常使用药物与食物并用的治疗方法给人治病，他为了治疗那些冻烂耳朵的人，于是发明了"祛寒娇耳汤"，这也是冬至吃饺子的来源。

春节人们饮屠苏酒既防病疗疾、驱邪避瘴，又益气温阳、祛风散寒、避除疫疬；清明踏青使人体肝气疏泄，阳气生发；端午悬艾草，佩香囊以祛除身体的湿邪，预防暑湿及湿温，饮用雄黄酒以望能避邪安康；重阳节饮菊花酒养阴生津、清肝明目，头插茱萸避除恶气，以御初寒；冬至吃饺子补精血，助阳气、固护阳气。这些中医与瘟疫斗争的历史，中医治未病思想是我们中国人传统文化的一部分，传承传播这些优秀文化也是我们中医人责任。

（作者马利，审阅袁今奇）

第三篇

基础研习

略论《黄帝内经》主要内容及研习方法

　　《黄帝内经》是中医学现存文献中最早、最系统、最完整的一部经典著作，是中医理论体系的渊源，是从事中医药和中西医结合临床、科研及教学工作者必读的经典之一。本人于1958年秋开始学习《黄帝内经》，至今仍经常阅读或背诵其中的部分原文和谨句。现将该书主要内容和学习方法介绍于下，愿与同道交流。

一、主要内容

　　《黄帝内经》包括《素问》《灵枢》两大部分。《素问》二十四卷，自"上古天真论"开始，至"解精微论"止，计八十一篇。《灵枢》十二卷，自"九针十二原篇"起，至"痈疽篇"止，仍为八十一篇。这两部分共一百六十二篇，所述内容可谓博大精深，概括为十五个方面，可按序分为：阴阳五行、五运六气、天人合一、藏象、经络、摄生、病因、疾病、诊法、辨证、论治、针灸、药食、方剂及护理。其中以阴阳五行、天人合一、藏象、经络、病因、辨证、论治、针灸、药食等九个部分尤为重要。后世李念莪、汪昂、王冰、张景岳、薛生白、任应秋等对《黄帝内经》的分类，皆未能越此范围。阴阳五行学说是《黄帝内经》的理论基础，它充分体现了朴素唯物主义，也表明了自发的辩证法思想。此种主义和思想，明确指出世界上一切事物的根源是原始物质的"气"，事物不是一成不变的，而是在阴阳二气对抗斗争中发展变化着。《素问·阴阳应象大论》云："阴阳者，天地之道也，万物之纲纪，变化之父母，生杀之本始，神明之府也。"《黄帝内经》涵盖的十五个方面的内容，无不受阴阳学说为指导。《黄帝内经》还认为"人与天地相参"，即人与自然相统一的整体观。人生活于自然界，必然会受到客观世界运动变化的影响，生理、病理、治疗、摄生等皆离不开"人与自然"息息相关的整体观念。藏象学说和经络学说，则是《黄帝内经》对活着的人体进行观察，从而研究内脏活动规律的朴素而科学的特殊学说。此种学说虽然与现代解剖生理学有近似之处，但不能完全用现代解剖生理的知识来说明它。更为重要的是，在整体观念的指导下，它抽象地阐述了脏腑、经络、气血等不同机能相互间的"生克制化"关系，进而成为中医临床辨证论治最不可或缺的理论精髓。病因学说，主要包括外感六淫、内伤七情、饮食劳倦三个方面，中医的病因是了解疾病的本质及发病规律的重要知识。辨证论治部分，如《素问·阴阳应象大论》"阳胜则热，阴胜则寒"，《素问·调经论》"阳虚则外寒，阴虚则内热；阳盛则外热，阴盛则内寒"等，均可体现阴阳、表里、寒热、虚实八纲辨证之意，至今仍为中医临床辨证的重要方法。论治之理，重点阐述于《素问·阴阳应象大论》《素问·五常政大论》《素问·至真要大论》《素问·六元正纪大论》等多篇。凡辨证立法、配伍方药、气味性能、制约相宜、饮食宜忌诸项，无不阐述尽致，为临床应用之准则。《灵枢》素有"针经"之称，言经络及各类刺法，其理论堪称世界之最，属中医药宝库的重要组成部分。现今中医药走向世界，针灸是其一绝。《黄帝内经》的内容十分丰富且精彩，为中医学的发展奠定了坚实的理论基础。

二、研读方法

《黄帝内经》中的阴阳五行学说，充分体现了古代的朴素唯物论和自发的辩证法思想。《黄帝内经》的整体观念很强，认为人体生命变化规律是按照阴阳的对立统一和五行的生克制约原则进行的。其次是"天人合一"的哲学思想，表现为自然的变化和生命的变化息息相关。人体脏腑生理病理的变化及其和外界自然环境的联系，时刻保持着有机的整体性，这是研读《黄帝内经》的基本指导思想。

《黄帝内经》共有一百六十二篇，每篇皆有中心思想，每一篇又由若干段、若干节合成。每一段每一节，无不含有经旨的组成部分，均须逐一了解，领悟其旨意，方能进入心得之境界。《素问·上古天真论》载："上古之人，其知道者，法于阴阳，和于术数，食饮有节，起居有常，不妄作劳，故能形与神俱，而尽终其天年，度百岁乃去。今时之人不然也，以酒为浆，以妄为常，醉以入房，以欲竭其精，以耗散其真，不知持满，不时御神，务快其心，逆于生乐，起居无节，故半百而衰也。"本论可分为三段研习理解，其主要内容是介绍古人养生的良好法则，并说明违反了养生之道所导致的不良后果。养生方法应注意适应外界气候的变化，经常锻炼身体，生活中的饮食起居、劳动等都应遵照一定的常规。如能做到这些方面，方可身体健康，防止疾病和早衰的发生，从而达到延长寿命之目的。

《黄帝内经》是秦汉以前的文字，读者应具有辨音读、明训诂的知识，也就是应掌握《医古文》的基本知识，方能对经文的文字做出比较正确的理解。如《素问·阴阳别论》云："三阳三阴发病，为偏枯痿易。""易"应读为"施"，施即驰也。《尔雅·释诂》载："驰，易也。"释文，驰本作施，易、施、驰三字古通用。以此可见，不明音读，不辨古训，要想正确理解《黄帝内经》的文字，是有一定困难的。

《黄帝内经》是经典理论巨著，洋洋大观，其半数以上经文皆具有指导临床实践的意义。《素问·玉机真脏论》云："疝瘕，少腹冤热而痛，出白。""出白"犹言出汗，因少腹剧痛而致大汗。白、魄，古通用。此处"出白"与《素问·生气通天论》所说"魄汗"，意同一义。该论又云："膏粱之变，足生大丁。"此"足"字，是同"乃"字的虚字，不可理解为足或四肢。所以，我们在研习《黄帝内经》时，对理论的研究应以指导临床实践为标准，避免误入佹谈臆说之途。

研习《黄帝内经》各篇全貌后，还应深入、系统、分类地撷取所需资料，这样才能够充分、全面地掌握其精髓之处。《黄帝内经》研究的爱好者，不妨将十五个方面分别摘录成资料卡片，分类归档。每一大类中，又分作若干分目、子目，这样既集中又系统，便于学习。对研读《黄帝内经》有兴趣的学者，还可借助电脑做一些现代研究工作。

有关《黄帝内经》的研习方法，以上所述仅为个人学习心得。从事《黄帝内经》研究的学者，还应选本，即精选不同时代的刊本研读，如著名中医学家任应秋教授所首荐的《内经评文》，是光绪戊戌皖南建德周氏刊本，收于《周氏医学丛书》。该书对于提高学者的理论水平确有帮助。此外，还要注重注本的选择，虽注本较为繁杂，但首选隋杨上善的《黄帝内经太素》这一注本，当为精读。

（本文为中医理论提高班讲稿1985年，修改后为传承工作室系列讲稿2020年）

《伤寒论》的主要学术成就

　　《伤寒论》是东汉张仲景所著，该书在《黄帝内经》《难经》的理论基础上，总结和发扬了汉以前的医疗经验，创立"六经证治"学说。书中论述了多种外感热病的辨证论治，并能指导各科的临床实践，是我国现存第一部理法方药完备的医学典籍。因此，后世医家无不将其奉为圭臬，作为学习和研究中医的必读之书。现将《伤寒论》的主要学术成就，概括为以下几点，与同道分享，并请批评指正。

一、充实和发展了《黄帝内经》的热病理论

　　热病是泛指以发热为主要症状的一类疾病，基本上包括了现在的各种急性热病。《黄帝内经》认为热病的病因是伤寒，张仲景则直接把它泛称为伤寒病。《黄帝内经》中对这类疾病的病机、证候、治疗原则等虽有基本的认识，但过于简单、机械。其将病程简单的归结为十二天，机械地认为一天一经，治疗原则仅为三日内用汗法，三日以上用泄法。《素问·热论》："其未满三日者，可汗而已。其满三日者，可泄而已。"《伤寒论》在《黄帝内经》的基础上，根据人体抗病能力的强弱、病因的属性、病势的轻重缓急等因素，将外感疾病演变过程中所表现的各种证候，进行综合分析归纳，仔细探讨病变部位、证候特点、伤及的脏腑、寒热表现、邪正消长，以及立法处方等问题，创立了以六经为主的辨证与治疗原则，从而使中医的热病学理论提高到崭新水平。

二、创立了中医学辨证论治的基础

　　《伤寒论》在《黄帝内经》的基础上，确立了辨证论治这一理论。辨，是认识、分析；证，是证候、证据；论，是论述；治，是具体的治则、治法和方药。辨证论治的精髓，实质上是审证求因，审因立法，依法选方遣药。《伤寒论》是中医运用辨

证论治的第一部专著，它以六经所属的脏腑和经脉的病理变化为基础，判断病变部位、证候属性和邪正消长等情况，并进行系统论述。《伤寒论》的辨证有两个基本特点：一是从各经主证方面辨证；二是从疾病的发展演变方面辨证。论治是指根据辨证的结果确立治则治法，并给以相应的方药。大体而言，三阳证以祛邪为主，三阴证以扶正为主，在具体运用上又有先后轻重之不同。

三、对热病以外的其他病证也初步纳入辨证论治的范畴

《伤寒论》的主要内容，虽是论述热性病，然其所建立的辨证论治规律，适应范围却远远超出了热病，对一般杂病的诊治也同样适用。清代伤寒大家柯韵伯云："仲景之六经，为百病立法，不专为伤寒一科，伤寒杂病治无二理，咸归六经之节制。"《伤寒论》是一部辨证论治专著，它将多种杂病也包括在外感伤寒之中，以六经分证来统摄诸病。是论病以辨明伤寒，非只论伤寒一病。凡此可见，《伤寒论》主研外感伤寒，并论内伤杂病，其所见者大，包涵者广，应用价值不可低估。已故著名医家黄竹斋先生，在其《伤寒论集注》中说："三阴三阳铃百病。"意即伤寒六经理论，可以指导治疗各种疾病。

四、诊断上确立了脉证并重的原则

《伤寒论》中涉及的脉象有浮、沉、迟、数、虚、实、长、短、洪、大、细、弦、紧、缓、弱、动、滑、芤、涩、促、结、代、疾23种，对比《黄帝内经》时代的脉学有了很大的进步。《伤寒论》在大多数情况下，都是将脉证二者联系起来论述，如其每篇篇名均冠以"脉证并治"。张仲景所开创的脉证合参、二者并重的原则，对中医诊断学的发展影响很大。

五、奠定了中医方剂学的基础

《伤寒论》载方112首，用药87味，所保存的方剂中，绝大多数经过长期临床实践的检验，确有可靠的疗效，至今仍是中医处方用药的基础，所以后世人们尊张仲景的方剂为经方，推崇《伤寒论》为方书之祖。历代著名医家如南宋的许叔微、唐代的孙思邈、明末清初的喻嘉言等，均以善用经方化裁而见长。清肺排毒汤也由《伤寒论》中的小柴胡汤、麻杏石甘汤、五苓散等数首方剂加减而成，用之每多效

验，为我们树立了古方新用的典范。《伤寒论》在方剂的配伍、制剂、剂型以至煎法、服法等方面，都做出了严格而具体的规定，为后世中医方剂学的发展奠定了良好的基础。

《伤寒论》推动了中医药的学术发展，由于该书文辞古奥，写作方法上又有插入法、倒叙法、省文法等，故张仲景辨证论治的精神实质，并不为后世医家所能充分理解，因而出现了"古法不能疗今病""《伤寒论》适于北方，不适于南方"等不同见解。这些说法，只能用辨证论治、三因制宜和疗效检验去评判，本文不做讨论。诚然，《伤寒论》并非完美无缺，由于历史条件的限制，加之历代传抄翻刻，其中不可避免的夹杂了某些形而上学的观点，也有个别脉方乖违、义理难述的现象。对此，我们应以历史唯物主义的态度去传承精华，批判继承，守正创新。虽然《伤寒论》并非完美无缺，然而瑕不掩瑜，它仍不愧为一部中医必修的经典著作，张仲景所创立的辨证论治和理法方药，在可以预见的未来，仍然具有深远的历史意义和深刻的现实意义。

（本文为传承工作室及师承弟子讲稿　2018年9月）

《伤寒论》学习方法探讨

当代著名中医教授任应秋认为，学习中医学，《伤寒论》是必读的经典。大多数人都有此主张，其理由有三：一，《伤寒论》有系统的理论，便于学习；二，《伤寒论》最实用，有大量的医案可供学习；三，学通了《伤寒论》，溯游而上，进一步可以再读《黄帝内经》，如要旁窥博览，亦易于理解唐宋以后的各家学说。由此可见，无论做临床医疗工作，还是做研究整理工作，学好《伤寒论》实属必要。

一、尊重原文，探求本意

《伤寒论》约成书于公元3世纪初。书成后正值汉末时期，战乱纷起，以致散佚不全。约100年后，经西晋王叔和收集编次，至宋代复经林亿等加以校订。现在通行的《伤寒论》版本有二，一是宋版本，国内已无原刻本，只有明代赵开美的复刻本；二是成注本，即金代成无己注解的版本。《伤寒论》成书较久，文义古奥，词句难解。习读时必须掌握一定的古汉语语法知识，还要充分借助古汉语字典、词典等工具书，方不致被文字所惑。古汉语知识是学习原文的基础，在奠定基础后，必须尊重原文探求本义，以汲取文中之精华。不得恣意增删，随己见而曲解原文，否则书中庐山真貌改观，是非不辨，贻害匪浅。如宋本原文："寒实结胸，无热证者，与三物小陷胸汤，白散亦可服。"本条是传抄错简之误，寒实结胸系寒与痰水相结于心下，不可与小陷胸汤消痰开结，当与三物白散化寒水破痰结，故应正之为"与三物白散，小陷胸汤不可服"。而柯韵伯却认为"黄连巴豆，寒热天渊"，怎奈寒实结胸用此二方皆可？于是便将原文改为"寒实结胸，无热证，与三物小陷胸汤，为散亦可服"。柯氏未能参考《金匮玉函经》《千金翼方》等著作所载"寒实结胸，无热证者，与三物小白散"，而受成无己"无热证者，外无热而热悉收敛于里也，与小陷胸汤以下逐之，白散下热，故亦可服"的影响，按己所需而错改了。柯氏著有《来苏集》《伤寒论翼》《伤寒论附翼》，以毕生之精力发前人所未发，对《伤寒论》

研究实有贡献，然而也有一失，何况我辈！为此，医者务必勤奋钻研，为探求本意，必须尊重原文，不得擅自删改。否则，一字一句之差，祸不旋踵。

二、多参注本，择善而从

《伤寒论》文字古朴，条文前后交错，成书后几经战乱，几番沉沦，不免有错简、脱漏、杂伪、鲁鱼亥豕之讹。历代名医注释、点校不下百余家之多，见仁见智，各有贡献。但常由于众说纷纭而莫衷一是。其中，随文衍义而穿凿附会者有之，不越雷池而尊经崇古者有之，脱离实践而空谈阔论者有之。浙江近代名医张山雷先生云："《伤寒论》自明以来，注家尤多，无不随意窜改，惟金成无己注本，犹存旧时面目，差堪依据……《金鉴》集注，明白晓畅，绝少穿凿之弊，即其改正处，亦自灼然可信。徐洄溪《伤寒类方》芟净荆榛，遂成坦道……尤氏《伤寒贯珠集》虽亦别开生面，重为注次，而于诸经中分析种种治法，眉目一清，能令学者豁然贯通，有条不紊……断为近三百年作者第一。"张氏之谈，后世学者当以为鉴。

《伤寒论》注本繁多，学习时可先专攻一二家学说，尔后广泛涉猎。逢疑难费解之原文，则须多参博览，精研细读，择善而从。如原文："服桂枝汤，或下之，仍头项强痛。翕翕发热，无汗，心下满，微痛，小便不利者，桂枝汤去桂加茯苓白术汤主之。"对于桂枝汤去桂加茯苓白术汤，究该去桂或去芍，历代医家争论不一，后世学者亦多持疑议。柯韵伯等认为原文无误，方中应当去桂。尤在泾云："桂枝汤去桂加茯苓白术，则不欲散邪于表，而但逐饮于里，饮去则不特满痛除，而表邪无附，亦自解矣。"《医宗金鉴》的论点是，去桂当是去芍药。成无己独具慧眼，提出："与桂枝汤以解外，加茯苓白术利小便行留饮。"《伤寒论讲义》(成都中医学院主编1964年版)对本方的按语云："本方条文……验之临床，此类病证，常用桂枝汤加苓术取效。"本人认为，本条文是汗下后脾虚水饮内停，表证不解的证治，当与桂枝汤解表，苓术利水为治。成都中医学院主编的《伤寒论讲义》，证以临床，尤为佳也。由此可见，多参异本，择善而从，方不致误入歧途。

三、分析归纳，重点研习

学习《伤寒论》必须从全书的整体着眼，不得割裂视之。因为某篇内容并非局限于某经的病，常涉及其他各经。习读时当注意六经之间的相互比较、相互鉴别及反复辨析疑似之证。需运用分析归纳之法，通盘考虑，相互印证，才能融会贯通。

条文中冠首三字（即条文讲某经病的前个三字）仅是著书的一种体例格式，若认为太阳篇的条文都是讲表证，阳明篇的条文都是讲胃家实，太阴篇的条文都是讲脾胃虚寒，那就背离了仲景辨证论治的真髓。如《伤寒论》中讨论热入血室证有四条，三条在太阳篇（第143、144、145条），指妇女热病，经水适来，热与血结，则恶寒发热，或似疟状，胸胁下满，谵语，宜小柴胡汤，或刺期门。另一条在阳明篇（第216条），两者同有谵语，而阳明病的谵语属胃家实，热入血室的谵语是热与血结，病机不同，治法各异。由于216条只说："阳明病，下血谵语者，此为热入血室。"未提"妇人"二字。喻家言、柯韵伯等及《医宗金鉴》的记载就认为热入血室，男女皆可患此病。叶天士云："热陷血室之证，多谵语如狂之象，防是阳明胃实，当辨之。"指出216条为鉴别而设，不必重复前条"妇人""经水"等语。

在通读《伤寒论》的基础上，更应以归纳分析的方法去精读，以便对一些问题重点研习，精益求精。如仲景对烦躁证的分析，综观全书，有烦或躁的条文84条，类似证4条（心愦愦，心中懊憹）。烦和躁有别，可单独出现，亦可并见，还可互相转化。全书烦躁并提者21条，单提烦者56条，仅提躁者7条。仲景将烦躁分为：表寒郁热，分别予大青龙汤、麻杏石甘汤、白虎汤；热扰胸膈，予栀子豉汤；热在胃肠，予白虎汤、承气汤；热郁肝胆，予大柴胡汤；阴虚火旺，予黄连阿胶汤、猪苓汤；蛔虫扰动，予乌梅丸；正气衰惫、少阴病心肾阳衰，复出烦躁着，则预后甚差。如此分析归纳，重点研习，对烦躁一证，庶几可明晰其全貌。目前，各地介绍的《伤寒论》学习心得，如"泻心汤类方的探讨""伤寒论厥逆证治""谈《伤寒论》阳明病之下法""《伤寒论》下法的运用"等都是归纳分析、重点研习的典范，值得一读。

四、取其真髓，去芜存菁

《伤寒论》一书，历代视为经典。内容之博大、医术之精湛，对临床治验实有价值。新疆维吾尔自治区中医院院长张绚邦指出："《伤寒论》从后汉到今天，上下一千七八百年，历代中医界尊崇为经典著作，这绝不是盲目崇拜，而是实践的真理。《伤寒论》的真髓，应是它所奠定的辨证施治的精神，是它在辨证施治的指导下，经过无数次实践而确立的理法方药原则。"千百年来，历代医家学习和运用这个真髓，济世活人，使中华民族繁衍至今。当代，临床用白虎汤治疗乙型脑炎，麻杏石甘汤治疗肺炎，大柴胡汤加减治疗急性胆囊炎，生脉四逆注射液抢救心源性休克和心衰等，皆是受《伤寒论》之启发。

《伤寒论》的成就应当肯定，但因其受时代条件的局限，也并不是完美无瑕。所以我们应当以历史的观点，求实的态度予以评价，以便去芜存菁。书中有些治疗方法应批判的接受，如原文第310条："少阴病，下利、咽痛、胸满、心烦，猪肤汤主之。"本条为少阴热化下利虚热咽痛。方中白蜜米粉甘润平补，尚且相宜。然下利者食猪肉皮，进动物性脂肪饮食，并非适合。更有甚者，如原文392条治阴阳易差后劳复用烧裈散主之，此说就更不在理了。还有少数脉证仅一、二味药组合成方，药力过轻，恐难奏效。此外，对某些缺乏明确指导意义的原文，则无须花力气去钻研。

五、古为今用，继承发扬

一部《伤寒论》，约两万字，分22篇，设397法，立112方，用83味中药，洋洋大观，遗传千古。初学入门者，读之不甚容易。勤学苦研者，未尝不可通晓。学习的目的在于应用，然而如何应用，值得探究。或云背诵条文，尊经奉旨；或曰熟记经方，有的放矢；亦说持书临证，寻找答案。凡此云云，皆不可免于死读古书，生搬硬套，胶柱鼓瑟，刻舟求剑。近代名医丁甘仁先生尝谓："读古人书，自己要有见识，从前人的批判中，通过自己的思考，再加以辨别，并须通过临床实习，接触实际病例，方能心领神会，达到运用自如。"可见，学习《伤寒论》之目的在于取其真髓，去芜存菁，运用《伤寒论》辨证论治的理法方药，落实到临床实践的广阔天地，做到实不离乎规矩、巧不泥乎方圆，灵活运用，加减变更，举一反三，触类旁通。只有这样，方能真正古为今用，并此基础上继承和发扬。

本人学识简陋，经验不足，兹举一案，聊以证之。一中年男性教师，初春患风寒感冒，以桂枝汤加味而解。嗣后常觉眩晕，延至一年。近两个月来，其症加重，日发四五次，发作时，面目潮红，时有寒热，甚则呕恶，但无物吐出。舌质稍红，苔薄微黄，脉弦有力。查无高血压、动脉硬化及内耳眩晕等病，经多方医治，皆无显效。《伤寒论》原文263条："少阳之为病，口苦，咽干，目眩也。"379条："呕而发热者，小柴胡汤主之。"101条："伤寒中风，有柴胡证，但见一证便是，不必悉俱。"考虑虽因感冒后眩晕一年，但观其脉证，病邪仍留居少阳，邪热上迫空窍，参考论少阳病篇之辨证。《黄帝内经》有肝合胆，肝气通于目，足厥阴肝经有连于眼通于脑之络脉等说。乃用和解少阳法，佐以平肝镇逆，方以小柴胡汤加味：柴胡10g，疏解少阳之郁滞；黄芩15g，清泻少阳之邪热；生姜三片、制半夏9g，调和胃气降逆止呕；党参15g，甘草9g，红枣5枚，益气和中，扶正祛邪；夏枯草10g，泻肝胆之逆火；生龙骨、牡蛎各30g，镇逆平肝，益阴潜阳。本方进八剂，自诉眩晕大减，再进八剂，诸证皆消。

若论《伤寒论》之运用，清代名家叶天士所著《临证指南》，师古而不泥古，是别具一格的前贤典范，也是亟待我们探索的宝库之一。让我们共同努力，为更好地继承和发扬中医学遗产而奋斗！

（《石河子医学院院学报》1981年第3期，本文为新疆维吾尔自治区中医提高班讲稿）

浅谈《金匮要略》教学感悟

《金匮要略》亦名《金匮要略方论》，为后汉张仲景所著，是中医学最早论治杂病的一部专书。既有精湛理论，又有丰富实践，具有很高的实用价值，历代医家无不奉为圭臬，将其作为学习和研究中医的必读之书。兹将个人对本书的教学方法略述如下，一孔之见，请同道批评指正。

一、篇首先讲清概念

书中讲授每篇之前先介绍该篇的概念，述其主要内容和重点，使学生对本篇内容和精神有一个大概的了解。如介绍《痰饮咳嗽病脉证并治第十二》时，先讲清篇名含义，讲授湿、痰、饮、水异名同源，皆与津液代谢失常有关。脾虚不能为胃行其津液，聚而成重浊之湿，停而成胶稠之痰，留而为清稀之饮，甚则积为浮动之水。本篇以痰饮为讨论重点，其中又以饮病为主。痰饮病是一总称，可分为痰饮、悬饮、溢饮和支饮四种。其次，交代痰饮的沿革，以帮助学生了解历代主要著作对本病的论述。还强调本篇论饮，偏于寒饮，当以温药合之，但四饮有别，分别以温阳化饮、逐水、利水、发汗四大法治之。《金匮要略》对痰饮的认识为痰饮学说奠定了基础，当今仍有深入学习的必要。

二、相似之处必须鉴别

《金匮要略》中有不少条文，病名相同，症状相似，但处方遣药各异，还有不少方剂用药相同，但药量有别，主治病证不尽一致。凡此相似病证及方剂，在讲课中殊难分清主次，权衡差异。为便于学生理解和分辨，对这些相似的条文，必须根据各条的病机变化、方药特点来鉴别其病证之各异，治法方药之不同。譬如《胸痹心痛短气病脉证治第九》中的人参汤与枳实薤白桂枝汤，两方均治疗胸痹病，但两者病机和证候不一。病因痰浊内阻，气滞不通，使胸阳痹阻，肝胃气逆，而出现胸满、胁下逆抢心的实证，用枳实薤白桂枝汤；病由中焦虚寒，脾运不健，饮邪上逆者，见心下痞、胸满，或胁下气逆上冲之虚证，治以人参汤。

三、前后篇相互联系

《金匮要略》各篇中有不少方剂，不仅能治疗本篇的疾病，并且能治疗其他篇章疾病。因此，在教学中对于各篇所列方剂，应当将前后篇相互联系起来加以学习和研究，为深入研究某病的治疗可选用各篇的方剂加以辨析，从而获得同病异治的理性认识。以治疗痹证而言，《中风历节病脉证并治第五》中的桂枝芍药知母汤、乌头汤、越婢加术汤等是治疗痹证的常用方剂，为了深入了解痹证的辨证论治，掌握功用有别的痹证方剂，必须联系《痉湿暍病脉证第二》《疟病脉证并治第四》以及《血痹虚劳病脉证并治第六》有关治疗痹证的内容。此外，还要分别了解麻杏苡甘汤、防己黄芪汤、桂枝附子汤、白术附子汤、甘草附子汤等运用之不同，以及白虎加桂枝汤、黄芪桂枝五物汤应用之区别。这样前后篇结合起来学习，才能达到更好的效果。

四、联系《伤寒论》阅读

《金匮要略》与《伤寒论》原为姐妹篇，宜相互参阅，方可深入了解。例如大柴胡汤证，《伤寒论》136条云："伤寒十余日，热结在里，复往来寒热者，与大柴胡汤。"本条论述病在里而及于表之表里俱实证，然而仅以"热结在里"一句，尚缺具体病位可资，这就难以说服用大柴胡汤来通里达表。而《金匮要略》的《腹满寒疝宿食病脉证治第十》载："按之心下满痛者，此为实也，当下之，宜大柴胡汤。"这就明确地指出了《伤寒论》中"热结在里"的病位。因大柴胡汤证的满痛，是心下（包括两胁），而大承气汤证之满痛则位于腹中。同一里实之满痛，前者病位在胃，后者病位在肠，此部位不同，则用方各异。与此同时，《金匮要略》又补充本条可有"郁郁微烦""往来寒热"等症。

五、古方今用、联系实际

在讲授《金匮要略》的病证和方药时，应结合西医学知识分析研究其病机和治疗效果，从而充实教学内容，并立足于临床。若过多地采用引经据典、选注讲解的教学方法，便会背离古为今用之现实意义。对各篇论述，都应落到实处，在临床应用上下功夫。如《疮痈肠痈浸淫病脉证并治第十八》之薏仁附子败酱散与大黄牡丹汤均为治疗阑尾炎之常用方，从原文意义起说，前者用于脓已成，后者用于脓未成。但从临床实际来看，薏仁附子败酱散不仅可用于阑尾炎已成脓肿，还可用于阑尾炎初起属阳虚体弱者，尤其是老年人，阑尾炎血象不高，用之效果更好。至于大黄牡丹汤之应用，经大量临床实践证明，不论脓未成或已成，均可使用。

六、重视切脉辨证的意义

时病重舌，内伤杂病重脉，此乃长期临床经验体会所得之结论。《金匮要略》十分注重脉法，有以脉象说明病因病机者，有从脉象来分析病情轻重及判断预后者，有用脉象来决定治则者。如《黄疸病脉证并治第十五》"酒胆"腹满与欲吐并见时，指出"其脉浮者，先吐之；沉弦者，先下之"以脉象变化决定其治法。《痉湿暍病脉证第二》载"暴腹胀大者，为欲解，脉如故，反伏弦者，痉"从脉象来推断预后。诸如此类，不一而足，应当重视脉象的学习，并认真研究，切实掌握。

七、篇后小结

讲授《金匮要略》时，每讲完一篇，应根据全篇内容，重点归纳所论病证之病因、病机、脉象、证治和主方，以言简意赅的语言概括全貌，使学生能够掌握本篇的重点，便于复习记忆和临床应用。如《血痹虚劳病脉证并治第六》指出血痹是营卫不足、感受风邪、血行涩滞所致，以肢体局部麻木或轻微疼痛为主证，轻者可用针刺法，较重者予黄芪桂枝五物汤以温阳行痹。

（《石河子医药》1986年第3期，本文为新疆维吾尔自治区中医提高班讲稿）

略述《难经》所论之精髓

　　《难经》是《黄帝八十一难经》的简称，为古医经之一。皇甫士安《帝王世纪》曰："黄帝命雷公、岐伯论经脉，旁通问难八十一为《难经》。"《史记·黄帝本记》载"死生之说，存亡之难"，《索隐》云："难，犹说也，凡事是非未尽，假以往来之词，则曰难。"凡此皆可以说明"问难"是命名的本义。《难经》的作者，隋以前多指为黄帝所作，唐以后便属之于秦越人。张仲景在《伤寒论》序中提到"撰用《素问》《九卷》《八十一难》"，既未道黄帝，亦不称秦越人。其作者虽难考正，但为古医经乃毋庸置疑。

　　《难经》的内容甚是丰富，诚如《难经汇考》所载："《难经》八十一篇，辞若甚简，然而荣卫度数，尺寸位置，阴阳王相，脏腑内外，脉法病能，与夫经络流注，针刺俞穴，莫不该尽。"《难经》主旨涉及多方位多层次，论述某些具体问题时，较《素问》《灵枢》更加深刻。现就《难经》的主要内容，分述如下。

　　一至二十一难主要在论脉。凡独取寸口、关分寸尺、阴阳关格、五脏应诸脉象、脉来轻重、阴阳盛衰、脉随四时阴阳消长而运行、脉之根与原气、迟数辨寒热、一脉多变、候五十动，脉绝分内外、色脉相参、察脉损至、四时脉常变顺逆、内外证脉变、切脉知生死、三部分四经、男女脉顺逆、阴阳更乘、形脉病相应诸理，皆有精深的简述，为《素问》《灵枢》所不言，且至关重要。

　　二十二至二十九难主要在论经络。言经脉变动而生气血之病，三阴三阳脉度长短之转相灌溉，阴阳经脉气绝之外候，手心主与三焦配为表里，以及十五络脉、奇经八脉之起走、为病等。其中有不少皆为发《素问》《灵枢》之所未发。如言"是动"和"所生"病，直指为："是动者，气也；所生病者，血也……气留而不行者，为气先病也；血壅而不濡者，为血后病也，故先为是动，后所生也。"此解为后世医家所推崇。

　　三十至四十七难主要在论藏象。凡营卫之相贯，三焦之禀生，心肺独居于隔上，肺肝各自浮沉，心肺与两肠何去何从，左右分肾与命门，三焦主持诸气，命门独系胞精，脏腑有长短大小不同，窍会有七冲八会之互异，人老少而寤寐有多寡，头颈面诸阳经脉之所会等，所论皆能汲取《素问》《灵枢》之精华，并创新发明了"左肾右命门之"说。

四十八至六十一难主要论病机诊候。凡虚实之候，正经自病与五邪所伤，虚、实、贼、微、正五邪之辨，寒温与阴阳之判，脏腑发病之殊，七传间藏之胜，难易治之分，积聚病之别，下利有五泄，伤寒有五苦，癫狂病察阴阳，头、心痛辨厥真，望闻问切之神圣工巧等，皆能精辟阐发。若将其娴熟于胸，则病机诊候之要，可大体明了。

六十二至八十一难主要论脏腑营俞及针灸补泻之法。其中涵盖的理论有：五脏五俞，六腑六俞，有阴阳终结之异；十二经皆以俞为原之义，募在阴而俞在阳；虚实母子补泻之先后，四季针刺之浅深，刺病贵无伤，调气在迎随；五俞系四时，诸井皆气少；东方实而西方虚，泻南补北；补泻不同，取置各异；呼吸出入，信其左右；迎夺随济，定其虚实；上工治未病诸理，阐明极致，虽以针刺言，但药治之法亦不出其范围。

《难经》八十一难，言脉，言经络，言藏象，言病机诊候，言营俞针法，既集《素问》《灵枢》之精华，亦有匠心独到之处。如寸关尺之诊脉，左右肾与命门之分别，皆丰富了中医学基础之核心内容。

中医学古典医籍中注疏最早者，莫过于《难经》。三国时期，吴太医令吕广所注名曰《黄帝众难经》，乃注《难经》之第一人。唐代杨玄操在吕注的基础上广为注释，著成《黄帝八十一难经注》。咸淳间临川李子野有《难经句解》，金大定间泰安纪天赐有《集注难经》、易水张元素著《药注难经》等。以上注家，除《难经句解》尚完整地存在外，其余数家仅存于今本《难经集注》中，虽有残缺，但尚得流传，而其他注家之解皆散佚无存。宋以后有成就的注家，且有籍可存者诸多，如元代滑伯仁《难经本义》二卷，明代熊宗立《勿听子俗解八十一难经》六卷，清代黄元御《难经悬解》二卷、徐大椿《难经经释》二卷等。本文特别提出，作者收藏的《难经会通》为白云阁藏本《难经》木刻版，是已故国家名老中医黄竹斋先生于1939年筹资刻印，后于1945年正式付梓出版，命名《难经会通》，并撰"秦越人事迹考""难经注家考"附于卷尾。该书博采群注，独抒心得，文笔质朴，言简意赅，为阐注《难经》之作中最为珍贵者。

历来医家认为，《黄帝内经》《难经》皆为中医学之经典。《黄帝内经》奠定了中医学理论基础，《难经》补《黄帝内经》之未发，时至今朝，中医理论渊源仍出于二经，其学术之精粹仍散发璀璨光辉。人类已进入21世纪，为了更好地继承和发展有千年历史的中医传统文化，我们应当将这两部经典著作结合起来研讨。《难经》从经脉立论研究藏象、病机、诊候、治则等各个问题，是其有别于《黄帝内经》之处。有医家称《难经》为脉法书或谓经穴书，亦不为误。《难经》首先提出命门学说，《难经·三十六难》云："其左者为肾，右者为命门，命门者，谓精神之所舍，原气之所系也；男子以藏精，女子以系胞。"两千多年来，此说仍被奉为之圭臬。对原气的创说，更有独到之处。《难经·三十八难》载："所以腑有六者，谓三焦也。有原气之别焉。"《难经·八难》云："诸十二经脉者，皆系于生气之原，所谓生气之原者，谓十二经之根本也，谓肾间动气也。此五脏六腑之本，十二经脉之根，呼吸之门，三焦之原。一名守邪之神。故气者，人之根本也，根绝则茎叶枯矣。"肾间动气即为原气，根于肾及命门，别行于三焦，为生气之原，故亦称为原气，后世言真阴真阳乃为原气所化生。至今沿用两千多年的独取寸口诊脉，为《难经》所提倡，《难经·一难》曰："十二经中皆有动脉，独取寸口，以决五脏六腑生死吉凶。"《难经》对人体诸多部位还做了形象的说明，《难经·四十四难》载："唇为飞门，齿为户门，会厌为吸门，胃为贲门，太仓下口为幽门，大肠小肠会为阑门，下极为魄门，故曰七冲门也。"其他如对三焦的认识，以及泻南补北诸说，无一不是中医药理论的重要创见。

《难经》内容丰富而精辟，文字古朴，辞简意深，该著作与《黄帝内经》互为表里，我们应当努力研习，铸造中医经典理论的坚实基础。

（本文为传承工作室系列讲稿 2019年10月）

王琦院士中医体质学的现代研究

自20世纪60年代,中国工程院院士、国医大师王琦教授创立中医体质学说以来,从理论到临床紧紧围绕这门学科的研究蓬勃开展,不断深入。一门学科的诞生、发展和壮大,并形成学科体系,有赖于研究方法的不断完善。作为自主创新的中医体质学,在运用传统中医方法研究的同时,还应采取现代多学科知识对其进行研究和探索,有助于从新的角度阐述中医体质学说。

一、体质遗传学的基础研究

王琦院士认为,体质是由先天遗传和后天获得所形成的形态结构、功能活动方面固有的并相对稳定的个性特征。体质的形成首先是具备了先天的遗传基础,在现代科技水平的影响下,开展遗传学基础理论研究,是中医体质学说研究的重要内容。

人类白细胞抗原(HLA)系统,是迄今所知最为复杂的遗传多态性信息系统。研究表明,多种疾病与特定的HLA显著相关。对于HLA与疾病关联的机理,现代遗传学认为有两种可能:一是疾病易感性为某种HLA系统基因的直接效应;二是某种疾病易感基因或抗病基因与HLA某种特定基因发生连锁不平衡现象。基于以上两种可能,HLA系统可能是疾病易感性的遗传基础。中医体质学说认为,不同体质的特殊性往往导致对某种致病因子或疾病的易感性。体质形成中的先天因素是否由HLA系统决定,是体质遗传基础研究中的关键问题。

HLA系统的多态性与连锁不平衡现象,其主要特征与中医体质学说之间存在着许多共性。HLA以单倍型为单位将亲代遗传特征传给子代,反映了体质先天遗传特征的保守性和稳定性,而HLA的连锁不平衡现象则反映了后天获得性特征和体质的可变性。HLA系统极其复杂的多态性,对应着个体间体质的复杂多变,HLA频率还受地理环境的影响,此与中医体质学说的环境制约论是一致的。

骆斌教授对肥胖人痰湿型体质，和肥胖人非痰湿型体质及正常人，进行了与HLA的关系研究，结果表明痰湿质体质与HLA-B40关联，也与HLA-Ⅱ关联。提示肥胖人痰湿质具有免疫遗传学基础。周国雄教授等运用主因子分析法和HLA组织相容性试验，对广东汉族健康人的中医体质类型，及男女体质差异的遗传基础进行了研究，发现阳多阴少型者HLA-B5频率升高，女性HLA-B12频率升高，男性HLA-DR3频率升高。上述研究以同样的方法，研究16世纪左右南迁到海南岛的苗族和后裔健康人的中医体质类型与HLA基因频率的分布关系，结果显示，自然环境确实对体质的先天阴阳具有选择性影响。初步揭示了中医体质类型受环境制约，并在HLA基因频率分布上有一定的遗传学基础。

体质遗传基础研究，有助于证实中医体质类型的客观性，目前有关体质与HLA系统关系的研究，尚未充分开展，有待进一步加强。

二、从分子生物学研究体质学说

分子生物学是从分子水平研究生物大分子的结构与功能，从而阐明生命现象本质的科学。自20世纪50年代以来，分子生物学是生物学的前沿与生长点，其主要研究领域包括蛋白质体系、蛋白质-核酸体系（中心是分子遗传学）和蛋白质-脂质体系（生物膜）。1953年沃森、克里克提出DNA分子的双螺旋结构模型，是分子生物学诞生的标志。分子生物学研究的内容是蛋白质、核酸（DNA，RNA）、糖类、脂质等。分子生物学关联学科是生物化学、医学分子生物学。生物大分子，特别是蛋白质和核酸结构功能的研究，是分子生物学的基础，现代化学和物理学理论、技术的应用，推动了生物大分子结构和功能的研究，从而出现近30多年来分子生物学的蓬勃发展。分子生物学着重在分子、多分子体系水平上研究生命活动的普遍规律。其研究主要目的是在分子水平上，阐明整个生物界生命现象的本质，使医学科学研究得以提高。医学是生命科学的重要组成部分，所受分子生物学的渗透和影响尤其重大。王琦院士所创建的中医体质学说，与现代分子生物学存在着众多联系，为此有待深入研究。

王琦院士集半个多世纪研究，将中国人体质分为九种类型，每一型皆具代表性，皆有其独特的个体化特征，为临床治疗患者建立了规范化认识。探讨体质类型的基础研究，从医学分子生物学范畴去探索，应首先从核酸深入研究，分辨不同体质类型的脱氧核糖核酸（DNA）、核糖核酸（RNA）、信息DNA（mRNA）等指标的特性和载量。这些尚有待我们深入研究、探讨，做好每一步艰苦而细致的工作。

三、关于体质类型划分的研究

中医体质类型的划分，是体质医学的重要理论基础。不同的体质对不同的致病因素和病证具有易感性。因此，体质的临床应用研究，首先需要解决的是临床分类问题。王琦院士根据中医基础理论，结合临床体质调查，以证候、脉、色特征为依据，将体质分为九种类型（阳虚质、阴虚质、气虚质、痰湿质、血瘀质、湿热质、气郁质、特禀质、平和质），此为当前体质分类研究的至高点。如何进一步建立起客观、规范的分类方法和标准，将是现代体质研究亟待解决的问题。

王琦院士曾担任国家自然科学基金资助的"中医痰湿（肥胖）体质的基础研究"项目首席专家，在全国范围内随机抽取1036例肥胖人相关信息，采用流调中表示联系强度的比值比（OR值）的概念，从169个相关因素中筛选出13项与痰湿型体质联系强度最大的体征和表现，制定痰湿型体质的诊断标准与模式，为体质类型标准化和规范化研究提供了基本原理和方法。王前奔教授等依据痰湿体质流调的1036例肥胖人相关信息，以大数据处理，遵照模糊数学中以建立模糊相似关系为基础，用系统聚类分析法、绝对值减数法建立相似关系，明确痰湿体质各相关因素之间的相关度，提出一种新的痰湿体质评定标准，为痰湿体质规范化和其他类型体质规范化研究提供了新的思路和方法。

陈文为教授从事基础实验研究，认为自由基的代谢失衡引起细胞内腺苷三磷酸（ATP）合成不足，是产生气虚质（证）的内在基础。陈辉教授等对气虚质（证）免疫功能进行了检测，发现气虚组免疫球蛋白A（IgA）、免疫球蛋白M（IgM）、单克隆抗体OKT_3、OKT_4、OKT_8淋巴细胞转化率均值均低于对照组，具有显著性差异。叶加农教授曾探讨了痰湿体质与甲皱微循环变化之间的关系，痰湿体质组与非痰湿体质组比较，表现为异形管袢、血液流态异常高于非痰湿体质组，管袢周围的渗出、出血也高于非痰湿体质组（$P<0.01$）。苏庆民教授随机取相应的生理、生化指标，对肥胖人痰湿体质的物质代谢特征进行了初步研究，发现痰湿型体质在脂质代谢、糖代谢、能量代谢方面均存在异常改变，血液流变学研究也显示其血液呈高黏滞状态。

综上研究显示，对不同体质类型体质特征的现代研究，为体质类型的诊断提供了显著性和特异性指标。深入分析不同体质类型在代谢方面的某些特征，有助于认识体质形成与肝脏功能变化的本质联系，以及体质对某些疾病易感性的病理基础。

四、体质类型临床应用研究

中医体质学说是一门应用性科学，它源于临床，也从临床实践中获得发展。中医体质理论认为，不同类型的体质决定了不同个体对某些疾病的易感性和病理过程中的倾向性。不同疾病的易感体质，同种疾病而不同种体质病变发展规律、各种疾病的发生，常见于哪些体质问题，已成为现代体质临床研究的重要内容。各地通过流行病学调查和对既病后体质类型分布率的分析，相继开展了对某些疾病的体质研究，确定了这些疾病与特殊体质的相关性。

国内众多学者及课题组研究表明，肥胖人痰湿型体质易发高脂血症、脂肪肝、高血压病、冠状动脉粥样硬化性心脏病、脑卒中等疾病。王前飞教授等认为体质也存在变异，表现为同一体质类型的不同个体间存在的与年龄、性别及生命周期无关的差异，并通过相关回归分析，确立了肥胖人痰湿型体质的变异，在一定范围内与冠心病患病率呈直线正相关系。著名学者匡调元教授认为，既病之后恢复难易与体质密切相关，体质较好或经调理体质病理发生转化，有助于疾病康复。丁镛发教授等研究者，从"体寒"与"体热"的实验研究中，以细胞外培养、紫外线损伤、同位素渗入及液闪测定等方法，观察比较了大鼠脾淋巴细胞体外增殖能力，外周淋巴细胞DNA损伤后的复制合成能力。其结果表明，此两项实验中体热大鼠比体寒大鼠具有更高水平的增殖、复制合成能力。此亦证实了《内经·灵枢》中"同时而伤，其身多热者，易已；多寒者，难已"的科学性，揭示了因体质差异，而对病邪反应不同的道理。

国医大师王琦院士研究创制的轻健胶囊，经钱彦方教授临床和动物实验观察，证实该中成药具有显著改善痰湿体质及痰湿兼瘀体质的作用，研究表明该药可促进脂质代谢，降低血脂和血液黏稠度，并可使脂肪肝逆转，防止肝纤维化的发生。新疆生产建设兵团袁今奇，在中医诊治冠心病的处方思维研究中，认为冠心病与血瘀质、痰湿质发病关系密切者约占60%；与气郁质、气虚质、阳虚质发病关系密切者约占25%；或为痰湿质、血瘀质为主，兼有其他体质类型者约占15%，并以参桂瓜蒌薤白半夏汤合三参三七琥珀颗粒治疗，取得了良好的效果。袁今奇等对非酒精性脂肪性肝病以大数据分析，认为本病属肝郁脾虚、痰瘀互结，辨体为痰湿质、血瘀质、气郁质及气虚质，加之后天失宜所致。用二黄祛脂颗粒（姜黄、大黄、僵蚕、绞股蓝、白术、葛根、荷叶、泽泻、丹参、虎杖、水蛭、礞石、甘草）系统观察治疗，收效甚佳。目前，已由多家医疗单位研制院内制剂，申请专利，争取开发新药，以推广应用。

近几年来，各地学者运用体质学说对某些疾病中医体质分布特点进行了研究。如许海柱教授等对381例肺小结节患者体质分析，认为体质类型中单纯平和质患者相对较少，多以偏颇体质为主，占79%。其中近三分之一的患者存在2~3种兼夹体质，在偏颇体质中气虚质、阴虚质、湿热质和气郁质相对较多，说明肺小结节患者有一定的体质倾向性，上述偏颇体质可能是易感体质。研究还认为中医体质虽相对稳定，但也具有可调性，通过调理可以改变偏颇体质。李爱玲教授等对气虚质体质者的舌象进行了深入研究，认为气虚质体质者的舌象主要为舌质淡红、舌体胖大、舌边多有齿痕，苔多白腻。由于体质是动态可变的，气虚无力运血，日久瘀血内结，可出现青舌、紫舌、舌下络脉弯曲等舌象。

我们在运用传统方法研究中医体质学说的同时，应当运用中医现代多学科知识和方法，从基础到临床，从宏观到微观，从定性到定量，对中医体质学进行方法学的成熟与完善，使中医体质学的研究不断进步、并迈上新的台阶。

（本文为全国体质学交流大会暨北京中医药大学王琦书院成立大会文稿　2022年8月）

中医药与免疫学的融创

免疫二字的原意为免于疫患，免除瘟疫。近代引申为免除疾病，泛指人体生理功能、正邪抗争反应和机体对疾病的抵抗力。现代免疫学认为，免疫是指人体具有免疫防御、免疫监视、免疫自稳的功能，通常来说是指机体识别和清除外来入侵抗原、体内突变或衰老细胞，并维护机体内环境稳定的功能。

随着免疫学研究的迅速发展，中医药的研究不断深入，免疫学在中医药中的地位日臻彰显，其基础研究和临床研究已在国内外深入开展。

一、中医药与免疫学的关系

中医药的产生和发展有数千年历史，不仅具有独特的理论体系，而且还蕴藏着丰富的免疫学思想和精髓。我国古代早就认识到疾病的发生与机体的抵抗力密切相关，《黄帝内经》"邪之所凑，其气必虚""正气存内，邪不可干"，说明正气与邪气在发病中的关系。中国古代医学对世界的贡献之一，即是接种牛痘。种痘是预防或消灭天花的途径，其原理是以人工手段引发低烈度天花，促使患者产生抗体。据文献记载，中国人痘术发明于16世纪中叶的安徽地区，是世界上最早用运用免疫学方法防治疾病的。中医药理论体系的主要思想与现代免疫学中的基本概念存在着诸多相似，其临床应用更是如此。无论中药、针灸、养生保健等，其机理都与调整机体免疫状态相符合。中医药与免疫学的研究，国内开展甚多，并取得了显著成就。诸如中医肾本质的研究、中医体质学说的现代研究、中医微观诊断学的研究、中医抗肿瘤的研究等。不少重大课题的研究，已经深入到神经内分泌和免疫调节网络水平、免疫细胞受体水平、细胞间信号传导调控水平和免疫基因表达调控水平等。中医的阴阳平衡、脏腑功能与免疫力有一致性。

二、免疫调节作用是中医药治疗的特色优势

随着西医学和免疫学的不断发展，人们逐渐认识到，机体免疫系统的紊乱，不仅易使人体发生多种感染，出现自身免疫性疾病，而且与高血压、糖尿病、脂肪代谢性疾病、恶性肿瘤及精神病等多种疾病的发生均有密切关系。艾滋病的严重危害，使人们对免疫缺陷的后果有了更深刻的认识。西方将免疫性疾病称为难治性疾病，说明西医学对其尚无较好的治疗手段。现有的多种化学药物和免疫抑制剂不良反应较大，缺乏毒性小而疗效比较可靠的免疫调节药物，临床可见药源性疾病不断增加。中医药在这方面却有比较明显的特色和优势。许多中药成分、单味中药、中药复方，以及针灸治疗大都具有免疫调节作用，可使机体低下的免疫功能增强，又可抑制过高的免疫反应，使机体的免疫应答维持在稳定状态，此类中药绝大多数无不良反应，而且还可拮抗西药的不良反应。在抗肿瘤方面，某些中药能增强机体抗肿瘤的免疫能力，还能抑制肿瘤细胞突变，诱导肿瘤细胞凋亡和分化，对机体不良反应较少。中药、针灸与化疗、放疗及靶向治疗的配合使用或间断治疗，具有增敏和减毒作用，还可缓解病情，减轻各种症状，延长患者生命，提高患者生活质量。美国发明的齐多夫定（AZT），是一种抗病毒药物，用于治疗人类免疫缺陷病毒（HIV）感染的成年人和儿童，可以降低其母婴传播概率。但不良反应较多，包括贫血症、骨髓抑制、乳酸中毒、全身不良反应等，患者需要在医生指导下规范用药。从中药瓜蒌根提取的天花粉蛋白用于艾滋病的临床，研究证明其疗效优于美国已用的化学药物AZT，被认为是一个很有开发希望的抗HIV新药。由人参、黄芪等纯正中药组成的扶正袋泡冲剂，在HIV感染患者的治疗中，其疗效优于AZT，且无副反应。据有关报道，我国和坦桑尼亚合作，用中医药治疗艾滋病项目，先后派出10余批中医专家赴坦桑尼亚工作，累计治疗艾滋病患者数万例，总有效率达50%以上。同时，筛选了若干治疗艾滋病的有效方剂。

西医在治疗免疫功能低下类疾病时，通常给患者输注干扰素、白细胞介素等细胞因子，这些外源性的免疫物质，往往对机体产生不同程度的损害，而且价格昂贵，长期使用还会降低机体的敏感性，其确切疗效尚难肯定。许多中药的有效成分、单味中药、中药复方及针灸疗法，具有促使机体细胞、分子产生内源性免疫物质的能力。目前所提倡的基因疗法，是针对单基因病（疾病基因或突变基因）的治疗，但对多基因病中的功能基因则缺乏整体性调节手段，而中医药则能发挥其调节网络与功能基因的优势。随着免疫学研究的不断深入，许多难治性和病因不明的疾

病，大多数可以用免疫学理论来解释，国医大师王琦院士主编的《62种疑难病的中医治疗》一书，其中专论与免疫、遗传因素相关的疑难病就有30余种，如多发性硬化、肌萎缩侧索硬化症、干燥综合征、系统性红斑狼疮、大动脉炎等。其他如慢性乙型肝炎（CHB）的治疗，中医药可以激活、清除其免疫耐受，并抑制CHB的病毒复制。当今，新型冠状病毒感染对肆虐全球，中医药通过免疫调节，对其预防和治疗发挥了巨大作用，尤其是在抑制炎症因子风暴、超强免疫反应等方面，中医药疗效优于抗生素和激素，且无不良反应。中医药通过调节机体免疫功能，在治疗这些疾病方面与西医相比，具有明显的特色和优势。由此可见，将中医药和免疫学联合起来，积极开展中医药免疫调节作用和机理的研究，有利于中医药特色和优势的发挥。

　　研究和开发免疫调节药物，已成为医药界乃至整个生命科学界的热点之一。临床按照中医理论所用的中药，经过长期应用证明是有效的，我国中医药基础研究和临床工作者，经过长期研究已发现含有多糖，并具有免疫调节活性的中药达150余种，有待基础和临床进一步深入研究。中药新型免疫调节剂的开发和应用，具有针对性强、成本较低、收效较快的特点，且中药资源相当丰富，能够保障研究开发和临床需求。西药免疫调节剂，因其是化学药物合成，存在着不良反应，临床使用多有耐药性和局限性。随着医学模式的转变和人们崇尚回归自然的潮流，新的中药免疫调节剂的开发，将更加受到人们的重视和青睐。

三、中医药与免疫学的融创

　　在当前中医药发展的大好时机，现代免疫学对中医药研究和发展有着至关重要的推动作用，我们应当尊崇"师古而不泥古，创新而不离宗"的原则，努力发扬自主创新精神，积极开展中医药与免疫学的相互融创。中医多用复方治病，复方中的每一味中药又都是含有多种成分的一个小复方，因此，中药复方的化学成分更显复杂。通过对单体有效成分的免疫学机理研究，可以发现有效成分及其相互联系，简化处方或组成新的更有效的处方，并使中药制剂更趋合理，改进中药炮制方法，提高中药质量，使之更能适应临床用药需求。

　　中医药有其自身的优势和特色，其基础理论根植于"天人合一""阴阳五行"等古代哲学思想范畴，限于历史条件等原因，中医学和其他医学一样，难免存在缺陷和不足。以中医学的整体观为例，中医学将整体观作为中医理论体系科学性的观点之一，将构成人体的各部分，置于动态的相互联系的整体模式下进行考量，对机体微观的结构和功能缺乏深刻了解，只能从宏观上认识事物的整体，很难从微观上认识事物的本质。由于中医对微观认识的不足，很难在器官、组织、细胞、分子等方面进行深入研究。而免疫学不仅注重现代整体的认识，如免疫调节网络、神经内分泌免疫调节网络等，更注重微观认识，如细胞受体、免疫分子、基因表达及信号传导等。将中医药与现代免疫学进行融创，就是运用中医哲理的宏观整体思想，与现代科学的微观分析思想相结合。进行中医药的现代研究，可以弥补和克服中医学理论的某些缺陷和不足，有利于中医药特色和优势的发挥，促进中医药深入发展。

实现中医药现代化，是中医药可持续发展的必由之路。随着社会经济的不断发展，科学技术的进步日新月异，中医药应坚持"传承精华，守正创新"，深信中医药与免疫学的融创，必将促进中医药现代化的快速发展，使古老的传统医药焕发青春活力，以造福全人类的健康。

（本文为传承工作室及师承弟子讲稿　2021年5月）

辨病－辨证－辨体－辨病象中医诊疗模式探析

辨证论治是中医理论体系的基本特点之一，长期以来受到中医学者、专家和医生的广泛关注。中医学的辨证论治与西医学的诊疗相比其优势在于注重个体化和差异化，当人们遇到一些新发的、未知的疾病时可以针对证进行治疗。依据辨证论治的观点，只要方证相符，就可以解决所有的临床疾病，然而临床并非如此，原因在于证解决的是疾病某一阶段的主要矛盾，而非该疾病全过程的基本矛盾。证是病的证，并非独立存在，因此辨病是必须的。在影响疾病发生、发展及转归的因素中，患者体质因素作为内因起着重要的作用，在治疗用药时应加以重视。随着现代科技的发展，很多疾病在早期就被诊断，这时只表现为西医学辅助检查结果异常，依据四诊有可能是无证可辨的。有时在诊疗中患者是以消除某一症状、体征为主要目的，辨病、辨证是无法快速缓解该矛盾的，这时辨病象（症状、体征、西医学辅助检查的异常结果）是必要的。基于此应该探讨和建立多靶点的诊疗模式，将全过程的基本矛盾和现阶段的主要矛盾及疾病的外在表象、患者体质因素综合考虑来遣方用药才能取得良好的治疗效果，即辨病－辨证－辨体－辨病象的诊疗模式。

一、辨病论治

西医学对疾病的概念是有明确规定的。西医学中的疾病是相对独立、互不涵盖的，每种疾病都有其病理发展过程，其治疗方案是确定的。而中医学对疾病的认识是存在不足的，对病名的命名主观性较强，缺乏相应强有力的客观指标。

辨病论治的病是属于中医的病还是西医的病，应该说既包括了中医的病也包括了西医的病，关键在于是否概括出了贯穿该病全过程的中医基本病机。如果该病的基本病机明确，针对该病机即可确立相应的治疗方药，此即国医大师王琦院士所倡导的主病主方论的观点。清代徐灵胎在《兰台轨范》中说："欲治病者，必先识病之名，能识病之名，而后求其病之所由生，知其所由生，又当辨其生之因各不同，而病状所由异，然后考虑其治之法，一病必有主方，一病必有主药。"可见古人早已经注意到治病必须识病，而病名应该是反映疾病全过程的本质，并且可以提示疾病的转归和预后。由于古代科学技术手段有限，中医的很大一部分病名属于症状命名，并不能反映疾病的本质，也不能提示疾病转归和预后。现代中医诊疗过程中病常常被忽视，是由中医发展客观环境决定的。如"咳嗽"属于中医内科的疾病，它可以包括慢性支气管炎，也可以包括肺癌，然而慢性支气管炎和肺癌的转归截然不同，如果我们单纯依靠中医"咳嗽"是不能掌握该病的全过程及预后，也归纳不出该病的基本病机，这个病名指导临床价值是有限的，辨这个"病"进行论治是有困难的，因此应该建立新的中医疾病病名诊断体系，加强"病"对临床的指导和应用价值。

西医学"病"的中医基本病机需要根据该病的演变全过程的临床症状、体征、病象进行归纳和总结，不能将西医的病和已有的中医病名进行简单的等同而进行辨病论治。如冠状动脉粥样硬化性心脏病不能等同于胸痹，高血压病不能等同于眩晕，胸痹的范围明显大于冠状动脉粥样硬化性心脏病，如肺炎、胸膜炎、食管炎等都可以表现为胸痹，然而冠状动脉粥样硬化性心脏病、肺炎、胸膜炎、食管炎的发展及预后是完全不一样的。针对慢性胃炎患者，临床实际可将其基本病机归纳为脾胃虚弱、运化失职、气机阻滞，针对该病机常以砂仁、木香、麸炒枳壳、姜半夏、炒白术、炒鸡内金、焦三仙、炙甘草等作为基本方；针对冠状动脉粥样硬化性心脏病患者，临床实际将其基本病机归纳为痰瘀互结、心脉不畅，针对该核心病机常以丹参、鸡血藤、丝瓜络、瓜蒌、薤白、姜半夏作为基本方。对于银屑病将其基本病机归纳为风湿热毒之蕴结血分，针对该病机常以生地黄、槐花、紫草、白鲜皮、土茯苓、荆芥、防风作为基本方。然而辨病论治如何使该病的基本病机取得共识，所选的药方是否有效而且经得起验证等问题有待解决，中医学的辨病形成类似于西医学的治疗指南并在临床中具有很强的指导性和参考性，这需要广大中医学者、医师的共同努力。

二、辨证论治

辨证论治理论在《黄帝内经》中已经初步形成，如《素问·至真要大论》的病机十九条，就从脏腑病位、病因、病性等方面阐述了不同临床表现的病机归属，并提示了治疗原则。《伤寒论》奠定了辨证论治的基础，但尚不完善，如《伤寒论》中的"平脉辨证"，是辨证的最早记载，但该处的"证"与我们今天的辨证论治中的

"证"含义不同，主要指症状与体征。《伤寒论》均以"辨太阳病脉证并治"等为篇名，创立了六经辨证论治。《医学纲目》提出了医生应首先分辨疾病的表里、虚实、寒热、阴阳、脏腑、气血、经络的观点，《景岳全书》提出了"八纲辨证"的理论，后人将其进行总结共同确立了辨证论治体系。

证是中医学的特有概念，西医学并无证的名词。《中医诊断学》认为证是疾病在某一阶段的主要矛盾的体现，它反映了病位、病性、病势等特点，具有相对稳定性。证与四诊资料相比能更全面、更深刻、更正确的揭示疾病的本质。

辨证论治是在临床上通过望、闻、问、切收集患者的四诊资料，将收集到的四诊资料进行分析、归纳、综合后得出患者的中医证候，然后针对该证候确立相应的理法方药的过程。因此在《中医学基础理论》中将其称为中医学理论体系的基本特点之一，也因此束缚了人们的诊疗思维模式，但辨证论治仍是中医学主导的治疗模式。辨证和论治是诊治疾病过程中相互联系不可分离的部分。辨证是决定治疗的前提和依据，论治是治疗的手段和方法。辨证论治是中医学普遍应用的一个诊疗规律，从认识证候到给予适当治疗，包含着完整的极其丰富的知识和经验。临床实际中中医证候具有无限性和复杂性，而与证对应的方药应该依据证候来确定。固定的方药不可能与证候完全一致，因此在确立方药的时候应该进行加减、合并等化裁手段才能确立合适的方药。

辨证论治的优势在于可解决阶段性矛盾，并且不受疾病诊断的影响，尤其对于新发的人类认知有限的疾病，依据辨证论治仍可以进行治疗。如在新型冠状病毒肺炎诊疗的初始，人类对该疾病尚未有具体的认知，但中医药仍可以进行治疗。

三、辨体论治

中医学和西医学的重要区别点之一在于中医学重视"人"，西医学重视"病"。中医学认为"病"和"人"的关系是"病为标，人为本"。从治疗学角度看中药是通过调节人的脏腑功能失调来祛除病的，而并非西医学中的直接对抗疗法如降压、降糖等治疗措施。从中医学角度来观察人，最具特征性的标志即是"体质"。

体质是在先天遗传和后天获得的基础上，表现出的形态结构、生理机能和心理状态等方面综合的、相对稳定的特质。其实古人早在《黄帝内经》中就有关于体质的论述："人之生也，有刚有柔，有弱有强，有短有长，有阴有阳。"《灵枢·通天》将人分为太阳之人、少阳之人、太阴之人、少阴之人、阴阳平和之人，《灵枢·阴阳二十五人》将人分为二十五种，然未见到系统的论述。至20世纪70年代始，王琦等明确提出了"中医体质学说"的概念，并于1982年出版了第一部《中医体质学说》专著，奠定了现代中医体质研究的理论与实践基础。目前临床最常用的体质划分方法也即王琦院士提出的"九种体质划分法"，将体质划分为气虚质、阴虚质、阳虚质、湿热质、痰湿质、瘀血质、气郁质、特禀质和平和质。

体质决定了不同个体对不同致病因素的易感性、反应性和发病后病理变化的倾向性。如阳虚质素体阳虚，形寒怕冷，易感受寒邪而为寒病，感受寒邪亦易入里，常伤人脾肾之阳气。阴虚质素体阴虚，不耐暑热而易感温邪。体质不同，在临证用药应有所区别。不同的体质要注意所用药物的性味，如患者为阳虚质，当在临床诊疗辨证为痰热内蕴时，运用药物时要注意不可过于苦寒，防止伤其阳气。即使是相同体质，也应注意年龄、性别、生活条件、地理环境的不同，用药的剂量也应有别。如同为气郁质女性，青年和老年，用药剂量应有所区别。因此在治疗疾病时需要关注患者的体质并且进行体质分析，在遣方用药时要兼顾体质特点。

四、辨病象论治

病象是指疾病的外在表现，病象有宏观象与微观象。宏观象指肉眼可见的患者临床症状、体征，微观象主要指西医学检查发现的异常检查结果。辨病象论治，即针对患者临床症状、体征、以及西医学检查的异常结果进行精确性、针对性治疗。根据人类认识规律，中医最初的治疗应属于对症（征）治疗，并且应该是单味药物的对症（征）治疗，随着认识的发展逐渐过渡到方剂的辨病与辨证治疗，但是当症（征）作为患者主要所苦时，应该针对性的对症（征）治疗，如患者以疼痛为主要表现时，可在辨证治疗方药中加用炒延胡索40~60g以控制症状。随着科学技术的发展，人们对疾病的认识逐渐加深，已经深入到微观状态，如病理变化、生化检查、内镜结果等，疾病的治愈与控制不单纯是症（征）的减轻与消失，更加关注的是检查结果正常与否。如糖尿病的治疗，患者宏观病象的减轻是否意味着疾病的控制呢？临床实际并非如此，有时经治疗患者诉口干、口渴、乏力、多尿减轻，然而在检测血糖时血糖仍然未达标，因此如何调控血糖达标是重要的目标，现代中医的治疗应该包含针对微观病象的精确治疗。

辨病象治疗选取的药物来源可依据现代药物药理研究、单方、验方等一切可以利用的成果。如名老中医郁仁存教授治疗癌症药组：龙葵、蛇莓、白英等；吕仁和教授抗过敏的过敏煎：防风、银柴胡、乌梅、五味子等；仝小林院士降血糖的有效药组：黄连用重剂、桑叶、天花粉等；如可以减轻尿蛋白的药组：黄芪、芡实、金樱子、海马等；如降低肝脏转氨酶的药组：茵陈、五味子；可以降低血脂的药组：绞股蓝、红曲、决明子、山楂；如抑制银屑病皮肤角化过度的药组：白花蛇舌草、半枝莲、半边莲；调控血压的药组：天麻、钩藤、石决明；改善精子质量的药组：菟丝子、沙苑子、枸杞子；改善女性雌激素水平的药组：女贞子、墨旱莲。辨病象治疗在应用时还应该参照患者中医证的病性、邪正关系等因素，最好既符合改善现代检查结果的同时又符合中医证的病性、邪正关系等因素，如果单纯地应用现代药物药理研究而忽略中医证的病性、邪正关系等因素有可能效果是欠佳的。

辨病－辨证－辨体－辨病象诊疗模式，是基于疾病、证候、体质、病象四个维度的考虑，将辨病的药方、辨证的药方、辨病象选取的药物，同时参考患者体质因素，综合起来确定治疗方剂的治疗模式，当然这种诊疗模式存在着诸多的不足，仍需要解决各环节存在的问题并加以完善。

（作者张志刚，审阅袁今奇）

中医治则层次的探讨

中医治则学是中医理论的重要组成部分，对其层次划分的讨论，乃是治则基本理论研究中面临的重要课题之一。

治则是联系中医基本理论与临床的桥梁，《黄帝内经》奠定了其初步基础，后经历代医家不断补充完善，尤其是经当代中医学者的深入探讨，逐步形成了内容丰富的理论体系。这个体系中，存在着高程度抽象、低程度抽象，以及针对性较强的不同层次。治则的层次越高，所论对象就越抽象，层次越低，所论对象就越具体。在整体观念的指导下，治则层次之间存在着从属关系和内在的有机联系。但是，每一层次皆有其特定的意义和不同的内容。

任何一个整体事物，都具有层次性。中医治则正是通过层次性结构及其有机联系，构成了治则体系。本人认为治则体系中的层次可分为：治疗总则（第一层次）、治疗通则（第二层次）、治疗常则（第三层次）和具体治则（第四层次）。现将各层次内容略论如下。

一、治疗总则——第一层次

总则为治则的最高层次，其抽象程度也最高，为中医治疗的总纲，是治疗原则的主要着眼点和最终目的。它统领保健（养生）、预防、治疗和康复四大类。其内容是"治病求本"和"以平为期"。任应秋认为治病求本是治疗学的极则，这一原则对中医学的发展产生了深远的影响。《素问·阴阳应象大论》说："治病必求其本。"历来有本于病因、本于阴阳、本于病因病机、本于表里寒热虚实、本于脾肾、本于肾之阴阳等。各家所论都是从疾病的具体情况和不同的角度分析，抓住了疾病的主要矛盾或不同阶段的主要矛盾，这就是说治病应求其根本，把握住本质治疗。

治病求本的目的和归宿则是"以平为期"。《素问·生气通天论》里讲"阴平阳秘，精神乃治"，《素问·至真要大论》提到"必先五胜，疏其血气，令其条达，而致和平"。中医学认为养生、预防、治疗和康复的根本目的均在于"平"，是治理调节的最高准则。以平为期和治病求本构成了治疗总则，成为治则体系中的第一层次，指导着其他各层次的治则。

二、治疗通则——第二层次

治疗通则是在总则的指导下，对任何病证都应考虑的基本准则，是普遍指导治疗的一个"横"的概念规律，能够较广泛地指导低层次的治则。其内容比较抽象，成为治则的第二层次。本则包括调整阴阳、扶正祛邪、标本论治、正治反治、气反治则、三因制宜、治未病、五行治则、同病异治、异病同治和辨病通治。

（一）调整阴阳

疾病的发生和发展，从根本上来说是阴阳的相对平衡遭到破坏，从而出现偏盛偏衰的结果。《黄帝内经》指出："阴胜则阳病，阳胜则阴病。"阴阳失衡，反映了人体病理状态的共同特征。调整阴阳是在总则的指导下，使失去平衡的阴阳恢复其动态平衡的法则。它与本层次的扶正祛邪、治未病、同病异治、异病同治和辨病通治及第三、四层次的某些治则，有着统领、交叉和相互联系的关系。包括阳病治阴、阴病治阳、抑阳坚阴、破阴护阳和阴阳并调。王太仆所云"壮水之主，以制阳光，益火之原，以消阴翳"即是调整阴阳的生动发挥。

（二）扶正祛邪

"邪之所凑，其气必虚"，疾病发展的归宿从邪正关系上来说，不外乎正不胜邪、正胜邪却和邪却正衰。故扶正祛邪作为通则，对任何病证的治疗皆具有普遍的指导意义。根据邪正双方消长盛衰的情况，实施虚则补之、实则泻之、补泻兼施、先补后泻、先泻后补等治疗。

（三）标本论治

标本是一个相对的概念，不同情况下有不同的含义。以正邪关系而言，正为本，邪为标；以因症关系而言，病因为本，症状为标；以病位而言，内脏为本，体表为标；以发病先后而言，原发为本，继发为标。治病当辨主次先后、轻重缓急，从而确定治则为急则治标、缓则治本或标本同治，此乃治病求本之具体应用。

（四）正治反治

正治反治是治病求本的另一种表现形式。正治又称逆治，乃逆其病象而治，是运用与疾病性质相反的方药进行治疗的原则，如"寒者热之，热者寒之，虚则补之，实则泻之"。反治又称从治，乃从其病象而治，是运用与疾病表面现象相同的方药进行治疗的原则，如"热因热用，寒因寒用，塞因塞用，通因通用"。

（五）气反治则

气反治则也是治病求本的一种表现形式，故列为治疗通则范畴。《素问·五常政大论》云："气反者，病在上，取之下；病在下，取之上；病在中，傍取之。"所谓气反者，乃指病在此处，所反映的病症却在彼处。诸如病在下而症状在上，实为本在下而标在上，遵治病求本之旨，治其下则为治其本。

（六）三因制宜

疾病的发生、发展与变化，常受气候、地理环境及患者个体因素的影响，故治疗疾病应结合上述因素具体分析，区别对待。三因制宜包括因时制宜、因地制宜和因人制宜。

（七）治未病

在以平为期总则的指导下，治未病就是为了从根本上保证机体的健康。它不仅指未病先防的预防思想和措施，还包括早期诊治、既病防变和先安未受邪之地等基本内容。中医历来应用调摄精神、锻炼身体、调节饮食、劳逸适度、药物预防、治未病的脏腑等方法，以达到治未病的目的。中医治病着眼于人，以健康为宗旨，从治未病的内容及其与总则的关系来看，治未病属治疗通则的范畴。叶天士根据温病伤及胃阴的病变规律，主张在甘寒养胃方药中加入咸寒滋肾之品，提出"务必先安未受邪之地"的原则，即是治未病在治疗上应用的范例。

（八）五行治则

五行生克规律，揭示了五脏相互依存和制约的属性。运用生克规律并结合病变，制定调治内脏关系紊乱的法则，在临床应用中比较普遍，分为虚则补母、实则泻子、太过抑强和不及扶弱。

（九）同病异治、异病同治

中医强调辨证论治，对病同而证异者，治之亦异；对病异而证同者，治之亦同。其目的是治病求本，临床应用极为广泛，故此则为指导临床治疗之通则。

（十）辨病通治

本则为辨病后予以通治方药治之，相对于辨证论治和随证治之，其目的也是为了求其"本"而恢复其"平"。近年来不少学者提出，中医学具有辨证论治和辨病论治相结合的特点，它符合中医临床所反映的本来面目。本则作为通则，对中医治疗学的发展将起到促进作用，也有利于国际间进行学术经验交流。诚然，辨病通治中也应贯穿辨证论治的思路和方法，但从中医临床实践体系看，辨病通治仍不失为治疗通则中的一类。

三、治疗常则——第三层次

在治疗总则和通则指导下，治则第三层次的常则，是一个具有"纵"的概念的治疗规律。对临床治疗针对性较强，其抽象程度较低，为临床各种辨证和各科疾病总的治疗准则。

（一）辨证治则

中医辨证方法甚多，不同的辨证，皆有其不同的治则。

1.病因辨证治则

（1）六淫治则：根据"邪之所凑，其气必虚"的发病观，以及六淫致病季节性和地区性的特点，其治则在通则的直接统领下，祛邪以安正为其基本规律。

（2）七情治则：七情所伤，即喜、怒、忧、思、悲、恐、惊对人体的损害。其发病特点为脏腑功能失调和气血逆乱，故本则应为调整脏腑功能和气血逆乱。

（3）饮食劳逸治则：饮食所伤的治疗原则，为调理脾胃之纳降和运化。劳逸所伤，治以劳逸结合"劳者温之""逸者行之"，房事所伤应节制房事、调整阴阳。

（4）外伤治则：虫兽所伤，治宜解毒祛邪。跌打损伤，应舒筋活血、祛瘀止痛。此则亦为具体治则，应与伤科治则结合而论，可直接落实到方药。

2.八纲辨证治则

调整阴阳直接用于阴阳两纲；扶正祛邪用于虚实两纲；表证"其在表者汗而发

之"，祛邪以安正；里证治里，范围甚广，有寒热虚实之区别，治有温清攻补之各异，一般来说"寒者热之""热者寒之"用于寒热两纲。

3.气血津液辨证治则

本则与病因辨证治则和脏腑辨证治则交叉联系，用以调整脏腑功能、调节气血逆乱、调节津液失常。

4.脏腑辨证治则

脏腑辨证是一个比较庞大的证候体系，其治则十分强调调整脏腑功能。具体就是调整脏腑阴阳气血的失调，并根据脏腑的虚实予以扶正祛邪。各种辨证最后都可以落实到脏腑上来，故各种辨证的治则与脏腑辨证治则皆有交叉和相互联系之处。

5.六经辨证治则

概言之，不外祛邪与扶正两方面。在其病证过程中始终贯穿着"扶阳气"和"存津液"的基本原则，三阳病以祛邪为主，三阴病以扶正为主，同时，还应注意表里轻重缓急，分别治之。

6.温病辨证治则

温病辨证包括卫气营血辨证和三焦辨证，此两种辨证总的治则是"清热保阴"。叶天士"在卫汗之可也，到气才可清气，入营犹可透热转气……入血就恐耗血动血，直须凉血散血"就是根据卫气营血的病理变化确立的治疗规律。吴鞠通提出的"治上焦如羽，非轻不举；治中焦如衡，非平不安；治下焦如权，非重不沉"的三焦治则，临床上应与卫气营血治则结合运用，以权衡治理。

（二）临床各科治则

临床各科疾病的特点不同，各科治则亦不同。本则又常为某些高层次治则直接落实到本层次的运用。据古今研究所论，下列临床各科治则可供参考。

1.内科治则

平调阴阳，整体论治；明辨标本，权衡缓急；动态观察，辨别外感内伤，分期治疗；医护结合，重视预防。

2.外科治则

根据中医外科的特点，本则拟考虑为辨经络、阴阳、肿痛脓疡；外治与内治并重；基本手术。

3.妇科治则

中医妇科有经、带、胎、产之理论，其治则分述如下，包括①月经病治则：调经治本（肝、脾、肾、冲、任），分清经病与它病论治，标本兼顾，分步论治；②带下病治则：因势利导、除湿止带，内外合治、祛邪除秽；③妊娠病治则：治病与安胎并举，去胎益母、急以下胎，"有故无殒，亦无殒也"；④产后病治则：勿拘于产后，亦勿忘于产后，气血兼顾；⑤杂病治则：辨明病证，谨守病机，审因论治。

4.儿科治则

根据儿科的生理病理特点，其治则除与成人相同外，还应考虑治之及时、中病即止，祛邪应照顾脏腑娇嫩和形气未充。

5.伤科治则

动静结合（固定与活动统一）；筋骨并重（骨与软组织并重）；内外兼治（局部与整体兼顾）；医患合并（医疗措施与患者主观能动性密切结合）。

6.眼科治则

本则应按照眼科独特的五轮学说指导论治。为五轮辨治，调整脏腑功能，调整气血失调，内外兼治。

7.耳鼻喉科治则

调整脏腑功能，内外兼治，配合针灸、按摩和导引。

8.针灸治则

《灵枢·九针十二原》："凡用针者，虚则实之，满则泻之，宛陈则除之，邪盛则虚之。"《灵枢·经脉》："盛则泻之，虚则补之，热则疾之，寒则留之，陷下则灸之，不盛不虚，以经取之。"以上所论为针灸治则。

9.推拿治则

平衡阴阳、调节功能，扶正祛邪、增强体质，镇痛、移痛、消痛、止痛，活血散瘀，整复脱位、强筋壮骨，松解粘连、通利关节。

（三）食疗治则

中医食疗历史悠久，在通则的指导下广泛地用于临床各科，与药物治疗相辅相成，故将本则也列为第三层次。食物治病与药物治病有相似之处，各种食物均有其性能作用，在食用时也有其原则，若随便乱投，非但不利于治病，且有害无益。食疗应辨证施食，可根据下列治则进行：①根据病证的性质特点选食，注意正治反治、标本缓急、脏腑补泻及八法运用；②根据机体情况，所选食疗之品应食气相投；③因时因地，灵活选食；④食贵有节，食不欲杂。

（四）特殊治则

本则为针对某些脏腑功能特点和一些特殊病证施行的一种治疗原则，可分为传统特殊治则和现代特殊治则。传统特殊治则如：提壶揭盖，升清降浊，引火归原，急下存阴，以毒攻毒，治痿独取阳明等。由于现代治则学的发展，许多打破传统观念的治则，充分显示出疗效上的优越和理论上的独到之处，这些治则可列为现代特殊治则。如姜青华教授提出的"截断扭转"治则，明显地提高了温病及某些内伤杂病的疗效。它如妇科的调整月经周期，不孕症之促排卵等皆属此则。这类治则既受高层次治则的指导，又具有特殊性和一定的抽象性，针对性较强，能够指导某一类病证的治疗，故属于治疗常则的范畴。

四、具体治则——第四层次

具体治则是在上述三层次治则的指导下，针对临床具体病证所做出的治疗原则。其抽象程度最低，针对性最强，可直接过渡到治法与方药，对治疗具有相对的稳定性。因此，具体治则是极为广泛而丰富的。以常见的喘证为例，中医治疗首分虚实两类。实喘以祛邪利气为其治则，根据证候表现不同，予以宣肺平喘、清肃肺气、平喘化痰等诸治法；虚喘以培补摄纳为其治则，针对脏腑病机，予以补肺、纳肾、益气、养阴等诸治法。可见具体治则是在高层次治则指导下的最低层次的治则，它与治法紧密联系，又有根本区别。

中医临床治疗总是以病证为基本单位，当把握了一个病例的本质以后，应当考虑到在各层次治则的指导下，落实到最低层次，拟定具体治则，并可直接过渡到治法与方药。在不同层次讨论治则，有利于把治则的研究与临床施治联系起来，从而为发展中医治则理论，建立中医治则学奠定良好的基础。

（《中医治则治法研究》1989年创刊号）

脉诊之再认识

中医诊病的优势之一，为望、闻、问、切之四诊，其中切诊就是切脉，亦为脉诊。数千年来，常以脉性、脉理及精准号脉来衡量医者诊疗水平之高低。纵观当今医界，或言西化媚外，或云诊治对象萎缩，不乏草率从事者，言脉者泛泛，重脉者寥寥，更有医者视诊脉为装点门面而已，实令人慨叹。今就脉诊所议，以就正于同道。

一、脉诊为四诊中的大雅余韵

中医脉象的诊断是一门精深的科学，有源远流长的历史。在几千年的临床实践中，古代医家逐渐发现了"心主血脉"这一科学道理，并且揣摩出脉象的变化与人体脏腑功能的强弱、病势的消长盛衰有密切的关系，进而研究出"三部九候"诊法，至春秋战国时期，扁鹊将其简化为"独取寸口"理论，脉诊的这一转变，使寸口脉诊定为万世章法，体现了中医诊法的大雅余韵。

《黄帝内经》记载了"脉要精微论""平人气象论""玉机真脏论""三部九候论"等论述脉诊的专篇。《难经》原名《黄帝八十一难经》，相传为战国时期秦越人所著，其内容主要对《黄帝内经》中脏腑经脉相关内容加以补充发挥，其中又以阐述脉法最为详备，首创诊脉"独取寸口"，可谓寸口脉法的经典之著，《史记》谓："至今天下言脉者，由扁鹊也。"东汉张仲景《伤寒论》中，每篇皆冠以"平脉辨证"四字，书中脉证并举达120多处，记载脉象69种。西晋王叔和著《脉经》，精研脉之形象和脉理，后世有"熟读王叔和，不如临证多"之说，指背诵脉经，联系实践，当知行合一。明朝李时珍著《濒湖脉学》，内容切合临床实际，易于记诵，流传甚广，为中医初学者学习脉法之阶梯。国医大师邓铁涛、朱良春等诸前辈，皆重视脉诊并四诊合参，活人无数。

二、独取寸口诊脉指法

独取寸口法诊脉，其指法一曰布指：先以中指寻患者腕后高骨，于高骨内缘定关，食指关前定寸，无名指在关后定尺，医者以指腹按触脉位，食、中、无名指三指呈弓形，按在同一水平线上，三指间疏密视患者前臂之长短适当调整，布指后的指法分总按和单按，三指同时切脉称总按，以体察脉之强弱和大小，了解脉象的总体，一指单按一部脉称单按，以了解该部所主脏腑气血之盛衰；二曰举按寻：诊脉指力应分轻、中、重，轻手循之曰举，即浮取，重手取之曰按，即沉取，不轻不重取之曰寻，即中取；三曰平息：诊脉时医者应呼吸均匀，一呼一吸谓之一息，以医者之息数计算患者脉动时的至数，通常四至五次为正常，成人一息三至为迟，六至以上为数；四曰五十动：《黄帝内经》时代即强调五十动，每诊必待脉动五十次，脉动节律整齐有规律，乃五脏气血调匀，预后良好，若脉动五十次不规则，则再候五十次，以了解脉象促、结、代之变化，诊脉时，医者必须严格要求自己，不得草率从事；五曰脉之胃、神、根：胃指胃气，脉以胃气为本，脉来去从容和缓，不浮不沉，不大不小，节律整齐，是胃气充实的冲和之象，神指脉神，是五脏精气之反映，脉有神表现为脉来柔和有力，无神则是神衰、精亏、血耗之象，根指尺部脉象沉取有力，脉之有根，犹树之有根，反映人之元气充沛，若脉之无根，或微弱欲绝，属肾气欲竭之危候。

三、病脉形象与主病

疾病反映于脉象的变化称之为病脉，不同的病理脉象，反映了不同的病证。不同医家在切脉时，指下的感觉与体验有所不同，脉象的命名也不完全一样。我国脉学专著《脉经》有二十四种脉象，《濒湖脉学》记载二十七种，《诊家正眼》有二十八种，近代均以二十八种脉象论述。在二十八病脉中，有单一脉（如浮脉、沉脉）和复合脉（如沉紧脉、弦细数脉）之别。根据脉之形象规律，将二十八脉按深浅度、速度、力度、节律、形态五个方面，分述其形象及主要病证。

深浅

浮脉：浮取有力，沉取不足。主病表证，虚证。

沉脉：轻取不足，重按有力。主病在里或内伤。

伏脉：轻取不及，重按方得。主病邪闭，痛极，厥证。

速度

迟脉：脉率缓慢，一息不足四至。主病寒证，虚证。

数脉：脉来快速，一息五六至。主病热证，虚证。

疾脉：脉动躁疾，一息七八至。主病脱证，阳极阴竭。

动脉：脉形如豆，厥厥动摇，滑数有力。主病惊证，痛证。

力度

弱脉：细软无力，脉位深沉。主病气血阴阳俱虚。

缓脉：徐缓少力，一息四至。主病虚证，湿证。若从容和缓，浮沉适中，为平人脉象。

实脉：充实有力，阔大而长。主病实证，积滞。

节律

结脉：时有间歇，止无定数，一息不足四至。主病阴盛气结，寒痰血瘀。

代脉：缓而中止，止有定数。主病脏气衰微，风证，痛证。

促脉：脉动急促，时一止，止无定数，一息五至以上。主病阳热亢盛，气血痰食瘀滞。

形态

弦脉：端直而长，如按琴弦。主病肝胆，痰饮，痛证，疟疾。

紧脉：脉来劲急，牵绳转索。主病痛证，寒证。

滑脉：圆滑流利，如珠走盘。主病痰热食积，或常人体壮，亦主妊娠。

涩脉：脉来艰涩，如轻刀刮竹，一息不足四至。主病精亏血少，瘀血阻滞。

虚脉：举之无力，按之空虚。主病气血阴阳诸虚。

细脉：脉细如线，中取应指明显。主病诸虚劳损，湿证。

微脉：极细极软，按之欲绝，若有若无。主病元阳衰微，气血俱虚。

洪脉：洪大有力，来盛去衰。主病里热证，阳热亢盛，气盛血涌。

濡脉：浮取柔软少力，沉取渐无。主病虚证，湿证。

长脉：首尾端直，超过本位。主病肝阳亢盛，火邪热毒。

短脉：首尾俱短，不及本位。主病气病，有力为气滞，无力为气虚，

芤脉：浮大中空，如按葱管。主病失血，亡阴。

散脉：涣散不收，漫无根蒂，按之全无。主病虚证，元气离散。

革脉：浮大弦硬，如按鼓皮。主病伤精失血，表寒中虚。

牢脉：重按实大，弦长有力。主病阴寒内实证，癥积瘕聚，失血阴伤乃为阴血暴亡之候。

四、对脉诊的偏见与淡漠

脉象是集形象思维、抽象思维、具象思维、逻辑思维及灵感思维于一体的应用之学，医者必须功底扎实、刻苦历练、长期揣摩，方能应之于指，而心中了了，切诊较望、闻、问三诊更难掌握，故有"切而知之谓之巧"一说。近现代以来，西学东渐，西医学检查日益发达，临床中医师诊病不切脉者有之，切脉不认真者有之，切脉走形式者有之，更有甚者，将切脉蒙上一层唯心的玄学外衣，斥寸口分候脏腑为欺人之谈，贬诊脉测病为可有可无。当今一位有影响力的医家在其脉学著作中云："桡骨动脉的来源，它仅是肱动脉分支之一……仍是由心脏出来的，也没有任何脏器是它的起根发源地，这些交代清楚了，看看它有分主脏腑的可能吗？"大儒章太炎先生，实实在在地体会到脉诊的可信可证，但难以究其理，只能叹曰："实证既然，不能问其原。"21世纪以来，许多热爱中医的科技人员为解决脉诊客观化问题，研制了多种仪器，制定了不少规范，但从本质而言，距真正的脉诊，依然相差甚远。

东汉张仲景在《伤寒论》序言中感叹地说："省疾问病，务在口给，相对斯须，便处汤药。按寸不及尺……动数发息，不满五十；短期未知决诊，九候曾无仿佛……所谓窥管而已。夫欲视死别生，实为难矣。"时至今日，甚至某些医家并不认为脉诊是科学可证的，脉诊在人们长期的偏见和淡漠中，后继乏人乏术，我们应该重视和纠正这种现象。

五、用全息论的理论和实践对脉学进行再认识

国医大师张琪教授认为："人们如果只以心脏和血管的生理、病理观点分析中医的脉诊，势必将中医脉诊的价值贬低，因而脉诊的真正精华也将无从得知。"

当今，全息论的理论与实践在不断发展。全息即完全信息，一事物包含有另一事物的全部信息，或事物的局部包含有该事物整体全部信息的现象，也称全息现象。全息医学融汇东西方医学及相关科学理论，从一个崭新的角度研究生命个体和群体疾病的发生、发展和转化的规律，以及在临床应用上如何优化配置各种诊疗手段和方法。作为一门新兴的医学体系，它主要有以下几方面的特点：①全息医学是多学科交叉融合的产物；②全息医学符合时代的要求；③全息医学能提高诊断和治疗水平。

　　中医全息医学作为一门新兴学科，是在中医理论体系指导下，结合生物全息论和现代科学技术，对疾病进行诊断和治疗的医学学科，它能充分体现中医学古老和年轻的两重性。例如近年来，电子显像的全息效应引用到中医领域，能够比较客观地解释长期以来许多民间诊疗方法的科学内涵。诸如耳诊、鼻诊、手诊、脚诊，以至第二掌骨诊法，用全息论的认识和方法皆可以得到完美的解释。说明取人体一部分或一点，可以测知和治疗全身某一组织及脏器的病变。

　　全息论的应用，给中医理论，特别是脉诊揭去了神秘的面纱，从而赋予脉诊科学的定义。深信通过不懈努力，全息论理论将会阐释脉诊的脏腑定位，病脉形象分类，以及"胃、神、根"等难以用文字描述的微妙感知，使脉诊理论和实践研究产生质的飞跃。

（本文为传承工作室及师承弟子讲稿　2020年5月）

中医养生原则及主要方法

中医药有数千年的悠久历史，是具有中华民族文化底蕴的医学科学，是世界传统医学宝库的瑰宝，具有强大的生命力。"历千劫而不朽，虽百代而长兴"，为中国人民的卫生保健事业和民族繁衍昌盛，做出了不可磨灭的贡献。

"养生"一词首见于《庄子》。养生，又名摄生、道生、保生，即保养生命之意。中医养生学，是中医理论体系的重要组成部分，也是中医预防医学的基石。中医养生具有诸多优势，主要为：以中医理论为指导，重视自身的完整及统一性；以和谐适度为宗旨，维护机体阴阳动态平衡；以预防思想为核心，强调不治已病治未病；以综合调摄为原则，重视形神兼养；适应人群广泛，包括未病、已病、病愈之人；针药养生具有简便廉验特点，经济实惠，民众乐于接受。

一、养生原则

（一）顺应自然

人要顺应自然变化规律，适应四时季节气候变化，人体生理活动稳定有序，阴阳方可平衡协调，健康才能得以维系。中医天人相应的理论，强调了人与环境的统一性。人体生存的环境包括自然环境和社会环境，两者皆宜顺应。

（二）形神兼养

形神兼养也称形神合一，是中医学的生命观。人的形体与精神活动密不可分，形为神之基，神为形之主，形者神之质，神者形之用。无形则神无以生，无神则形无以统，两者不可分离。中医重视"形与神俱"，此为形神兼养的理论依据。

（三）保精护肾

精是构成人体并促进生长发育的基本物质，精、气、神为人身之"三宝"。精化为气，气化生血，血能养神，神可御形。肾藏精，为先天之本，水火之宅，是元气、阴精的生发之源。肾中所藏之精，是一身阴液和阳气的根本，五脏六腑功能均取决于肾阴肾阳。中医强调肾中精气的盛衰决定生命的寿夭，肾精匮乏、肾气虚衰是衰老的根本原因。保精护肾是增强体质、保持健康的重要环节。

（四）调养脾胃

脾胃为后天之本，气血生化之源，气机升降之枢纽，脾胃功能强盛是正常生命活动的重要保证。中医学十分重视脾胃在养生中的重要作用，调养脾胃是维持正常生命活动和预防早衰、延年益寿的重要途径。

二、主要方法

（一）精神养生

1.调神养生法

《素问·上古天真论》："精神内守，病安从来。"此说养生贵乎养神。

2.调志养生法

节制法：节制感情，防止情志过极；疏泄法：直接发泄，或借助他人疏导宣泄；转移法：通过思维、运动、音乐等移情易性，转移注意力；制约法：根据情志与五脏的五行生克关系，以情胜情，相互制约。《素问·阴阳应象大论》指出："怒伤肝，悲胜怒。喜伤心，恐胜喜。思伤脾，怒胜思。忧伤肺，喜胜忧。恐伤肾，思胜恐。"

（二）起居养生

1.起居有常

人的起居要与自然界阴阳变化规律相适应，应在白昼阳气旺盛之时从事日常活动，到夜晚阳气衰微时安卧休息。"日出而作，日入而息"，这是古人的说法，其目的是为了保持阴阳运动的平衡协调。总之，起居有常当理解为起居作息有规律，规律的作息有益于治未病和长寿。

2.劳逸适度

劳逸之间具有相互对立、相互协调的辩证统一关系，两者皆为人体生理功能的需要。人必须有劳有逸，既不过劳，也不过逸，劳逸结合，劳逸适度，既修炼身体，又获得精神享受，有利于健康和长寿。《素问·上古天真论》："食饮有节，起居有常，不妄作劳，故能形与神俱，而尽终其天年，度百岁乃去。"

3.节育保精

"欲不可纵"，房事有度，是中医养生学的要点之一。《素问·上古天真论》说："醉以入房，以欲竭其精，以耗散其真，不知持满，不时御神，务快其心，逆于生乐，起居无节，故半百而衰也。"节欲保精，优生优育，才能健康长寿。

（三）饮食养生

1.食饮有节

我们要合理而适度地补充营养，以补益精气，增进机体健康。饮食应有节制，过饥过饱，皆不相宜，过饱伤人脾胃而诸病丛生。《素问·生气通天论》："阴之所生，本在五味，阴之五宫，伤在五味。"此说明五味适当，有益于养生。

2.五味调和

食不可偏，合理搭配，才能全面营养。《素问·脏气法时论》云："五谷为养，五果为助，五畜为益，五菜为充，气味合而服之，以补益精气。"此说人们必须根据需要，以谷类为主食，肉类为副食，蔬菜为充实，水果为辅助，兼而取之，有益于养生和健康。

3.三因制宜

饮食养生必须三因制宜，因时、因地、因人制宜。必须结合时令、地域及体质，但要以人为其核心，合理选择饮食品种及把握进食多寡。

4.戒烟限酒

烟是人类养生和健康的大敌，有百害而无一益，必须远离烟草，坚决戒烟。酒为人类早期的发明，前人称酒为百药之长，人类早期多有用酒治疗疾病。酒不可不饮，但不可多饮，饮酒应限量，不可伤及肝脏。

（四）运动养生

运动养生，也称为传统健身术。传统健身术包括：太极拳、八段锦、五禽戏、易筋经及各种气功和武术。无论哪种健身术，运用到养生方面，都是通过调息、意守、动形、调心，以畅通气血经络、舒展筋骨、调和脏腑功能，促进精、气、神的和谐统一，增强体质，延年益寿。

（五）环境养生

养生环境包括空气、水源、阳光、土壤、植被、住宅、建筑物、社会人文等条件和因素，这些外部环境对人类生存和健康意义重大，适宜的生活环境可维护人们的身心健康，有利于民族的繁衍昌盛。不良的生活环境既损害人类健康，还会产生潜在危害，威胁子孙后代。因此，营造环境，适应环境，对环境养生来说尤为重要。

（六）针药养生

1.针灸按摩养生

根据中医经络、腧穴理论，运用针、灸、按摩调整经络气血，通达营卫，调和脏腑，增强体质，防病治病。针刺养生：用针刺激穴位，以迎、随、补、泻手法激发经络之气，促进新陈代谢，延年益寿。灸法养生：以艾绒或药物烧灼、熏熨等方式刺激穴位或局部皮肤，具有温通气血，调整机体的功能。按摩养生：用指、掌或按摩器械对人体经络、腧穴、关节、肢体，施以按、点、揉、搓、推、拿、拍、打手法，以舒筋活络，调和气血。保健按摩多以自我按摩为主，简便易行，行之有效。中医养生的实际应用中，以上三法多可配合使用。

2.中药养生

合理运用具有抗老防衰作用的中药，以达到强身健体，延缓衰老的效果。养生中药很多，按其主要功用可分为补气、养血、滋阴、助阳四类。此类药物多具有补益作用，可以配方，也可单味服用。中药养生，旨在调和阴阳，不可过偏，过偏则成害，故运用中药调和应恰到好处。

（本文为中国与哈萨克斯坦文化交流讲稿　2019年8月）

中医治未病思想与烟酒茶

中医治未病思想根植于中华民族优秀传统文化，是在数千年中医药发展进程中积累凝练的中医药文化。治未病，即采取相应的措施，预防疾病的发生与发展。中医治未病思想基于天人合一、效法自然、三因制宜的观念，是中医防治思想的一贯体现，是中医预防保健的重要理论基础和准则，也是中医学理论体系的核心之一。

一、治未病的思想、特色和内涵

（一）治未病思想的最早文献记载

《黄帝内经》云："圣人不治已病治未病，不治已乱治未乱，此之谓也。夫病已成而后药之，乱已成而后治之，譬犹渴而穿井，斗而铸锥，不亦晚乎！"言及治未病的重要性。《黄帝内经》云："上工，刺其未生者也。其次，刺其未盛者也。其次，刺其未衰者也……上工治未病，不治已病。"言及治未病要防患于未然。《金匮要略》云："见肝之病，知肝传脾，当先实脾。"言及既病防变的具体体现。

（二）治未病的特色

中医治未病强调个性化指导与干预，其方法多样，具有绿色、健康的特性。

1.治未病针对性强

中医将健康与疾病状态，分为未病与已病两大类。未病：未发、欲发、将发；已病：欲传变、将传变、欲复发、将复发、已复发。治未病、养生与保健可分为：中老年养生保健，妇女养生保健，青春期养生保健，儿童养生保健，智力养生保健，脑力养生保健，性功能养生保健，体力养生保健等。

2.治未病方法的多样性

治未病可分为非药物干预，药物干预，要辨体质属性，并结合三因制宜。非药物干预：心理咨询、适当运动、饮食起居、针灸推拿、按摩导引、药膳调理、环境改善、音乐书画陶冶情操、合理运用七情生克。药物干预：补偏调弊、使之平和。药物分为酒剂、茶剂、散剂、膏剂、汤剂、丸剂、洗剂、贴剂、栓剂、枕剂等。

3.突出其天然性

中医治未病效法自然，讲究天然性。在药物干预中通常不使用化学药品，避免产生"原本未病，用药成病"和"原病未除，新病复出"的药物不良反应。在非药物干预中，对运动量超大的器械或强度较大的手法，应针对年龄、体质、性别、时令、地域制定合理的干预方案，以追求良效和实效。

（三）治未病的思想内涵

人生活在天地万物之中，内有七情所伤，外有六淫侵袭，故治未病思想尤为重要。

1.未病先防

在预防为主、防重于治的思想指导下，未病先防主要包括未病养生、防病于先和欲病施治、防微杜渐。元代朱丹溪云："与其求疗于有疾之后，不若摄养于无疾之先。盖疾成而后药者，徒劳而已。是故已病而不治，所以为医家之法，未病而先治，所以明摄生之理。夫如是，即思患而预防之者，何患之有哉？"明代杨继洲《针灸大成》中有艾灸预防中风的记载："但未中风时，一两月前，或三四月前，不时足胫发酸发重，良久方解，此将中风之候也，便宜急灸三里、绝骨四处，各三壮。"

2.既病防变

疾病的发展有顺逆，已病应及时治疗，防止疾病继续进展。清代叶天士根据温病发展规律和温邪最易伤津耗液的特点，治疗时主张在甘寒养胃的同时加入咸寒滋肾之品，以"先安未受邪之地"，是既病防变法则的典范。姜春华在辨病辨证的基础上提出"截断扭转""先证而治"等说法，是既病防变法则的重要体现。《袁今奇医文集》在其学术思想中阐发"精锐直击、综观合围、培元固本"的见解，根据病情、病势之不同提出师古而不泥古，变法在己的理念，也体现了中医治病既病防变和辨证论治的思想。

3.病中防逆转

在疾病的急危重症阶段，经过及时有效的治疗之后，病情转危为安，由重转轻。"转安""转轻"后，应继续合理巩固治疗，防止疾病再次逆转到急危重症阶段。

4.瘥后防复发

疾病初愈，但人体阴阳平衡尚未稳定，生理功能还没有完全恢复，此时若不注意调摄，不仅可使病情复发，甚者可危及患者生命。张仲景认为病后初愈复发者，有食复、劳复、复感之分，《伤寒论》398条："以病新瘥，人强于谷，脾胃气尚弱，不能消谷，故令微烦，损谷则愈。"《伤寒论》393条："大病瘥后，劳复者，枳实栀子豉汤主之。"提示瘥后防复发，必须调护的重要性。

二、亚健康的基本概念及中医干预的潜在优势

近年来，不少中医学者将亚健康与中医治未病等同起来，亚健康不是中医的未病，属中医的已病。

（一）亚健康的基本概念

亚健康是指人体处于健康和疾病之间的一种状态，状态表现为一定时间内活力降低，功能和适应能力减退，但不符合西医学有关疾病的临床或亚临床诊断标准。亚健康（亚健康状态）是有明显的身体不适，但又不符合（西医）某种疾病诊断标准的状态，将未病与亚健康画等号，没有道理。亚健康不属中医的未病，两者不可机械对应。

（二）中医干预亚健康的潜在优势

我们应当认清中医药发展的大好形势，将中医药的特色和优势传承发扬。众多研究表明，人群中健康状态占10%，疾病状态占15%，亚健康状态占75%。西医迄今还没有明确的方法和药物治疗亚健康，而中医的基础理论和临床治疗在亚健康方面确具优势。使用中医干预亚健康状态，不仅可以拓展中医学术的生存空间，还可以促进整个世界医学的进化与发展，从而为全人类的健康做出新的贡献。

三、中医治未病与烟酒茶

烟、酒、茶为很多人现实生活所需，亦有人敬而远之。吸烟、饮酒、喝茶，皆为嗜好，但嗜好过及即谓"瘾"，上瘾者即为害。现略谈中医治未病的思想与烟酒茶，旨在取其益而避其弊，以摄生防病。

（一）治未病与"烟"

1."烟"的由来及其对人体的危害

烟自明代万历年（1537~1620年）由印度传入境内。初入之时，国人误认为烟草可以治病。如张景岳曾亲自尝烟，并云烟能辟瘴，温阳益气。《滇南本草》记载烟草辛热有毒。清代医家赵学敏强调嗜烟可致急性中毒。吸烟致咳嗽咯痰，戒烟则精神爽快。据统计，当今世界工业发达国家人口死亡数中，20%与吸烟有关。吸烟与呼吸、循环及消化系统疾病密切相关，是引起癌症的重要因素之一。

2.以治未病的思想戒烟

烟草中含有数十种有害物质，对人体伤害很大，严重影响健康。从治未病理念考虑，不吸烟者不要学吸烟，已有烟瘾者应尽量少吸，直至戒除。我国烟民达3.16亿，吸烟率为27.7%，二手烟污染严重。部分烟民用电子烟，因其甲醛含量是香烟的40倍，故应禁用。戒烟靠意志和毅力，烟民戒烟应具备破釜沉舟之精神。加强腹式呼吸锻炼，每日早、中、晚各1次，每次缓慢腹式呼吸100下。烟瘾发作时，腹式呼吸可分散注意力，并可帮助改善肺活量。吸烟欲戒不能者，以下列验方试之，每多奏效。生豆腐500g，戳细孔若干，用红糖250g，置豆腐上蒸化，思烟辄食数匙，3日后可不思烟矣。

有烟瘾者还可去戒烟专家门诊治疗，运用中西医结合、心理治疗和药物治疗相结合的疗法。

（二）治未病与"酒"

酒文化为中国传统文化之一，"酒为百药之长"，《黄帝内经》即有汤液醪醴之说。汤液和醪醴是古代的两种剂型，皆为五谷制成的酒类，其清稀淡薄者为汤液，稠浊甘甜者名醪醴。《素问·汤液醪醴论》："自古圣人之作汤液醪醴者，以为备耳。"说明远古时代多以酒治病，故有酒为百药之长之说。后来，民间百姓渐至"以酒为浆，以妄为常"，产生酗酒、酒瘾等不良习惯，酒也成为致病的祸根。

1.饮酒过度对人体的危害

《吕氏春秋》记载"凡食，无强厚味，无以烈味重酒，是以谓之疾首"，两千多年前，人们已认识到过度饮烈酒会产生疾病。元代《饮膳正要》论及酒之利弊时提出："酒味辛甘，大热有毒……多饮伤神折寿，易人本性，其毒甚也。饮酒过度，丧生之源。"后世医家皆认为，饮酒过量则成灾难，百病丛生。

现代研究认为，酒的主要成分是乙醇，乙醇进入体内，可对身体健康起破坏作用，对神经系统和大脑而言，少量饮酒使之兴奋，大量饮酒则抑制大脑皮层功能，超大量饮酒可严重抑制中枢神经甚至致死。长期过量饮酒会使心肌变性，心脏扩大，收缩无力，可致心力衰竭。长期饮酒对肝脏损害极大，可引发酒精肝、肝硬化，尤其是慢性肝炎及病毒携带者，应绝对戒酒。

2.少量饮酒对健康人有益

少量饮酒可使健康人消化液分泌增多，促进食欲，扩张血管，改善微循环，稳定血压，保护心脏。酒量应因人制宜，能饮酒者取其益。适当配服活血化瘀或补益类中药药酒，可以治未病并防治动脉粥样硬化。建议红酒每次不超过200mL，白酒每次限25~50mL，饮啤酒者限500mL以内，以上仅供参考。

（三）治未病与"茶"

"茶"的历史悠久，我国是茶叶的故乡，公元4世纪时，种茶、饮茶极为普遍。唐朝陆羽《茶经》是世界上首部茶之专著。饮茶于9世纪由我国传入日本，17世纪传到欧洲，18世纪印度才开始种植茶叶。茶为当今世界公认的三大饮料之一，喝茶对人体健康甚是有益，也是防治未病的主要饮料。

1.茶道文化与喝茶的功效

我国茶道文化源远流长，至今仍在盛行，《神农本草经》记载："茶味苦，饮之使人益思、少惰、轻身、明目。"苏东坡认为，人之小恙，只需饮茶，不必服药。唐代大师卢同嗜茶如金，以茶为乐，他曾作《谢孟谏议寄新茶》一诗，闻名于世，脍炙人口。诗云："一碗喉吻润；两碗破孤闷；三碗搜枯肠，唯有文字五千卷；四碗发轻汗，平生不平事，尽向毛孔散；五碗肌骨轻；六碗通仙灵；七碗吃不得也，唯觉两腋习习清风生。"诗文基本上道出了茶的作用：生津止渴，兴奋提神，助消化解油腻，减肥轻身，延年益寿，启思维强记忆，发汗治感冒等。

现代研究，坚持饮茶可预防或减轻动脉粥样硬化，防癌症，对降脂减肥及糖尿病的治疗殊有裨益。

2.饮茶注意事项

饭后不宜饮茶，勿用茶水服药，睡前勿饮浓茶，不要喝隔夜茶。

（本文为国家级继续医学教育项目讲稿 2018年12月）

四时养生述要

中医药学历史悠久，经过几千年的发展而形成的养生理论和实践方法极其丰富，其中最重要的养生方法是顺时养生，亦称四时养生。

《黄帝内经》云："故智者之养生也，必顺四时而适寒暑，和喜怒而安居处，节阴阳而调刚柔，如是，则僻邪不至，长生久视。"长生久视意为延长生命，不易衰老。老子五十九章云："是谓深根固柢，长生久视之道。"本篇所论可认为：有知识的人其养生方法，必是顺应四季的时令，适应寒暑不同的气候变化。勿过喜过怒，并能较好地适应周围环境，节制阴阳的偏颇，调和刚柔，使之相济。这样，病邪无从侵袭，自然就可以延长生命，不容易衰老了。本文就四时养生述要如下，可供学习参考。

一、春季养生

春天，从立春之日起，到立夏之日止，包括立春、雨水、惊蛰、春分、清明、谷雨等六个节气。春为四时之首，万物更新之始。《黄帝内经》："春三月，此谓发陈，天地俱生，万物以荣。"春天自然界阳气开始升发，万物复苏，"人与天地相参"，人体之阳气应顺应自然，向上向外疏发，应注意保卫体内阳气，使之不断充沛，逐渐旺盛。春天是风气主令，虽然风邪四季皆有，但主要以春季为主。地球表面凹凸不平，冷热差异，形成了风，风既是绿色的信使，也是落叶的祸首，历来它就是以温顺平或狂暴凶残两幅面孔示人。"一年之计在于春"，阳光明媚的春天，养生宜注意下列几方面。

（一）精神调摄

精神调摄着眼一个"生"字。《黄帝内经》："生而勿杀，予而勿夺，赏而勿罚。"春天应让意志生发，勿使情绪抑郁，要做到心胸开阔，乐观愉快，生机盎然。思想上开朗、豁达，使情志生发出来。春季为肝木当令，肝主怒主疏泄，故春季尤当戒怒，保持情绪疏泄畅达。"怒"是历代养生家最忌讳的不良情绪，是情志致病的魁首，对人体健康危害极大。用理智的力量控制自己的怒气非常重要，可以避免粗暴的语言和不良行为。要学会运用疏泄法，将憋闷、抑郁在心里的不良情绪，通过适当的方式宣达、发泄出来，以尽快恢复心理平衡。也可采用转移法，改变人的思维焦点或改变其周围环境，脱离与刺激因素的接触，从而于情感纠葛中解脱出来，或转移到另一高兴的事物上去。

（二）饮食调养

春天，饮食调养首先应遵照《黄帝内经》"春夏养阳"的原则，宜适当多吃些温补阳气的食物。李时珍《本草纲目》中主张"以葱、蒜、韭、蓼、蒿、芥等辛嫩之菜，杂合而食"，除了蓼、蒿等野菜现已较少食用外，葱、蒜、韭可谓是养阳的佳蔬良药。以韭菜为例，杜甫诗云"夜雨剪春韭，新炊间黄粱"，南宋爱国诗人陆游有"鸡跖宜菰白，豚肩杂韭黄"的吟咏，此说韭菜自古以来便受到人们青睐。韭菜终年供人食用，但以春天食用最好，俗话说："韭菜春食则香，夏食则臭。"春天气候冷暖不一，需保养阳气，而韭菜性温，可使人体阳气充沛。春季有助于温养阳气的菜类甚多，如大蒜、大葱、小葱等，其他如菠菜、荠菜、莴笋、芹菜等也可时常食用。

春季饮食调养宜多食甜，少食酸。唐代药王孙思邈说："春日宜省酸，增甘，以养脾气。"春为肝气所主，肝属木、脾属土，木土相克，肝旺可伤及脾，影响脾主运化功能。中医学认为，五味入五脏，酸味入肝，甘味入脾，苦味入心，咸味入肾，辛味入肺。若进酸味食品过多，可使偏亢的肝气过旺，而伤害脾胃之气。因此，春天人们应少食酸味食物，以防肝气过旺。适当多进甜味食品，能有益于补益脾气。大枣性味甘平，尤宜于春季食用，是滋养血脉、强健脾胃的佳品，且药食同用。我国民间流传有"一日吃三枣，终生不显老"之说，春季到来，适当多吃枣类食物，有益健康。山药味甘性平，健脾益气、滋肺养胃、补肾固精，山药尤宜于春季食用，可防止春天肝气旺而伤及脾气。

（三）起居保健

春季应注意皮肤的保养，防止风和紫外线对人体的伤害，并预防皮肤过敏性疾病。科学使用有效且安全的化妆品，改掉影响美容的一些不良习惯，如吸烟嗜酒、视力过度疲劳、熬夜等。《黄帝内经》指出："夜卧早起，广步于庭，被发缓行，以使志生。"意谓春天应晚些入睡早点起床，以适应自然界的生发之气。起床后宜披散头发，舒展形体，在庭院信步漫行，可使思想、情绪、灵感生发不息。春季天气变化较大，乍暖乍寒，人体皮肤腠理变得疏松，故穿着应宽松舒展、柔软保暖，且衣服不可顿减，以防受凉感冒。

家庭居室里含有绿色也是春季养生的重要方面，在冬去春来之时，应重视居室庭院绿化，如在阳台上种些花卉，室内摆放盆景，既可美化环境，又能赏心悦目。像一品红、白兰花、茉莉、米兰、梅花、蜡梅、迎春等植物，均宜在春季养植。

（四）运动养生

春季应多旅游，人们常于此时踏青春游。春季宜多散步，春暖花开之际，散步是一种值得推广的运动养生方法。众多寿星的长寿秘诀之一，就是经常散步，尤其重视春季散步，春季气候宜人，万物生发，春季散步更有助于健康。春季户外活动非常重要，除春游、散步外，户外活动还包括钓鱼、赏花、练气功、八段锦、打太极拳等。新鲜的室外空气中，"维生素"比较丰富，这种维生素就是空气中的负离子，它无时无刻不在"飘游"，对维持骨骼的生长发育、预防儿童的佝偻病和改善中老年人的骨质疏松都十分有益。

春季多风多雾，风沙也大，应注意防风、防沙尘，室外运动应学会鼻吸口呼，避免呛风。适量运动前宜做好准备活动。锻炼身体要全面，四肢伸展，胸腹背腰活动宜协调和谐。锻炼时最高心率应在130~150次/分左右。户外运动出汗时，应随时擦干，注意预防感冒，以免着凉引发疾病。早春二月，各地空气污染不一，吸入空气越多，受污染程度就越大。晨练不能起得太早，一般说来，以晨曦时起床锻炼较为适宜。

（五）药物保健

春天阳气升发，推陈出新，温暖多风，非常适合致病微生物的生存和传播，故外感热病极易发生。此时应服用提高人体正气，即抵抗力，亦称免疫力的药物。

玉屏风散（市售有丸剂、胶囊、颗粒剂）：本药由黄芪、白术、防风组成，适用于卫气虚弱、体表不固、易患感冒者。风为春令之主气，最易侵袭人体，平时服此药能有效地抵御风邪的侵袭，从而治未病。对于体质虚弱者，春天尤其适合服用此药。服用方法按说明书要求。

黄精丹：由黄精，当归组成，大粒蜜丸，每丸重量为9g。功能补益气血，适用于身体虚弱、气血不足者。中医学认为"气血不足，百病乃变化而生"，老年人、身体素弱者、35岁以上的妇人、40岁以上的男性，在春天当服此药。服法采用温开水送服，每服1丸，每日2次。

"药补不如食补"，春天尤当重视饮食调理，可以选择下列药膳。

鹌鹑肉片：鹌鹑肉200g，冬笋20g，白蘑菇10g，黄瓜30g，鸡蛋清1个，酱油、料酒、花椒水、精盐、小豆粉、味精、鸡汤各适量。将鹌鹑肉切成薄片，用鸡蛋清和小豆粉拌匀，将冬笋、白蘑菇、黄瓜均切成片。再将勺内放入猪油，烧四五成熟时，将鹌鹑肉片放入，炒熟，倒入漏勺内。最后将勺内放入汤，加入精盐、料酒、花椒水、酱油、冬笋、蘑菇、黄瓜和炒熟的鹌鹑肉片，烧开后，去浮沫，放入味精，盛入盆或碗内即成。本药膳能补五脏、益中气，适用于身体虚弱、脏腑功能减退者。

拌茄泥：茄子250g，精盐5g，香油5g，蒜泥10g，酱油15g。将茄子削皮，切成两半，装在盆内上蒸笼蒸烂。将蒸烂的茄子晾凉用，放上酱油、香油、蒜泥、盐拌匀即可食用。茄子甘寒，祛风清热，是本膳的主料，配辛温的蒜泥能温能散，适宜于春季感受风邪者之食疗。

二、夏季养生

夏天，从立夏之日起，到立秋之日止，包括立夏、小满、芒种、夏至、小暑、大暑等六个节气。《黄帝内经》："夏三月，此谓蕃秀，天地气交，万物华实。"夏季是一年中阳气最旺盛的季节，气候炎热而生机旺盛，人体阳气外发，阴伏在内，气血运行亦相应地增强。为适应炎热的气候，皮肤毛孔开泄，通过增加汗液排泄，调节体温，以适应暑热气候的变化。明末王琦石《理虚元鉴》"夏防暑热，又防因暑取凉，长夏防湿"，指出夏季养生的基本原则。《黄帝内经》指出"春夏养阳"，意即在防暑、防湿的同时，还应顾护体内阳气。暑为夏令主气，为火热之气所化生，暑为阳邪，其性升散，最易耗气伤津。湿为长夏之主气，尤其在我国中原和东南沿海之地最能体现此特点。湿为阴邪，好伤人体阳气，湿邪重浊，受之缠绵难愈，故夏季应注重防湿。

（一）精神调摄

《黄帝内经》指出："使志无怒，使华英成秀，使气得泄，若所爱在外，此夏气之应，养生之道也。"夏季应保持良好的心态，像含苞待放的花一样内秀饱满，切忌发怒，让人体气机宣畅，通泄自如，情绪外向，此为适应夏季的精神调养。中医学认为春生、夏长、秋收、冬藏，而夏之"长"则应要"放"，才能维持精力充沛、情绪饱满外向，若神气涣散则人体一切机能便会遭到破坏。夏日炎炎，往往令人心烦，烦则生热，故宁心精神尤为重要。元代邱处机《摄生消息论》云："夏三月，欲安其神者，应澄和心神，外绝声色，内薄滋味，可以居高，朗远眺望，早卧早起，无厌于日，顺于正阳，以消暑气。"他还强调说："为避免暑热，不仅宜在虚堂、水亭、木阴等洁净而空敞之处纳凉，更宜调息静心，常如冰雪在心，炎热亦与吾心稍减，不可以热为热，更生热矣。"此说颇有见地，心静自然凉。漫漫长夏，暑湿交阻之期，人们应意识到立秋之日必然到来，便会心情开朗了。

（二）饮食调养

夏季饮食调养，除了补充必需的优质蛋白、适量的脂肪和淀粉外，还要补充丰富的维生素、无机盐及水。新鲜蔬菜及夏熟水果中，如西红柿、黄瓜、西瓜、杨梅、甜瓜、桃、李等含维生素C尤为丰富，维生素B族在粮谷类、豆类、动物肝脏、瘦肉、蛋类中含量较多，均可选用。炎热酷暑之夏，宜多吃些清热解暑之品，如绿豆汤，既可清热解毒，又能止渴利尿，令人神清气爽。中医有"春夏养阳"的养生法则，此为前人积累的宝贵经验，虽炎热夏季，但仍需注重顾护人体的阳气。夏季菜肴，多配以姜、蒜、葱等辛温之品，避免寒凉，勿伤阳气，又可调味解暑，增进食欲，帮助消化。自古至今，有"药食同源"之说，民间夏季常配以药粥食之，以清凉解暑，补养身体，如赤豆粥、绿豆粥、莲子粥、荷叶粥、百合粥、冬瓜粥、枸杞红枣粥等。

（三）起居保健

夏季起居作息，人们宜晚些入睡，早点起床，以顺应自然界阳盛阴弱的变化。《黄帝内经》："夏三月……夜卧早起，无厌于日。"夏季晚些入睡，以顺应阴气不足；早点起床以顺应阳气的充盈。夏季多阳光，不要厌恶昼长天热，仍应适当活动，以应阳长之气。夏天的着装，应考虑服装的舒适性，以轻、薄、柔软为好。衣料的透气性、吸热性越好，越能有效地帮助人体散热，使之穿着舒适而凉爽。夏季服装衣料，应选择棉针织品、亚麻、人造丝或真丝最为适宜。

夏季美容，早已受到人们的重视。选择较好的防晒剂，犹如撑一顶太阳伞，可以消除皮肤早衰之虑。花露水、痱子粉、爽身粉、香水等在夏季也适宜使用。不要忽视果蔬的美容价值，夏季用西瓜切成块状，黄瓜取汁，西红柿挤压成糊加少许蜂蜜，柠檬汁与蛋黄拌匀，直接涂抹面部，反复搓揉5分钟，然后用清水洗净，再涂一点护肤品，每周2~3次，可使皮肤保持细嫩淡白，清皱除纹，青春常驻。

夏天应使居室有较宽敞的空间，有条件的家庭可将沙发、座椅换成藤、竹质的家具，可增添凉快的感觉。每天将南北两向的门窗打开，呼吸对流而生的自然风，可使居室满屋生凉。

（四）运动养生

适合夏季的运动，历代非常重视。一是提倡旅游，消夏避暑宜到海滨和山区。海滨和山区环境宜人，海滨有清凉的海风拂面而来，宽广松软的沙滩为人们进行日光浴和海水浴提供了天然场所。山地中的低山区，即海拔高度在500~2000米左右的区域，在这个区域内爬山锻炼对人体健康起促进作用，称为山地气候的疗养效应。我国著名的山地气候疗养地有庐山、黄山、莫干山、鸡公山、峨眉山等，有条件的人可以去这些山地短期疗养，通过爬山、游览和散步，使心身得到修炼。二是经常游泳，夏季游泳既可锻炼身体，又能祛暑消夏。游泳可以提高人的呼吸系统和心血管系统的功能，并促进机体脂肪类物质代谢。三是钓鱼，历代诸多文人志士将"烟波垂钓"视为文雅运动。相传辅佐周文王得天下的姜子牙，曾垂钓于渭水之滨。如今陕西宝鸡东南的磻溪，还留有传说姜子牙垂钓的遗迹。三国时期诸葛亮垂钓，为的是转移精神，计上心来。据美国史学介绍，罗斯福善喜垂钓，每当国会辩论政策之前，常抽暇去河边钓鱼，为放松紧张的神经。在炎热的盛夏，到池塘水边的树荫下，受清风之吹拂，闻斜阳中之蝉鸣，视碧波荡漾之跳跃，寻觅舒悦与宁静，自然有心地之清凉，得驱烦抑躁之情志。垂钓之际，眼、脑、神专注于浮标的动静，不声不响，意在丹田，形静实动，它对提高人视觉和大脑的反应能力起积极作用。夏季运动养生，还有其他诸多方面，兹不赘述了。

（五）药物保健

夏季药物保健不可缺少，主要从以下两个方面实施。首先是要益气生津，暑热之邪伤人，使人汗多而疲劳，气阴亏虚，故应适当多用补益阳气和津液的药物，但应注意药物要性质平和、微凉，或微温而不燥。切忌滋腻、温燥、大辛大热之品。益气生津药物，对老年人、体虚者尤应适用。唐代养生学家孙思邈曾讲："五月常服五味子，以补五脏气。遇夏月之间，困乏无力，无气以动，与黄芪、人参、麦冬、少加黄柏煎汤服，使人精神顿加，两足筋力涌出。"他还讲："六月常服五味子，以益肺金之气，在上则滋源，在下则补肾。"此处的五月、六月是阴历，正值夏季最热之时。可见，五味子具有良好的补虚健身作用，本品单用即有效，《备急千金要方》以五味子为末，温开水或酒调服，每次3g，日服3次。玉竹为养阴生津之佳品，在《本草拾遗》中"主聪明、调气血、令人强壮"，单用本品即效。每用15~30g煎服，1日2次服。久服可抗衰防老，延年益寿，为康复保健的常用良药。冬虫夏草补肺益气，滋肾养精，温而不燥，平调阴阳。本品与鸡、鸭、肉类一起炖服，滋补作用尤著。现代研究证明，虫草含有多种营养成分，且有抗肿瘤作用。现今制成保健制剂较多，如"虫草鸡精""虫草精""虫草酒""虫草速溶茶"等，在国内外享有较高声誉。夏季常用的保健中成药，市售有生脉饮口服液，本品由人参、麦冬、五味子组成，可益气生津、敛阴止汗。

夏季药膳，兹介绍一二如下。

黑豆汤：用黑豆适量，加水煎煮后服用，黑豆味甘性平入肾，功能养血明目，滋补肝肾，利水消肿，乌须黑发，有益于延缓衰老。

鸽肉汤：用白鸽1只，去毛及内脏，切成小块，与山药、玉竹各30g共炖，熟后食肉饮汤，可治饮多消渴、气短、乏力。

"冬病夏治"，中医养生学家发现，冬季常发的慢性病及一些阳虚阴盛的病证，可以通过伏夏的调养，使病情得以好转。其中，以中老年慢性肺系疾病的调养疗效最为显著。从小暑至立秋称为"伏夏"，俗称"三伏天"，是全年气温最高、阳气最旺盛的时候。"春夏养阳"，此时予以治疗，可以使患者的阳气充实，增强抗病能力。这也是根据中医"发作治标，平时治本"的治则，除了在冬季发病时的常规治疗之外，常采用"冬病夏治"的方法治疗。在夏天未发病时，就"培本"以扶助正气，人体正气旺盛，抵抗力增强，到了冬季就可以减少发病或不发病。以冬季好发的慢性肺系疾病为例，一是灸治，二是穴位敷贴，三是内服中药。

灸法治疗：用七星针在大椎、定喘、风门、肺俞、心俞、厥阴俞、膏肓等穴位上常规叩击后，以鲜姜片贴在上述穴位上，再放上艾绒，隔姜燃熏，每穴灸3壮，每周灸3次，在三伏天内共灸12次。

穴位敷贴法：用炒白芥子、细辛、甘遂、麝香等研末，姜汁调敷，贴于双侧肺俞、心俞、膈俞穴，一般贴4~6小时，每隔10天贴1次，即每伏1次，共贴3次。临床观察表明，连续敷贴3年共9次，疗效显著。

内服中药：可根据病情服用相应的汤剂，或选用参芪片、固本丸、紫河车粉、灵芝制剂、虫草制剂、香砂六君子丸、六味地黄丸等益气、健脾、补肾的药物。

三、秋季养生

秋天是从立秋之日起，到立冬之日止，经过立秋、处暑、白露、秋分、寒露、霜降等六个节气，并以中秋（阴历八月十五日）作为气候转化的分界。秋季由热转凉，"阳消阴长"，保养体内的阴气，关键是防燥护阴。燥为秋季的主气，称为"秋燥"，其气清肃，其性干燥，秋季发病常以燥邪为患。燥邪伤人，易伤人体津液，所谓"燥胜则干"，津液耗伤，必现一派"燥象"，常见口干、唇燥、鼻干、咽痛、舌干少津、便干尿涩、皮肤干燥甚则皲裂等症。肺为娇脏，喜润恶燥，肺失津润，宣降失司，轻则干咳少痰，痰黏难咯，重则肺络受伤可见痰中带血。肺中津液亏虚，无液下济于大肠，使大便干结难解。秋令燥气有温凉之分，早秋气温尚高，故为温燥；晚秋气温下降，故为凉燥。无论温凉，总以皮肤干燥，体液缺乏为特征。

（一）精神调摄

《黄帝内经》："秋三月，此谓容平……使志安宁，以缓秋刑，收敛神气，使秋气平，无外其志，使肺气清，此秋气之应，养收之道也。"秋季人们应保持精神安宁，才能减缓肃杀之气对人体的影响，还应注意收敛神气，以适应秋季容平成熟的物候特征，勿使神志外驰，以维护肺脏清肃之气，这就是秋季在精神上调摄的方法。曹雪芹在其《红楼梦》中云："已觉秋窗愁不尽，那堪秋雨助凄凉。"秋风秋雨最易引起人们情绪低落，克服的方法还是从心理上进行调整。首先应当维护心理上的阳光，坚定信仰和意志，努力实现新时代自己的梦想。情绪不稳定时，设法转移注意力，参加体育锻炼，如打太极拳、练八段锦或健身操等，或参加适当的体力劳动，用肌肉的紧张消除精神的紧张，运动可以改善不良情绪，使人精神愉快。还可采取琴棋书画怡情法，诚如清代吴师机《理瀹骈文》说："七情之病也，看书解闷，听曲消愁，有胜于服药者矣。"即秋天人们易产生忧愁、悲伤、苦恼，宜用看书、听曲等方法，以怡情适志，胜过服药治疗。

（二）饮食调养

秋天在饮食调养方面，首先应遵照《黄帝内经》指出的"秋冬养阴"的原则，多吃滋阴润燥的饮食，以防秋燥伤阴。梨，性味甘寒，可润肺、止咳、化痰、清心、降火，适用于秋燥或热病伤阴所致干咳、口渴、便秘，以及内热所致烦渴、咳喘、痰黄等症。黑芝麻，性味甘平，可养阴润燥、补肾益脑、止咳平喘，用于阴液不足引起的肠燥便秘、皮肤干燥及肝肾精血亏虚所致的眩晕、头发早白、腰膝酸软等症。银耳（白木耳），是具有补益作用的名贵补品，具有润肺生津、益气提神、养胃健脑等功效，常用于治疗虚劳咳嗽、痰中带血、中老年人身体虚弱、消瘦纳差等症。菠菜，性味甘凉，滋阴润燥、养血、通利肠胃，可用于津液不足之口渴欲饮、便秘、贫血等诸症。豆浆，性味甘平，补虚润燥、清肺化痰、通淋利尿。常用于体弱及产后气血不足、咳嗽、哮喘等症。蜂蜜，性味甘平，滋补佳品，是治疗多种疾病的良药。补中缓急、润燥解毒，用于中虚脘腹疼痛、肺虚燥咳、肠燥便秘等症，还可用于乌头碱类毒药之解毒。鳖肉，为鲜美的珍贵补品，易于消化吸收，促进血液循环。可滋阴清热益气，常用于肝肾阴虚所致的骨蒸潮热、腰痛、崩漏、带下及气虚下陷之脱肛等症。龟肉，滋补佳品，滋阴降火，养血清热。常用于阴虚火旺所致的骨蒸潮热、咳血便血及筋骨疼痛，腰软无力等症。

秋季药膳，种类较多，兹介绍一二如下。

玫瑰雪梨银耳羹：玫瑰花5朵，浙贝母6g，雪梨2个，银耳60g，冰糖100g。玫瑰花洗净，贝母用醋浸，雪梨切片，银耳泡软后去硬根。锅内加水适量，放入梨、银耳、贝母、冰糖，煮半小时，加入玫瑰花稍煮片刻。本药膳功能益气、滋阴、润肺、止咳，适用于肺虚咳嗽、气短干咳等证。

沙参藕粉：藕粉3匙，冰糖15g，沙参，麦冬，桑叶各10g，生地黄15g，加在一起煮30分钟，取药液200mL，冷却后入冰箱底层，充分沉淀，数小时后取出，澄清液倒入锅内，加冰糖烧沸到糖溶，用沸液冲藕粉成糊状后食用。本药膳功能养阴生津、益胃清热，适用于干燥综合征之咽喉干燥、口渴、唾液减少，舌红苔少或舌面光滑无苔，口角皲裂疼痛、脱落皮屑等。

（三）起居保健

秋季气候变化较大，初秋以热、湿为主，中秋前后以燥为主，深秋以凉、寒为主。人们在衣着、护肤、睡眠、居住的各个方面，应注意秋季的养生。"秋冻"是含有积极意义的保健方法，通俗地说就是"秋不忙添衣"，有意识地让机体"冻一冻"。这样，就避免了多穿衣服引起的身热汗出，汗液蒸发，阴气耗伤，阳气外泄，顺应了秋天阴气内蓄、阳气内守的养生需要。当然"秋冻"还要因人、因天气变化而异。若是老年人、小孩或体质虚弱者，由于抵抗力差，在进入深秋时就应注意保暖。如果气温骤然下降，雨雪天气，就不要再"秋冻"了，一定要多加衣服。在护肤保健方面，中医重视精神美容法，认为皮肤质量的好坏与人的情绪有关。民间俗语"笑一笑，十年少"，这说明笑是一种最直接、最基本的美容法。人们心情愉快，喜笑颜开时，必然会面色红润，容光焕发，皮肤质量就会得到改善。药物美容法，按给药途径可分为外用和内服两类，按方剂来源可分为宫廷秘方、仙士效方及民间验方等。我国药物美容的方法非常丰富，现就常用而简便方法略举一二。

杏仁美容膏：杏仁200g，滑石粉200g，云母粉100g，白芷150g。先将杏仁、白芷焙干研细粉，再与滑石粉、云母粉混合调匀，然后加适量蜂蜜调成软膏。每日涂敷面部适量。本品润泽肌肤，治面容干燥无泽或面部有黑斑者。

慈禧太后驻颜方：珍珠适量，研磨成细粉，每次1茶匙，温茶水送服，5日服1次，养阴清热，护肤养颜，令皮肤细嫩光泽，青春常驻。其他还有颜面按摩美容及面膜美容等法，可参照美容专书选择应用。

睡眠保健方面，《黄帝内经》："早卧早起，与鸡俱兴。"秋天气候转凉，宜早一点睡觉，早一些起床，以顺应阴精的收藏和阳气的舒长。秋季宜节制房事，养精蓄锐。这点对中老年人来说，尤为重要。当人年过40以后，肾精由旺盛而趋向减弱，及至老年精力渐衰，是正常的自然规律。故节制房事，无论性别，皆为重要。

（四）运动养生

金秋季节，天高气爽，是运动养生的大好时期。根据秋天气候的特点，应常练减肥功，如辟谷食气功、腹部减肥功、腰部减肥功等。现就辟谷食气功简述如下：在辟谷的前一天，减少饮食，意守胃肠，意想即将开始的辟谷，能够清除肠道和全身的毒物、积滞，洁净身心，并在思想上对辟谷食气有向往和信心。在辟谷开始的当天早晨排净大小便，除睡眠外，从第一天开始，每两小时练功30分钟，主要练意守丹田（气海穴，脐下5cm处）。如有饥饿感，则以意引气至胃部，转圈或作小周天，多能使饥饿感减轻或消除。若是在晴天清晨，则应面向东方采摄日光，或采摄树木花草之气。上述功法可连作3~5天，亦可1周或2周辟谷1~2日。在停止辟谷后应逐渐恢复饮食，切记勿骤然暴食，练功期间应禁房事，不做太累的工作。

长期以来，我国有着重阳节登高的传统和习俗。明末程登吉《幼学琼林》中记载："重阳登高，效桓景之避灾。"研究民间风俗的学者认为，重阳登高，其实是古人在丰收以后，趁秋高气爽，外出郊游。对登高也另有解释，高者并非高山，也可以是高台或外出旅游等攀登活动。由此可见，重阳节登高属于秋天的运动养生之一。

（五）药物保健

秋季气候干燥，易伤人体阴津，"秋冬养阴"，是药物保健的主要方法。常用药物如西洋参，味甘微苦性寒，归心、肺、胃经，功能补气养阴，清火生津，为清补保健之妙品。沙参，味甘性微寒，归肺、胃经，功能养阴清肺，益胃生津。沙参有南、北之分，南沙参药力稍逊。《中药大辞典》记载："沙参的保健功效常用于肺胃阴虚之证。"玉竹，味甘性微寒，归肺、胃经，功能养阴润燥，生津止渴，用于阴虚肺燥之干咳痰少，也适用于阴虚外感，养阴而不恋邪。唐代王焘《外台秘要》以玉竹150g，煮汁饮之，用于阴虚发热口干、小便短涩诸症。黄精，味甘性平，归肺、脾、肾经，功能润肺滋肾，补脾益气。秋季用本品300g，煮汁饮之，可增强抵抗力。

秋季药物保健还可选用以下中成药。

生脉饮口服液：由人参、麦冬、五味子组成，功能益气生津，以治疗气虚津伤所致乏力多汗、心悸气短、口干及气虚性咳喘。口服每支10mL，日服3次。

黄精糖浆：主要成分是黄精、沙参、薏苡仁，功能益气健脾，补肺生津，滋肾养胃。对肺虚咳嗽，脾肾虚弱经常腰膝酸软，四肢乏力者有显著疗效，每服20mL，1日3次。

玉灵膏：用龙眼肉90g，西洋参片15g，蜂蜜15g，放瓷碗内蒸膏。功能补益气血，力胜参芪。凡心脾亏损、气血不足、体质虚弱者，皆可服用。每用温开水送服一匙，1日2次。

归脾丸：主要由人参、白术、黄芪、当归、炙甘草、茯神、龙眼肉、炒枣仁等组成，功能益气补血，健脾养心。用于心脾气血两虚之面色萎黄，心悸怔忡，失眠健忘，食少乏力及脾不统血之崩漏，月经淋漓等。每服15g，1日3次。

四、冬季养生

冬季是从立冬之日起，到来年立春的前一天为止，其间经过立冬、小雪、大雪、冬至、小寒、大寒六个节气。冬季三月，草木凋零，冷冻虫伏，是自然界万物闭藏的季节，人体的阳气也要潜藏于内。因此，冬季养生的原则是要顺应体内阳气的潜藏，以敛阴护阳为根本。寒为冬令主气，寒为阴邪，易伤人体阳气。《黄帝内经》云："阳气者，若天与日，失其所，则折寿而不彰。"此说人体的阳气非常重要，就像天上的太阳一样，给大自然以光明和温暖，如果失去了他，万物便不能生存。人体没有阳气，机体就失去了生命活力，生命便会停止。阳气根源于肾，亦称肾阳、元阳或命门之火。肾阳是人体热能的根本，它源于肾阴，亦即肾所藏之阴精，精可化气，转化为热能，温煦全身及各脏腑经络功能。养肾防寒是冬季养生的重要原则，同时，也包括了"秋冬养阴"的科学内涵。

（一）精神调摄

冬季严寒，朔风凛冽，草木凋零，自然界蛰虫伏藏，以冬眠状态养精蓄锐，并固护阳气，为来春的生机勃发做好准备。人体阴阳消长处于相对平衡状态，成形胜于化气，因此，冬季养生应强调"藏"。《黄帝内经》："冬三月，此为闭藏……使志若伏若匿，若有私意，若已有得，去寒就温，无泄皮肤。"此说应理解为，人们在冬季应保持安静，控制精神及情绪活动，做到含而不露，秘而不宣，犹如获得珍品那样满足，注重防寒保暖，减少汗液外泄，以守津护阳。神藏于内，首先应加强道德修养，清心寡欲。孔子曾提出"仁者寿""大德必得其寿"，道德高尚的人，光明磊落，心理宁静，气血调和，精神饱满，说明养德可以养气、养血、养神。清心寡欲，是指减少私心杂念和对各种名利及物质的嗜欲，反之，私心过重，嗜欲不止，就会产生忧郁、幻想、苦闷、悲伤等不良情绪，从而扰乱清静之神，可致脏腑气机紊乱而发病。《黄帝内经》云："怒则气上，喜则气缓，悲则气消，思则气结，惊则气乱，恐则气下。"说明情绪紊乱可导致气机异常，影响人体的身心健康。《太上老君养生诀》："且夫善摄生者，要先除六害，然后可以保性命延驻百年。何者是也：一者薄名利，二者禁声色，三者廉货财，四者损滋味，五者除佞妄，六者去妒忌。"此六害不除，万事扰心，神何能清静？冬季神藏于内，还应注重调节不良情绪，学会遇事节怒，宠辱不惊，用节制法调摄情绪的变化。亦可采取疏泄法，将憋闷、抑郁在心中的不良情绪，通过适当的方式宣达、发泄出去，以尽快恢复心理平衡。

（二）饮食调养

严冬季节，寒气逼人，人体的生理活动需要更多的热能来维持，同时，还需将一定能量贮存于体内，为来年的"春生夏长"做好准备。冬季应加强蛋白质、脂肪、碳水化合物、无机盐类及维生素的供给，保证蔬菜、水果和奶制品的充足摄入。

羊肉性温，助元阳、补精血、疗肺虚、益劳损，是最适宜冬季的滋补强壮食物。

黄焖羊肉：羊腿肉500g，调料用葱、姜、桂皮、大料、肉桂、酱油、植物油、白糖、味精、淀粉。将羊肉洗净，开水煮后捞出，再放入锅内，加酱油、葱、姜、桂皮、大料。开锅后置微火，煮九成熟，捞出晾凉，切成1寸宽、3寸长肉条，码在锅内，加上高汤、放入盐、白糖、味精、料酒，上屉蒸透，扣在盘里，将汤控净。最后将汤汁调好，用水淀粉勾芡，放入明油，淋在羊肉上即成。

冬日常食狗肉，能使周身感觉温暖，有效地抗御外来寒邪的侵袭。狗肉味甘咸酸性温，益肾壮阳、补气养胃、安和五脏、温暖腰膝。凡老年体弱，腰痛足冷，可于腊月取狗肉煮食。

淮杞炖狗肉：狗肉1000g，山药（干）60g，枸杞子60g，姜10g，大葱10g，黄酒5g，味精3g，胡椒粉1g，盐3g。将狗肉漂洗干净切成小块，山药、枸杞子洗净，山药切成片状。将铁锅烧热，倒入熟猪油，投入狗肉、姜、葱煽炒，烹适量料酒，一并放入砂锅，并放入山药、枸杞子、鸡汤和适量精盐，用文火炖2小时左右，酌加味精、胡椒粉后即可食用。

冬季常用的肉类菜品和果蔬类品种甚多，就不一一介绍了。现就萝卜的食用谈些看法。民间有谚语，"冬吃萝卜夏吃姜，不劳医生开药方""萝卜上了街，药铺不用开"。此说虽有些夸张，但有其道理。冬季进补，多为温热性食物，冬季气温低，进补后加上运动量减少，很容易产生痰热，出现消化不良、咳嗽、腹胀等症状，而萝卜可以理气、消食、祛痰、止咳，有助于脏腑功能的调养。如用白萝卜煎汤，可治伤风感冒。用白萝卜、生姜、蜂蜜、水煎服，有化痰平喘作用，可治咳嗽、哮喘。以白萝卜汁和藕汁各等量混合服用，治吐衄、便血等，简便有效。据临床报道，煤气中毒后头晕、恶心，服白萝卜汁150~200mL，有显著效果。

（三）起居保健

冬季作息，与春、夏、秋三季不同，《黄帝内经》指出："早卧晚起，必待日光。"早睡可维护人体阳气，保持温热的身体，而迟起以养人身阴气，待日出而起床，可以避开严寒，求其温暖。冬季应保持室内温度恒定，室温过低易损阳气，室温过高，室内外温差较大，则易患外感。冬季戴帽子、围围巾，除了保暖外，其款式、大小、颜色、材质等方面，均应选择不同款式以适合不同年龄人佩戴，可给人增添舒适和美观。俗话说"寒从脚上起"，脚离心脏最远，气血运行量不如四肢，脚的表皮下脂肪层较薄，脚趾的皮温为人体最低。中医学认为，足部受寒邪侵袭，势必影响脏腑经络功能，可引起多种寒证及阳虚性疾病。因此，必须重视寒冬对脚的保健。鞋袜的尺寸宜稍大，脚与鞋之间保留适当的空隙，好生冻疮的人应及早穿上棉鞋，保持鞋袜干燥、透气，方能维持脚的保暖性。冬季还应当定时开窗换气，使室内保持一定量的新鲜空气，有助于预防经空气传播的呼吸系统疾病。此外，冬季不要蒙头睡觉，因被窝里的空气不流通，氧气逐渐减少，空气变得混浊，人就会感到胸闷，或从梦中惊醒，虚汗自出，次日便觉头晕乏力。

（四）运动养生

冬季户外运动，应避免着凉，运动量宜适中。防止冷空气经吞咽进入胃肠道，引起胃肠痉挛性腹胀或腹痛，运动时不宜过多张口呼吸，或在户外运动时戴上口罩。运动时如出汗过多，应及时擦干汗水，换上柔软、干净而舒适的内衣。随着生活条件的不断改善，许多人喜欢上了在冬季进行冷水浴锻炼，这是一项能够提高耐寒力的有益运动。应根据个人体质状况，选择全身性冷水浴或局部冷水擦身。全身冷水浴适宜水温应在10~14℃，站在淋浴喷头下，迅速冲洗，时间不宜过长，一般5~6分钟即可。进行这种锻炼最好从夏季开始，每天坚持，直至冬季就可完全适应。局部冷水擦身，水温可在6~10℃，用毛巾蘸湿迅速擦身。局部擦身选择的部位多为面部、耳部、腹部、手部及足部等，这种方法男女老少皆可采用。

冬季运动养生，可在室内练气功。功法宜动静相兼，不论是站式、坐式，均应双足趾抓地，然后用意念将气引至足底，当足底有热流感充盈后，再将气升至足背，这样反复练习，可使上实下虚状态逐步得到改善，使之步履稳健，精力充沛，是冬季室内运动养生的主要方法之一。收功后，用力搓热双手、足，并进行揉面梳头的自体按摩。本法对防治高血压病、脑动脉硬化、中风等疾患有一定的效果。

（五）药物保健

冬季人体阳气内藏，阴精固守，是机体能量的积蓄阶段，对于身体虚弱的人来讲是进补的好季节。中医学有"冬至一阳生，三九补一冬"之说，冬至节气为阴的极点，又开始向阳转化。从冬至开始进补，扶正固本，培育元气，使闭藏之中蕴蓄活泼生机，有助于体内阳气的升发，增强体质和抗病能力，并为来年的健康奠定良好基础。

冬季进补，应根据人体阴阳气血的偏颇和脏腑功能状态，进行辨证施补，常用药物保健列举如下。

气虚常见面色㿠白、体倦懒言、自汗出、舌淡白、脉虚弱，气虚之人宜选用下列药物：人参，性温味甘微苦，大补元气，健脾益肺，为补气要药，可切成饮片，以开水泡服，能补益身体，防御疾病，增强机体抗病能力。黄芪，性微温味甘，补气升阳，益卫固表，可配人参制成参芪膏，亦可以饮片开水泡服，能增强体质和抗病能力，并可预防感冒。怀山药，又名怀参，性平味甘，益气养阴，补脾肺肾，本品营养丰富，能延缓动脉粥样硬化，具有特殊的保健功能，可研末吞服，每次6~10g，也可与大米或小米煮粥食用。

血虚可见面色无华、不耐劳作、失眠健忘、舌质淡、脉细弱，血虚之人可选用下列药物：当归，性温味甘微辛，养血活血，调经润肠，若气血两虚者，常与黄芪、人参同用，与黄芪相配名当归补血汤，以养血益气，以本品6g泡水服，亦可为末每用5g冲服。龙眼肉，性温味甘，养血安神，补益心脾，用于气血不足，心脾亏损之心悸、失眠、健忘等症，本品可熬膏服用，亦可用龙眼肉15g，红枣10g，粳米60g，一并煮粥食用。制首乌，性微温味甘涩，补血养肝，益精固肾，强筋壮骨，乌须黑发，本品有降血脂和抗动脉粥样硬化作用，可作丸、散、膏、丹及水煎使用，亦可与人参、当归、枸杞子泡酒饮用。

　　阴虚可见形体消瘦、口咽干燥、心中时烦、手足心热、多喜冷饮、舌红苔少、脉细数，阴虚之人可选用下列药物：枸杞子，性平味甘，补肝益肾，润肺明目，用于阴虚劳嗽，肝肾不足之头晕目眩、消渴内障等症，现代研究有降血脂、降血糖、增强免疫及抗肿瘤作用，本品可煎服、泡水服或浸酒饮之，还可用枸杞子30g，粳米60g煮粥食用，以养阴明目。百合，性微寒味甘，养阴润肺止咳，清心安神，并可阻止癌细胞的增殖，适用于肺燥或阴虚之久咳、痰中带血等，尤以治热病余热未清之心烦失眠为常用，以百合30g，粳米70g，煮粥食用，可养阴润肺安神。银耳，性平味甘，滋阴润肺，养胃生津，用于阴虚体质，肺燥久咳，干咳痰少，口咽干燥等症，可单用或炖冰糖服用，本品具有良好的滋补作用，为食疗之佳品，煮粥用银耳15g，莲子30g，百合20g，粳米100g，经常食用可收健脾、养阴、润肺之功效。

　　阳虚可见形寒肢冷、神疲倦怠、腰膝酸软、尿频遗尿、舌淡胖嫩、脉沉乏力，阳虚之人可选用下列药物：肉苁蓉，性温味甘咸，温阳补肾，滋养精血，润肠通便，用于肾阳不足，腰膝冷痛，筋骨无力，阳痿不育，宫寒不孕及精血亏虚所致肠燥便秘，本品温而不燥，补而不峻，滑而不泄，故得从容之名，单用大剂量煎服可用至60g，可配人参、当归、枸杞子泡酒饮服，亦可与粳米各等分，煮粥食用，治老年性多尿症。核桃仁，性温味甘，温补肺肾，纳气平喘，润肠通便，用于肾阳不足，腰膝酸痛，遗精尿频，肺肾气虚所致虚寒性咳喘，血虚津亏之肠燥便秘，古方用于治石淋，现代用治尿路结石，有化石排石之功，本品除配他药煎服外，常以干果嚼服，冬季食用，有温肾、平喘及润燥通便之效。鹿茸，性温味甘咸，乃血肉有情之品，禀纯阳之质，含生发之气，既善补肾阳而温养督脉，又擅补肝肾、益精血而健骨强筋，为治元阳不足，精血亏虚之要药，本品研细末，每服0.5~1g，1日3次，如入丸散，随方配制，亦可配其他补益之品浸酒服。

　　冬季药物保健，应根据体质、年龄及脏腑的气血阴阳变化，选择相应的药物及其配伍，以期恰到好处。同时还要注意补勿过偏。

（作者马利、张选明、杨军用，审阅袁今奇）

学习方剂琐谈

学习方剂与学习中医经典著作同样重要，是中医理论和临床的必修课程之一。《方剂学》为中医药工作者必须熟记的书，熟练掌握方剂学知识，是中医临床医师重要的基本功。

一、方剂与方剂学

1972年在甘肃省武威旱滩坡汉墓中出土的一批载有医方的简牍《治百病方》，共92件，内容包括内、外、妇、儿、五官各科疾病的治疗方剂，据考古学家分析，此批简牍应早于张仲景著《伤寒论》数百年。1973年湖南长沙马王堆三号汉墓出土的帛书《五十二病方》，共载药方300余首，字体接近小篆，经考古鉴定，为先秦时代的典籍，比武威汉简的时间还要早。医方简牍和帛书的问世，足以证明《汉书·艺文志》"经方十一家，共二百七十四卷"之论，亦可证张仲景《伤寒论》中"博采众方"之论。方剂的诞生与流传，其源甚久，毋庸置疑。但方剂学之出现，又当何时？当代著名中医学家任应秋老师认为，方剂学的产生应在秦汉之期，或早于秦汉。

《素问·至真要大论》曰："气有高下，病有远近，证有中外，治有轻重，适其至所为故也……君一臣二，奇之制也；君二臣四，偶之制也；君二臣三，奇之制也；君二臣六，偶之制也。"又云："近者奇之，远者偶之，汗者不可以奇，下者不以偶；补上治上制以缓，补下治下制以急，急则气味厚，缓则气味薄，适其至所，此之谓也。"还提到："君一臣二，制之小也；君一臣三佐五，制之中也；君一臣三佐九，制之大也。寒者热之，热者寒之，微者逆之，甚者从之，坚者削之，客者除之，劳者温之，结者散之……主病之谓君，佐君之谓臣，应臣之谓使。"以上所论，仍不失为当今制方之基本原则。《汉书·艺文志》叙经方十一家云："经方者，本草石之寒温，量疾病之浅深，假药味之滋，因气感之宜，辨五苦六辛，致水火之齐，以通闭解结，反之于平。"此说乃制方之基本原理，初步奠定了方剂学之基础。古代方剂学理论渐有发展，后经张仲景平脉辨证，立法处方之运用，方剂学逐渐形成专门知识。现今高等医药院校教材《方剂学》，已成为中医药院校学生和师承者的必修课程。历代医方名著甚多，诸如《小品方》《千金方》《普济方》《医方类聚》等，兹不一一列举。吾师张浩良教授，是当代著名中医方剂学家，所著《中国方剂精华辞典》，全书300余万字，洋洋大观，被誉为"医家宝典"，是当代方剂学之宝贵财富和重要文献。

二、方剂与药味

方剂与药味，是难以区分又必须区分的。或云单味为药，复之即为方，然独味为方者，却是不少。在治则治法指导下治疗某病某证，药虽一味，但皆应称之为方。《伤寒论》治少阴病二、三日，咽痛者，可与甘草汤。《丹溪心法》治湿热下注，阴火亢极，足胫疼热不能久立，及妇人火郁发热，用大补丸，仅用一味黄柏，但必须称之为方。少阴病，仅咽痛而无他症，乃邪客少阴之标，而无关本脏，故只用生甘草一味独行，以泻热和阴，缓其咽痛。纵观《伤寒论》诸方所用甘草，十之八九皆炙用，独此生用，盖生用通络脉利咽喉，炙则助脾和中，组方之义，即在于此。湿热下注，阴火独亢，竟致伤及筋骨，而痿弱热疼，惟黄柏一味极具下走三阴，滋阴降火，清热除湿之能，故朱丹溪独任之，以治厥少二经之痿，其组方之理，即在于斯。方剂中仅一味药组成者，并非少数。如独参汤（人参）、独圣散（白及）、以及独一味胶囊（藏药独一味）等，都是一味药而成方者，皆具有成方之理。方剂由药味组成，组方是药证对应的需要，用方更为用药之升华。仅知药味的一般功效，不知其配方机理，则药效难求。能御制方之法，则药皆为我所用，其变化无极也。至于复方，由多味药物组成，皆寓以君臣佐使，相辅相成，相得益彰，或相反相成，或具多种功用。历代著名复方甚多，不胜枚举，诸如补气健脾方四君子汤、养血调经方四物汤、补气养血方八珍汤及益气养血活血方十全大补汤等，皆以各药之能，成配方之道。

中医药学发展数千年以来，积淀了众多药味和方剂，可谓五光十色，琳琅满目。明李时珍《本草纲目》载药1892种，附方11096首。《全国中草药汇编》（1973年版），收集中药及民族药2200种。《中药大辞典》（1975年版），收载传统药物5767种。历代至今，方剂究竟有多少首实难统计，有人粗略估计说是十万金方。明代朱橚《普济方》，载方61739首。当代著名方剂学家张浩良《中国方剂精华辞典》，收集精华方剂11000首。现时中医院校《方剂学》教材，载方411首，亦可谓方剂学或汤头的启蒙教育之书。为医者熟练掌握药性固然重要，若期用之而成效者，则非精于制方之法，拟方之妙，是难以济临床应用之穷者，故知方之法尤重于知药性之掌握。

三、经方与时方

经方指《伤寒论》和《金匮要略》之方，又称古方。汉代以后及今之所创方剂，概称今方。经方与时方孰优孰劣，历来争议不少。崇经方者，谓仲景方"历万世不能出其范围"，倡时方者，谓"经方新病，甚不相宜"。其实选方治病，只应把握"有善"与"不善"之分，不必严于经、时之别。用后世方而善者，效如桴鼓，则宜使用。用仲景方而不善者，若辨证无误，抑或方药不能对证，又何益于治疗。经方何其严，时方何其易，其间配伍之巧，用药之妙，未必不可补古人之未及，亦为师古而不泥古，古为今用，今古融汇，以促发展。用方之道，不在于古今，亦不在于方之大小及药味多寡，而在于运用之善与不善，视疗效彰显者也。精准辨体、辨病、辨证诊疗，经方与时方之应用，皆应以临床疗效为其检验标准。因此，把握制方之法及适方之证，方能达及用方既善且效之目的。故可认为经方与时方，皆宜兼收并蓄，传承其精华，根据医家自己之经验，择善而从，并发扬光大。

经方与时方之别用，多能提高疗效，推动方药理论与应用实践之提高和发展。兹举例略述如下，以飨同道。

1.经方合用

经方配伍严谨，药味尚少，后世至现今，如属复杂之病证，且变化多端者，常以数首经方合之应用，每多收效反掌。如清肺排毒汤，由《伤寒论》中的方剂创新化裁而成。包括麻杏石甘汤、射干麻黄汤、小柴胡汤、五苓散等，药性比较平和。处方组成：麻黄9g，炙甘草6g，杏仁9g，生石膏15~30g（先煎），桂枝9g，泽泻9g，猪苓9g，白术9g，茯苓15g，柴胡15g，黄芩6g，姜半夏9g，生姜9g，紫菀9g，冬花9g，射干9g，细辛6g，山药12g，枳实6g，橘皮6g，藿香9g。

2.经方活用

经方沿用至今，其疗效之确切，还在于经方的活用。所谓活用者，指不失经方之旨，针对传统和现代病证，灵活化裁应用经方，以期提高疗效。如《伤寒论》之葛根汤，本方治太阳病，项背强几几，无汗恶风者。具有发汗解表，输转太阳经气之功。方由桂枝汤加葛根、麻黄组成。作者以加味葛根汤治过敏性鼻炎、鼻窦炎，其效甚速而稳定，每使多年顽疾一旦霍然。葛根汤之活用，是以葛根汤加石膏清肺热以疏邪，借葛根解表开腠通利鼻窍，桔梗载药上行且化痰涕，薏苡仁清热排脓而蠲浊涕，川芎、白芷、细辛疏风散寒可治头痛，鱼腥草、辛夷清肺热而通窍。以上诸药，配合葛根汤活用，治疗鼻渊之功效，实可谓简、便、廉、验。

3. 时方泛用

历代至今，时方得以广泛应用，多以辨病与辨证相结合治疗而收效，亦为广大患者所接受。现今自创方甚多，层出不穷，皆以各自经验总结成方，并结合辨证加减用方。作者与北京中医药大学东方医院吴希教授等，研制的二黄祛脂颗粒方，治疗非酒精性脂肪性肝病疗效显著，经药理试验证实，本方具有调节脂肪代谢和保护肝功能之作用。方由姜黄、大黄、僵蚕、绞股蓝、白术、葛根、荷叶、泽泻、丹参、虎杖、水蛭、礞石等组成，功能健脾化痰，活血祛脂。现已临床推广应用，属时方泛用之例。

4. 时方变用

历代至今，时方之众多，不胜估量。但时方中之成名者，却廖之可及。血府逐瘀汤出自清代王清任《医林改错》，曰："血府逐瘀汤，治胸中血府血瘀之症。"此方以四逆散调畅气机，桃红四物汤活血化瘀兼以养血，桔梗作为舟楫载药上行，牛膝引血下行，二者一升一降，相反相成，以使气机通畅。国医大师王琦院士，善以此方变用，把握"三辨"诊疗模式，凡血瘀所致之失眠、郁证、脱发、黄褐斑、足部溃裂、阳痿、头痛、胸痹、心悸、前列腺肥大、盆腔痛、闭经、下肢静脉血栓等诸多病证，常以本方化裁变用，每多治验。足见王琦院士高屋建瓴，拓展临床思维空间，丰富诊疗体系，时方变用之高妙也，我等应时习之。

（本文为传承工作室讲稿　2020年5月）

仲景方的临床应用

我有幸拜师全国名中医袁今奇教授，已逾六载，深受教诲，获益良多。袁老师精习中医经典，旁及各家学说，学验俱丰。他注重传承与创新，治学严谨，诲人不倦。现将袁师临床应用仲景方的认识和体会，略举部分介绍于下，以飨同道。

一、五泻心汤的分析与应用

五泻心汤出于《伤寒论》和《金匮要略》两部经典之著中，五种泻心汤之"泻心"，主要指泻涤心下之痞满。医圣张仲景所言"心下"，主要是指胃，其次是指十二指肠和结肠。"痞"为满闷而不舒，含有"否"之意，非实也。若见痞块者，可谓实也。心下痞满证与临床所见胃炎患者上腹部常有饱闷不适感相类似。心下痞满不痛，或按之濡者，多为虚证；若按之痞硬或痛者，多属实证。

心下痞满的成因，常由邪热郁胃引起。《伤寒论》"病发于阴，而反下之，因作痞""脉浮而紧，而复下之，紧反入里，则作痞，按之自濡"。发于阴的"阴"和"脉浮而紧"，皆为伤之的寒邪，寒邪未从表解，反而入胃化热，热郁于胃，痞证即因之而成。

寒邪入胃化热之成因，一是因于患者胃气素弱，抵抗力差；二是失于误治。《伤寒论》太阳病脉证并治第158条云："伤寒中风，医反下之，其人下利日数十行，谷不化，腹中雷鸣，心下痞硬而满，干呕，心烦不得安。医见心下痞，谓病不尽，复下之，其痞益甚，此非结热，是以胃中虚，客气上逆，故使硬也，甘草泻心汤主之。"胃中虚，客气上逆，即胃气亏虚，客邪乘虚而入，一而再地攻下，即因误治而损伤胃气。此处明确了心下痞满病证的机理是正气既虚，复有郁热。故治疗痞满既要补胃气之虚，又须泻郁滞之热，即所谓扶正祛邪也。是故五泻心汤除大黄黄连泻心汤外，均为攻补兼施，其义可知。

（一）半夏泻心汤

主治病证：胃气不和，心下痞满不痛，干呕或呕吐下利，舌苔薄黄而腻，脉象弦数。常用于治疗急慢性胃炎、胃肠炎、胃肠神经官能症及胃扩张等疾病。

常用剂量：姜半夏12g，干姜9g，炒黄芩9g，黄连6g，人参15g，大枣12g，炙甘草9g。

释义方解：少阳病每因误下，致邪热内陷与无形之气相结，症见心下痞，按之濡，呕吐下利。误下损伤脾胃，邪热与无形之气相结，脾胃不和，升降失常，寒热错杂于中，故呕吐下利。方中半夏降逆止呕，消痞散结，合干姜辛温散寒，芩、连泻热，合夏、姜则辛开苦降，阴阳并调，以达消痞之功。参、草、枣补益脾胃，令脾胃安和，则中焦升降复常矣。

半夏泻心汤是小柴胡汤之变方，即小柴胡汤去柴胡，加黄连，以干姜易生姜，为寒热并用，苦辛相投，攻补兼施之方剂，具有调阴阳、顺升降、调寒热、理虚实之功，属和解法范畴。

（二）生姜泻心汤

主治病证：伤寒汗出，解之后，胃中不和，心下痞硬，干噫食臭，胁下有水气，腹中雷鸣，下利者。本方证常见于急慢性胃炎、胃肠炎及胃肠神经官能症等。

常用剂量：生姜12g，姜半夏9g，人参15g，干姜6g，炒黄芩9g，黄连6g，大枣12g，炙甘草9g。

释义方解：心下痞硬，此为邪热与无形之气结于心下，致脾胃不和，升降失常，气机阻滞，干噫食臭。水谷不化，食滞于中，腐气上逆。胁下有水气，腹中雷鸣，下利。脾胃不和，运化失司，水饮水停，下迫胃肠。本方即半夏泻心汤减干姜用量，加生姜而成。方中生姜宣散水气，半夏、芩、连辛开苦降，调理阴阳而复升降之职，则痞硬自消。参、草、枣补益脾胃，扶正祛邪。生姜泻心汤与半夏泻心汤，其治痞相同，但前者侧重宣散水气以止利，后者偏于降逆以止呕吐。

（三）甘草泻心汤

主治病证：表证误下，损伤脾胃，邪气内陷，痞利俱甚。本方常用于慢性胃炎、慢性泄泻、口腔糜烂及白塞氏综合征等病证。

常用剂量（甘草泻心汤《伤寒论》无人参，据《金匮要略》补）：生甘草12g，炒黄芩9g，干姜6g，人参9g，姜半夏9g，黄连6g，大枣12g。

释义方解：心下痞硬满，误下邪陷，与无形之气相结，气机阻滞。下利日数十行，谷不化，腹中雷鸣，此脾胃虚弱，运化失权，水谷下迫，故腹中雷鸣下利。干呕心烦不得安，脾胃虚弱，升降反常，上为干呕，下为利之益甚，痛苦非常，故心烦不得安宁。甘草泻心汤由半夏泻心汤加重甘草用量而成，重用甘草取其调中补虚，脾胃之气得复，升降调和，阴阳通达，则诸证可除。

（四）大黄黄连泻心汤

主治病证：心下痞，按之濡，其脉关上浮者。因邪热入里，故应伴有口渴、苔黄、衄血等热象。本方常用于胃热吐血、衄血、胃及十二指肠溃疡、细菌性痢疾、口腔溃疡等病证。

常用剂量（大黄黄连泻心汤《伤寒论》无黄芩，据《金匮要略》补）：大黄6g，炒黄芩9g，黄连9g。

释义方解：表证误下，邪热内陷，与无形之气结于心下。心下痞，按之濡，为邪热与无形之气结于心下，气机不畅，升降失常，故胃脘痞塞不通。因邪结于无形，故按之柔软不痛。关上脉浮者，邪热与无形之气结于中焦，故关脉有力。因邪热入里，当伴有口渴、苔黄、衄血等热象。本方用大黄泻热开结，芩、连清热消痞，三药合用，邪热得泻，痞塞自除矣。

（五）附子泻心汤

主治病证：心下痞，而恶寒汗出者。素体肾阳不足，或卫阳已虚，感受外邪误用下法，邪热内陷，与无形之气相结，且阳虚益甚者。总之，本方适用于阳气素虚而胃热痞结者。

常用剂量：熟附子6g，大黄6g，黄连6g，炒黄芩6g。

释义方解：本方主治之心下痞仍为热痞，复见恶寒汗出者，表明不仅里有热，且表阳亦虚，治疗宜表里兼顾，故用附子泻心汤。方中大黄、黄连、黄芩泻热消痞，加附子扶阳固表。附子宜另煎取汁，使辛热之品，醇厚之性，发挥扶阳之功。附子泻心汤为仲景寒热并用之代表方剂，临床应用时，应抓住恶寒、自汗出、舌胖淡、苔黄厚或厚腻、脉濡数或洪数且重按无力这一辨证要点。

综上所述，痞证换而言之即五泻心汤证。仲景列举多条原文，旨在辨证之基础上，灵活运用五首泻心汤。五泻心汤虽通治痞证，但各有所异。概言之，半夏泻心汤治痰气痞，呕吐症状较为明显；生姜泻心汤治水气痞，肠鸣下利较为突出；甘草泻心汤治虚气痞，脾胃虚弱，痞利俱甚；大黄黄连泻心汤治热痞，三黄合用，清泄邪热；附子泻心汤治寒热痞，可泻热除满，兼扶阳气。

二、血痹虚劳常用方

血痹虚劳常用方，出自《金匮要略·血痹虚劳病脉证并治第六》，本篇论述血痹和虚劳两病。血痹是以肢体局部麻木为主症，由气血不足，感受外邪所致。血痹与痹证有所不同，痹证是以肢体筋骨疼痛为主症，是风寒湿三气杂感引起，两者应加以区别。《金匮要略》论虚劳，范围广泛，凡因劳伤所致的慢性衰弱疾病，皆称为虚劳，此与后世所提出的肺痨有所不同。《金匮要略》对虚劳的论述，是以五脏阴阳气血虚损为病机，并提出补益脾肾是治疗虚劳的重要治法。现将治疗血痹虚劳常用方略述如下。

（一）黄芪桂枝五物汤

主治病证：血痹，身体麻木不仁。麻木不仁，多为末梢神经麻痹的表现，主要由血气虚损所致。亦常见于脑血管痉挛、脑血管意外等风痱病。

常用剂量：黄芪30~60g，炒白芍15g，桂枝10g，生姜18g，大枣15g。

释义方解：麻木不仁，是由于气血虚衰，不足以供其营运所致。故用黄芪为主药大补卫气，佐以桂枝、白芍以充营气，营卫既充，则经脉有所温煦濡养。尤重用生姜，借其辛通之力以宣发之，气行则血不滞，痹得以除。生姜治麻木甚有效，若配姜黄效更佳。本方即桂枝汤去甘草，加黄芪倍生姜而成。

（二）小建中汤

主治病证：虚劳病，腹里拘急，悸动，疼痛，四肢痠疼，手足烦热，咽干，口燥，衄血，梦失精。为虚劳病之属于肝脾两虚者。

常用剂量：炒白芍18g，桂枝10g，生姜9g，炙甘草6g，大枣15g，饴糖30g。

释义方解：肝阴虚而筋脉失养，则少腹拘急、悸动。肝阴虚而相火上炎者，则咽干、口燥、衄血；相火妄动，精关失固者，则梦而失精。脾阳虚健运失司，则腹中痛。阳不达于四肢则痠疼；水谷精微不及于手足则烦热。桂枝汤用于内伤证，本为扶脾阳，今加饴糖以养脾之精，倍加芍药以养肝之阴。肝阴复则筋脉得养，拘急、悸动诸症自愈，相火亦随之而安谧，咽干、口燥、衄血、梦失精诸症亦可消。肝脾两虚得以恢复，则腹痛、四肢痠疼、烦热等可除。前人云："治肝补脾之法，当于小建中汤求之。"本方适用于多种慢性衰弱症具有腹痛、拘急者，如慢性腹膜炎、胃肠神经官能症等。

（三）黄芪建中汤

主治病证：虚劳，气短身倦，行动喘乏，心中虚悸，面色少华，饮食无味，头重不举，少腹拘急。为虚劳病小建中汤证尤重于气虚者。

常用剂量：黄芪30g，炒白芍18g，桂枝10g，生姜9g，炙甘草6g，大枣15g，饴糖30g。

释义方解：本方诸症，统为元气亏虚之候，故加黄芪甘温以大补元气。现代用于十二指肠溃疡及慢性胃炎属虚寒型者。

（四）桂枝加龙骨牡蛎汤

主治病证：失精家，少腹弦急，阴头寒，目眩发落，下利清谷，脉极虚芤迟。为虚劳病之属气血两虚者。

常用剂量：桂枝9g，炒白芍9g，生姜9g，炙甘草6g，大枣15g，生龙骨30g，生牡蛎30g。

释义方解：根据《金匮要略》的认识，虚劳病的范围极广，凡慢性病而见营养不良者，机能衰退者皆属之。轻则指神经衰弱，重则包括维生素C缺乏病、贫血、白血病等。失精即遗精，遗精而致少腹弦急，阴头寒，为下焦肾阳虚衰之候。精血虚少不能上行于头目，则目眩发落。脉极虚芤迟，亦为气血两虚之候。若下利清谷，即为脾阳虚损所致。气之与血，均有赖于脾阳化生水谷精微而成，故用桂枝汤以扶脾阳，此为生精益气之根本，龙骨、牡蛎以固涩肾精。凡衰弱类型的神经官能症，妇人更年期症候群，以及虚寒性白带增多者，用之皆可获益良效。

（五）八味肾气丸（又名金匮肾气丸）

主治病证：虚劳，腰痛，少腹拘急，小便不利。为虚劳病之肾阳、肾阴虚者，尤以肾阳虚证为主。

常用剂量：熟附子6g，桂枝9g，熟地黄15g，怀山药15g，山茱萸9g，茯苓9g，牡丹皮6g，泽泻6g。

释义方解：肾阳不足，则不能化气行水，肾失阳气温煦则腰痛，水湿积于腹中则拘急、小便不利。本方以附子、肉桂为主，温补肾中元阳。肾阳居于肾水之中，故补肾阳的同时，尚须补肾中之精水，其余六味悉为滋养精水之用，故亦可谓两补肾阴肾阳之方。凡糖尿病、肾萎缩、慢性肾炎、前列腺增生肥大，具有肾阴肾阳两虚之证者，皆可应用。

（六）酸枣仁汤

主治病证：虚劳，虚烦不得眠。属于虚劳病之阴虚者，为神经衰弱习见之证。

常用剂量：炒酸枣仁30g，生甘草9g，知母9g，茯苓12g，川芎6g。

释义方解：病久虚劳，脏腑阴精大伤，故见虚烦不眠。若胃有虚热，阳不得于阴者，惟生甘草与知母清而导之；肝阴虚而魂不藏者，惟酸枣仁足以养之；心血虚而神不安者，惟茯苓与川芎可以制之。故本方对虚烦不眠确有卓效。

黄芪桂枝五物汤、小建中汤、黄芪建中汤、桂枝加龙骨牡蛎汤，皆为桂枝汤之变方。黄芪桂枝五物汤，补益营卫而宣发之；小建中汤，补脾阳而益肝阴；黄芪建中汤，温脾阳而大补元气；桂枝加龙骨牡蛎汤，扶脾阳以益精气而收敛之；八味肾气丸两补肾阴肾阳，以补肾阳为主；酸枣仁汤为益阴安神之剂，以清胃、养肝、安神见功效。

三、咳喘上气常用方

咳喘上气常用方见于《金匮要略·肺痿肺痈咳嗽上气病脉证并治第七》。本篇论述肺痿、肺痈和咳嗽上气病，三者病因病机虽有所不同，但病变部位都在肺，故《金匮要略》合为一篇讨论。此处主要论述咳喘上气病证的常用方。

（一）射干麻黄汤

主治病证：咳而上气，喉中水鸡声。咳嗽气喘喉中有痰鸣音。多见于支气管炎、喘息性支气管炎及变异性哮喘等发作期，为寒饮停肺证。

常用剂量：射干12g，麻黄9g，生姜9g，细辛5g，紫菀9g，款冬花9g，大枣6g，半夏9g，五味子5g。

释义方解：寒饮留滞于肺，肺气失于清肃而上逆，即发咳嗽气喘。上气，即气向上逆而短促。寒饮之甚者，堵塞于气道，阻碍呼吸气之出入，即可发出有似青蛙叫之痰鸣声音。方用射干、款冬花、半夏利肺以降逆；麻黄、细辛、紫菀、生姜温散以除饮；大枣和五味子虽有缓急敛气之功，但在饮邪方盛之际，不可多用。气肃降，饮邪散，则咳喘自除。

（二）厚朴麻黄汤

主治病证：咳嗽气喘，胸满烦热，脉浮。本方主用于支气管炎饮邪化热者。

常用剂量：厚朴12g，麻黄10g，生石膏30g，杏仁10g，半夏10g，干姜6g，细辛5g，小麦15g，五味子6g。

释义方解：胸满、烦热、脉浮，为饮邪化热所致。本方即小青龙加石膏汤以杏仁、厚朴易桂枝、芍药、甘草。小青龙本为治内有水饮之方，以其渐有化热之势，故加石膏而去桂枝。杏仁、小麦，其宣肺、利气、缓急之力，较芍药、甘草为优，故取去如此。本方与射干麻黄汤比较，彼则痰多，此则痰少；彼则无热，此则有热。

（三）越婢加半夏汤

主治病证：肺胀，咳喘上气，目如脱状，脉浮大。常见于支气管哮喘兼有痰热者。

常用剂量：麻黄9g，生石膏30g，生姜9g，大枣6g，生甘草6g，半夏12g。

释义方解：支气管哮喘病呼吸困难，呼长而吸短，口唇紫暗，甚则颈静脉怒张，目睛胀突，有如脱状，迫气喘渐之平息，始可咳出黏痰。本病发作，必因呼吸困难致急性肺胀，迁延日久，可致慢性阻塞性肺气肿，此由痰饮与邪热固结而成。方以麻黄、生石膏为主，疏肺气以利水饮，并泻其饮中之热。佐半夏、生姜化痰降逆，以清胀而平喘。大枣、甘草以缓急迫，因其有热，故甘草生用。

（四）小青龙加石膏汤

主治病证：肺胀，咳喘上气，烦躁，心下有水气，脉浮。多见于支气管哮喘、慢性支气管炎及肺气肿饮甚于热者。

常用剂量：麻黄6g，芍药9g，桂枝6g，细辛5g，干姜6g，甘草6g，清半夏9g，生石膏15g，五味子5g。

释义方解：本证颇同于越婢加半夏汤，但因心下寒饮更甚，邪热较轻，故以小青龙汤温散寒饮，仅以轻量石膏以去其热，寒热并进，饮热俱蠲，与越婢加半夏汤的鉴别仅在于此。

（五）葶苈大枣泻肺汤

主治病证：肺痈，喘不得卧。为治痰多、喘甚之方。

常用剂量：葶苈子9g，大枣12g。

释义方解：肺痈，即今之肺脓肿、肺脓疡、肺坏疽之病，非本方所宜。此处的肺痈，是指肺胀，因痰浊阻滞，肺气不利，胸部胀满，以致喘不得卧。故用葶苈子一味入肺以泄气闭，泻下逐痰，开其郁结。配用大枣者，恐葶苈峻猛，有伤脾胃之故。本方化裁可用于肺水肿、胸腔积液及心包积液等病症。

　　以上五方均适用于支气管炎、支气管哮喘、变异性哮喘及慢性阻塞性肺疾病因感染而发作者。厚朴麻黄汤、越婢加半夏汤、小青龙加石膏汤三方所治之证，均有热象。厚朴麻黄汤用于肺中饮邪，痰虽少而渐化热者；越婢加半夏汤与小青龙加石膏汤均用于痰饮哮喘，前者所治为痰热固结，后者用方则为寒重热轻；射干麻黄汤与葶苈大枣泻肺汤，均为寒饮较重，前方所治痰多而喘不甚，后方所治痰多而喘甚。

四、痹病常用方

　　痹病常用方见于《金匮要略·痉湿暍病脉证并治第二》与《金匮要略·中风历节病脉证并治第五》这两篇中。痉病邪在筋脉，以项背强急、口噤不开，甚至角弓反张为主症。外感内伤皆可致痉，本篇所论是以外感风寒致痉者为主。湿病邪在肌肉关节，以发热身重，骨节疼烦为主症。暍病为伤暑，以发热自汗，烦渴溺赤，少气脉虚为主症，不属痹病常用方中所论及。

（一）麻黄加术汤

　　主治病证：湿家，一身烦疼，或有恶寒烦热，无汗，小便不利，肢体浮肿。多见于风湿性关节炎属寒实证者。

　　常用剂量：麻黄9g，桂枝9g，炙甘草6g，杏仁9g，白术12g。

　　释义方解：疼痛为湿，烦则有热，湿邪夹热郁闭于肌表，密闭而无汗，无汗则湿邪不能由表而泄，故以麻黄汤发肌表之汗以散之。所加之术，颇有区别，体实而邪盛者，可用苍术助麻黄散表之力；如体弱不宜大发者，宜用生白术固表渗湿。

（二）防己黄芪汤

　　主治病证：风湿，关节烦疼，下肢水肿，身重，汗出恶风，脉浮。为风湿性关节炎属气虚而卫表不固者，本方加减亦多用于风水及慢性肾炎之水肿者。

　　常用剂量：防己12g，炙甘草6g，生白术15g，生黄芪30g，生姜6g，大枣12g。

　　释义方解：本方专治风湿表虚证。脉浮身重，为风湿伤于肌表。汗出恶风，是表虚卫气不固。证候虽属于风湿，但卫表已虚，故不用麻黄等以发汗，而用防己黄芪汤益气除湿。方中黄芪益气固表，防己、白术除风湿，甘草、姜、枣调和营卫，以顾表虚。现代研究，岳美中老中医运用本方化裁，治疗慢性肾炎，每多良效。

（三）麻黄杏仁薏苡甘草汤

主治病证：风湿，周身关节疼痛，日晡发热。常用于继发性关节炎等相关关节疼痛病证。

常用剂量：麻黄9g，炙甘草6g，薏苡仁15g，杏仁9g。

释义方解：风湿蕴结经络，故周身疼痛。日晡发热者，因日晡阳气渐衰，阴气渐盛，湿为阴邪，更郁而不能散也。以麻黄、薏苡仁为主药，杏仁助麻黄宣发卫气以散风湿；甘草助薏苡仁渗湿邪以缓疼痛。本方与麻黄加术汤比较，彼湿渐化热，仍以湿盛；此湿中有风，仍以湿为主，是其相同，然此则湿蕴于经络，彼则湿着于肌肉，故有别也。

（四）甘草附子汤

主治病证：风湿，骨节疼烦掣痛，汗出短气，小便不利，恶风，不欲去衣，或身微肿。主治风湿性关节炎属阳虚湿盛者。

常用剂量：炙甘草15g，熟附子9g，生白术12g，桂枝9g。

释义方解：本方为桂枝甘草汤与术附汤之复方。桂枝甘草汤扶心阳，白术、附子温补脾肾。心阳复，则汗出、短气、恶风诸症可愈；脾、肾阳气得复，则骨节疼痛、小便不利、身微肿诸症自消。总之，心、脾、肾之阳气得以恢复，无论在表在里之湿邪，皆无滞留之虞，此扶正即所以祛邪也。

（五）桂枝芍药知母汤

主要病证：肢节疼痛，身体魁羸，足肿如脱，头眩短气，温温欲吐。本病证多见于类风湿性关节炎阳虚湿盛，且湿渐化热者。

常用剂量：桂枝9g，赤芍9g，炙甘草12g，麻黄6g，生姜9g，生白术15g，知母12g，防风10g，熟附子9g。

释义方解：本方由甘草附子汤加味而成。甘草附子汤的功用，主要为扶阳胜湿。湿邪滞于经脉郁而不散，则关节变形，魁羸脚肿。以麻黄、防风散其湿邪，赤芍、知母以清其营，则风湿去，经脉通，魁羸消，水肿除矣。在里之湿邪冲逆向上，而见头眩、欲吐，以生姜散之，则冲逆自平。本方合虫类搜剔之品可提高疗效。

（六）乌头汤

主治病证：历节疼痛，不可屈伸。为风湿性关节炎之气虚而寒湿重者，属痹证范畴。

常用剂量：麻黄9g，赤芍12g，黄芪15g，炙甘草10g，制川乌一枚。

释义方解：关节疼痛至不可屈伸，乃筋脉拘急所致。故用芍药甘草汤以缓解筋脉之拘挛。本病因于寒湿所致，故以川乌为主药，取其大辛大热之性，从里以消散其寒湿；复用麻黄、黄芪之辛温走表，从表以祛散其寒湿。本方虽为祛寒除湿之重剂，但其散中有补，如川乌与黄芪，有扶阳益气作用，亦为扶正祛邪之意。

五、三承气汤的分析和应用

三承气汤均出自《伤寒论》阳明病篇阳明腑证，因里热与积滞互结，症见大便秘结、腹部或满或胀或痛，甚或潮热汗出，舌红苔黄，脉实。三承气汤即大承气汤、小承气汤、调胃承气汤，此三方为临床所习用之寒下方剂。

（一）大承气汤

主治病证：本方主治阳明腑实证。大便不通，矢气频转，脘腹痞满，腹痛拒按，甚或潮热谵语，手足漐然汗出，舌苔黄燥起刺，或焦黑燥裂，脉象沉实；热结旁流，下利清水，其色纯青，脐腹疼痛，按之坚硬有块，口舌干燥，脉象滑实；里热实证之热厥、痉病或发狂者；长期便秘属大肠实热之证；现今也常用于急性单纯性肠梗阻、急性阑尾炎、急性胆囊炎、急性盆腔炎见有便秘、苔黄厚、脉沉实者。

常用剂量：生大黄15g（后下），厚朴15g，枳实15g，芒硝10g（溶服）。

释义方解：本方为寒下之峻剂，在《伤寒论》中所治证候十九条之多，应用范围广泛，但以伤寒邪传阳明之腑，入里化热，与肠中燥屎相结而成里实热证为主治。此时热盛而津液大伤，治宜急下实热燥结，以存阴救阴，即"釜底抽薪"之法。方中大黄泻热通便，荡涤肠胃为君药；芒硝助大黄泻热通便，并可软坚润燥为臣药，二药相须为用，峻下热结之力甚强；积滞内阻，则腑气不通，故以厚朴、枳实行气散结，消痞除满，并助硝、黄推荡积滞，以加强热结之排泄，共为佐使。方名承气者，取其泻热结，承顺胃气下行，可使塞者通，闭者畅之意。

（二）小承气汤

主治病证：主治阳明病腑实证。大便不通，脘腹痞满，谵语潮热，舌苔黄厚，脉象滑数者；痢疾初起，腹中胀痛，或脘腹胀满，里急后重者，可配合黄芩、黄连等用之；内伤杂病中，凡见实热阻遏胃肠而出现便秘者，皆可配合使用。

常用剂量：大黄 12g，厚朴 9g，枳实 9g。

释义方解：小承气汤为寒下之轻剂，本方由大黄、厚朴、枳实三味组成。方中大黄泻热通便，厚朴、枳实消滞除满。三药相伍，适用于阳明热盛，燥屎初结，痞满而实，燥坚不甚之腑实证。

（三）调胃承气汤

主治病证：主治阳明病胃肠燥热证。大便秘结，口渴心烦，蒸蒸发热，或腹中胀满，或为谵语，舌苔正黄，脉象滑数；肠胃热盛而致发斑吐衄者，口齿、咽喉肿痛等亦可治疗。

常用剂量：大黄 12g，炙甘草 6g，芒硝 9g（溶服）。

释义方解：素体胃肠燥热，外邪传里，邪热与肠中糟粕相结。或太阳病失治、误治，伤津化燥成实。燥热炽盛，里热外蒸，故蒸蒸发热。心烦者，燥热扰也。吐衄、口齿及咽喉肿痛，皆因燥热之邪上冲所致。本方由大黄、芒硝、炙甘草三味组成。方中大黄荡涤实热，芒硝泻热润燥，甘草缓急和中。三药相合，能泻阳明燥热，且可软坚通便而不伤胃气。

三承气汤均用大黄以荡涤肠胃积热。大承气汤硝、黄后下，且加枳、朴以行气，故攻下之力较峻猛，主治痞、满、燥、实具备阳明热结之重证；小承气汤不用芒硝，且三味同煎，枳、朴用量亦减，故泻热攻下之力较轻，主治痞满，实而不燥之阳明热结轻证；调胃承气汤不用枳、朴，虽后纳芒硝，但大黄与甘草同煎，泻热攻下之力较大。

现代有复方大承气汤（《中西医结合治疗急腹症》），方用大黄 15g（后下），芒硝 9~15g（溶服），厚朴 15~30g，炒莱菔子 15~30g，枳实 15g，桃仁 12g，赤芍 15g，水煎服。不能口服者，用胃管注入，经 2~3 小时后，可再以本方灌肠，以加强攻下之力，有助于梗阻之解除。本方重用厚朴、莱菔子，下气除胀；以大黄、芒硝、枳实，荡涤积滞而除梗阻；桃仁、赤芍活血化瘀，兼可润肠，既助诸药泻结，又可防止梗阻导致局部血瘀可能引起的组织坏死，对急性肠梗阻而气胀较重者，有较好的疗效。

（作者王新莉、杨帆，审阅袁今奇）

《素问》"有故无殒，亦无殒也"之研习

　　急性胰腺炎属中医"脾心痛"范畴。《素问·六元正纪大论》曰："妇人重身，毒之何如？"又曰："有故无殒，亦无殒也。"意即妇人怀孕，须用峻猛药物治疗，所谓有病则病当之，既不伤及母体，又不损伤胎儿。殒，伤也，即损伤之意。上无殒，言母必全。亦无殒，言子无恙。

　　患者陈某，女，23岁，汉族，本院护士。怀孕8月余，平素健康，病前晚餐进食肥肠汤和玉米面条。1974年12月30日晚8时许，突感上腹部偏左呈持续性胀痛，逐渐加重，呕吐4次，为未消化食物和胆汁。用颠茄、阿托品及哌替啶，未止痛，于1974年12月31日5时急诊入院。

　　查体：患者腹痛呻吟不已，体温37.8℃，脉搏90次/分，血压110/70mmHg。心肺听诊无异常发现。腹膨隆，上腹压痛明显，宫底剑突下一指，肠鸣音减弱。实验室检查：白细胞8200/mm^3，中性85%，淋巴12%，单核3%；血淀粉酶256温氏单位；病后24小时尿淀粉酶2084温氏单位。胸腹透视无异常。诊断：妊娠晚期合并急性水肿型胰腺炎。

　　入院后禁食、水，静滴四环素，肌注阿托品、链霉素、补液等治疗，腹痛有增无减，呈阵发性加剧。1975年元月1日，体温38.9℃，白细胞10100/mm^3，中性90%，腹痛进一步加重。查体：腹部广泛压痛，反跳痛阳性，肠鸣音弱，胎心音好，宫口未开。当晚邀内、外、妇三科急诊会诊，考虑合并腹膜炎，因其晚期妊娠，决定暂不用手术，报病危，严密观察，用青霉素320万单位、庆大霉素24万单位、普通胰岛素16单位，每12小时静滴1次，并加强解痉止痛药物的应用。经24小时观察，症状仍无减轻，病情继续恶化，乃改投中药治疗，于元月2日凌晨服加减清胰汤。

　　处方：炒柴胡15g，胡黄连9g，川黄连9g，炒白芍15g，生甘草9g，川楝子12g，延胡索12g，生大黄9g（后下），郁金香12g，炒黄芩9g，制香附12g，玄明粉9g（冲服），木香9g。1剂，水煎服。

药后一时许，患者腹中鸣响，随即排臭秽粪便1次，顿时腹痛明显减轻，并安静入眠。次日投原方2剂，排稀便3次，其痛渐缓，能进流质。元月4日，因虑其硝黄攻下峻猛，唯恐伤及胎儿，故更以香砂六君合银翘之属。药后八时许，其痛复作，病加剧，肌注阿托品、哌替啶依旧无效。此时又邀请内、外、妇三科急诊会诊，排除新的并发症存在，当夜复投原方（元月2日方），即又排稀便两次，其痛若失。元月5日、6日连服原方两天后，腹痛完全消失，饮食有增，病情稳定。患者于元月28日足月产1子，产后母子均佳，随访8年，本病未见复发。

按语：急性胰腺炎是多种病因导致胰酶在胰腺内被激活后，引起胰腺组织自身消化、水肿、出血甚至坏死的炎症反应。临床以急性上腹痛、恶心、呕吐、发热和血胰酶增高等为特点。病变程度轻重不等，轻者以胰腺水肿为主，临床多见。少数重者胰腺出血坏死，常继发感染、腹膜炎及休克等，病死率高，称为急性重症胰腺炎。

胰腺中医古称"脺""散膏"及"肾脂"等，急性胰腺炎属中医"腹痛""呕吐""胰胀""脾心痛"和"胃心痛"等范畴。本病多因外邪侵犯，饮食不节，情志不畅等诱发，治当以通为用，予疏肝理气，清热解毒，通里攻下诸法合治，临床多收良效。本病属中医学优势病种，中医药治疗可减轻患者痛苦，并节省资源。本例考虑妊娠晚期合并重症急性胰腺炎，虽经大量解痉止痛剂、抗生素及胃肠减压等救治，但病势未得控制。中医诊为肝郁气滞，湿热积滞阻遏肠胃，不通则痛。乃急投疏肝理气、清热解毒、通里攻下之剂，是以药到病除。其间因虑硝黄有损胎之虞，乃改用他方，则病势复增。遵《素问·六元正纪大论》"有故无殒，亦无殒也"之意，切中病机，下不含糊。此非孟浪偾事也。本人认为此类患者，用加减清胰汤治疗一般以5~7天为宜。时间过短，邪未驱净，每易复发；时间过长，邪却正伤，恐生他变。

（本文为师承弟子讲稿）

《伤寒论》小柴胡汤和法运用

张仲景《伤寒论》的小柴胡汤为和解少阳而设，是和解少阳的代表方。中医治疗八法有"汗、吐、下、和、温、清、补、消"，其"和"法有狭义、广义之分。狭义和法为和解少阳之法，广义和法则包括了和阴阳、和表里、和气血、和营卫、和脏腑等和法。几千年来，小柴胡汤的临床应用不仅仅局限于和解少阳的范畴，它的范畴已向广义和法不断延伸，其内涵融入了广义和法的众多病证。

一、小柴胡汤正治之法为和解少阳

《伤寒论》小柴胡汤由柴胡、黄芩、人参、半夏、甘草、生姜、大枣7味药组成，主治伤寒少阳病。根据《伤寒论》第96条、230条、263条、265条，小柴胡汤方证的主要见症为往来寒热，胸胁苦满，默默不欲饮食，心烦喜呕，口苦，咽干，目眩，舌苔白，脉弦细。分析小柴胡汤的主症，其中往来寒热为少阳病特有的热型；胸胁苦满为少阳经脉不利所致；默默不欲饮食是肝气郁结不舒，木郁乘土，脾气不振之候；心烦喜呕乃肝气犯胃、肝胃不和之征；口苦、咽干、目眩则为少阳胆腑胆火内郁，枢机不利之病症。伤寒少阳病具有经腑同病的特点，即手少阳三焦经与足少阳胆腑同病，小柴胡汤的主证与少阳病经腑同病的特点相吻合，故小柴胡汤为少阳病的正治之法。

二、小柴胡汤的加减应用寓含广义和法内容

《伤寒论》第96条所云小柴胡汤主证之后，列有小柴胡汤的7个或然证：或胸中烦而不呕；或渴；或腹中痛；或胁下痞硬；或心下悸，小便不利；或不渴，身有微热；或咳者。探寻其或然症的病机，或邪热聚于胸膈，胃气尚未上逆；或木火内郁，津气受伤；或木邪犯土，脾络不和；或邪聚少阳之经，着而不去；或三焦不畅，

水饮停聚，水气凌心；或病未深入，而兼表证未解；或肺中有寒，气逆而上。上述病机虽然可在少阳病枢机不利的基础上变化而来，但已超出了单纯少阳病枢机不利的病变范畴。按照《伤寒论》原文，当用小柴胡汤加减治疗。若胸中烦而不呕，去人参、半夏，加瓜蒌根；若腹中痛，去黄芩，加芍药；若胁下痞硬，去大枣，加牡蛎；若心下悸、小便不利，去黄芩，加茯苓；若不渴，外有微热，去人参，加桂枝；若咳者，去人参、大枣、生姜，加五味子、干姜。临床运用谨遵此法，每可获益良效。

小柴胡汤的或然证已非唯少阳病所能统辖，《伤寒论》及《金匮要略》各篇中所论小柴胡汤诸证更加明显提示，小柴胡汤的运用已由狭义的和解少阳法向广义的和法渗透。《伤寒论》第99条："伤寒四五日，身热恶风，颈项强，胁下满，手足温而渴者，小柴胡汤主之。"此为三阳同病，而以少阳病为主，因少阳为枢，手少阳三焦与太阳之表相关，足少阳胆与阳明之里相关，故三阳同病，治从少阳，柴胡汤主之。若其表证已罢，病情向阳明转化，症见呕不止，心下急，郁郁为烦，为未解也，则需按仲景之法，以小柴胡汤去人参，甘草，加枳实、芍药、大黄，即予大柴胡汤下之则愈。类似证之变化尚有《伤寒论》第100条，少阳不和兼太阴脾虚，小柴胡汤主之；《伤寒论》第101条，少阳不和兼太阳表邪，小柴胡汤主之；《伤寒论》第229条、第230条，少阳不和兼阳明胃热，小柴胡汤主之；《伤寒论》第394条，伤寒差后复发热，小柴胡汤主之；《伤寒论》144条，热入血室见寒热交作者，小柴胡汤主之；《伤寒论》第379条，肝热犯胃呕吐证，小柴胡汤主之；《伤寒论》第148条，"阳微结"证，可与小柴胡汤；《伤寒论》第231条，《金匮要略·黄疸病脉证并治》第21条，湿热闭阻气机之黄疸，宜小柴胡汤。综上可知，仲景所用小柴胡汤之证治甚广，对后世医家临床运用小柴胡汤深有启迪。

三、后世医家发挥小柴胡汤和法应用的范围

历代医家应用小柴胡汤治疗多种发热病证，如往来寒热、头痛发热、呕而发热、发潮热、瘥后复发热、热入血室寒热交作等，均有明显的疗效。运用小柴胡汤加减治疗胆囊炎、胆石症、胆囊息肉、慢性肝炎、脂肪性肝病、精神及情志等疾病均有较好的效果。时至今日，不少医家仍在临床实践中，不断探求仲景运用小柴胡汤的学术精微。小柴胡汤的运用，日益广泛，其功效虽已超出了和解少阳的概念，但其法理仍归属于中医和法的范畴。清代戴天章所云："寒热并用，谓之和；补泻合剂，谓之和；表里双解，谓之和。平其亢厉，谓之和。"

四、柴胡系列方由狭义和法向广义和法演变

仲景《伤寒论》中除小柴胡汤以外，尚有以柴胡为君药，并以柴胡命名的系列组方。如柴胡桂枝汤、柴胡桂枝干姜汤、柴胡加芒硝汤、柴胡加龙骨牡蛎汤、大柴胡汤等，上述组方可以称之为柴胡系列方。柴胡系列方是在小柴胡汤的基础上，根据病证的差异加减组合而成。这一组方变化过程，充分反映了仲景"观其脉证，知犯何逆，随证治之"的学术思想精髓，其变化过程也显示了小柴胡汤的狭义和法向广义和法的演变。

五、和法在《伤寒论》六经辨证中的体现

张仲景"和"的理念，在《伤寒论》六经辨证中均可循其踪迹。除少阳病和法外，尚有太阳病用桂枝汤的调和营卫法；阳明病用调胃承气汤的调和胃肠法；太阴病用桂枝加芍药汤、大黄汤的通阳益脾、调理气血、和络止痛法；少阴病中用四逆散的调和气机法、黄连阿胶汤的滋阴和阳法；厥阴病中用乌梅丸的调和寒热法，清上温下，寒热并投。综上可见，和法是仲景主要的治法，亦为中医学的重要特色之一。

六、小柴胡汤的剂型变革及清肺排毒汤治疗新型冠状病毒感染中的应用

和法之祖方小柴胡汤，已制成颗粒剂广泛用于临床。柴胡中的有效成分制成柴胡注射液，是中成药为数不多的退烧针剂。小柴胡汤联合其他经方组成的清肺排毒汤，用于新型冠状病毒感染的治疗，取得了举世瞩目的疗效。

（一）小柴胡颗粒和柴胡注射液旨在和解清热

小柴胡颗粒是和解剂，具有解表散热，疏肝和胃之效。药物组成有柴胡、姜半夏、黄芩、党参、甘草、生姜、大枣。用于外感病，邪犯少阳证，症见寒热往来、胸胁苦满、食欲不振、心烦喜呕、口苦咽干等。

柴胡注射液是一个中药注射剂，主要有效成分是北柴胡。主要具有清热解表的功效，可以用于治疗感冒、流行性感冒及疟疾等疾病所引起的发热。

（二）清肺排毒汤治疗新型冠状病毒感染

清肺排毒汤：来源于中医经典《伤寒论》中几个由寒邪引起的外感热病经典方剂的优化组合，其中包含麻杏石甘汤、射干麻黄汤、小柴胡汤、五苓散等，性味比较平和。具有宣肺止咳、清肺化痰、祛湿排毒的功效。

处方组成：麻黄9g，炙甘草6g，杏仁9g，生石膏15~30g（先煎），桂枝9g，泽泻9g，猪苓9g，白术9g，茯苓15g，柴胡16g，黄芩6g，姜半夏9g，生姜9g，紫菀9g，款冬花9g，射干9g，细辛6g，山药12g，枳实6g，橘皮6g，藿香9g。可用于治疗新型冠状病毒感染的肺炎轻型、普通型、重型患者，在危重症患者救治中也可结合患者实际情况合理使用。据相关报道，本方治疗新型冠状病毒感染总有效率达90%以上。张伯礼院士说："治疗新冠肺炎虽然没有特效药，但我们有有效的中药。"

七、以和的理念指导中医肝病临床实践

中医学根植于中国传统文化思想，中医学基础理论、中医养生保健和临床诊治方法等方面都具有"和"的体现，其中也包括阴阳以平为期、五行生克制化有度、五脏以和为用、脏腑相互功能以协调为常、营卫气血以和为贵。其他如中医养生中的天人之和、形神之和、劳逸之和、饮食中的五味之和以及中医治疗八法之"和"等，无不贯穿着"和"的思维理念。

（一）慢性乙型肝炎治疗应把握祛邪与扶正的适度

慢性乙型肝炎病毒的清除，需要患者免疫功能处在适度的状态，中医药治疗慢性乙型肝炎，应从整体上把握患者不同的病变状态，掌握药物及其配伍后的功用和偏性，综合调节机体免疫功能低下与过亢的失衡状态。或以祛除邪毒为主，兼以扶正为治；或以顾护正气为主，兼以祛邪为宜，因人制定个体化的治疗方案。慢性乙型肝炎的病因病机较为复杂，临床多以解毒、化瘀、消痰、散结、扶正诸法联用，方能达到祛邪却病的目的，使机体重新恢复到相对平衡协调的状态。

（二）脂肪肝病的治疗宜综合调理

脂肪代谢紊乱，着积于肝，遂致肝病，宜降脂泄浊，综合调理。本病早期多表现为单纯性脂肪肝，痰湿阻滞、瘀血阻络为基本病机，且多伴有肝郁脾虚证。脂肪

肝后期常表现为脂肪性肝炎，在痰湿阻滞、瘀血阻络的基础上，常出现湿郁化热、肝肾阴亏之证。治疗上应根据脂肪肝不同病变阶段的证候变化，调理其偏胜偏衰状态，从而恢复人体正常的生理功能。常用小柴胡汤为基本方，随证配用疏肝健脾、祛湿化痰、活血化瘀、解毒滋阴方药治之，辅以节制饮食、适量运动、调节情志等方法，多可获益良好的疗效。

（三）肝硬化腹水治疗应配合通阳化气

肝硬化腹水属中医"鼓胀"范畴，水为阴邪，易困阻脾阳，脾阳虚损日久亦可累及肾阳。"通阳不在温，而在利小便"及"益火之源，以消阴翳"等说，是从不同角度解释阳气与水湿之间的关系。治疗肝硬化腹水，在重用健脾利湿的基础上，加熟附子振奋脾阳，兼用桂枝通阳化气，便溏加炮姜，多可收到理想的疗效。此即益气健脾，疏肝理气，配合通阳化气行水，使尿量增多，腹胀消除。

（四）肝癌治疗扶正祛邪贯彻始终

中医学认为，肝癌是因七情内伤，邪毒内侵，饮食劳倦等因素，导致脏腑气血亏损，脾虚不运，气滞、血瘀、湿热、痰毒等互结于肝，久之耗损肝肾之阴，气血日竭，气阴两败，最终形成阴阳离决，精气乃绝的情况。肝癌治疗应扶正祛邪相结合，并贯彻始终。扶正以益气养阴、疏肝健脾、养血柔肝为主，祛邪重在清热利湿、化瘀解毒。中医药治疗肝癌，可以控制或延缓病情发展，从而提高患者的生活质量，延长患者带瘤生存期。

八、结语

小柴胡汤是张仲景《伤寒论》治少阳病正治之法的代表方，其加减应用含广义和法的内容。后世医家活用小柴胡汤，扩大了和法的应用范围。小柴胡汤组方以"和"为贵，调节脏腑、阴阳、气血功能，改善机体失衡的病理变化，使之恢复新的平衡与和谐状态，从而达到治愈疾病的目的。小柴胡汤组方寒热并投，消补兼施，寒而不凝，温而不燥，补而不腻。加理气药可疏肝解郁；加活血药可治血分病；加补气药可扶正祛邪；加化痰药可祛湿化浊。小柴胡汤之精奥在于切中"和"之肯綮，堪称中医学和法之祖方。

（作者甘霞、徐彤、王新莉、杨军用、盛阳，审阅袁今奇）

《金匮要略》胸痹理论在慢阻肺论治中的应用

慢性阻塞性肺气肿，多因慢性支气管炎、支气管哮喘、支气管扩张症等病发展而形成，后期常并发肺心病、呼吸衰竭、肺心脑病，为老年人常见的死亡原因之一。本病反复发作，迁延不愈。急性发作期多以咳嗽、痰鸣、喘息、气促为特征，有胸闷、气短、呼吸不畅甚至喘息不得卧等临床表现，属中医的咳嗽、哮、喘、痰饮、肺胀等范畴。多年来，本人对此病从胸痹论治，运用宣痹开结、辛滑通阳、辛开苦泄之法，取得了较好的疗效，积累了一定的经验。

一、胸痹应包括心系和肺系的疾病

胸痹，最早见于《灵枢·本脏》："肺大则多饮，善病胸痹喉痹逆气。"其后，《金匮要略》亦载有胸痹心痛短气专篇论述。前者侧重中医肺系疾病的病机，后者所列方药现已成为治疗冠心病、心绞痛的常用方药。《金匮要略·胸痹心痛短气》瓜蒌薤白白酒汤及瓜蒌薤白半夏汤证中，有多处涉及肺系症状，如"胸痹不得卧""喘息咳唾，胸背痛、短气"。该方对咳、痰、喘证，收效显著。有鉴于此，后世运用该方治疗肺疾病者颇多，王孟英医案中按胸痹方治疗胸痹咳喘，更是屡见不鲜。近十年来，本人通过对慢性阻塞性肺气肿急性发作期的临床观察，发现无论从临床表现还是从病理机制，都可用胸痹来概括。为此，将治胸痹病症的传统方药移用于治疗慢性阻塞性肺气肿，根据多年来的临床观察，瓜蒌薤白半夏汤对咳、痰、喘、哮鸣音的有效率分别达93.5%、90%、80%、86%，其对急性发作期的总有效率达85.5%，疗效比较满意。由此可见，胸痹不仅含心系疾病，尚含肺系疾病。

二、慢性阻塞性肺疾病的病机——气痹与邪恋

慢性阻塞性肺气肿多由内伤咳嗽、支饮、喘、哮等病症历久渐积而成，以痰浊

潴留、肺气壅阻、胸阳被浊阴邪气所闭为主要表现，是急性期的发病基础。清代尤在泾将胸痹"阳微阴弦"的病机解释为："阳主开，阴主闭，阳虚而阴干之，即胸痹而痛。痹者，闭也。"此处"阳"指上焦胸中阳气的宣发功能，"阴"应为病邪痰饮浊瘀之类。我们认为慢性阻塞性肺气肿之胸痹症，因阴浊诸邪，留阻肺络，肺气失展，上焦清阳失旷，遂致气机郁闭，肺之宣肃治节功能失常。临床所见，气痹与邪恋互为因果，相互影响，气闭不能运痰泄浊，邪恋而气机又无从宣展，终成恶性循环，以致病程缠绵，迁延不愈。

气痹、邪恋、易于郁而化热。《金匮要略》将胸痹脉象"迟"与"小紧数"并列，意味着该证常有化热的趋势，因此方中配用性寒的瓜蒌。《备急千金要方·胸痹第七》"习习如痒，喉中干燥，气有余便是火"，指出了胸痹阴寒化热的病理机制。临床资料分析表明，胸痹属热者占95%，表现为痰黄黏稠，或痰白黏而难咯，苔多黏浊腻，脉多弦滑数，这些都是慢性阻塞性肺气肿胸痹证痰郁化热时的辨证依据，久病入络，由气及血，形成气滞血瘀的病机转化。"络"一是指血络，二是指窍络。临证可见唇甲发绀，喘悸难眠，咯痰不爽，胸闷气塞。

总之，慢性阻塞性肺气肿胸痹证的病机演变复杂，肺气郁闭，痰热浊瘀相互胶结不解，使遣方用药常难两全。

三、慢性阻塞性肺疾病的治疗应以宣痹开结为先

对咳喘胸痹症的治疗，《类证治裁·胸痹》谓："夫诸阳受气于胸中，必胸次空旷，而后清气转运，布息展舒。"《临证指南医案·胸痹》云："肺卫室痹，胸膈痹痛，咳呛痰粘，苦辛开郁为主。"指出了展气开郁的治法。王孟英治疗胸痹咳喘痰热之证，也明确指出："痰热阻气，法当开上。"我们通过临床观察，认为若不解决气痹这一病理环节，即使运用多种清热化痰通络药物，也难以顿挫病势。针对气痹邪恋的病理特点，常选用瓜蒌、薤白、半夏、石菖蒲等具有辛滑通阳、辛开苦泄特长的药物，在展气开结的基础上达到下气化痰、止咳平喘的作用。据临床资料观察分析，治疗组（全瓜蒌15~20g，薤白10~15g，半夏15g，杏仁10~15g，石菖蒲10g，射干15g，紫菀15g。热重加连翘、黄芩、竹沥、苇茎汤；寒重加苓桂术甘汤、葶苈子；夹瘀加桃仁、丹参）对主要症状的显效率及急性发作期总有效率均显著高于对照组（麻杏石甘汤为基本方，热重加黄芩、鱼腥草、桑白皮；寒重合小青龙汤加减），这说明辛滑通阳、辛开苦降药物能顿挫慢性阻塞性肺气肿急性期的咳嗽、咯痰、喘息及哮鸣，这可能与治疗后患者胸阳得到舒展和肺气得到肃降有关。方中薤

白味辛苦性滑，辛可宣痹，滑可泄浊，苦可降逆，故《本草从新》称薤白功擅利窍，治肺气喘急。临床研究表明薤白具有缓解支气管痉挛的作用，随着症状的改善，肺通气功能主要指标均有不同程度的好转，故认为薤白通阳泄浊、利窍平喘作用可能与支气管小气道的通畅，调节通气、血流比值，肺泡壁的弹性和肺的顺应性都得到提高有关。瓜蒌性寒味苦，蒌仁滑润，寒可荡热，滑可涤垢，与薤白相合具有宽胸散结、行气祛痰的作用。现代药理研究表明，瓜蒌有扩张微血管的作用，说明胸痹通阳泄浊的目的在于宣开痹结，使胸中阳气得以转运，从而达到气行血畅的效果。半夏、石菖蒲通壅开结，展气豁痰。药理研究表明，石菖蒲能抑制流感病毒，提高人体免疫功能，并且有镇咳、镇静、祛痰等作用。射干、杏仁、紫菀轻苦微辛，宣通气滞，以达归于肺；连翘、黄芩轻清开上，宣散热结而不苦寒趋下；桃仁、丹参、竹沥活血化瘀、软坚散结，搜络剔痹。据丹参的药理作用研究报道，丹参能加强微循环血流，改善组织灌注及血液流变性，提高机体免疫功能，加强抗菌消炎作用，对组织胺所致毛细血管透性增高的炎症反应有明显抑制作用。这说明慢性阻塞性肺气肿胸痹证瘀血的实质应包含血络和肺之窍络的瘀滞。

本人从临床实践中认识到，将辨治胸痹证传统的方药适当配伍芳化、清热、祛痰等药组，可以提高疗效。临床资料表明，辛滑通阳，辛开泄苦的药物，在抗菌消炎、止咳平喘、解痉祛痰和提高肺的顺应性、提高免疫功能、降低血液黏稠度、改善微循环等方面都有一定的作用，对延缓肺心病的发生也有一定的效果。

（《世界综合医学研究》2000年）

六经辨证在皮肤病中的应用

医圣张仲景"勤求古训、博采众方"而著《伤寒论》，创立了六经辨证理论体系，奠定了中医辨证论治的基础，千百年来一直有效地指导着中医临床各科的医疗实践，受到历代医家的推崇。仲景六经，为百病立法，不专为伤寒一科。当代临床中医师针对疑难杂症多从《伤寒论》中探求解病之法，本人从事中医临床10余年，在《伤寒论》经方诊治部分皮肤病中收获奇效，特总结思路，与读者共飨。

一、概述

通读《伤寒论》，该书涉及皮肤病的内容极少。仅在《金匮要略》几个条文中见到只言片语，例如《金匮要略·疮痈肠痈浸淫病脉证并治》中见"浸淫疮，黄连粉主之"；《金匮要略·百合狐惑阴阳毒病脉证治》条文中见"蚀于下部则咽干，苦参汤主之……蚀于肛者，雄黄熏之"；《金匮要略·妇人杂病脉证并治》有"妇人阴寒，温阴中坐药，蛇床子散主之"等。虽只有只言片语，但经过长期临证的洗礼，我们发现《伤寒论》的法，即六经辨证，在皮肤病诊治中理论指导性强且疗效确切。

例如谨遵《伤寒论》六经辨证基本规律，在蛇串疮（带状疱疹）初期，患者有寒热之象，则病在太阳，给予麻黄汤或桂枝汤；如患者出现寒热往来、口苦等少阳证，给予柴胡类方诊治；如患者进一步出现烦躁、大便难，口干渴，苔黄腻等阳明证，可给予茵陈蒿汤等；病久，患者出现肢冷、纳差、大便溏等症，考虑邪入太阴，给予四逆汤急救等。临证中还有很多变证，如蛇串疮（带状疱疹）太阳少阴两感者，予麻黄附子细辛汤为主方加减诊治；又或厥阴寒热错杂证，给予乌梅丸加减诊治等。还有很多变证，均可取得良好的临床疗效，不在此赘述。由此可知，蛇串疮（带状疱疹）的早中晚各期中医辨证思路，均可在《伤寒论》中找到诊治依据，也均未超出六经辨证的范围，且临床疗效确切。由此可见，《伤寒论》辨治思路为百病之总纲，亦可辨证论治各类皮肤病。

二、医案实录

患者张某，女，26岁，9年前无明显诱因体重逐渐增加，月经量逐渐减少，面部皮肤逐渐出现痤疮，初起在下颌部明显，多发红色丘疹，曾多次在美容院行局部治疗（具体不详），局部丘疹好转，1个月后再次复发，且较前加重，泛发至双侧脸颊，故于外院皮肤科就诊，外院诊断为"痤疮"，给予口服米诺环素，异维A酸软膏外敷面部，痤疮症状改善不明显。其后颜面部痤疮反反复复，未予特殊治疗。近半月来痤疮症状加重，面颊及口周皮肤多发，呈结节囊肿型，患者遂求中医诊治。

初诊：中医诊断：粉刺（脾胃湿蕴化热证）；西医诊断：痤疮。粉刺好发于青少年，多见脾胃湿蕴，久而化热，熏蒸于头面部，易形成上中二焦热盛之势，脾在体合肌肉，主四肢，开窍于口，且足太阴脾与足阳明胃经互为表里，脾胃实热郁久而发于皮肤则为"粉刺"，且多见于口唇周围。粉刺多阳实证，予黄连解毒汤、栀子金花汤之类药物可治。部分因素体脾胃虚弱、运化失常，气机郁滞，郁久而化火所致者，此类为体虚兼伏火挟郁证。前者多见口干，口臭，大便秘结，舌苔黄或黄腻。患者面部皮肤油腻，以额头部明显，面部可见点、片状红色丘疹，部分有红色大小不等之结节，部分融合连接成片，顶部有白色脓点，颜面及口周多发，头皮瘙痒，可见多发红斑及大量鳞片状脱屑，并诉洗头时可见大量脱发。平素喜饮食辛辣，月经稀少，经期痤疮加重，且伴口干苦，夜寐多梦，肢冷，纳可，大便不成形，1~2次/日，小便尚调，舌淡苔白，脉沉滑，既往体健，属于"脾胃伏火证"。治以疏肝理气运脾，兼清泄胃火。处方：小柴胡汤、清胃散、升降散加减。柴胡12g，党参10g，姜半夏12g，黄芩18g，黄连3g，生地黄15g，当归12g，牡丹皮15g，升麻9g，石膏30g，蝉蜕12g，僵蚕10g，皂角刺12g，连翘30g，败酱草30g，炙甘草6g。7副，水煎，早晚分服，200mL/次。

二诊：口服上述中药1周后复诊，诉感肢冷加重，大便溏，3~5次/日，患者颜面部及口周粉刺未见明显减轻，头屑较前无明显变化，口干口苦仍有，寐尚安，小便调，烦躁，舌淡红苔薄白，脉弦滑。原方加黄芪30g以扶正，布散气血，拟与原方同用以改善面部气血，服法同前。

三诊：再次服用药方1周，患者口周及颜面部痤疮稍有减轻，头痒好转，无新发粉刺，口干苦好转，寐安，但大便溏及肢冷加重，月经量较前减少，睡眠差，烦躁，舌淡，苔白腻，尺脉沉滑长，故改变治法方药方。处方：薏苡附子败酱散、当归芍药散、柴胡桂枝干姜汤、潜阳丹合方加减。薏苡仁60g，黑顺片9g，败酱草30g，当归10g，白芍9g，柴胡18g，桂枝9g，干姜9g，生牡蛎30g，天花粉10g，黄芩10g，蜈蚣1条，砂仁10g，龟板15g，炙甘草6g。7副，水煎，早晚分服，200mL/次。

四诊：面部脓包逐渐变小，部分已经消失，且感觉肢冷明显好转，全身舒服，情绪稳定，口干苦完全消失，大便不成形，日2~3次。查体：患者颜面部及口周粉刺慢慢变淡，头屑较前减少，寐安，小便调，舌淡红苔白，脉弦滑，原方去白芍，天花粉减量至3g，服用药方1周，患者口周及颜面部痤疮消退，只剩痘印。头痒不明显，心情舒畅，无新发粉刺，无口干苦，寐安，大便成形，1~2次/日，后期随访月经量正常，睡眠可，舌淡红，苔白，脉滑。

三、痤疮辨证用药体会

痤疮最早见于《黄帝内经》"劳汗当风，寒薄为皶，郁乃痤"，形容人出汗后受风，风热郁结在皮肤后就易形成痤疮。该病非脾胃实热，而是脾胃伏火兼郁，治法不可单以"热者寒之……纯用苦寒"，因清热解毒虽然可以去火，但无宣散开闭之力，热无出路，内热更炽，故清热解毒药中酌加辛温发散药物，顺其性使火热之邪得其出路而外达。

此外，此类疾病在治疗上还应考虑发病部位酌情用药。发病部位在额部的属心，常由于心火亢盛所致，又心火下移于小肠，故临床常见小便黄。左颊候肝，右颊候肺，故发于面颊部的痤疮常为肝火犯肺所致。口周属脾，常由脾胃有热所致。背部为阳明经所主，常由阳气虚不能卫外所致。

四、疑难痤疮的辨证用药体会

痤疮辨证，应首先辨体，辨别素体禀赋，阴阳属性，并以此为用药主导方向。其次以局部辨证为辅，依据局部辨证加减用药，从而达到整体与局部相结合的辨证思路。同时若患者证候与舌苔不一致，舌苔与脉像不一致时，证据可信度当以脉象强于舌苔，舌苔强于证候。当患者证候复杂多变，难以定夺时，可精准主症，以主症定主方，可取得理想的疗效。

结合本例患者诊疗过程，从辨病论治和局部辨证的思路看，患者阳证，应该给予清热解毒类药物治疗，实践证明效果不理想。这时的辨证思路没有考虑到患者病程较久，9年病史，应针对久病多虚，故二次处方在原方基础上加黄芪30g，以扶正气、布散气血，使患者痤疮有所减轻。但患者出现肢冷加重及便溏情况，此时整体辨证考虑患者病久体虚，阳气不足故而肢冷，稍用清热解毒药物后即出现大便溏，盖久病重病宜通阳，久病重病宜养阴，故给予温阳药物。《金匮玉函经二注》云："血积于内，然后错甲于外，经所言也……附子辛散以逐结，败酱苦寒以祛毒而排脓，务令脓化为水，仍从水道而出，将血病解而气亦开，抑何神乎。"《金匮要略心典》云："薏苡破毒肿、利肠胃，为君；败酱一名苦菜，治暴热火疮，排脓破血，为臣；附子则假其辛热以行郁滞之气尔。"故给予薏苡附子败酱散，该方开创了扶阳与解毒并用、寒药与热药并用、扶正与驱邪并用之先河。久病血亏，给予当归芍药散以养血润燥。患者少阴阳气亏虚，不能潜阳于下，故而颜面部油腻，痤疮反复发作，给予潜阳丹以温潜法治疗。患者有头面部油腻、口干苦，大便溏，符合柴胡桂枝干姜汤辨证要点，故合用该方，效果显著。

综上所述，针对疑难性皮肤类疾病，虽症、舌、脉看似复杂，辨证无从下手，但仔细分析加临床验证，六经归属分明可见。针对复杂病机，宜细细琢磨，使用合方。合方之妙，存乎一心，随机应变，灵活运用。需在整体与局部、体质与证候互参下，从《伤寒论》中寻求破疾之眼，必会明了仲景之意在于法，而不在方也。

（作者严胜利，审阅袁今奇）

《景岳全书》柴胡疏肝散临床活用发挥

柴胡疏肝散出自明代《景岳全书》，方由柴胡、川芎、香附、枳壳、橘皮、白芍、甘草七味药组成，具有疏肝解郁、行气活血之功。适用于肝气郁结，胁肋疼痛，脘痞嗳气，或兼寒热往来，食少，苔薄白，脉象弦等诸症。本方是《中医方剂学》和解剂中调和肝脾类的附方，临床应用广泛，疗效确切，现将本方活用发挥如下，以正于同道。

一、频发室早

陈某，男，42岁。近2个月来，经常胸闷、憋气、气短、善太息，甚则心区刺痛，伴脘痞纳少。心电图示：频发室性期前收缩，有时呈Ⅲ联律，伴窦性心动过缓，心室率常为50~60次/分。据四诊所得，胸闷憋气，嗳气则舒，舌体稍胖，舌质略暗，舌苔薄白，脉弦缓而结代。追问病史，诸症与情志不遂有关。治以疏肝行气，活血复脉，拟方选用柴胡疏肝散化裁。处方：醋柴胡12g，炒枳壳12g，炒白芍15g，制香附12g，橘皮12g，川芎12g，丹参15g，郁金15g，红花10g，葛根15g，甘松10g，桂枝10g，炙甘草10g，莲子心3g。10剂，每日1剂，水煎服。药后症状明显好转，脉象弦缓，偶有结代。药中病机，原方加减治疗2个月，诸症悉解，心电图多次复查示恢复正常。

按：频发室性早搏属心律失常范畴，中医称之为"心悸""怔忡""心动悸""脉结代"等。通常以炙甘草汤，生脉散为其代表方剂治之。本例为功能性病变，多与情志所伤有关，尤其是心动过缓兼有期前收缩者，目前西药尚无较合适的治疗药物，中医针对病机活用柴胡疏肝散，以疏肝解郁、行气活血。加桂枝、丹参、郁金、红花温通心阳，活血通络。配以甘松、葛根、莲子心行气和中，升清开郁，安神稳律。诸药合用，标本兼施，气血和顺，神安脉复。

二、慢性胃炎

张某，女，56岁。患慢性浅表性胃炎多年，近日与家人发生争执，情志怫郁，出现胃脘胀痛，嗳气频仍，嘈杂不适，饮食欠佳。诊得舌苔薄白，脉象弦细。证属肝气犯胃，治以疏肝理气和胃，拟用柴胡疏肝散化裁。处方：醋柴胡10g，炒枳壳12g，炒白芍15g，制香附12g，川芎12g，青皮10g，佛手10g，黄连6g，吴茱萸5g，鸡内金12g，橘皮10g，甘草6g。每日1剂，早中晚煎服，空腹服用，连服12剂，诸症基本消除。

按：慢性胃炎一病，在中医学中证型较多，本例属气滞型，常与情志不适攸关。肝气最易犯及脾胃，临床中极为常见。肝郁气滞，横逆犯胃，胃气上逆，当疏肝理气和胃。方以柴胡疏肝散，加橘皮、佛手疏肝解郁，理气和中。增黄连、吴茱萸名左金丸，以泄肝和胃。配鸡内金消食健胃，并除胃脘胀满。

三、胆囊炎

李某，女，37岁。患者有慢性胆囊炎病史，近日因天气变化，感受寒凉后，出现右上腹胀痛，牵及右肩背疼痛，身目略黄，恶心嗳气，纳食减少，尿黄，便黏滞不爽，B超检查提示胆囊炎，肝功能酶学指标正常，血清总胆红素36.2mmol/L，诊得舌苔薄黄，脉弦略数。证属肝气犯胆，治以疏肝理气利胆，用柴胡疏肝散加味。处方：醋柴胡12g，炒白芍15g，炒枳实15g，制香附12g，郁金15g，金钱草30g，茵陈15g，炒栀子10g，炒黄芩12g，茯苓15g，白术15g，泽泻12g，甘草10g。每日1剂，早中晚煎服。服7剂后症状好转，随症加减，服28剂后，诸症悉退。再服14剂，病情告安。

按：胆附于肝，肝胆互为表里，肝病首先侵及于胆。临床常见肝病并发胆囊疾病，胆囊疾病又会影响肝的功能。本例肝气郁结致肝胆疏泄失常，治当疏肝理气，兼以清热化湿利胆。方用柴胡疏肝散疏肝理气，合茵陈、栀子、黄芩、郁金、金钱草清热利胆，化湿退黄。配茯苓、白术、泽泻，以助健脾利湿。

四、乳腺增生

陈某，女，38岁。双乳房发现结节10个月，触之疼痛，经潮前数日或情志不遂时加重。经B超检查示：双侧乳房各有2枚1.5cm~2cm大小之硬结，BI-RADS分类：2类。活检：双侧乳腺间质良性增生，未发现异常细胞。诊得双乳结节，质地不硬，边界清晰，推之可移，舌苔薄白，脉弦稍紧。证属肝气郁结，犯及乳络，治拟疏肝理气，活血消癖，用柴胡疏肝散加味。处方：醋柴胡12g，炒白芍15g，炒枳壳12g，制香附12g，川芎12g，丹参15g，红花10g，青皮12g，郁金15g，生牡蛎30g，山慈菇10g，莪术12g，全蝎5g，甘草10g。每日1剂，水煎分早中晚3次服，连续服14剂后，改为隔日服1剂，3个月后乳癖消失，继服丹栀逍遥丸调理2个月，未见复发。

　　按：乳腺增生，中医称之为乳癖，多见于青中年女性。此症多因肝气郁结，乳络阻滞，血行不畅所致，治当疏肝理气，活血消癖。方中柴胡疏肝散疏肝理气和血，佐丹参、红花、青皮、郁金活血行气，配牡蛎、莪术、山慈菇、全蝎软坚散结，破气化癥。药中病机，故收效较快。

五、抑郁症

　　杨某，男，35岁，未婚。精神抑郁1年，终日心神不定，夜寐甚差，白天头昏，工作能力下降，呵欠连连，急躁少言，甚则哭笑无常，曾服多种西药，其效不显。患者博士研究生毕业，在单位学无所用，且工作压力较大，经常闷闷不乐，饮食少思，难以入睡且梦多纷纭，诊得舌体稍胖嫩，苔薄白略腻，脉象沉弦。本证属中医郁证范畴，良由肝气郁结，心神欠安，神不守舍所致，治宜疏肝解郁，兼以养心安神，方以柴胡疏肝散、甘麦大枣汤化裁。处方：醋柴胡12g，炒枳壳12g，炒白芍15g，制香附12g，川芎12g，橘皮10g，甘草10g，小麦30g，大枣15g，百合30g，麦冬12g，茯神15g，炒枣仁30g，莲子心5g。每日1剂，早中晚煎服，空腹服用，连续服15剂，诸症告安。停药1周，再服15剂，诸症悉平。嘱以逍遥丸常服，以资巩固治疗。

　　按：本例抑郁症，属肝气郁结，心神失养所致，方用柴胡疏肝散合甘麦大枣汤加味。柴胡疏肝散疏肝理气解郁，甘麦大枣汤养心安神，和中缓急。甘麦大枣汤是《金匮要略》治妇人脏躁症之主方，方中甘草甘平柔润，缓急调和；小麦甘平，以养心气；大枣甘润，补虚润燥。处方中增百合、麦冬、莲子心以养阴润燥，清心安神。配茯神、酸枣仁，专治精神恍惚、失眠多梦。

（作者徐彤、盛阳、周云、严胜利，审阅袁今奇）

"截断扭转"历代相关文献考略

　　"截断扭转"是中医治疗瘟疫病的一种独特方法。此种方法不拘于邪在六经三阳三阴，也不泥于三焦部位之高低浅深，更能突破卫气营血层次而论治，属先证而治的法则。截断病势发展，扭转病情向愈，是治未病思想的内涵。历代皆有医家对此有深刻的认识，并逐渐发展成为截断疗法理论，现将其历代相关文献考略如下，敬请同道指正。

一、先秦时期的认识

　　先秦时代对热病治疗，运用汗、泄、下法，并倡导治未病，这些主要记载于《黄帝内经》，对后世理论发展和临床应用具有深远影响。

　　《素问·热论》曰："今夫热病者，皆伤寒之类也。"此处指寒言其因，热言其成，亦为针对热病的治法。

　　《素问·热论》又曰："其未满三日者，可汗而已，其满三日者，可泄而已。"即采用汗、泄两法治疗热病。

　　《素问·热论》进一步论述为："三阳经络皆受其病，而未入于脏者，故可汗而已。"提示邪未入于脏腑，尚在三阳经，属邪在表，应予汗法。此亦暗喻邪热滞留已满三日者，常入三阳之里，属邪已入里，应及时针对窗口期予以泄法。

　　《素问·阴阳应象大论》言："其下者引而竭之。"此为《黄帝内经》治疗热病的基本原则。

　　《素问·四时调神大论》提出"不治已病治未病"，针对热病须抓住时机采用汗、泄之法，隐含了既病防变的策略，体现了《黄帝内经》所倡导的治未病理念。

　　《素问·四气调神大论》云："是故圣人不治已病治未病，不治已乱治未乱，此之谓也。夫病已成而后药之，乱已成而后治之，譬犹渴而穿井，斗而铸锥，不亦晚乎。"这段论述反映跨越病机的防范思想。

二、东汉时期的认识

东汉张仲景遵照《黄帝内经》治未病的思想，在《金匮要略》中提出"见肝之病，知肝传脾，当先实脾"的防治认识，强调临证中应审时度势，既病防变，初步体现了诊治外感病和内伤病"截断扭转"的思想。

张仲景遵照《黄帝内经》"可汗""可泄"的治法，提出风寒在表，予辛温之麻桂治疗；邪热壅肺，咳逆气急，予麻黄杏仁甘草石膏汤，辛凉宣泄，清肺平喘；热结于里，燥屎内结，则以三承气汤攻下逐邪。凡此，可见至汉代已有汗法、泄法之具体方药。张仲景继承了先秦治未病的精神，治疗措施先于病机发展而行，可对不同病势阶段予以静态防守，期及"截断扭转"之能。

三、金元时期的认识

金元时期，刘完素提出"温病下不嫌早"的论说，张子和主张"速以攻之"观点。《儒门事亲》云："夫病之一物，非人生素有之也，或自外而入，或由内而生，皆邪气也。邪气加诸身，速攻之可也。"外感邪气而正气未衰之时，可尽快驱逐，速以攻之。以上理论体现了积极主动的防御思想，补充了治未病的内涵，温病治疗上采用下法，是主动防御策略在临证中的具体体现。"温病下不嫌早""速以攻之"已显示截断病势、扭转发展的认识，此即对上古治未病思想的充实，并将汉代热病和伤寒下法与既病防变的策略进行了深化与关联。使下法在恪守六经传变、"燥屎内结"的应用原则上有所突破，为后世理论研究和临床实践进一步奠定了基础。

四、明朝时期的认识

明代温病学家吴又可，通过对刘完素、张子和学术思想的继承与创新，提出了瘟疫病因病机的创新认识。认为伤寒是从肌肤受邪，感受六淫以经传经，由表入里为单一方向入侵，故攻下必待"内有燥屎"；而瘟疫是感受天行疫疠之气，邪自口鼻而入，疫邪多伏于膜原半表半里，并可表里分传，外传则邪留肌腠，内传则邪留胃肠，易于传变，由于此阶段邪盛而正未衰，故不必拘于燥屎，可早治早下。吴又可《温疫论》中云："大凡客邪贵乎早治，乘人气血未乱，肌肉未消，津液未耗，病患不至危殆，投剂不至掣肘，愈后亦易平复，欲为万全之策者，不过知邪之所在，早拔去病根为要耳。"强调对于疫邪传里，不必拘于燥屎形成，应尽早使用承气辈攻下，将疫邪驱逐出体外，从而达到"下后里气通，表气亦顺"的效果，并提出"因其毒甚，传变亦速，用药不得不紧"的理论，此皆为治未病既病防变的进一步补充。

五、清朝时期的认识

清代温病学说蜂起，各家所论，皆有创见。戴天章宗吴又可理论，著《广温疫论》，主张伤寒与瘟疫应用下法。戴氏认为："伤寒上焦有邪不可下，必待邪结中下之焦方可下；时疫上焦有邪亦可下，若必待结至中下二焦始下，则有下之不通而死者。"叶天士治瘟疫提出了"先安未受邪之地，恐其陷入易易耳"，并提出"客邪早治，重视下法""甘寒之中加入咸寒"等理论，以救胃津内涸尚未及下焦肾水者。叶氏完善了治未病与仲景下法之间的关系，体现了截断病势、扭转发展的诊疗思想。吴鞠通《温病条辨·卷二》中，针对温病肺气不降者创立宣白承气汤（生石膏、生大黄、杏仁、瓜蒌皮），主用大黄泻下使其痰热壅肺者邪从肠道祛除而喘息自平。以上可见，清代医家治瘟疫具有祛邪勿拘于粪结，祛邪务必及早，祛邪重在攻下，攻下重在大黄的学术思想。

六、20世纪60至70年代的认识

中医临床学家赵锡武教授，在继承和发扬明清温病大家"祛邪务早""祛邪必攻"的基础上，针对肺炎的辨证论治，提出了不能囿于温病卫气营血的规矩，而应采用"直捣巢穴"的方法，这一理论创新是截断病势、扭转发展的具体体现。著名中医学家姜春华教授，结合临床实践，针对温病卫气营血理论明确提出截断疗法。姜氏认为《温热论》中"卫之后方言气，营之后方言血，在卫汗之可也，到气才可清气"邪入营血才可凉血的治法是消极被动的，主张对某些传染病应早期截断卫气营血的传变，先证而治，阻断疾病发展，而不必机械等待。至此，截断治疗的概念及理论已能确立，它的确立历经数千年，将《黄帝内经》中的"治未病"、《伤寒论》中的汗泄方药、金元时期的"下不嫌早"、明清温病学家的"早逐客邪，重视下法"等理论结合在一起，将每个时代临证实践所凝练的学术思想逐渐升华，并集聚在一个概念中——截断疗法。从而赋予瘟疫病治疗"先证而治"、早用下法、截断病势、扭转发展、控制传变的创新理论和学说。

（本文为传承工作室及师承弟子讲稿　2020年6月）

第四篇

临床应用

中医诊治冠心病的处方思维

随着人们生活水平的不断提高，冠心病发病率逐年上升，中西医诊治冠心病皆有良好的效果，且各有千秋。中医临床诊治疾病，应具有处方思维，冠心病的中医诊治也不例外。现将中医诊治冠心病的处方思维，与同道分享如下。

一、中医处方与思维

（一）思维概论

思维即思考，是人脑的基本功能，是人类社会最美丽的花朵，是地球和太空最高级的物质运动形式。现代研究认为，大脑左半球支配逻辑思维，大脑右半球支配形象思维。思维方式包括动作思维方式，形象思维方式，抽象逻辑思维方式，具象逻辑思维方式及灵感思维（闪光、火花、顿悟）方式。以上思维方式，在中医诊治冠心病时均需具备。人类思维大约有100万年的历史，思维促进了人脑的发育，思维使人类从野蛮走向文明，思维使人类不断创造物质和文化财富。

（二）中医处方思维的科学性

中医思维，是建立在中医理论基础上的传统思维。中西医产生和发展的历史背景不同，由于东西方哲学思想的差异，形成了以宏观认识为主体的中医学和以微观认识为主体的西医学。中医学以元气论诊治疾病，西医学以原子论诊治疾病，这两种医学应当相互包容，通过不懈努力，殊途同归，逐步建立为结合医学。中医处方思维的科学性主要表现在以下几方面：①中医组方不是药物的无机结合，也不是对号入座的配方或套方，而是科学的创造性劳动；②处方思维基于中医理论的指导，基于经典、基础和临床研究成果及自身临床经验的积累；③以疗效检验处方思维正确与否，经过调整，使处方思维始终建立在客观存在的基础上；④符合人类创造性

197

劳动的基本规律和创造性思维的规律。

（三）中医处方思维的局限性与对策

局限性：①以想象为主的思维模式缺乏客观依据；②难以形成规范化程序；③思维过程有时在潜意识中进行；④难以用语言或文字表达思维的细节和技巧。

对策：①了解和研究思维学知识，掌握处方思维的特点；②运用思维规律，从事处方思维和思维表达；③在保持处方思维灵活性的基础上，注重规范化研究。

二、中医对冠心病的认识和治疗

（一）中医对冠心病认识史考略

先秦时期的《左传》记载了扁鹊为晋景公治心胸疼痛之恙的典故，认为其是"病入膏肓"。中医典籍中无冠心病病名，根据临床表现此病在《黄帝内经》中属"心痛""真心痛""卒心痛""厥心痛"等范畴。东汉张仲景《金匮要略》提出"胸痹"的病因病机为"阳微阴弦"，用瓜蒌薤白白酒汤等系列方剂治疗。20世纪中后期，国内对王清任等学术思想进行继承和创新，冠心病"血瘀阻络"几乎成为专家共识。活血化瘀，通络止痛，大行其效，成就巨大。21世纪以来，国人生活水平提高，冠心病中医证候发生变化，血瘀痰浊等标实证明显增加，痰瘀互生是病重之源，且"痰瘀互结"证候年轻化。

（二）体质与冠心病发病的思维及治未病

遵照中国工程院院士、国医大师王琦教授的体质学说，体质分为九种：阳虚质（怕冷派）、阴虚质（缺水派）、痰湿质（痰派）、湿热质（长痘派）、气虚质（气短派）、血瘀质（长斑派）、气郁质（郁闷派）、特禀质（过敏派）、平和质（健康派）。冠心病与血瘀质、痰湿质发病关系最为密切，与气郁质、气虚质、阳虚质发病关系密切，或为某种体质兼有其他体质及其相关证候。中医治未病是一种独特的预防思想，对冠心病的治未病可概括为：怡情适志、合理膳食，动静结合；重视禀赋，稳定三高，年少预防；戒烟限酒，健康体检，防治未病。

（三）中医对冠心病的治则治法思维

治则治法按以下分类，并结合临床辨证论治。治本应扶正，益气、温阳、滋阴、养心、安神；治标宜祛邪，活血、化瘀、化痰、通络、止痛；辨标本缓急，急则治标、缓则治本、标本俱急或标本俱缓，皆以标本兼治；三因制宜，因时、因地、因人制宜，但以人为核心。

（四）中医诊治冠心病的代表性方剂

历代至今，中医诊治冠心病的方剂甚多，现按经方、时方、今方具有代表性的介绍如下。经方：瓜蒌薤白白酒汤《金匮要略》、瓜蒌薤白半夏汤《金匮要略》、枳实薤白桂枝汤《金匮要略》、炙甘草汤《伤寒论》；时方：血府逐瘀汤《医林改错》、活络效灵丹《医学衷中参西录》、生脉散《内外伤辨惑论》、参附汤《正体类要》；今方：人参三七琥珀末（岳美中）、冠心Ⅱ号（陈可冀）、参桂瓜蒌薤白半夏汤（曹洪欣）、三参三七琥珀颗粒（袁今奇）。

（五）中医治疗冠心病常用中成药

进入21世纪以来，各种中成药广泛用于治疗冠心病。口服药：复方丹参片、通心络胶囊、冠心苏合丸、复方丹参滴丸、速效救心丸、芪苈强心胶囊、麝香保心丸、参松养心胶囊；注射剂：丹参注射液、脉络宁注射液、参麦注射液、灯盏花注射液、参附注射液、川芎嗪注射液、丹红注射液、血栓通注射液、谷红注射液、金纳多注射液。

（六）冠心病冠脉狭窄的中医处方总体思维

冠脉狭窄的中医处方总体思维，从整体、局部和防范3个方面考虑。整体：用脏腑辨证的方法，从多方位、多途径调节脏腑功能，改善心肌缺血缺氧，改善冠脉狭窄状态；局部：视动脉粥样硬化斑块为癥积，从多环节、多层次消除癥积即为通痹，方可软化消除斑块并防止其破裂及脱落；防范：防止不稳定型心绞痛、急性冠状动脉综合征及急性心肌梗死的发生。

三、冠心病"阳微阴弦"病证及对药应用

（一）冠心病"阳微阴弦"的解释

《金匮要略·胸痹心痛短气病脉证治》中，其胸痹心痛的病机可以用"阳微阴弦"来概括。阳微者，元气与元阳不足也；阴弦者，血瘀、气滞、寒凝、痰阻也，

两者合之，即为"阳微阴弦"。用瓜蒌薤白系列方治疗痰浊痹阻、胸阳不振、心脉不利、苔腻脉弦之冠心病心绞痛，临床化裁应用，每多效验。

（二）冠心病正虚的对药

正虚，补益阴阳气血。人参、麦冬、五味子——大补元气，养阴生津；附子、肉桂——回阳救逆，温经通脉；玄参、桂枝——滋阴温经，通阳散结；当归、鸡血藤——养血活血，舒筋活络；淫羊藿、仙茅——温肾壮阳，抗缺血氧；黄芪、女贞子——益气升阳，补肝肾阴；补骨脂、苁蓉——补肾助阳，滋养精血。

（三）冠心病血瘀证对药

血瘀，活血化瘀消癥。丹参、三七、红花——活血化瘀，散血止痛；川芎、赤芍——行气活血，凉血散血；三棱、莪术——破血行气，消积止痛；乳香、没药——活血止痛，消肿生肌；降香、大黄——降气化瘀，辟秽攻积；蒲黄、五灵脂——活血化瘀、祛瘀生新；水蛭、土鳖虫——破血通瘀，化斑消癥。

（四）冠心病痰浊证对药

痰浊，化痰祛脂降浊。石菖蒲、郁金、远志——豁痰开窍，宁神辟秽；瓜蒌、薤白——通阳散结，宽胸化痰；绞股蓝、泽泻——清热利渗，泄热化痰；何首乌、生山楂——行气散瘀，降脂解毒；胆南星、天竺黄——清热化痰，降脂除瘀；半夏、橘皮——燥湿化痰，理气健脾；苍术、厚朴——燥湿健脾，行气消积。

（五）冠心病痰瘀互结证对药

冠心病血瘀、痰浊明显者，宜根据病情轻重缓急和因人制宜的原则，合理选用血瘀证对药与痰浊证对药相配，以发挥中医诊治冠心病处方思维的科学性、适用性和实效性。

四、冠心病冠脉内支架植入术再狭窄的中医处方思维

（一）中医对冠脉内支架术术前术后病机的认识

术前："阳微阴弦"之重症，痰瘀痹阻心脉、不通则痛，或阳气虚衰、心阳不振、痰瘀痹阻，不荣与不通两者兼有、痛之而甚者。术后：①外源性机械性损伤，

耗气伤血，其虚益甚；②支架植入，拓开血管壁，伤及脉络，痰瘀痹阻加重；③局部隐现的红肿热痛，为无菌性炎症，受损脉络血行不畅，导致新的瘀血产生，即"金刃所伤"。

（二）冠脉支架术后，防治再狭窄的中医治疗策略和组方思维

冠脉术后再狭窄的积极预防较治疗更为重要，相应的治疗应从术后即刻开始，基于理性分析和实践积累，提出以下两个阶段的治疗方案，供临床参考。

1.第一阶段（术后即刻至2个月内）

病机：脉络急性损伤，局部炎症反应，邪热壅滞。治法：清热凉血，养阴散结。方药：水牛角、生地黄、牡丹皮、赤芍、太子参、麦冬、五味子、丹参、玄参、黄药子、石菖蒲、生牡蛎、郁金、浙贝母、山慈菇、连翘。

2.第二阶段（术后2个月至6个月）

病机：脉络损伤恢复，炎症反应消退，瘀血阻络。治法：益气养阴，化瘀通络。方药：党参、麦冬、五味子、丹参、玄参、牡丹皮、赤芍、川芎、降香、红花、石菖蒲、郁金、鸡血藤、绞股蓝、黄精、琥珀。

（本文为国家级继教项目、传承工作室及师承弟子讲稿　2018年8月）

心血管疾病辨用经方的思路探讨

经方多指医圣张仲景所著《伤寒论》中的方剂，集中了中医理论和实践的精华。现代医家运用经方，不再限于《伤寒论》中的方剂，更是运用其方证理论制方治病。《中国心血管健康与疾病报告2020》指出，我国心血管疾病死亡人数在城乡居民总死亡人数中分别占比46.66%和43.81%，位居我国居民死亡的首位，严重危害人类的健康。心血管疾病具有病程长，病情复杂多变的特点，是门诊慢病的常见疾病。近年来运用经方治疗心血管疾病取得较好疗效，结合个人临床心得，探讨心血管疾病辨用经方的思路，以与同道交流。

一、病证结合

辨证论治是中医认识疾病和治疗疾病的基本原则。张仲景《伤寒论》中已构建"病、脉、证、治"立体辨证雏形。清代徐灵胎《兰台轨范》载："欲治病者，必先识病之名，能识病名，而后求其病之所由生，知其所由生，又当辨其生之因各不同，而病状所由异，然后考其治之之法。"病证结合，是指辨病论治与辨证论治相结合。病证统一指导遣方用药，可体现中医精准辨证理念。中西医均有辨病，中医辨病可以认识病的特异性，而西医辨病有利于对疾病更加深入的认识。辨病是基础，辨证是在辨病基础上对不同阶段病机特点的概括，二者相辅相成。临床治疗上，单一注重证的改善，难以客观，而仅仅参照西医学病的评价，难以精准，对辨证论治有所忽略。因此运用病证结合的诊疗模式，以病统证，优势互补，把握住疾病演变的规律，在疾病的不同阶段，采取不同的治法。正如临床上有病不同治法相同和病相同治法不同之分，即"异病同治"和"同病异治"。小柴胡汤是《伤寒论》中和解少阳、枢利气机的代表方剂，辨证以往来寒热，胸胁苦满，默默不欲饮食，心烦喜呕，脉弦为主，具有表里同治、寒热并用、升降相因、宣通内外功效，目前临床广泛应用于心血管病的诊治，如冠心病、心律失常、病毒性心肌炎、高血压病、动脉粥样硬化、心脏神经官能症等。以心悸病为例，有心阳虚而悸的桂枝甘草汤证，有心阳虚烦躁而悸的桂枝甘草龙骨牡蛎汤证，有心肾阳虚悸而烦躁的茯苓四逆汤证，还有心阴阳两虚而悸的炙甘草汤证。

二、方证相应

方证相应，是指方剂与证候相对应的原则，确切是指治疗大法与证候相对应的原则。在"有是证，用是方"的指导下，将方药配伍与疾病症状、体征密切关联。如清代柯韵伯提到的"仲景之方，因证而设""见此证便与此方，是仲景活法"，现代经方派大师胡希恕有言："方证是六经八纲辨证的继续，亦即辨证尖端。"方从法出、法随证立，治疗大法确定后，临床合理选方。《伤寒论》第317条："病皆与方相应者，乃服之。"如张仲景《金匮要略》云："妇人素有癥病……所以下血不止者，其癥不去故也，当下其癥，桂枝茯苓丸主之。"桂枝茯苓丸为治疗妇人素有癥病、癥留胞宫、妊娠胎动不安、漏下不止者的主方，现临床广泛应用于心血管疾病，凡病机与瘀血阻滞，湿痰凝滞有关的病证均可化裁使用。明确方证背后的病机，扩大应用于相同病机的各类疾病。《伤寒论》曰："伤寒八九日，下之，胸满，烦，惊，小便不利，谵语，一身尽重，不可转侧者，柴胡加龙骨牡蛎汤主之。"柴胡加龙骨牡蛎汤有枢转少阳、镇静安神之功效，原文主治少阳火热内扰，现代临床实践发现该方治疗冠心病、心律失常可取得较好的疗效。柴胡加龙骨牡蛎汤以头痛、眩晕、胸闷、心慌、失眠、心烦不宁、急躁易怒等精神神经症状为用药指征，见证即用，随证加减，还可应用于治疗甲状腺功能亢进、癫痫、血管神经性头痛、抑郁症、神经官能症、更年期综合征、帕金森综合征等多种疾病。

三、整体观念，重视五脏

临床辨证选方应遵循整体观念，整体观念包括三方面内容，一是天人相应整体观，二是人体自身整体观，三是人与社会整体观。"观其脉证，知犯何逆，随证治之"，治病应辨其证候，明其病机（病性、病位及病势），法因证立，方从法出。心血管疾病应重视五脏，邓铁涛等认为，胸痹心痛病位虽然在心，然"五脏六腑皆可致心病，非独心也"，心为五脏六腑之大主，心有病可引起脏腑病变。李文泉等认为心血管疾病应"燮调阴阳，以平为期"，要"安和五脏，权衡缓急"。魏刚认为，五脏治疗胸痹心痛，以脏腑辨证为主，人体的五脏六腑都遵循相生相克原则。心与肺气血相依，心与脾母子相生原则，心与肝气血调节、情志相依，心与肾阴阳相交、水火既济，生理上相关，病理上也必然相互影响。临床辨证治疗时应注意补肺气、健脾和胃，温肾阳、疏肝利胆，调理气血、平衡阴阳、标本兼治。情志不调、饮食不节、年老体衰等可诱发痹痛。心衰病位在心，与肺、脾、肾三脏关系密切。心肾同属少阴，心为生之本，五脏六腑之大主，肾为先天之本，"血不利则为水"。心气心阳虚衰，瘀血内生；肾为水脏，肾阳不足，其阳气亏虚则开阖失常，主水无权，气化不利，水饮内停。两者均可导致水停，泛溢肌肤则为水肿，上凌于心则心悸、咳喘。瘀血、水停于内，肺、脾、肾三脏功能失常，正气虚衰，邪气可干，稍感外邪，病情加重，同时水液代谢及津液运化不利，水液潴留，加重心衰发展。如《伤寒论》云："伤寒脉结代，心动悸，炙甘草汤主之。"炙甘草汤又名复脉汤，为治疗心悸临床常用之经方。此方中重用生地黄滋阴养血为君，《名医别录》谓地黄"补五脏内伤不足，通血脉，益气力"，配伍炙甘草、人参、大枣益心气，补脾气，以资气血生化之源；阿胶、麦冬、麻仁滋心阴，养心血，充血脉；佐以桂枝、生姜辛行温通，温心阳，通血脉，诸厚味滋腻之品得姜、桂则滋而不腻。诸药合用，滋而不腻，温而不燥，使气血充足，阴阳调和，则心动悸、脉结代，皆得其平。

四、形神一体，心神同调

随着生物医学模式向生物—心理—社会医学模式转变，临床心血管系统疾病与精神心理疾患之间联系密切。一方面，心血管病患者经常伴有焦虑、紧张、惊恐、抑郁等精神心理问题，另一方面，这些精神心理问题进一步加重心血管病的发病率和病死率。如《灵枢·本神》"心藏神，脉舍神，心气虚则悲，实则笑不休"，此所谓心损则神伤。《景岳全书·郁证》"至若情志之郁，则总由乎心"，即神伤心已损。《黄帝内经》"悲哀愁忧则心动"，可见情志异常首先影响心。中医学认为"心主血脉""心藏神"，心—血—脉—神同病，称为双心疾病。《黄帝内经》"淫气忧思，痹聚在心"，临床中应遵循"形神一体观"，重视心神同调。肝郁气滞是双心疾病最重要原因。肝疏泄失常，脾失健运，津液不得输布，酝酿为湿，聚而为痰。湿痰蕴结，加之肝郁日久化热，而致痰热中阻，互结胸中，胸阳不振，气血不畅，血瘀心脉，痰瘀交织，心脉痹阻，心神失养，神不守舍而发双心疾病。治则和解少阳，清化痰热，宽胸开结，方选小柴胡汤、小陷胸汤、半夏厚朴汤合用。临床常用桂枝类方和柴胡类方加减调治心肾，如桂枝甘草汤、小柴胡汤、柴胡加龙骨牡蛎汤、柴胡桂枝干姜汤、小建中汤和四逆散等。

五、精准主证，活用经方

因患者病程长短不同，发病原因不同，临床表现易变，难以用一方一法治疗，需掌握仲景辨证方法，精准主证，活用经方，师其法而不泥其方。主证是患者当下最关键最具决定性的证候，识别主证可以排除其他具有迷惑性的证候，从而正确判断患者当下的病证和病情的转归与预后，确定对患者最有利的治法。正如刘渡舟先生所说："抓不住主证，则治疗无功；抓住了主证，则效如桴鼓。"同时要根据兼症、变证及夹杂证的不同，活用经方。应抓住病机，触类旁通，才能举一反三。临床治疗心血管疾病经常寒温同用，将寒凉与温热之药性相对立的药物配伍组方，使之相反相成而发挥综合治疗效应，如小陷胸汤、半夏泻心汤和小柴胡汤，半夏和黄连或黄芩配伍，寒热平调，气机调畅。五苓散为通阳化气利水之方，《伤寒论》用以治疗伤寒蓄水证，《金匮要略》用以治疗下焦水逆引起的心下悸、吐涎沫而癫眩者。《素问·标本病传论》云："治湿不利小便，非其治也。"该方通过利小便而达到祛除湿邪的效果。《灵枢·本脏》曰："肾合三焦膀胱，三焦膀胱者，腠理毫毛相应。"心肾经脉相通，根据异病同治，临床可举一反三，除治疗心脏病引起的水肿外，还可治疗肾炎、尿潴留、高血压病等。心力衰竭辨识气血阴阳虚损的程度，辨识水饮、痰浊、瘀血为患，灵活选用经方，如防己黄芪汤、小青龙汤、五苓散、真武汤、肾气丸等。

经方虽精简，却注重辨证，处方灵活。正如刘渡舟教授曾说："使用经方，必须辨证无误，方证结合严密，才能达到预期的目的。在特定的情况下，必须对经方加减变通，以求适应疾病变化的要求。"治疗心血管疾病，我们要"谨守病机，各司其职"，充分发挥中医"辨证论治"和"整体观念"，切忌生搬硬套、原方照抄。我们要学好经典、活用经方、善用病证结合和方证相应理论，为中医学事业的发展及人类健康做出更大贡献。

（作者张选明，审阅袁今奇）

人参三七琥珀末治疗冠心病心绞痛例临床观察

我们运用岳美中老中医创制的经验方人参三七琥珀末治疗冠心病心绞痛，从1980年至1990年比较系统地观察了116例心绞痛患者，并与复方丹参片对照组比较，取得了较为显著的疗效，现分析报告如下。

一、临床资料

本组病例均按1979年全国修订的冠心病诊断参考标准诊断。按患者就诊序号分组，单数为治疗组，双数为对照组。治疗组116例，男66例，女50例；年龄42~71岁，平均58.5岁；病程1~15年，平均3.7年；合并高脂血症36例，合并高血压35例，各种心律失常21例，糖尿病15例，陈旧性心肌梗死11例。对照组116例，男59例，女57例；年龄45~67岁，平均56.8岁；病程1~12年，平均4.1年；合并高脂血症39例，合并高血压29例，各种心律失常19例，糖尿病10例，陈旧性心肌梗死9例。

二、治疗及观察方法

治疗组服人参三七琥珀末，按岳老原配方比例即人参、三七、琥珀比例为2：2：1。上述药物共为细末，每次服3g，1日3次服。对照组用复方丹参片，每次服4片，1日3次服。两组均以治疗30天为1个疗程，共观察3个疗程。治疗期间均停用其他扩血管药，对心绞痛发作频繁，经常服用硝酸甘油片者，记录停减用药量。

两组患者治疗前停用药物1周，并进行心电图、血脂、肝肾功能、胸透或摄片及血尿常规检查。治疗组中66例做了甲皱微循环检查。服药期间定期测血压、心率、观察心绞痛发作情况。疗程结束后，全部复查上述各项检查。

三、治疗结果

疗效标准按1979年修订的冠心病心绞痛、心电图疗效评定标准评定疗效。

心绞痛及心电图疗效比较：表1显示，治疗组心绞痛显效率为45.7%，总有效率为94.0%，对照组分别为27.6%和72.4%。治疗组心电图显效率为18.1%，总有效率为60.3%，对照组分别为9.5%和31.1%。两组心绞痛与心电图疗效有非常显著性差异（P均<0.01）。

表1 两组心绞痛及心电图疗效比较

分组	例数	心绞痛疗效			心电图疗效		
		显效	有效	无效	显效	有效	无效
治疗组	116	53	56	7	21	49	46
对照组	116	32	52	32	11	25	80

血脂变化情况：治疗组胆固醇治疗前平均244.46±55mg/dl，治疗后平均为217.74±64mg/dl（$P<0.01$）；对照组治疗前平均247.22±61mg/dl，治疗后平均为221.68±54mg/dl（$P<0.01$）。治疗组甘油三酯治疗前139.34±62mg/dl，治疗后116±34mg/dl（$P<0.01$）；对照组治疗前137.66±46mg/dl，治疗后115.14±31mg/dl（$P<0.01$）。上述血脂的治疗前后变化表明，两组治疗均有一定的降脂作用，而两组治疗后对比则无显著性差异（$P>0.05$）。

肝肾功能及血尿常规检查：两组治疗前后肝肾功能及血、尿常规检查均在正常范围。

甲皱微循环的改变情况：治疗组检查了66例。表2显示，多数患者治疗前血色异常，血流缓慢，管襻模糊，形态紊乱，治疗后上述改变明显减少或减轻，具有非常显著性差异（$P<0.01$）。表明人参三七琥珀末对冠心病心绞痛患者的微循环障碍具有明显的改善作用。

表2 治疗组66例治疗前后甲皱微循环的变化

项目	治疗前	治疗后
血色异常	46（69.7）	8（12.1）
血流缓慢	57（86.4）	9（13.6）
管襻模糊	51（77.3）	8（12.1）
形态紊乱	49（74.2）	7（10.6）

注：表内数字为例数（%）。

四、讨论

岳美中老中医创制的人参三七琥珀末方，对冠心病心绞痛、心肌梗死患者，具有缓解心绞痛、改善心电图异常、增强运动耐量、康复体力等多方面的作用。岳老认为此方有"益心气、通脉络"之功效，"久服也不减效"，并指出："如要偏重化瘀时，三七宜生用；如要偏重补虚时，三七宜炒黄如虎皮色入药为好。气阴不足者用洋参。"

为了进一步总结岳老治疗冠心病心绞痛的经验，多年来我们比较系统地观察了本方的疗效，并设复方丹参片对照组做比较。本组观察表明：人参三七琥珀末对心绞痛和心电图的疗效远优于对照组，而且对改善一般症状和康复体力等方面具有比较明显的效果。对脂质代谢紊乱的影响和甲皱微循环障碍的改变，均具有明显的效果。

我们认为，绝大多数冠心病的中医辨证属于本虚标实，本虚以心气虚为主，标实为气滞血瘀引起的心脉瘀阻。其病机核心是气虚血瘀。本方补气活血化瘀，兼以镇静安神，且药味少，服用方便，安全性能好，久久服之，无伤正之虑，实可收到理想的功效。现代研究认为，人参具有调节心脏功能的作用，三七有改善冠脉循环和抗血小板聚集力的作用，琥珀镇心安神、化瘀定痛，与人参、三七相得益彰。

本组观察进一步证实，冠心病心绞痛用益气化瘀法治疗有着美好的前景。鉴于人参三七琥珀末治疗心绞痛的独特功效，为扩大治疗对象，服用更加方便，改为人参三七琥珀胶囊剂更为适宜。本方经临床实践证明，亦可用于改善慢性肝病患者异常血清蛋白的治疗，以及其他有关疾病的治疗。

（《中医杂志》1992年第9期，作者袁今奇）

几种心血管疾病的上病下治

《素问·五常政大论》说："气反者，病在上，取之下；病在下，取之上；病在中，傍取之。"所谓"气反者"乃指病在此处，所反映的症状却在彼处。诸如病在下而症状表现在上，实为本在下而标在上，宗治病必求其本之旨，治其下则为治其本，方能取得根本的疗效。张景岳认为："其病既反，其治亦治反，故病在上，取之下，谓如阳病者治其阴，上壅者疏其下也。"近代，以心病或心脾同病治其肾而获良效者甚多，故治下确实可以理上。

上病下治法是中医学治疗疾病的一种独特疗法，自《黄帝内经》问世以后，历代医家对此均有所发挥，并积累了丰富的临床经验。上病下治法可分为内治与外治，内治主要指调补肝脾肾和通腑利水，外治多以药物外敷。上病下治的范围应包括：上焦的脏器有病，不直接治疗该脏而治中下焦的脏腑；中焦的脏腑得病而医治下焦的脏腑；人上体部有病从下部治疗。今就心血管系统中常见的几种疾病，运用上病下治法一一介绍，不妥之处，请同道指正。必须说明，本法不是通治心血管系统中的各种病证，而是论述符合上病下治特点的临床证候。

一、冠状动脉粥样硬化性心脏病

治疗本病的途径甚多，有宣痹通阳、芳香开窍、活血化瘀、化痰通络及通补兼施等治法，皆有一定疗效。冠心病为中老年人常见病，一般认为其病机为本虚标实，临床表现均有不同程度的肾虚证候，因此有人认为肾虚是冠心病发病的重要环节，故补肾调节其阴阳为治本之法。经云："心痹者脉不通。"而肾又为脉之根，故补益心常从补肾入手。林珮琴云："昔人论阳统于阴，心本于肾，上不安者由乎下，心气虚者因乎精，此精气互根，君相相资之理固然矣。"即说明心与肾生理病理间的密切关系。心病治疗，当先治肾，周慎斋指出："欲补心必先实肾，欲补肾必先宁心。"我们常以补肾为主的方药治疗冠心病，补肾阳选用金匮肾气丸、右归丸、补骨脂丸，选加淫羊藿、锁阳、大云等；补肾阴选用六味地黄丸、左归丸、首乌延寿丹，选加枸杞子、女贞子、旱莲草等。上述皆可加入冠心Ⅱ号等活血化瘀之品。蒲辅周老中医有以十全大补丸治疗本病获效的验案，为此不可拘于"痛无补法"之说。冠心病更有"心胃同治"之论，《金匮要略·胸痹心痛短气病脉证治》中治疗胸痹心痛就用了不少治胃药品，我们应用调理脾胃之温胆汤、橘枳姜汤、香砂六君子汤分别针对痞满食滞、痰湿中阻、中虚胀满等发作性心绞痛，常有明显的效果。此外，本病如兼有大便秘结者，也应酌情配合润燥或通下之品，以提高缓解心痛之疗效。

二、高血压病

本病属中医眩晕、头痛范畴。《素问·至真要大论》云："诸风掉眩，皆属于肝。"历来认为本病与风火上扰、痰浊中阻、阴虚阳亢、肾精不足等有关。近来大多数学者视本病为肝肾阴阳失却动态平衡，以致阴虚阳亢，肝肾阴虚，甚则肾阴阳两虚。按其发病程序来说，一般是先实后虚，初期为肝阳偏亢，症见眩晕头痛，面色潮红，急躁易怒等，治宜泄热平肝，多以龙胆泻肝汤为基本方随证加减。继而阴虚阳亢，症见肢麻震颤，手足心热，舌红苔少，治以育阴潜阳，常以镇肝息风汤加减。肝肾阴虚予以滋补肝肾法，多用杞菊地黄汤化裁。阴阳两虚应阴阳并补，宜地黄饮子加减。本人认为，因其上盛乃下虚所致，故本病治疗滋补肝肾应当甚于潜阳息风。高血压病诸证兼大便秘结者，宜配合通腑之法，所谓通其下而缓其上也。另有以吴茱萸捣碎，用醋或蛋清调敷涌泉穴，可收到降压作用，亦属上病下治法。

三、高脂蛋白血症

近年来随着物质生活水平提高，高脂蛋白血症的患病率有增长之趋势，由此所致的心脑血管病变也在逐年增长。本病主证可有不同程度之头晕、乏力、胸闷、心悸、恶心等，或兼有肥胖，多由恣食肥甘、痰浊中阻、脾失健运、日久伤及肝肾所致。究其成因较为复杂，与年龄、体质、饮食习惯、劳逸、情志、遗传等因素有关。临床辨证虽有虚实之别，但每多虚实相兼。本病治疗一般以祛痰化湿法为主，可选用温胆汤加山楂、莱菔子、大黄、六一散等。也可以补肾方法治之，药如何首乌、灵芝、枸杞子、寄生、大云等，有良好的降脂效果。近年来，临床实践证明，由礞石滚痰丸方化裁，功能泻下痰浊的减肥方（金礞石20g，大黄250g，五倍子20g，黄芩250g，沉香20g，研末为蜜丸，每丸重9g，1日3次，每次1丸），不仅能减其肥胖，而且有明显的降血脂作用。

四、肺源性心脏病

肺心病所出现的咳喘属上盛下虚，治当清上补下，可先涤饮邪，后补肺肾，或标本兼治，清上补下，两者兼顾。宜选用景岳金水六君煎合生脉散加减治之。肺心病合并心衰，以致脾肾虚衰、元气欲脱，因其上越盛而下越虚，虽痰涎壅盛，但应以温补脾肾、固摄下元为先。药用人参、附子、麦冬、五味子、补骨脂、紫石英、蛤蚧、冬虫夏草、沉香、磁石、牡蛎及防己、椒目、葶苈子等，也可配合黑锡丹、济生肾气丸、七味都气丸等。另外，以蛤蚧、硫黄、葶苈子各等份，研末每次吞服3g，1日4次服，也有显著疗效。其次，内服汤剂中配以大黄也可收到便通喘减之功。

五、病态窦房结综合征

本病有持续性的脉来迟缓，或伴结代或促结交替，属肾阳虚、心脉瘀阻者最多见。临床表现有心悸气短，胸闷憋气，畏寒肢冷，甚则昏厥，肢冷脉浮，舌质紫暗，舌苔白润。治以温肾为主，兼以活血化瘀。临床实践证明，温阳法胜于益气法，而以益气温阳配以活血通脉的疗效较好。方用参附四逆、右归丸、麻黄附子细辛汤等加减。常用药如红参、黄芪、桂枝、肉桂、附子、干姜、鹿角胶、当归、丹参、红花、麻黄、细辛、仙茅、淫羊藿、补骨脂、肉苁蓉等。滋补肾阴药对心率无明显作用，在长久使用温阳药时，应多配养阴生津之药。

六、风湿性心脏病

痹证日久不愈，内舍于心。初则心血不足出现心悸、气短，久则阴损及阳，心血瘀滞。气根于下，肾阳虚衰，不能纳气，气不归元，其喘益甚。凡心阴血不足者，以炙甘草汤合酸枣仁汤或天王补心丹加减。心肾阳虚者，症见心悸怔忡，呼吸气短不得卧，面色苍白，形寒肢冷，胁下痞块，下肢浮肿，小便不利，脉沉细无力或结代。治以温阳利水，用真武汤、济生肾气丸加减。肾不纳气亡阳欲脱者，症见心悸，喘促不得卧，四肢厥逆，冷汗淋漓，脉微欲绝，或浮大无根，应给予回阳救逆，纳肾平喘，用参附四逆加肉桂、山茱萸、兼以黑锡丹镇摄元气。若水肿明显，加椒目、沉香温脾行水；喘而汗出者，症见面红如妆，四肢逆冷，此为戴阳于上，加五味子、蛤蚧以回阳敛阴；喘促咳血，面颊颧红，脉细数无力，舌质嫩红者，为阴盛格阳，加童便、龙牡；口唇发绀，面色瘀暗，胁下肿块，心胸疼痛者，此为血瘀，当辨证加用化瘀之品。

七、阵发性心动过速

临床最常见的为阵发性室上性心动过速，心率多超过160次/分，一般为180~200次/分。本病发作和消失极为突然，发作时心悸怔忡、恐惧及心前区不适。属于心胆虚怯者，可予温胆汤加味；有因肝风内动、气逆上冲而作悸动者，宜用镇肝息风汤化裁；心脾两虚者，以归脾汤加减；脾肾阳虚者，症见面色苍白，畏寒肢冷，心悸纳少，舌胖色淡，脉结代，宜温补脾肾，以附子理中汤加肉桂、茯苓、白术、白芍、桑寄生、淫羊藿、磁石、龙齿。若属气阴两虚、阴虚火旺者，应按辨证论治的原则予以治疗。

八、心肌炎

本病可由多种原因所致，这里仅以常见的病毒性心肌炎所出现的心律失常为例，略谈其上病下治的体会。张介宾说："善补阳者，必于阴中求阳，则阳得阴助而生化无穷；善补阴者，必于阳中求阴，则阴得阳升而泉源不竭。"病毒性心肌炎所致心律失常，其阴、阳、气、血之亏损，都应根据这一原则用药，方可取得满意的疗效。张仲景之炙甘草汤、金匮肾气丸，王肯堂的补心丹，严用和所创之归脾汤等都有这方面的含义，是本病证的常用方剂。心率快速的心律失常者，除补益心气、宁心安神外，证见肾阴不足、阴虚火旺，宜滋阴降火，用补心汤合知柏地黄汤加苦参、黄连、磁石、龙齿等。心率缓慢之心律失常者，除大补气血、活血通脉外，更应温补脾肾，常用红参、黄芪、当归、地黄、丹参、补骨脂、附子、肉桂、桂枝、巴戟天、淫羊藿、干姜、赤芍、红花之品。

（《石河子医药》1986年第3期）

三参稳律汤治疗早搏的临床及实验观察

近10年来，我们运用三参稳律汤观察了104例早搏患者，取得了初步的疗效并进行了动物实验。现将临床观察及实验结果报告如下。

一、临床观察

（一）一般资料

随机设治疗组和对照组，全部病例均住院观察。治疗组（三参稳律汤组）104例，男45例，女59例。年龄20~75岁，平均44岁。病程3个月至15年，其中4年以内者76例，平均病程3年8个月。本组诊为病毒性心肌炎35例，冠心病28例，高血压性心脏病10例，风湿性心脏病7例，自主神经功能紊乱16例，原因不明8例。早搏分类属房性26例，结区性10例，室性68例。早搏严重程度属轻度11例，中度81例，重度12例。对照组30例，使用常规剂量普萘洛尔和苯妥英钠治疗。

（二）治疗方法

三参稳律汤由红参6g，丹参30g，苦参15~30g，当归30g，麦冬12g，五味子12g，薤白9g，茯苓15g，炒枣仁30g，琥珀3g（碾碎，1日2次冲服，每晚再加服3g）组成。以上为1次剂量，每日1剂，水煎分2次服。对照组服普萘洛尔20~30mg，1日3次，苯妥英钠0.1g，1日3次或每晚1次服。

两组病例在治疗前合并有风湿活动者，先给予抗风湿治疗，合并充血性心力衰竭者用洋地黄先改善心功能后始行治疗，合并感染及时予抗感染治疗，血压高者配合降压治疗，心绞痛发作期用缓解心绞痛药物。在治疗观察期间停用其他抗心律失常药物及低分子右旋糖酐、706羧甲淀粉、极化疗法、复方丹参注射液等。

（三）疗效评定标准

两组病例均以30天为1个疗程，1个疗程结束后作疗效评定，必要时连续治疗第2个疗程。根据1979年全国中西医结合防治冠心病、心绞痛、心律失常研究座谈会制订的《心律失常严重程度及疗效参考标准》进行评定，凡治疗后早搏消失者为显效，治疗后早搏次数较前减少50%以上或减轻一度者为有效，治疗后早搏无变化者为无效。

（四）治疗结果和分析

治疗组104例，治疗结果获显效46例（44.2%）、有效40例（38.5%）、无效18例（17.3%）；总有效率为82.7%。对照组30例，分别为3例（10%）、7例（23.3%）、20例（66.7%）；总有效率为33.3%。两组疗效比较，差异非常显著（$P<0.01$）。

治疗组104例中有房性早搏26例，总有效率为88.5%；结区性早搏10例，总有效率为80%；室性早搏68例，总有效率为80.9%。各类早搏的疗效无显著差异。不同病因所致早搏的疗效以冠心病引起者疗效较高，总有效率为92.9%；病毒性心肌炎所致者疗效较差，总有效率为68.6%。病程长短对疗效有一定影响，病程<1年者34例，总有效率为94.1%；病程1~4年42例，总有效率为90.5%，病程>5年28例，总有效率为57.1%。表明病程在5年以上者疗效较差。104例中治疗1个疗程者70例，总有效率为78.6%，治疗2个疗程者34例，总有效率为91.2%。表明疗程适当延长，疗效可有所提高。

治疗过程中，治疗组未见明显不良反应；对照组中21例有不同程度恶心、纳差，9例腹胀，5例皮肤瘙痒，经对症处理后均逐渐缓解。

二、实验研究

（一）动物的早搏模型制备

健康家兔雄性9只，雌性3只，体重2±0.5kg。以20%氨基甲酸乙酯按0.5g/kg剂量静脉注射麻醉后，予1%$BaCl_2$溶液，按2mg/kg剂量由兔耳缘静脉注射给药，并于2秒钟内注射完毕。用国产SBR-1型示波器监测心律变化，并用国产XDF-1型心电图机跟踪描记心电图。以给$BaCl_2$后到出现第1次早搏的时间为该动物药物诱发早搏的潜伏期；以第1次早搏出现到最后1次早搏出现的时间为其早搏持续期。待实验动物心律恢复正常24小时后，同法重复上述步骤进行第2次实验。

7只家兔在给予$BaCl_2$后的15秒内，两次实验均出现早搏。第1次实验的早搏潜伏期平均为8.29 ± 4.68秒（$M \pm SD$，下同）、早搏持续期平均为4.86 ± 2.85分；第二次实验分别为7.29 ± 2.63秒、5.86 ± 2.28分。两次实验的早搏潜伏期和早搏持续期均无显著性差别（$P>0.05$），说明动物实验模型的稳定性及可靠性均符合要求。

（二）实验方法

实验动物随机分为三组。

1. 给药组

药用三参稳律汤，以临床1剂量生药，水煎3次，并浓缩过滤成100mL药汁。动物空腹12小时后，于清醒状态下按7mL/kg体重剂量灌胃给药。1小时后，同早搏模型制备法记录其早搏的潜伏期和持续期。

2. 盐水对照组（简称对照组）

动物空腹12小时后，给予等量生理盐水灌胃。1小时后，同早搏模型制备法记录早搏潜伏期和持续期。

3. 给药前后的自身对照比较组

同早搏模型制备，先测各鼠$BaCl_2$诱发室性早搏的潜伏期和持续期。待心律恢复正常24小时后，给予三参稳律汤（剂量同给药组）灌胃。1小时后，同早搏模型制备法记录早搏潜伏期和持续期。

（三）实验结果

对照组7只兔均出现早搏，给药组7只兔中有4只兔出现早搏。表1示，$BaCl_2$诱发室性早搏的潜伏期给药组较对照组明显延长（$P<0.05$），而早搏持续期给药组明显缩短（$P<0.05$）。

给药前后自身对照比较结果见表2。用药前7只兔均出现早搏，用药后3只兔出现早搏，药物诱发早搏的出现率药前显著高于药后（$P<0.05$）。表2示，$BaCl_2$诱发室性早搏的潜伏期药后较药前延长，而早搏持续期药后较药前显著缩短（$P<0.05$）。

表1 两组抗$BaCl_2$诱发室性早搏作用比较（M±SD）

组别	动物数	早搏潜伏期（秒）	早搏持续期（分）
对照组	7	7.57 ± 3.15	6.43 ± 3.55
给药组	4	13.00 ± 4.08[*]	1.75 ± 0.50[*]

[*] 与对照组比较 $P<0.05$。

表2 给药前后抗$BaCl_2$诱发室性早搏作用的自身对照比较（M±SD）

组别	动物数	早搏潜伏期（秒）	早搏持续期（分）
给药前	7	6.71 ± 2.50	6.00 ± 3.87
给药后	3	27.33 ± 23.18	2.00 ± 0[*]

[*] 与给药前比较 $P<0.05$。

以上的实验结果表明，三参稳律汤能明显延长$BaCl_2$诱发室性早搏的潜伏期，并能明显缩短其早搏持续期，说明该药有对抗心律失常的作用。

三、讨论

本组104例各种病因所致早搏，经用三参稳律汤治疗观察，总有效率为82.7%，远较对照组的33.3%为高（$P<0.01$）。三参稳律汤中的红参、麦冬、五味子益气养阴复脉，丹参活血化瘀，大剂量有镇静安神作用；苦参清热燥湿，有抗快速心律失常作用；当归养血活血，枣仁和琥珀具有宁心除烦、散瘀止血之功，与上药合用，能降低心肌兴奋性，抑制异位兴奋灶；薤白辛温通阳散结，对胸闷、胸痛、憋气效佳；茯苓宁心安神，并可对抗苦参败胃。

通过动物实验观察到，三参稳律汤对家兔药物诱发性早搏的效果是明显的，同时对动物的精神状态、活动能力、食欲及饮水等方面均有明显改善。本实验仅对三参稳律汤的综合疗效进行了定性观察，对其抗早搏的机理还有待进一步探讨。

（《中医杂志》1991年第1期，作者周云霄、袁今奇、郭文征、陆明、刘晨波、王迎周、张秋月、张尚俭、刘金秀、刘政江）

心律失常辨治规律探讨

目前，关于心律失常的治疗，国内外皆有新的进展，但疗效尚难令人满意。我们自20世纪70年代以来，对各种原因引起的心律失常患者，运用辨病与辨证相结合的方法，以中药治疗为主，观察了众多患者并取得了较好的疗效。现将我们对心律失常辨证论治规律的初步认识做如下介绍。

一、辨病与辨证相结合诊断心律失常

诊断上的辨病与辨证相结合，已为临床广泛重视。对于各种原因引起的心律失常，我们认为必须从诊断上将病和证联系起来，相互取长补短，又能彼此从疾病的内在联系上加以交融。实践中我们体会到中西医虽属两种理论体系，但是，从对一些疾病认识的基本观点上看，也是有共同之处的。西医学认为，心律失常由多种原因引起，导致心律调节系统功能失调，从而产生一系列临床表现。中医学认为，尽管临床原因不同，从疾病本身的变化而言，其气血阴阳的相对平衡失调是共同的。这就体现了中西医对某些疾病的认识是有同一性的。尤其是对某些疾病内在矛盾认识上的同一性。临床实践中，还必须从辨病与辨证结合的角度寻找其共性，抓住主要矛盾加以解决。这样，不仅使中西医结合诊断心律失常取得新的认识，而且为本病的中医治疗找到了理论依据。如冠心病心律失常，西医学认为主要矛盾是冠状动脉粥样硬化，影响了冠状动脉的血流量，致使心肌缺血缺氧出现退行性改变，并在一定的条件下影响了心脏的传导系统功能，从而出现心律不齐的表现。而中医辨证认为其主要矛盾在于气血瘀滞，影响了心主血脉，才会出现心悸、气短和脉结代等临床表现。两者矛盾的焦点都是气血受阻、运行不畅，这就为本病的活血化瘀治法提供了充分依据。所以，我们诊断本病的原则是："先辨病，后辨证，尽量做到二者有机结合。"

关于中医辨证分型问题，我们提出"病位在心，脾肾相关，以虚为本，兼见痰瘀"的认识，这一认识提示了本证的病位、病变的性质及病证标本所在。中西医共同认为本病的病位在心脏，心产生了病理改变，出现了相应的证候。然而中医理论认为，其病位不仅在心，还同时会影响脾、肾，出现脾气虚、肾阳虚等证候。所以虚证是病的实质。临床实践中不少患者可出现痰浊阻络和气血瘀滞的证候，甚至这些证候是相当明显的，此属心律失常之标，是机体气血阴阳失调、脏腑亏虚而形成的病理产物。在分型问题上，各方看法不一，有分为四型，有分为七型，均能提出各自的理由。我们认为心律失常的分型，应当抓住气血阴阳失调之要，掌握疾病的本质，从而提高疗效。我们将全部病例分为三型，即气阴两虚型、阴虚阳盛型、心肾阳虚型。其中快速性心律失常多见于气阴两虚或阴虚阳盛，而慢速性心律失常多见于心肾阳虚，我们提出的这种分型方法是为了集中反应心律失常所出现的证候类型，使心律失常患者在某一个阶段的治疗中保持相对的稳定性，从而提高疗效。心律失常患者在其病程中的类型和主证是多变的，部分患者不单单是一个类型贯穿始终。在一定条件下，可以从一种型转化为另一种型。所谓一定条件，一是指自身主证的变化，二是失治、误治及用药过偏所致。有1例心肾阳虚型患者，因较长时间的温热药内服，过温则化燥伤阴，随后转化为阴虚阳盛型。另外在临床上同一患者，可以同时出现两型证候，或相互交错的出现，因此具体情况必须具体对待。

脉象及舌象在心律失常中西医结合诊断中是有一定的价值的，本组研究搜集到的有关资料都比较详尽地叙述了脉象和心律失常的关系。据观察，结脉多见于各类期前收缩、心房纤颤、高界性心律、房室传导阻滞、窦性心律不齐等。促脉见于快速性心律失常，如心律快的期前收缩、心房纤颤、心室纤颤等。代脉见于频发期前收缩构成的二、三、四联律，窦房传导阻滞及房室传导阻滞等。在上述主脉以外，还兼见沉、迟、弦、数、细、弱等脉象，这些兼脉的出现，多与疾病的本质和体质的气血盛衰有关。结合察舌所见，大致有以下规律：凡脉象兼弦滑数、舌质红、苔黄者多见于阴虚阳盛型，临床诊断多为病毒性心肌炎、甲亢、自主神经功能紊乱等原因引起的快速性心律失常，且病程较短体质较好；凡脉细弱缓、舌淡、苔薄白者，多为心肾阳虚型患者，临床诊断多为病态窦房结综合征、心动过缓，患者一般病程较久、体质较差、正气不足；凡脉细数、舌质淡或舌红或胖嫩、苔白者，多为气阴两虚型，临床诊断多为病毒性心肌炎、冠心病、心律失常等，患者病程大多较长，年龄在40岁左右或以上；兼瘀血明显的患者，其脉弦或涩、舌边尖有瘀点或瘀斑，临床见于冠心病者较多；脉滑、苔腻者，多为兼痰湿阻络。上述变化，随临床症状的好转和心电图的改善，舌脉亦随之改变。部分疗效显著的患者，舌质的瘀点瘀斑亦可消失。这些对中西医结合的临床诊断提供了某些依据，也是值得进一步研究探讨的问题。

二、辨病与辨证相结合治疗心律失常

中医学对心律失常的认识和治疗，国内有关资料已有比较详尽的论述，这里仅就辨病与辨证相结合治疗中的几个问题加以讨论。

（一）分型施治结合疾病的病因治疗

我们在应用调脉汤Ⅰ、Ⅱ、Ⅲ号主方治疗心律失常的同时，对疾病的病因治疗较为重视，其道理在于病因在发病中具有重要作用，并且是疗效好坏的重要因素之一。心律失常的病因是多方面的，但在临床上不是每个患者都能找得到的。我们认为在治疗前要充分应用西医学的检查方法，查明病因，明确诊断，以便治疗时结合检查仔细安排治疗方案。凡风湿有活动表现者，应积极抗风湿治疗；感染没有控制者，应采取有效的抗感染措施；冠心病患者，及时配合应用扩张冠状动脉的药物；高血压患者需合理配用降压药物。这些病因治疗，有的采用西药，有的可应用中药治疗。只有对病因治疗取得效果时，心律失常本身的疗效才能提高和巩固。否则，治疗即使暂时取得效果，但因病因未除，疾病在短期内也会复发。

（二）分型施治结合疾病的病理治疗

心律失常患者都可能存在着不同程度的"血瘀"的病理改变，以病例最多的病毒性心肌炎、冠心病为例，便可看出"血瘀"的重要性。

病毒性心肌炎的"血瘀"，可见间质的单核细胞浸润性炎症或心肌细胞水肿、溶解及坏死，病变侵及窦房结、房室结等，亦可侵及冠状动脉形成心肌缺血，从而导致心脏扩大、间质炎症及心肌纤维化或斑痕的形成。冠心病"血瘀"的概念，可能包括了冠状动脉粥样硬化斑块、冠状动脉血栓的形成，高脂蛋白血症及高凝血状态等病理变化。此外，病态窦房结综合征中之"瘀"，可见窦房结的缺血、水肿、坏死、退行性变、脂肪或肿瘤细胞的浸润、局灶性疤痕增生或广泛纤维性变化、代谢引起的淀粉样变性、色素沉着及窦房结动脉狭窄和血栓形成等病理变化。心律失常对心脏及其他脏器的危害性决定于它对血流动力学的影响程度，无论心动过速（包括阵发性心动过速）、心动过缓（心率<50次/分）、期前收缩、还是房扑或房颤，它们在血流动力学的影响方面，主要是心搏排出量的减低，从而使冠状动脉血流量有不同程度的减少。这在某种程度上来说，也是"血瘀"的病理变化，为辨病

与辨证相结合治疗提供了依据。

病例的治疗，在辨证分型施治的同时，积极配合活血化瘀的药物，以促进局部病理学及血流动力学的改变，即改善局部血液循环，促进心肌细胞功能的恢复，增加心搏排出量。患者在分型治疗的过程中，结合临床表现，在应用调脉汤Ⅰ、Ⅱ、Ⅲ号方的同时，加入赤芍、鸡血藤、乳香、没药、当归、桃仁、红花等活血化瘀药物，并配合郁金、降香、薤白等行气药以增强活血化瘀的作用，这对提高心律失常的疗效是有益的。

（三）辨病用药与辨证施治的统一

对心律失常的治疗，各地资料的指导意见不尽相同。心律失常治疗的中西医结合，尚在深入研究探讨之中。我们对心律失常患者的治疗，大部分以中药为主，基本上未用有抗心律失常的西药，患者自觉症状的改善及心电图恢复均比较理想。一部分患者单用中药效果不佳时，我们在辨证用药的同时加激化疗法或低分子右旋糖酐加维生素C静脉滴注，使其中的一些患者病情明显好转。有的患者除辨证用药外，辨病加服乳酸普尼拉明、普萘洛尔后症状显著缓解，心电图亦有所恢复。极少数患者，即使中药加西药联合应用，自觉症状无明显改善，多次复查心电图毫无变化。这些病例见于病毒性心肌炎，且病程多在8至10年以上，可能与局部病灶纤维化或瘢痕形成有关，因此不易恢复。上述治疗，是针对每个患者的具体情况决定的，在总的治疗方案的基础上再予以灵活变通。根据观察，我们认为单纯中药治疗心律失常的疗效是肯定的，但辨病与辨证结合治疗则效果更好。中西医结合，发挥各自所长，为心律失常的治疗开辟了广阔的途径。

此外，对慢速性心律失常患者，我们依据临床特点应用了温补心肾的中药，可使患者心率能够较快地提升，早跳亦随之消失。1例男性患者，熟附子逐量加至21g，心率由50次/分逐渐增至90~100次/分，病情稳定后又将熟附子减量。在应用温热药的同时，要注意温而勿燥。

（四）单味药物对心律失常治疗的认识

在治疗过程中，我们对某些单味药物作用的认识与有关资料是一致的。国内报道苦参抗心律失常原理与改善心肌细胞膜钠钾泵系统有关，使心肌应激性降低，延长绝对不应期，由此控制了异位起搏点。有人认为苦参抗心律失常的作用为非特异性奎尼丁样效应。茵陈治疗心律失常的机理在于其花蕾提取物滨蒿素，可明显增加冠脉血流量，并使电刺激所致的离体兔心室纤颤恢复为强有力地节律收缩。拟定的调脉汤Ⅰ、Ⅱ、Ⅲ号方中均有一定量的苦参，调脉汤Ⅱ号方中配有茵陈治疗阴虚阳盛的患者，均收到一定的疗效，可能与上述理论认识有一定关系。

附：

调脉汤Ⅰ号：党参15~30g，黄芪15~30g，生地黄15g，麦冬12g，五味子12g，炙甘草10g，丹参15~30g，鸡血藤30g，赤芍15g，瓜蒌皮30g，苦参15~30g。

调脉汤Ⅱ号：生地黄15g，麦冬12g，枸杞子12g，菊花10g，地骨皮10g，茵陈15g，丹参15~30g，鸡血藤30g，赤芍15g，瓜蒌皮30g，苦参15~30g。

调脉汤Ⅲ号：党参15~30g，熟附子15g，桂枝6~12g，补骨脂10g，淫羊藿10g，炙甘草10g，麦冬12g，丹参15~30g，鸡血藤30g，赤芍15g，瓜蒌皮30g。心率慢有早搏者加苦参10~15g。

在认清调脉汤Ⅰ、Ⅱ、Ⅲ号方适应证的同时，需根据兼证酌情加减。

（1）兼痰湿阻滞者，配制半夏、橘皮、茯苓、枳壳、胆星、竹茹等。

（2）气滞血瘀明显者，配郁金、川芎、降香、薤白、乳香、没药、当归、红花、桃仁等。

（3）烦躁失眠多梦者，配枣仁、远志、龙骨、牡蛎、珍珠母、夜交藤、朱砂等。

（4）血压高者，配葛根、牡丹皮、钩藤、地龙、牛膝、夏枯草等。

（5）大便干燥者，重用当归，加苁蓉、莱菔子、郁李仁、火麻仁、大黄等。

（6）脉来迟缓甚者，重用熟附子、党参，加黄芪等。

（《石河子医学院学报》1980年第1期）

三参三七蛭琥颗粒联合比索洛尔
治疗冠状动脉心肌桥的临床研究

冠状动脉正常走行于心外膜下的结缔组织中，若一段冠脉走行于心肌内，这束心肌纤维被称为心肌桥（myocardial bridge，MB），行走于心肌桥下的冠状动脉称为壁冠状动脉（mural coronary artery，MCA）。本病多数患者可无临床表现，部分患者常于45岁以上发生典型或非典型心绞痛，表现为心前区憋闷、胸痛或头痛、恶心等，严重者可出现心律失常、急性冠脉综合征，甚至心源性猝死。本病无症状者可暂不治疗，对症状较重者应及时治疗，包括药物治疗、冠脉介入治疗及外科手术治疗，药物治疗是MB的首选治疗方法。本研究采用三参三七蛭琥颗粒联合比索洛尔治疗冠状动脉心肌桥34例，取得了较好的疗效，现报道如下。

一、资料与方法

（一）临床资料

入选河南中医药大学第一附属医院和石河子大学医学院第一附属医院2014年9月~2016年9月心肌桥患者68例，分别在两院经冠状动脉造影或冠状动脉CT血管造影确诊并接受治疗。经查心肌桥位于冠状动脉左前降支57例，左旋支8例，右冠状动脉3例。将68例患者随机分为治疗组与对照组，各34例。治疗组男性20例，女性14例；年龄49~77岁，平均65.6岁；其中劳累型心绞痛16例，自发型心绞痛11例，混合型心绞痛7例。对照组男性18例，女性16例；年龄47~78岁，平均63.2岁；其中劳累型心绞痛17例，自发型心绞痛9例，混合型心绞痛8例。两组患者性别、年龄、心肌桥部位、临床表现、肝肾功能、血脂、血糖及心电图比较差异无统计学意义（$P>0.05$），两组具有可比性。

（二）治疗方法

对照组用比索洛尔片2.5mg，每日服1次，每两周可逐步加量至5.0~7.5mg，控制目标静息心率不低于（55~60）次/分钟为靶剂量。另兼服阿司匹林肠溶片0.1g，每晚1次。治疗组在对照组治疗基础上加用三参三七蛭琥颗粒内服。本方由名老中医岳美中教授的人参三七琥珀末化裁并改为颗粒冲剂，处方：红参10g，丹参10g，玄参10g，三七3g，水蛭3g，琥珀3g，绞股蓝10g。以上为1日量，开水冲后分2次服。从第4周至疗程结束，红参由10g改为5g，其余药剂量不变。如气阴不足尤以阴气甚差者，方中红参可改为西洋参颗粒6g，与其他颗粒一并冲服。疗程均为6个月，治疗期间均维持原发疾病的相关治疗。采用单盲法，每两周作门诊随访，做好临床记录，疗程结束后复查肝肾功能、血脂、血糖及心电图，观察患者的临床症状及心电图改善情况。

（三）疗效评定标准

1.症状疗效

参照1997年全国中西医结合研究座谈会修订的《冠心病心绞痛疗效评定标准》评定。显效：心绞痛发作次数减少>70%，心绞痛分级改善2级；有效：心绞痛发作次数减少30%~70%，心绞痛分级改善1级；无效：心绞痛发作次数减少<30%，心绞痛分级无变化。

2.心电图疗效

显效：心电图恢复到大致正常或正常；有效：心电图ST段回升0.05mV以上，但未达到正常水平。主要导联的T波变浅达25%以上或T波变为平坦或直立，房室或室内传导阻滞改善；无效：心电图无明显变化，与治疗前相同。

3.统计学处理

采用SPSS13.0统计软件处理，计量资料以均数±标准差（$\bar{x}\pm s$）表示，组间比较采用t检验，计数资料采用χ^2检验，等级资料采用秩和检验。$P<0.05$为差异有统计学意义。

二、结果

（一）两组临床症状疗效比较（见表1）

表1　两组临床症状疗效比较　例（%）

组别	显效	有效	无效	总有效
治疗组	19（55.9）	13（38.2）	2（5.9）	32（94.1）*
对照组	16（47.1）	7（20.6）	11（32.3）	23（67.6）

*与对照组比较$P<0.05$。

（二）两组心电图改善情况比较（见表2）

表2　两组心电图改善情况比较　例（%）

组别	显效	有效	无效	总有效
治疗组	16（47.1）	14（41.2）	4（11.7）	30（88.2）*
对照组	11（32.3）	9（26.5）	14（41.2）	20（58.8）

*与对照组比较$P<0.05$。

（三）不良反应

治疗组中有5例头痛、头晕，6例胃脘不适、恶心。对照组中有4例头痛、头晕，3例恶心、呕吐，3例便秘。上述经对症处理，均未中断治疗，继续用药后副反应逐渐减轻，以至消除。

三、讨论

冠状动脉心肌桥是一种先天性冠状动脉发育畸形的心血管疾病，应用冠状动脉造影、冠状动脉CT血管造影等检查即可确诊。在胸痛发作时，冠脉造影患者0.5%~7.5%有MB的存在。MB最常发生在冠状动脉的左前降支，心肌收缩时常压迫其近端或中段。当长的血管段在收缩期被挤压小于舒张期血管直径25%时，即使无动脉粥样硬化，也可能出现心肌缺血。单独收缩期受挤压而导致心肌缺血的原因尚不清楚，可能与收缩期挤压使该血管段的张力异常和冠状动脉痉挛有关，或由于合并左室肥厚所致。有研究表明，MB反复收缩舒张可不断刺激MCA，诱发冠状动脉痉挛，从而加重心肌缺血。本病发作时表现为心绞痛之胸痛、心前区憋闷、心律失常，甚则为急性冠状动脉综合征，个别出现心肌梗死，亦曾有劳累型猝死的报道。使用β受体阻滞剂或钙拮抗剂治疗，可阻断拟交感神经胺类对心率和心肌收缩力的刺激，减轻血管压迫、降低心肌耗氧量，以改善冠状动脉血流灌注。近年来有用中药心可舒片联合倍他乐克治疗MB的报道，取得了良好的疗效，为患者减轻了痛苦。

本病中医文献无明确记载，根据临床表现结合现代认识，可归属于"胸痹""心痛""真心痛""心痹"等范畴。本研究为国家中医药管理局、袁今奇全国名老中医药专家传承工作室建设项目之一，袁老师从事中医临床工作五十余年，对中医治疗心血管疾病积累了比较丰富的经验。他针对心肌桥和壁冠状动脉的病理改变和临床证候特征，视其为癥积留滞，认为是由心气虚、心血瘀阻所致，所拟三参三七蛭琥颗粒剂具有补益心气、活血化癥、软坚散结、镇心安神之功效。方中人参大补元气，调节心脏功能，所含人参皂苷对冠状动脉供血不足、心律失常及强壮身体均有明显作用。丹参、三七活血化瘀，改善冠脉循环，抗血小板聚积力，并可防治血栓栓塞形成；水蛭乃水中之精华生成，专入血分而不伤气，实为破瘀消癥之良品；玄参滋阴清热，软坚散结，以助化癥；绞股蓝益气健脾，解毒化瘀，增加冠脉流量；琥珀镇心安神、行血化瘀，与各药配伍相得益彰。本方有益于有症状心肌桥的治疗。

本研究在常规应用比索洛尔、阿司匹林等药物治疗的基础上，联合三参三七蛭琥颗粒治疗冠状动脉心肌桥，结果表明治疗组临床症状疗效总有效率明显优于对照组，差异有统计学意义（$P<0.05$）；治疗组心电图改善总有效率明显优于对照组（$P<0.05$）。且不良反应少，安全性高，适合临床症状明显、年龄较大或因各种原因不能行手术治疗的心肌桥患者。本研究也体现了中西医结合运用活血化瘀法治疗血瘀证的优势。

（《中西医结合心脑血管病杂志》2018年第6期，作者袁洪文、王新莉、李朕、杨军用、袁今奇）

人参三七琥珀颗粒联合胺碘酮
治疗阵发性心房颤动临床研究

心房颤动（房颤）是临床上最为常见的心律失常，在心血管疾病中发病率较高。西医学治疗阵发性房颤起效快，成功率较高。但复律后防止其复发，仍是临床上较为棘手的问题。患者房颤反复发作，对其工作和生活造成很大的影响。本人运用已故岳美中老中医治疗冠心病心绞痛的经验方人参三七琥珀末，将其改为颗粒剂与胺碘酮联用，观察对阵发性房颤复发的影响，现报道如下。

一、临床资料

（一）西医诊断标准

参照《内科学》标准拟定。心电图表现：P波消失，代之以小而不规则的基线波动，形态与振幅均变化不规则的f波；频率（350~600）次/分；QRS波群形态通常正常，当心室率过快，发生室内差异性传导，QRS波群增宽变形。体征：第一心音强度变化不定，心律极不规则，脉短绌。

（二）中医诊断标准

参照《中药新药临床研究指导原则（试行）》《中医内科学》中心悸气阴两虚证有关标准。主症：时有自觉心中急剧跳动，惊慌不安，不能自主；次症：常伴有胸闷，头晕眼花，乏力，口渴，心烦失眠；舌脉：舌淡或舌红少苔，脉沉细或数。符合以上主症及舌脉表现2项或以上次症即可诊断。

（三）纳入标准

经24小时动态心电图或普通心电图检查符合房颤的心电图表现；阵发性房颤病程至少3个月，发作频率至少每月1次，每次发作时间不超过48小时；阵发性房颤经休息或治疗，目前已转复为窦性心律；房颤发作时有明显的心悸、胸闷、头晕等症状；未服用相关抗心律失常药物或已停药至少5个半衰期；年龄35~70岁；中医辨证分型属气阴两虚型。

（四）排除标准

妊娠或哺乳期妇女；对碘或胺碘酮过敏者；甲状腺功能异常；电解质紊乱所致房颤；心功能≥Ⅲ级；严重肝、肾功能不全者。

（五）一般资料

92例观察对象均为本院急诊内科及心内科病房2010年8月~2012年8月收治的患者，按随机数字表法分为治疗组与对照组。治疗组47例，男30例，女17例；年龄38~70岁，平均（60.38±9.12）岁；病程3~42个月，平均（26.22±15.68）个月；原发疾病为高血压病15例，冠心病20例，风心病4例，肺心病6例，先心病2例。对照组45例，男28例，女17例；年龄42~70岁，平均（61.25±8.14）岁；病程4~40个月，平均（24.45±14.51）个月；原发病为高血压病13例，冠心病21例，风心病4例，肺心病5例，先心病2例。2组一般资料经统计学处理，差异无显著性意义（$P>0.05$），具有可比性。

二、治疗方法

对照组给予口服胺碘酮（每片0.2g，国药准字：H19993254），用法：第1周0.2g，每天3次；第2周0.2g，每天2次；第3周起至疗程结束0.2g，每天1次。

治疗组给予对照组同样治疗，同时加用人参三七琥珀颗粒剂内服。本方由岳美中老中医人参三七琥珀末配方改为颗粒冲剂，处方：红参10g，三七3g，琥珀3g，以上为1日量，开水冲后分2次服。从第3周起至疗程结束，红参10g改为红参5g，三七和琥珀剂量不变。如气阴不足尤以阴气甚差者，方中红参可改用西洋参颗粒12g与三七、琥珀颗粒一并冲服。

疗程均为3个月，治疗期间均维持原发疾病的相关治疗。

三、观察指标与统计学方法

（一）观察指标

房颤发作情况：①治疗开始后第1个月每周复查2次心电图，以后每月复查1次心电图或24小时动态心电图，直至观察结束。②定期随访，每月2~4次复诊，记录患者的血压、心率、脉搏等各项体征，如发现心律不齐或心动过速，应及时行心电图监测。③治疗期间一旦出现心悸、胸闷等不适症状，应立即到医院检查。中医证候积分：治疗前后分别记录2组患者的中医证候积分变化。计分方法参照《中药新药临床研究指导原则（试行）》，包括心悸、胸闷、眩晕、失眠、乏力等症状的变化。

（二）统计学方法

采用SPSS13.0统计软件处理。计量资料以（$\bar{x} \pm s$）表示，组间比较采用t检验，计数资料采用χ^2检验，等级资料采用秩和检验。

四、疗效标准与治疗结果

（一）临床疗效标准

参照《中药新药临床研究指导原则（试行）》有关标准制定。临床控制：治疗期间无经器械检查确认的房颤发作；显效：治疗期间出现房颤发作，但发作次数与治疗前3个月相比，70%≤减少<100%；有效：治疗期间出现房颤发作，但发作次数与治疗前3个月相比，50%≤减少<70%；无效：治疗期间出现房颤发作，发作次数与治疗前3个月相比减少<50%甚至大于治疗前发作次数。

（二）中医证候疗效标准

参照《中药新药临床研究指导原则（试行）》中心悸的相关标准制定。临床控制：临床症状、体征消失或基本消失，证候积分减少≥95%；显效：临床症状、体征明显改善，70%≤证候积分减少<95%；有效：临床症状、体征有好转，30%≤证候积分减少<70%；无效：症状、体征无改善，甚或加重，证候积分减少<30%。以上采用尼莫地平法：证候积分减少=（治疗前积分−治疗后积分）/治疗前积分×100%。

（三）2组临床疗效比较（见表1）

总有效率治疗组为93.62%，对照组为73.33%，2组比较，差异有显著性意义（$P<0.05$）。

表1　两组临床疗效比较　（例）

组别	n	临床控制	显效	有效	无效	总有效率（%）
治疗组	47	35	6	3	3	93.62[①]
对照组	45	16	8	9	12	73.33

与对照组比较，[①]$P<0.05$。

（四）2组中医证候疗效比较（见表2）

总有效率治疗组为95.74%，对照组为75.56%，2组比较，差异有显著性意义（$P<0.05$）。

表2　两组中医证候疗效比较　（例）

组别	n	临床控制	显效	有效	无效	总有效率（%）
治疗组	47	18	22	5	2	95.74[①]
对照组	45	8	16	10	11	75.56

与对照组比较，[①]$P<0.05$。

（五）2组治疗前后中医证候积分比较（见表3）

2组治疗后中医证候积分与治疗前比较，差异均有显著性意义（$P<0.05$）。治疗后2组中医证候积分比较，治疗组低于对照组，差异也有显著性意义（$P<0.05$）。

表3　两组治疗前后中医证候积分比较（$\bar{x}\pm s$）　分

组别	时间	n	中医证候积分
治疗组	治疗前	47	15.46 ± 4.21
	治疗后	47	3.84 ± 4.12[①②]
对照组	治疗前	45	14.18 ± 4.86
	治疗后	45	6.61 ± 5.42[①]

与本组治疗前后比较，[①]$P<0.05$；与对照本组治疗后比较，[②]$P<0.05$。

五、讨论

房颤属中医学心悸、心动悸、怔忡范畴，其病机为本虚标实。本虚为心气虚或心气阴两虚，标实为心血瘀阻，脉络不和。中医治疗房颤宜标本兼治及缓则治其本，治疗中还应考虑防止血栓栓塞事件的发生，减少西药的不良反应，改善症状，巩固疗效并提高临床控制的有效率，从而达到标本兼治的目的。

本研究利用西药胺碘酮阻断房颤起效快之特点，结合人参三七琥珀颗粒补益心气、活血化瘀、镇心安神及有效改善临床症状之优势进行临床观察。方中人参补益心气，调节心脏功能，所含人参皂苷对冠状动脉供血不足、心律失常及强壮身体均有明显作用。三七活血化瘀，可改善冠脉循环，抗血小板聚集力，并可防治血栓栓塞形成。琥珀镇心安神，行血化瘀，与人参、三七相得益彰，共奏扶正、化瘀、安神、复脉之功，中医药治疗阵发性房颤的优势主要体现在对窦性心律的维持，即防止房颤复发，并可有效改善患者自觉症状。研究结果显示，人参三七琥珀颗粒联合胺碘酮治疗并防止阵发性房颤复发，取得了比较满意的疗效，且优于单用胺碘酮治疗。

（《新中医》2014年第6期，作者袁洪文，指导袁今奇）

高血压病的审证求因及辨证用药

高血压病是危害人类健康的常见心血管疾病之一，中医无高血压病名，根据其临床表现，相当于中医学"眩晕""头痛"等范畴，若并发脑血管意外或心肾病变时，则属"中风""水肿"等范畴。现将高血压病的审证求因及辨证用药，与大家分享。

一、审证求因

（一）主要文献记载

《黄帝内经》提到"诸风掉眩，皆属于肝""髓海不足，则脑转耳鸣"，认为本病的发生与肝肾有关。《丹溪心法》提到"无痰不眩""无火不晕"，认为痰与火是眩晕发病的关键。《千金翼方》指出"肝厥头痛，肝火厥逆，上亢头脑也""其痛必至巅顶，以肝之脉与督脉会于巅故也……肝厥头痛必多眩晕"，认为头痛、眩晕是肝火厥逆所致。以上文献描述，反映了中医学对高血压病的基本认识。

（二）病因病机

引起高血压病的原因很多，首先是情志不畅，恼怒与精神紧张，其次为恣食肥甘厚腻，过嗜烟酒辛辣或平素食盐较多，与劳累（房劳、体劳、心劳）及先天禀赋不足也密切相关。以上皆可引起肝失疏泄，肝火上炎，肝阳过亢，痰湿内蕴，肝肾阴虚，阴损及阳，阴阳两虚，瘀血内阻等一系列病理变化，从而引发高血压病，甚则肝风内动变生他病。

（三）主要证候

若症见头晕、头痛、心烦易怒、夜寐不安，或头重肢麻、口干口苦、舌质稍红、苔薄白或稍黄、脉弦有力，则为肝阳上亢型，此型多见于高血压病早期。若症见眩晕耳鸣、心悸失眠、腰膝无力、记忆力减退，或形瘦口干、盗汗遗精、舌质红、苔少、脉弦细或细数，则为肝肾阴虚型，本型多见于久患高血压病者，每因肝阳过亢日久，伤阴伤肾，水不涵木所致。若症见头晕头重、胸闷气短、倦怠乏力，或恶心反胃、呕吐痰涎、舌质胖嫩、边有齿痕、舌苔白腻、脉弦细滑，则为气虚痰浊型，属本虚标实，在高血压病中期多见。若症见头晕耳鸣、腰膝酸软，或阳痿遗精、夜尿多频、自汗盗汗，或形寒肢冷、气短乏力、舌质淡嫩、苔薄白润、脉象细弱，则为阴阳两虚型，本型阴损及阳，以致阴阳两虚，多见于高血压病后期。若症见头痛、胸闷痛、口唇紫暗、眩晕时作、反复不愈、夜寐不安、肌肤甲错、舌质紫暗、边有瘀点、脉细涩或结代，则为瘀血内阻型，此型多发生于高血压病中后期，部分症状可出现在以上各型之中。

上述诸证型，临床可单独出现，有时则相互兼见，临证时应根据具体情况予以辨治，方不失中医治病之特色。

二、辨证用药

（一）按证立法，把握宜忌

高血压病的治疗当按证立法，掌握宜忌，补泻得当，平调阴阳。对肝阳上亢者，用药宜平肝潜降，忌苦寒伐肝，若辨证确需用苦寒者，宜中病即止。对肝肾阴虚者，宜滋肾养肝，但勿滋腻碍脾生痰。对于兼有瘀血证者，宜加用活血通络之品，以疏通血行，但忌峻剂逐瘀，防损元气。对于病久痰浊内蕴或阴阳俱虚患者，宜益气化痰去瘀，或调补肝肾阴阳，以图缓治，忌用大剂泻火降逆或利水伤阴之品，避免一时速效。选方遣药时要遵循降气不伤气，补而不燥肝，滋而不碍脾，清而不伤胃的原则。

（二）随证选方，遣药在己

诊治高血压病应随证选方，师古而不泥古，灵活化裁，遣药在己，以期提高疗效。

1.肝阳上亢证

宜用《杂病证治新义》天麻钩藤饮化裁。本方以天麻、钩藤平肝息风为主药，配以石决明潜阳镇静，牛膝、益母草引气血下行，使偏亢之阳气复为平衡；加黄芩、山栀以清火，使肝风肝火得以平息；配杜仲、寄生补益肝肾；夜交藤、茯神以养心安神，固其根本。本证为高血压病常见之证，若肝火偏盛，可加龙胆草、夏枯草、牡丹皮、生地黄以清肝泄热；若兼腑热便秘者，宜加大黄、芒硝以通腑泄热；若肝阳亢极化风，可用《通俗伤寒论》羚角钩藤汤（羚羊角、钩藤、桑叶、菊花、贝母、生地黄、白芍、甘草、竹茹、茯神）加水牛角、僵蚕、地龙等，以凉肝息风，清热镇痉，养液舒筋。

2.肝肾阴虚证

宜用《医学衷中参西录》镇肝息风汤（怀牛膝、生赭石、生龙骨、生牡蛎、生龟板、生白芍、玄参、天门冬、川楝子、生麦芽、茵陈、甘草）合《医级宝鉴》杞菊地黄丸（六味地黄丸加枸杞子、菊花）化裁，旨在滋阴潜阳，镇肝息风。常用以上两方化裁，每多加入女贞子、旱莲草、石斛等养阴之品。

3.气虚痰浊证

宜用《医学心悟》半夏白术天麻汤（半夏、天麻、白术、茯苓、橘红、甘草、生姜、大枣），燥湿化痰，健脾息风。根据气虚脾弱，痰浊内生之病机，本方宜加黄芪、党参、白芍、木瓜、地龙等，可以提高疗效。

4.阴阳两虚证

宜用（上海曙光医院验方）二仙汤（仙茅、淫羊藿、巴戟天、当归、知母、黄柏），本方阴阳俱调、温而不燥、滋而不腻、清不碍胃，具冲和之德。临床应用时，阴虚明显加龟板、旱莲草、女贞子等；阳虚明显加肉桂、补骨脂、菟丝子等；气虚明显加黄芪、党参、绞股蓝等；血虚明显加何首乌、白芍、阿胶等；兼有血瘀者加丹参、川芎、红花等；兼痰湿较重者加白术、半夏、橘皮等。

5.瘀血内阻证

宜用《医林改错》血府逐瘀汤（当归、生地黄、牛膝、红花、桃仁、柴胡、枳壳、赤芍、川芎、桔梗、甘草）化裁，本方祛瘀生新，活血通络。若兼气虚乏力，少气自汗者，宜配黄芪、人参；兼畏寒肢冷，加附子、桂枝；兼虚热内生，骨蒸潮热者，加知母、牡丹皮、黄柏，重用生地黄，去桔梗、枳壳耗津之品。

（三）谨守缓降，力求稳当

中医治病，应在整体观和恒动观思想指导下，力求实现人体阴阳的动态平衡，以平为期。中医学认为高血压病与肝肾关系至为密切，故调整肝肾，使其阴阳平衡是治疗本病的重要环节。因此，中医治高血压病应谨守缓降，力求稳当。不宜将血压的降低与否，作为疗效判断的唯一标准，而应以治疗对象证候的改善，以及体内阴阳相对平衡的恢复，作为判断疗效的依据。从临床实践中观察到，一些患者经治疗后血压暂未下降，但其证候明显缓解，则预后良好。反之，有些患者血压并不很高，而证候险恶，却往往也会出现中风等恶候。故降血压宜缓降，力求稳当，不应妄求速效，应顺其自然，稳步达到血压和证候统一改善的目的，合理稳降，总以肝肾阴阳平衡得到恢复为要。

三、名家名方

国内外名家研制了多种降压名方，值得效法和借鉴。

著名中医学家刘渡舟教授，治高血压病创三草降压汤（益母草、夏枯草、龙胆草、白芍、炙甘草）。

中国科学院院士、国医大师陈可冀教授，治高血压病创清眩降压汤（苦丁茶、天麻、钩藤、黄芩、川牛膝、生杜仲、夜交藤、生地黄、桑叶、菊花）。

著名中医学家、国医大师邓铁涛教授，治高血压病肝肾阴虚证创莲椹汤（莲须、桑椹、女贞子、旱莲草、山药、龟甲、牛膝、牡蛎，气虚者加太子参，舌光无苔者加麦冬、生地黄，失眠心悸者加酸枣仁、柏子仁）。

著名中医学家、国医大师路志正教授，治高血压病创理血解痉降压汤（制首乌、白芍、当归、茺蔚子、柴胡、枳实、甘草、杜仲、黄芪、黄柏、钩藤）。

著名中医学家周次清教授，治高血压病创八味降压汤（制首乌、白芍、当归、川芎、杜仲、黄芪、黄柏、钩藤）。

日本著名汉方研究家大塚敬节教授，治高血压病创七物降下汤（当归、川芎、生地黄、白芍、黄芪、黄柏、钩藤）。

首届全国名中医袁今奇教授，治高血压病创补肝降压汤（四物汤加制首乌、木瓜、甘草、黄芪、黄柏、钩藤、地龙、益母草）。

四、配合养生

中医养生学蕴涵着丰富的调治疾病的科学之道，其情志、起居、饮食、气功、体育锻炼、浴足等方法，均可扶助正气，调摄精神，增强体质，巩固疗效。对于高血压病患者，除用药物治疗外，应积极配合养生方法。《素问·上古天真论》云："其知道者，法于阴阳，和于术数，食饮有节，起居有常，不妄作劳，故能形与神俱，而尽终其天年，度百岁乃去。"高血压病患者，应顺应自然界变化，保持心理平衡，经常做有氧运动，饮食起居有常，进食宜清淡少盐，谷肉果菜相互配合，还应戒烟忌酒，方能发挥最佳的药物作用及巩固疗效。

高血压病患者，应坚持晨间户外散步，睡前做气功，可以打太极拳、练八段锦，合理安排工作与休息时间。此外，足浴也是具有中医特色的一种外部调养法，可选用桑寄生、牛膝、夏枯草、钩藤、决明子等煎水，每日晨起或睡前进行足浴，每次30分钟，半月为1疗程，可以巩固疗效。

（本文为传承工作室及师承弟子讲稿 2020年8月）

中医学对慢性乙型肝炎免疫耐受的
认识与治疗对策

目前，慢性乙型肝炎（CHB）治疗的难点有二：一是乙肝病毒（HBV）不易清除，各种药物尚无法作用于HBV复制的关键部位——共价闭合环状DNA（cccDNA）；二是CHB的免疫耐受难以清除。此外，还包含这两者相互影响。现就本病的免疫耐受与中医药治疗对策做论述和探讨。

一、中医学对CHB免疫耐受的基本认识

中医学认为，正邪相争是疾病发生及演变过程中机体抗病能力与致病邪气之间的相互斗争。正邪相争，不仅关系着疾病的发生，而且直接影响着疾病的发展及转归。从一定意义上说，各种疾病的发展过程，也是正邪相争及其盛衰变化的过程。正邪相争存在于CHB病程的始终，尤其在免疫清除期更为突出。

HBV为"疫毒"，是一种湿热性邪毒，具有传染性。当人体感染HBV后，疫毒损伤正气，正气亏虚，阳气不振，抗邪无力，正不胜邪，疫毒内蕴不能外达或清除。尤其是母婴传播，或自幼感染疫毒者，先天受损，损伤肾气，后天不足，正气无力抵抗邪气，遂致变生他病。遵循中医学正邪理论，CHB的免疫耐受机制可判定为正虚邪实，势不两立所形成的相持状态。正即正气，包括了人体的肾气、阳气和抗病能力，亦即西医学所说的免疫力或免疫功能。邪即邪气，泛指一切致病因子，针对HBV来说是湿热性疫毒，亦可称邪毒或湿热邪毒。HBV感染所致的免疫耐受，便是人体正气不胜疫毒侵犯所引发病变的相持阶段，也是疫毒不易清除的重要阶段和主要原因。

二、正邪理论在HBV感染自然病程及各阶段治疗中的应用

正邪是疾病矛盾和冲突的两个侧面，疾病的转归取决于正邪斗争的结果。正邪理论可应用于慢性HBV感染的每一个阶段的治疗。

免疫耐受期：正不胜邪，肝功能正常。治以扶正解毒。要病证结合，选方遣药把握尺度。

免疫清除期：正邪相争，肝功能异常。治以清热解毒，凉血化瘀。要重视辨病，不用降酶或酌用降酶药，若免疫亢进，邪胜正衰，应中西医结合治疗，抑制超强免疫，凉血解毒，防止坏病。

非活动或低复制期：正复胜邪，暂时性完全应答或部分应答。治以健脾补肾，甘寒解毒。调节免疫时注意以和为度。

再活动期：正虚邪恋，病情反复，免疫紊乱。治以滋阴补肾，扶正托毒。注意辨证论治，以防他变。

向愈期：正胜邪却，完全应答。治以补肾健脾，活血化瘀。此时清除余邪，应巩固疗效。

基本治愈期：邪去正安，免疫平衡。治以调补肝脾肾，养血活血。此时调节阴阳，以平为期。

上述每一阶段的治疗中，应结合患者的具体情况，实施个体化治疗方案。

三、扶正解毒与清除免疫耐受

现代免疫学认为，当机体对某种抗原的刺激处于免疫耐受状态时，仍能保持对其他抗原的正常免疫应答能力，中医扶正解毒方药有可能作为一种其他抗原的刺激，诱导特异性免疫因子，激活免疫应答能力，鼓舞正气，抵抗邪气。扶正解毒理论可指导慢性HBV感染全过程的治疗，但主要是用在正不胜邪阶段，以清除免疫耐受。

扶正的中药能从益气、助阳、补肾、健脾、滋阴和养血诸方面增强和调节机体免疫功能，益气如黄芪、党参、黄精、灵芝、红参等；助阳如肉桂、桂枝、淫羊藿、仙茅、肉苁蓉等；补肾如巴戟天、菟丝子、枸杞子、五味子、冬虫夏草等；健脾如茯苓、白术、山药、薏苡仁、白扁豆等；滋阴如麦冬、玄参、天冬、生地黄、鳖甲等；养血如当归、阿胶、白芍、何首乌、龙眼肉等。

对于HBV来说，具有解毒作用的中药，除抑制病毒复制外，使用得当可保护肝脏，以减少因免疫效应的过度增强而可能发生某种程度的正常肝细胞损伤。根据慢性HBV感染免疫耐受的病因、病机特点，有下列几种解毒药物供临床使用。清热解毒药如金银花、虎杖、半枝莲、白花蛇舌草、紫草、水牛角等；清热化湿解毒药如土茯苓、苦参、茵陈、垂盆草、黄芩、黄连等；升阳解毒药如升麻、葛根、柴胡等；虫类解毒药（又称以毒攻毒药）如蜈蚣、土鳖虫、蜂房、全蝎等；通便解毒药如大黄、枳实、莱菔子、郁李仁、火麻仁、番泻叶等；化瘀解毒药（有血瘀、痰瘀之分）如丹参、赤芍、桃仁、川芎、红花、泽兰、贝母、胆南星、海浮石等。

使用以毒攻毒的药物，对清除免疫耐受至为重要，但目前国内外学者对此认识不一。本人认为，采用辨病与辨证相结合的方法，确定患者为慢性HBV感染免疫耐受后，应用扶正解毒组方时加入蜈蚣、蜂房等虫类药以毒攻毒，可加速免疫耐受的清除。肝功能处于异常阶段，ALT升高至正常上限2~5倍时则不用或慎用，以防止免疫性损伤过重使人体难以忍受。有毒药物的偏性较强，根据以偏纠偏，以毒攻毒的原则，有毒药物确实有可被利用的一面。更何况中药复方之中，药物间相互牵制形成的生物学变化还具有至今尚未阐明机制的协同作用。例如单味川楝子有肝毒，但在滋阴舒肝的一贯煎中就没有药物性肝损害。古今医家利用某些有毒药物治疗恶疮肿毒、癌肿癥瘕，积累了大量经验，获得肯定疗效。例如近年来，砒石（As2O3）注射液治疗白血病已得到国内外公认，其研究成果获国家自然科学奖。本人用扶正解毒方配合虫类药清除免疫耐受，观察了千余例患者，已取得了比较理想的疗效，应用虫类药清除免疫耐受，用之得法，则效如桴鼓。

四、应用扶正解毒方清除HBV感染必须注意的问题

扶正解毒方（自拟）组成：黄芪、肉桂、仙茅、淫羊藿、女贞子、旱莲草、升麻、柴胡、金银花、虎杖、土茯苓、白花蛇舌草、蜈蚣、蜂房、赤芍、甘草。1剂/天，水煎分2~3次服，连续服3个月为1个疗程，每半个月或1个月复查1次肝功能。其间应随症加减，调整药物与剂量，因人制宜，把握好个体化治疗。

根据国内外研究报告，在CHB治疗过程中，HBeAg及HBV-DNA阴转前，ALT/AST的升高较为明显。有学者认为免疫清除引起转氨酶升高，即是击中靶细胞，使用了合适的处方后，"火候"掌握得好，就有可能出现一次性大转阴，从而获得完全性应答反应。为了实现预期的疗效，在清除免疫耐受的过程中，必须注意以下问题。

（一）掌握好清除免疫耐受的重要标志——转氨酶升高

CHB患者转氨酶与病毒载量的异常常常不在同一水平上，转氨酶正常绝不能说明肝细胞内和血清内无病毒复制，只能说明机体处于免疫耐受状态。免疫耐受至免疫清除期原则上不用降酶药，尤其是ALT波动在正常上限2~5倍时。当ALT波动在正常上限10~20倍时，大多数患者不会出现明显的临床症状，可酌用降酶药，经过8~12周，ALT会逐渐恢复到正常水平。当ALT>正常上限20倍并伴有较明显症状时，应使用降酶药。转氨酶升高立即使用降酶药会阻碍细胞免疫的激活，不利于清除病毒，并容易失去判断病情的尺度。反复使用降酶药，会造成免疫耐受到免疫清除的恶性循环，致使肝细胞隐袭性损害，迁延病程，患者易丧失治疗信心。

（二）注意清除免疫耐受的双刃性，把握好以"和"为度

清除免疫耐受，即可清除病毒，使HBV标志物阴转，产生完全性应答反应。须知阴转和应答的产生好比一场战斗，清除病毒的同时，也会在一定程度上损伤人体的正气，这就是清除免疫耐受的双刃性。ALT升高通常被认为是肝细胞受损所致，中医药清除免疫耐受使ALT升高，免疫得到激活，属一过性损伤，此与病毒损伤肝细胞是两个迥然有别的概念。为避免正气过于损伤，使之维持免疫损伤的一过性，临床应把握以"和"为度，使免疫清除仅限于"细胞免疫功能得到激发"这一阶段，正复胜邪，中病即止。因此，在清除免疫耐受期间必须注意：不可峻补，只能酌情清补，否则闭门留寇，助长疫毒；慎用或不用"以毒攻毒"之品，以防免疫反应过激，变生他病；必须掌握好个体化治疗，针对机体失衡状态，选方遣药以"和"为度。

（三）清除免疫耐受与"中毒"或重型肝炎的区别

清除免疫耐受的治疗，应用适度可清除病毒，应用失度则引发免疫性肝细胞损伤。清除免疫耐受，细胞免疫功能得到激发是正复胜邪现象，"中毒"或重型肝炎是免疫超强反应所致的邪胜正衰现象。前者临床症状较轻；ALT升高至正常上限的5~20倍；血清胆红素正常或轻度升高，一般不超过正常值的5倍；AST/ALT的比值<1；出凝血时间、凝血酶原活动度无异常；随着ALT逐渐下降或接近正常，HBeAg阴转，病毒载量明显下降或阴转。这种情况应考虑是免疫功能得到激发、清除病毒的疗效在望，有可能是一次性全转阴。后者则ALT可升高至正常上限的50倍左右；AST/ALT的比值>1；血清胆红素升高至正常上限的10倍以上；临床症状严重；出凝血时问明

显延长，凝血酶原活动度<40%；伴有急性或亚急性神经精神症状；随着 ALT、TBIL 水平下降，病毒指标无下降或无阴转；甚或出现"酶胆分离"现象，考虑中毒或合并重型肝炎之诊断。

本人认为，中医药扶正解毒与清除免疫耐受的研究，是提高 CHB 临床疗效的根本措施之一。如何提高中医、中西医结合清除免疫耐受的效果是一项极有意义的课题，值得深入研究探索。

（《中西医结合肝病杂志》2007年第2期，作者袁今奇）

护肝抑毒方清除慢性乙型肝炎免疫耐受及抑制病毒复制的临床研究

自1998年2月至2009年8月，我们采用中药汤剂护肝抑毒系列方对慢性乙型肝炎（CHB）免疫耐受的患者进行免疫激活，并对病毒复制的状况进行了比较系统的临床观察，报告如下。

一、资料与方法

（一）病例资料

所选病例均为我院中医肝病门诊及病房收治的符合诊断标准的CHB患者，属免疫耐受期及免疫清除期共1140例，免疫耐受期：治疗组684例，男509例，女175例，平均年龄（36.4±9.1）岁，平均病程（17.7±3.9）年；对照组326例，男245例，女81例，平均年龄（35.1±8.6）岁，平均病程（18.7±4.1）年。两组患者在性别、年龄、病程、病情方面比较，差异均无显著性意义（$P>0.05$）。

免疫清除期：治疗组282例（免疫耐受期治疗后肝功能异常，HBeAg仍为阳性或HBeAg阴转后未达到血清转换，HBV–DNA病毒载量下降但未阴转，以上即未达到完全应答者），男206例，女76例，平均年龄（35.1±8.4）岁，平均病程（19.8±4.3）年。对照组（为免疫耐受期对照组中未取得显效的98例及新增患者130例）228例，男165例，女63例；平均年龄（34.8±6.7）岁，平均病程（19.2±3.8）年。两组患者在性别、年龄、病程、病情方面比较，差异无显著性意义（$P>0.05$）。

（二）诊断标准

所有患者诊断符合 2000 年西安会议制定的《病毒性肝炎诊断标准》：乙型肝炎病史 >6 个月，血清 HBsAg、HBeAg、HBeAb 阳性，HBV-DNA 阳性。

（三）纳入及排除标准

免疫耐受期患者必须为肝功能正常者；免疫清除期患者必须为 ALT> 正常值上限 2~5 倍或 TBIL> 正常值上限者。所有病例均排除合并其他病毒感染者，以及药物性、酒精性、自身免疫性肝病，肝癌，严重心脑血管病，妊娠及哺乳期妇女，过敏体质或正在使用其他药物者，排除治疗观察期间删除和脱落的病例。免疫清除期患者治疗前各项检测指标参照《慢性乙型肝炎防治指南》所提出的抗病毒治疗的一般适应证。

（四）治疗方法

免疫耐受期：治疗组先用护肝抑毒Ⅰ号方以激活免疫耐受，待 ALT 上升波动在正常值上限 5 倍以上，10 倍以内甚至达到 20 倍以内者，则改用护肝抑毒Ⅱ号方，以上两方均 1 剂 / 天，水煎服；对照组用香菇多糖片，2 片 / 次，2 次 / 天，并服叶下珠胶囊，3 粒 / 次，3 次 / 天。两组均治疗 3 个月为 1 个疗程，每半个月或 1 个月查 1 次肝功能，每 1 个疗程结束时复查 HBV-M，治疗组和对照组均为 6 个疗程，疗程结束后治疗组完全应答者随访 12 个月。免疫清除期：治疗组用护肝抑毒Ⅲ号方，1 剂 / 天，水煎服；对照组用双虎清肝颗粒，2 袋 / 次，2 次 / 天。免疫清除期治疗组和对照组疗程和随访同免疫耐受期。

（五）治疗药物

护肝抑毒Ⅰ号方（黄芪、红参、熟附子、肉桂、升麻、柴胡、淫羊藿、蜈蚣、白术、白花蛇舌草、蜂房、土茯苓、皂角刺等），护肝抑毒Ⅱ号方（黄芪、升麻、丹参、白术、赤芍、五味子、金银花、半枝莲、虎杖、柴胡、垂盆草、白花蛇舌草、皂角刺等），护肝抑毒Ⅲ号方（黄芪、何首乌、肉苁蓉、枸杞子、丹参、白术、五味子、金银花、珍珠草、水牛角、赤芍、紫草、皂角刺等），香菇多糖片（国药准字：H35021407，规格：15mg/ 片），叶下珠胶囊（国药准字：Z20027597，规格：0.25g/ 粒），双虎清肝颗粒（国药准字：Z10980118，规格：12g/ 袋）。

（六）实验室检测

采用全自动生化分析仪检测肝功能，用自动快速微粒子酶联免疫分析系统 IMX 仪检测 HBV-M，用 PCR 方法（美国 CABIPE-5700 荧光定量 PCR 分析系统）检测 HBV-DNA 载量（1000copies 以下为阴性）。

（七）疗效标准

根据《病毒性肝炎中医疗效制定标准》《慢性乙型肝炎防治指南》（抗病毒治疗应答）进行评价。

（八）统计学方法

采用 SPSS13.0 软件进行统计学处理，计量资料用 t 检验，分类资料用 χ^2 检验。

二、结果

（一）免疫耐受期疗效比较

1.两组患者治疗不同时段 ALT 上升（正常值上限 5~10 倍）例数及率比较（见表1）。

2.两组患者治疗后主要症状、体征改善情况比较（见表2）。

3.两组患者治疗后血清 HBV-M 阴转率比较（见表3）。

4.治疗组治疗后完全应答患者经 12 个月随访，血清 HBV-M 阴转情况自身对照比较（见表4）。

（二）免疫清除期疗效比较

1.两组患者治疗后主要症状、体征改善情况比较（见表5）。

2.两组患者治疗前后肝功能变化比较（见表6）。

3.两组患者治疗后血清 HBV-M 变化（见表7）。

4.治疗组治疗后完全应答患者经 12 个月随访血清 HBV-M 阴转情况自身对照比较（见表8）。

（三）免疫耐受期、免疫清除期治疗组完全应答率及持久应答率相互比较
（见表9）

表1 两组患者治疗不同时段ALT上升例数及率的比较［n(%)]

组别	n	ALT上升例数及率					
		1个疗程	2个疗程	3个疗程	4个疗程	5个疗程	6个疗程	总计
治疗组	684	0	0	31(4.5)	122(17.9)*	151(22.1)**	98(14.3)*	402(58.81)**
对照组	326	0	0	0	11(3.4)	20(6.1)	27(8.3)	58(17.8)

与对照组比较，*$P<0.05$，**$P<0.01$。

表2 两组患者治疗后症状、体征改善情况比较［改善例数/治疗前症状体征出现例数（%）]

组别	n	乏力	纳差	腹胀	右胁不适	黄疸	肝肿大
治疗组	684	186/220 (84.5)*	130/152 (85.5)**	76/96 (79.2)*	124/195 (63.6)*	55/61 (90.2)*	71/79 (89.9)*
对照组	326	55/105 (52.4)	21/77 (27.3)	18/46 (39.1)	31/93 (33.3)	16/28 (57.1)	15/33 (45.5)

与对照组比较，*$P<0.05$，**$P<0.01$。

表3 两组患者治疗后血清HBV-M变化比较［n(%)]

组别	n	HBsAg(-)	HBeAg(-)	HBeAg(-)/HBeAb(+)	HBV DNA(-)	完全应答
治疗组	684	35(5.1)	466(68.1)**	415(60.8)**	410(59.9)**	402(58.8)**
对照组	326	0	51(15.6)	41(12.6)	38(11.7)	33(10.1)

与对照组比较，**$P<0.01$。

表4 治疗组治疗后完全应答患者经12个月随访血清HBV-M变化比较［n(%)]

	n	HBsAg(-)	HBeAg(-)	HBeAg(-)/HBeAb(+)	HBV DNA(-)	复发	持久应答
完全应答	402	35	402	402	402		
随访后	402	41	364(90.5)	355(88.3)	348(86.6)	54(13.4)	348(86.6)

自身前后对照，$P>0.05$。

表5 两组患者治疗后症状、体征改善情况比较［改善例数/治疗前症状体征出现例数（％）］

组别	n	乏力	纳差	腹胀	右胁不适	黄疸	肝肿大
治疗组	282	195/236（82.6）*	188/224（83.9）*	70/84（83.3）*	216/246（87.8）*	154/166（92.8）*	195/210（92.9）*
对照组	228	156/186（83.9）	135/161（83.9）	69/88（78.4）	99/128（77.3）	85/98（86.7）	122/153（79.8）

与对照组比较，*P>0.05。

表6 两组患者治疗前后肝功能主要指标变化比较（$\bar{x} \pm s$）

组别		ALT（U/L）	AST（U/L）	TBil（μmol/L）	GGT（U/L）
治疗组	治疗前	194.8 ± 96.5	110.2 ± 100.4	70.6 ± 24.5	157.5 ± 32.2
	治疗后	35.8 ± 18.77**△	28.4 ± 7.8*△	25.4 ± 13.7**△	59.7 ± 15.5**△
对照组	治疗前	182.5 ± 73.2	108.8 ± 86.7	75.5 ± 27.3	162.3 ± 36.1
	治疗后	78.6 ± 25.1*	62.3 ± 52.8*	34.1 ± 21.6*	88.7 ± 22.6**

与本组治疗前比较，*P<0.05，**P<0.01；与对照组治疗后比较，△P<0.05。

表7 两组患者治疗后血清HBV-M变化比较［n（％）］

组别	n	HBsAg（−）	HBeAg（−）	HBeAg（−）/HBeAb（+）	HBV DNA（−）	完全应答
治疗组	282	31（11）	236（83.7）**	225（79.8）*	219（77.7）**	216（76.6）*
对照组	228	4（1.8）	98（43.0）	91（40.0）	95（41.7）	89（39.0）

与对照组比较，*P<0.05，**P<0.01。

表8 治疗组完全应答患者经12个月随访血清HBV-M变化比较［n（％）］

	n	HBsAg（−）	HBeAg（−）	HBeAg（−）/HBeAb（+）	HBV DNA（−）	复发	持久应答
完全应答	216	31	216	216	216		
随访后	216	34	202（94.0）	197（91.2）	193（89.4）	23（10.6）	193（89.4）

自身前后对照，P>0.05。

表9 两个时期中治疗组完全应答率及持久应答率的比较［n（％）］

组别	n	治疗时间（月）	完全应答	复发	持久应答
免疫耐受期治疗组	684	18	402（58.8）	54（13.4）	348（86.6）
免疫清除期治疗组	282	36	216（76.6）*	23（10.6）	193（89.4）

与免疫耐受期治疗组比较，*P<0.05。

三、讨论

HBV感染的自然病程一般经历3个时期：免疫耐受期、免疫清除期、非复制或低复制期。对于免疫清除期的患者可以使用干扰素及核苷类似物等，其疗效和存在的问题在医生和患者中已逐渐形成共识。对于免疫耐受期的患者目前仍无具体明确的治疗。中医学认为HBV为"疫毒"，是一种湿热性邪毒，具有传染性且损伤人体正气。遵循中医学正邪理论，CHB的免疫耐受机制可判定为正虚邪实、正不胜邪所形成的相持状态或相持阶段，是疫毒不易清除的重要阶段。免疫耐受也是CHB不易治愈的根本原因之一。针对CHB免疫耐受问题，我们运用中医学术思想对其做了比较系统、全面的理论研究。

遵照整体调控与特效方药相结合的原则，所拟护肝抑毒系列方由Ⅰ号、Ⅱ号、Ⅲ号方组成。Ⅰ号方扶正祛邪，益气温阳补肾，配合甘寒清热解毒、虫类药以毒攻毒激活免疫耐受，抑制病毒复制。本方用于CHB免疫耐受期，待ALT>正常值上限5~10倍（限<20倍）时则改用Ⅱ号方。Ⅱ号方祛邪扶正，甘寒、苦寒、清热解毒并重，护肝降酶，抑制病毒复制。本方用于CHB免疫清除期。Ⅲ号方祛邪扶正，益气补肾，清热解毒，凉血活血，抑制病毒复制。本方用于服Ⅱ号方后肝功能未复常，HBV-M未阴转者。现代药理学研究表明，上述方剂中的扶正（益气、温阳、补肾、健脾等）之品对细胞免疫和体液免疫均有调节作用，能增强吞噬系统功能，促进淋巴细胞转化，诱导特异性免疫因子，激活免疫应答能力。3方中选用的清热解毒之品，除抑制病毒复制外，使用得当可保护肝脏以减轻因免疫效应的过度增强而发生的不同程度的正常肝细胞损伤。虫类药中如蜈蚣具有以毒攻毒之功外，尚有提升机体免疫功能的作用，实验证明蜈蚣能增强吞噬细胞的活性，对吞噬细胞Fc受体有明显增强作用。3方中均配用皂角刺一味，在护肝抑毒治疗过程中发挥了穿透托毒祛邪之功。在运用系列方的过程中，应掌握免疫清除的重要标志——转氨酶升高，尤其是在免疫清除期。当ALT波动在正常上限2~5倍时，原则上不用降酶药。波动在10~20倍以内者，多数无明显临床症状，此时可用降酶药，经过8~12周ALT会逐渐恢复至正常水平。免疫清除具有双刃性，应把握好以"和"为度，期在正复胜邪，中病即止。本观察研究疗程较长，系列方的使用应注意针对性，随证候和检测指标的变化，个体化治疗尤为重要。

本研究结果表明：免疫耐受期治疗中ALT上升时段，其疗效治疗组明显优于对照组，差异有显著性意义（$P<0.05$或$P<0.01$），显示护肝抑毒Ⅰ号方，确有明显激

活免疫耐受之功效；两组患者治疗及随访后主要症状及体征的改善，治疗组明显优于对照组（$P<0.05$、$P<0.01$）；两组患者治疗后血清HBV-M变化比较，治疗组完全应答率为58.8%，对照组为10.1%，差异有显著性意义（$P<0.01$）；免疫耐受期治疗组中完全应答者经12个月随访，自身对照比较，持久应答率为86.6%（$P>0.05$），显示远期疗效稳定。免疫清除期两组患者治疗及随访后主要症状及体征改善情况的差异无显著性意义（$P>0.05$），显示Ⅲ号方与双虎清肝颗粒在证候学方面疗效相似；两组患者治疗前后肝功能主要指标变化，差异有显著性意义（$P<0.05$或$P<0.01$）；两组患者治疗后血清HBV-M阴转情况比较，治疗组和对照组完全应答率分别为76.6%和39.0%，差异有显著性意义（$P<0.05$）；免疫清除期治疗组完全应答者经12个月随访，血清HBV-M变化自身对照，持久应答率为89.4%（$P>0.05$），显示远期疗效稳定。免疫耐受期与免疫清除期治疗组完全应答和持久应答率比较，免疫清除期治疗组治疗36个月完全应答率76.6%，免疫耐受期治疗组治疗18个月为58.8%，差异有显著性意义（$P<0.05$），表明疗效稳定与疗程延长密切相关。免疫耐受期与免疫清除期持久应答率分别为86.6%和89.4%，差异无显著性意义（$P>0.05$）。本研究中未发现病毒变异的病例，仅少数患者做肝活检病理学检查，故未作组织学方面的观察。

综上所述，护肝抑毒Ⅰ号方可有效激活患者的免疫耐受，护肝抑毒Ⅱ、Ⅲ号方能显著抑制HBV复制，从而使CHB患者血清HBV-M阴转率明显提高，并可达到较好的完全应答和持久应答效果。

（《中西医结合肝病杂志》2009年第6期，作者袁今奇）

茵赤系列方对重型肝炎的辨证应用

重型肝炎是可造成急剧而广泛的肝细胞坏死、肝功能严重受损的临床综合征，具有病势凶险、变证多、治疗棘手、死亡率高等特点。中医药治疗对重型肝炎患者在改善临床表现和提高其存活率等方面，均具有一定的优势。

袁今奇教授是首届全国名中医，获全国中医药杰出贡献奖，对各种肝病的诊治造诣较深。现将袁老师治疗重型肝炎的经验总结如下。

一、重型肝炎的分类及病因病机

（一）重型肝炎的分类

重型肝炎是各类肝炎中最为严重的临床类型，常由病毒性肝炎、药物性肝炎、妊娠期急性脂肪性肝炎等病情加重所致。临床将发病后2周以内发生深度黄疸、昏迷、腹水、出血或肾功能衰竭的重型肝炎称为急性重型肝炎。发病2周以上8周以内出现上述表现者，称为亚急性重型肝炎。8周以后仍出现上述表现者，称为慢性重型肝炎。袁老师认为急性重型肝炎的治疗，应中西医并重，充分发挥西医支持疗法的优势，结合中医截断病势发展的方药，可以提高疗效。亚急性及慢性重型肝炎，中医辨证论治能够扭转危局，恢复肝功能，提高存活率，改善患者生活质量。

（二）重型肝炎的病因病机

袁老师认为重型肝炎病因病机复杂，根据病史和证候表现分析，初起主要病因为湿热伤肝，久之湿热羁留，毒瘀蕴结。毒瘀蕴结，伤及脾肾，可引起腹水；毒瘀蕴结，热毒内陷心包，可致昏迷；毒瘀蕴结，热急肝风内动，则瘛疭抽搐；毒瘀蕴结，热灼营血，迫血妄行，可引起出血；毒瘀蕴结，阳气衰败，可致脱证，甚则阴阳离决。袁师认为，本病与中医学"急黄""瘟黄""疫黄"相似，历代文献多有论及。《金匮要略·黄疸病脉证并治第十五》云："脾色必黄，瘀热以行。"阐明了瘀热结于血分发黄的机理。《诸病源候论·卷十二》云："因为热毒所加，故卒然发黄，心满气喘，命在顷刻，故云急黄也。有得病即身体面目发黄者，有初不知是黄，死后乃身面黄者。其候，得病但发热心战者，是急黄也。"此段论述急黄的病因为热毒所致，及其主要证候表现。前人对本病病理过程的认识，有"毒热攻窜、湿热互结、波及心肝、胀满躁扰、神昏而死"的记载，袁老师认为可资借鉴。

二、重型肝炎的治则及证治方药

（一）重型肝炎的治则

袁老师对治则学有较深入的研究，他提出中医治则有四个层次，即治疗总则、治疗通则、治疗常则及具体治则。治则不同于治法，治则统领治法。重型肝炎病情复杂，涉及多种治则，总体来说应是治病求本，以平为期，扶正祛邪，标本论治，并以气血理论把握运用的先后、尺度，指导各种治法的灵活运用。根据重型肝炎的主要病机特点，祛邪以扶正为本病的主要治则。

（二）重型肝炎的证治方药

重型肝炎病机极为复杂，临床证候表现多端，根据证候变化规律，袁老师提出本病证治有下列几种，并认为解毒化瘀退黄是其主要治法。

1.湿热毒瘀蕴结

主症：身目俱黄，肢体困乏，脘腹胀满，或腹胀如鼓，恶心呕吐，便结尿黄，或鼻衄便血，甚则发斑。舌质暗红，苔黄厚腻，脉象弦数。

治法：清热解毒，祛湿退黄，凉血化瘀。

方剂：茵赤三黄汤（自拟方）

组成：茵陈30~90g，黄连10g，炒黄芩10g，黄柏10g，栀子10g，赤芍30~120g，大黄10~15g（后下），土茯苓30g，虎杖15g，生地黄15g，牡丹皮12g，丹参15g，水牛角15g（先煎），橘皮12g，甘草10g。如腹胀腹水者，加槟榔15g，蝼蛄10g；出血明显者，加三七10g，茅根15g；白蛋白低下者，加西洋参15g，黄芪30g，醋柴胡12g，蚕蛹30g。

2.热毒内陷心包

主症：高热烦躁，面赤气粗，口气臭秽，大便秘结，小便短赤，或身目黄染，脘腹胀满，甚则神昏谵语，躁动不安，呕吐秽沫。舌质红绛，苔黄燥腻，脉弦滑数。

治法：清热解毒，凉血退黄，清心开窍。

方剂：茵赤清宫汤（自拟方）

组成：茵陈30~90g，水牛角30~60g（先煎），黄连10g，栀子12g，赤芍30~120g，大黄10~15g（后下），板蓝根30g，紫草12g，生地黄15g，牡丹皮12g，丹参15g，石菖蒲12g，莲子心10g，橘皮12g，甘草10g。可加服安宫牛黄丸，每服1丸，1日2次服；如腹胀腹水明显者，加槟榔15g，蝼蛄10g；白蛋白低下者，加西洋参15g，黄芪30g，醋柴胡12g，蚕蛹30g。

3.热急肝风内动

主症：高热躁动，唇燥渴饮，目睛干黄，或神志恍惚，循衣摸床，甚则四肢抽搐，口中臭秽，大便秘结，尿色深黄。舌质红绛，舌面光剥无苔，脉弦细数。

治法：育阴潜阳，解毒退黄，息风开窍。

方剂：茵赤息风汤（自拟方）

组成：茵陈30~60g，水牛角30~60g先煎，钩藤15g，石决明30g，珍珠母30g，生牡蛎30g，龙胆草12g，生地黄15~30g，玄参15g，麦冬12g，赤芍30g~60g，白芍15g，石菖蒲12g，橘皮12g，甘草10g。可配服安宫牛黄丸，每服1丸，1日2次服；腹胀腹水，加槟榔15g，蝼蛄10g；白蛋白低下者，加西洋参15g，黄芪30g，醋柴胡12g，蚕蛹30g。

4.阳虚毒瘀内蕴

主症：面色晦暗黄染，神疲乏力，少气懒言，畏寒肢冷，食滞纳呆，脘腹胀满，或嗜睡昏睡，语无伦次，循衣摸床，大便稀溏或黏滞不爽，尿赤点滴难下。舌质淡红苔白滑，脉沉细或濡缓。

治法：温阳益气，解毒退黄，化瘀开窍。

方剂：茵赤扶阳汤（自拟方）

组成：茵陈30~60g，赤芍30~60g，熟附片10~15g先煎，人参15g（或西洋参15g），干姜10g，白术15g，桂枝10g，黄芪30g，补骨脂12g，丹参15g，土茯苓30g，石菖蒲12g，莲子心10g，橘皮12g，甘草10g。伴肾功能衰竭、血清肌酐升高者，加熟大黄10~15g，草薢15~30g，川牛膝15g；腹胀腹水者，加槟榔15g，蝼蛄10g；白蛋白下降明显者，加醋柴胡12g，蚕蛹30g，或配服人参三七琥珀末，以增强改善异常血清蛋白的功能。

袁老师诊治重型肝炎，提出按分类、辨证分型治疗，他从临床积累的诊治经验，创制了自拟验方茵赤三黄汤、茵赤清宫汤、茵赤息风汤及茵赤扶阳汤，把握病机，精准标本，急则治标，重在祛邪，即所谓"祛邪以安正""邪去则正安"，常可收到理想疗效。他对重症肝炎方药的配伍，尤为重视黄疸、腹水、昏迷、出血四大证的对应处理，用药刚柔相济，顾护正气，不伤脾胃，令重症转危为安。

三、典型医案

患者陈某，男，46岁，新疆兵团职工。患者乙型肝炎病毒携带近20年，未做任何处理。因反复胁痛、乏力、纳差2年，加重伴身目尿黄3周，住某医院肝病科诊治，予以西医常规治疗并配合茵陈五苓散合柴胡疏肝散加减治疗，病情未见好转，黄疸持续上升，遂由他人介绍来全国名中医袁今奇诊室求治。

初诊：2014年5月16日。患者面色晦暗，身目俱黄，精神萎靡，乏力纳差，恶心呕吐，便秘腹胀，尿黄短少，舌质暗红，苔黄厚腻，脉象弦数。检测报告示：HBV-M为小三阳；肝功能：丙氨酸氨基转移酶（ALT）198U/L、门冬氨酸氨基转移酶（AST）256U/L、总胆红素（TBIL）456μmol/L、间接胆红素（DBIL）309μmol/L，白蛋白（A）27g/L、球蛋白（G）27.6g/L、总胆汁酸（TBA）148.5μmol/L；凝血酶原时间（PT）19秒、凝血酶原活动度（PTA）32.8%；血氨（BA）84.0μmol/L。西医诊断：亚急性重型肝炎、乙型肝炎病毒携带。中医诊断属肝瘟、急黄。中医辨证为湿热毒瘀蕴结，治法清热解毒，祛湿退黄，凉血化瘀。选用茵赤三黄汤加减，处方：茵陈90g，赤芍90g，黄连10g，炒黄芩12g，黄柏10g，栀子10g，大黄15g（后下），土茯苓30g，虎杖15g，生地黄15g，牡丹皮12g，丹参15g，水牛角15g（先煎），吴茱萸6g，甘草10g。14剂，每日1剂，水煎服。兼服安宫牛黄丸，每服1丸，1日2次。

二诊：2014年5月31日。患者面色晦暗好转，身目黄染减轻，纳食明显增加，食后呕吐缓解，腹胀减轻，尿黄转淡。今日查肝功示：ALT：135U/L，AST：176U/L，TBIL：302μmol/L，DBIL：152μmol/L，A：32g/L，G：29.6g/L。于初诊方中加蝼蛄10g，蚕蛹30g，继服14剂，服法不变，并停服安宫牛黄丸。

三诊：2014年6月16日。患者精神好转，全身黄染锐减，已无食后呕恶之症，腹胀几除，大便通畅，尿黄明显转淡，尿量增加，但仍感乏力，餐后嗜睡，舌仍暗红，苔腻仍黄，脉象弦细稍数。仍守茵赤三黄汤化裁。处方：茵陈60g，赤芍60g，黄连6g，大黄12g（后下），西洋参15g，黄芪30g，白术15g，土茯苓30g，生地黄

15g，丹参15g，牡丹皮12g，三七12g，石菖蒲12g，郁金15g，蝼蛄6g，蚕蛹30g，吴茱萸6g，甘草10g。守本方服30剂，观察证候变化并复查各项指标。

四诊：2014年6月30日。患者今日复查肝功能，ALT：72U/L，AST：76U/L，TBIL：115μmol/L，DBIL：52μmol/L，A：39.5g/L，G：28.4g/L，TBA：76.5μmol/L，PT：14秒，PTA：40.50%，BA：42.10μmol/L，HBV-M仍为小三阳。患者诸症悉退，饮食渐增，二便通畅，惟乏力仍存，面目及全身轻度黄染，脉舌如故。三诊方去大黄12g，加干姜10g，余药不变。嘱守方随症进退，继服1个月，以观疗效。

五诊：2014年8月2日。复查肝功能，ALT：45U/L，AST：43U/L，TBIL：36.6μmol/L，DBIL：16.4μmol/L，A：43.6g/L，G：36.4g/L，TBA：30.20μmol/L。患者精神及体力明显好转，饮食及二便基本正常，尿色略黄，舌质稍红，苔薄腻微黄，脉弦细滑。治守解毒化瘀退黄，兼以补气养血，健脾益肾。处方：茵陈30g，赤芍30g，土茯苓15g，虎杖15g，西洋参15g，黄芪15g，白术15g，绞股蓝15g，醋柴胡10g，当归15g，丹参15g，女贞子10g，补骨脂10g，炙鳖甲15g，甘草10g。每日1剂，水煎服。嘱服后如无不良反应，可酌情加减，连续服2个月后复查相关指标。

六诊：2014年10月10日。迭进清热解毒、祛湿退黄、凉血化瘀、补气养血、健脾益肾之剂，历经5个月。患者诸症明显改善，多种不适几近消除，半月前已能到田间从事秋收的轻活劳作。今日复查血凝、血氨均告正常，肝功能除TBA略高（17.50μmol/L）外，其余已在正常范围。患者经单用中药治疗，病情渐有转机，且能起死回生。嘱其增强治疗信心，保持心情愉快，合理膳食，劳逸适度。并嘱坚持常服茵赤肝舒颗粒（自拟方），以资巩固疗效。处方：茵陈15g，赤芍15g，虎杖10g，党参15g，茯苓10g，白术10g，绞股蓝10g，柴胡10g，香附10g，白芍10g，当归15g，丹参15g，鳖甲15g，补骨脂10g，女贞子10g。颗粒剂，每日1剂，冲后分2次服。亦可隔日1剂或数日1剂，患者酌情服用。

随访：经多年随访，患者病情稳定。2020年5月18日复查肝功能等项目，基本正常。

按语：患者为亚急性重型肝炎、乙肝病毒携带者，发病期间曾用西医常规及茵陈五苓散、柴胡疏肝散合方化裁治疗，因病重药轻病情未能控制，黄疸急骤上升。患者病情危笃，属中医"急黄""肝瘟""疫黄"范畴，辨证为湿热毒瘀蕴结，治以清热解毒、凉血化瘀、祛湿退黄。初诊时遵袁老师茵赤三黄汤（自拟方）加减，并兼服安宫牛黄丸清热解毒、息风开窍，以截断扭转病势，慎防逆转闭脱之证。方中茵陈、土茯苓清热祛湿；赤芍、水牛角、丹参、牡丹皮、生地黄凉血化瘀；黄连、黄芩、黄柏、栀子泻火解毒；大黄、虎杖清热通腑化瘀；吴茱萸味苦性热，疏肝降逆止呕，以为反佐，制其大队苦寒之品；甘草调和诸药，和中解毒。本方集祛湿、解毒、凉血、化瘀于一炉，共奏综合退黄之功效。

治疗期间，病情逐渐好转。根据证候变化，曾配伍蝼蛄利水消胀；西洋参、黄芪、绞股蓝益气养阴扶正；柴胡、白术、当归疏肝健脾养血；三七化瘀止血；菖蒲、郁金醒神解郁；干姜温中和胃，反佐寒凉伤及脾胃；补骨脂、女贞子阴阳并调，温而不燥，滋而不腻。中药规范治疗5个月，效果显著，遂以疏肝健脾、清热散瘀、保肝护肝、软坚散结之茵赤肝舒颗粒，继续巩固治疗，以维护病情稳定，改善生活质量。

袁老师诊治急危重型肝病，积累了丰富经验，他师古而不泥古，变法在己，多有创新，每获良效。

（整理王新莉、甘霞、杨军用、邹楠、张选明、周云，指导袁今奇）

五色六味方联合拉米夫定片对慢性乙型肝炎患者外周血Th17/Treg平衡的影响

乙型肝炎病毒（HBV）感染以现有的治疗手段无法做到彻底清除病毒，其导致的肝硬化、肝细胞癌仍然是全球重大公共卫生问题。免疫因素在慢性乙型肝炎的发病中极其关键，研究表明，HBV感染后引起的慢性乙型肝炎与机体免疫功能及状态密切相关，T细胞在抑制和清除病毒感染中发挥首要作用。辅助性T细胞17（Th17）作为新发现的$CD4^+$效应T细胞亚群，其特性及功能已被人们逐步认识。在传统免疫Th1/Th2失衡学说的基础上，Th17和调节性T细胞（Treg）的平衡为学者们研究病毒性及免疫性疾病开拓了新的思路。本研究观察中药五色六味方联合拉米夫定片对慢性乙型肝炎患者外周血Th17、Treg及Th17/Treg平衡的影响，并观察其对HBV-DNA应答的疗效。

一、临床资料

（一）诊断标准

西医诊断标准参照《慢性乙型肝炎防治指南（2010年版）》中慢性乙型肝炎诊断标准。

（二）纳入标准

符合上述诊断标准；年龄21~68岁；病程≥1年；乙型肝炎HBeAg阳性；6个月内未接受抗病毒药物、免疫调节剂及中药治疗；患者知情同意。

（三）排除标准

合并其他类型肝炎病毒感染；合并脂肪性、酒精性、药物性、遗传代谢性、失代偿期慢性肝病；合并其他病毒感染及自身免疫相关的其他疾病。

（四）一般资料

收集石河子大学医学院第一附属医院2012年8月至2015年6月门诊及住院的慢性乙型肝炎患者78例，按照性别分层采用随机数字表法分为治疗组和对照组各39例。治疗组中男25例，女14例；年龄21~62岁，平均（37±11）岁；病程3~42年，平均（11±11）年。对照组中男23例，女16例；年龄24~68岁，平均（39±7）岁；病程1~47年，平均（13±9）年。两组患者一般资料比较差异无统计学意义（$P>0.05$），具有可比性。

二、方法

（一）治疗方法

对照组给予拉米夫定片（贺普丁，国药准字：H20030581），每服1片（100mg），每日1次。治疗组在对照组基础上给予五色六味方颗粒剂口服，组成：青蒿10g，黄芪20g，赤芍10g，白术10g，乌梅10g，淫羊藿15g，每日1剂，分两次用温开水冲服。两组疗程均为48周。

（二）观察指标及方法

所有患者于治疗前及治疗24周、48周时检测检测HBV-DNA载量及外周血Th17效应因子白细胞介素17（IL-17）、Treg细胞的特异性转录因子FOXP3水平。HBV-DNA定量采用伯乐S1000梯度PCR荧光定量仪测定；IL-17细胞因子用ELISA方法检测，PE标记鼠抗体人IL-17A单克隆抗体（批号：CW0286）；FOXP3水平及Th17/Treg值采用流式细胞仪（型号：CyFlow-PASIII）检测。以上测定均由石河子大学医学院第一附属医院中心实验室完成。

（三）统计学方法

采用SPSS19.0软件进行统计分析，计量资料以（$\bar{x}\pm s$）表示，组间采用多因素方差分析，相关性比较采用Spearman相关性检验。以 $P<0.05$ 为差异有统计学意义。

三、结果

（一）两组患者治疗前后不同时间外周血IL-17、FOXP3水平及Th17/Treg值比较

表1示，两组患者治疗前IL-17、FOXP3水平及Th17/Treg值比较比较差异均无统计学意义（ $P>0.05$ ）。治疗组治疗24周时IL-17、FOXP3水平及Th17/Treg值较本组治疗前有所下降，两组治疗48周时IL-17、FOXP3水平及Th17/Treg值较本组治疗前均有所下降（ $P<0.05$ ）。治疗组治疗24周、48周时IL-17、FOXP3水平及Th17/Treg值均低于同时间点对照组（ $P<0.05$ ）。

表1 两组慢性乙型肝炎患者治疗前后不同时间外周血IL-17、FOXP3水平及Th17/Treg值比较（ $\bar{x}\pm s$ ）

组别	时间	例数	IL-17（pg/mL）	FOXP3（个/mL）	Th17/Treg（%）
治疗组	治疗前	39	14.68 ± 15.26	7.50 ± 3.90	13.89 ± 4.57
	治疗24周	39	14.25 ± 13.72	7.38 ± 4.63	12.88 ± 3.11
	治疗48周	39	12.96 ± 13.05*	5.89 ± 2.66*	7.89 ± 2.76*
对照组	治疗前	39	14.85 ± 15.42	7.52 ± 4.87	13.55 ± 4.46
	治疗24周	39	13.52 ± 12.61*△	6.66 ± 3.74*△	11.42 ± 3.33*△
	治疗48周	39	11.48 ± 9.37*△	4.32 ± 2.35*△	7.46 ± 2.55*△

注：IL-17，白细胞介素17；Th17，辅助性T细胞17；Treg，调节性T细胞。与本组治疗前比较，*$P<0.05$；与对照组同时间点比较，△$P<0.05$。

（二）两组患者治疗24周、48周时HBV-DNA阴转率比较

两组治疗前均有26例患者HBV-DNA阳性。治疗组治疗24周时阴转21例，阴转率为80.77%，治疗48周时阴转24例，阴转率为92.30%；对照组治疗24周阴转15例，阴转率为57.70%，治疗48周时阴转18例，阴转率为69.23%。治疗组治疗48周时阴转率明显高于本组治疗24周时（ $P<0.05$ ），且治疗组治疗24、48周时阴转率明显高于同时间对照组（ $P<0.05$ ）。

四、讨论

慢性乙型肝炎可归属于中医学"胁痛""疫毒""黄疸""积聚"及"虚劳"等

范畴。有研究者基于循证医学的研究证据，根据"慢性乙型肝炎从肾论治"，提出"补肾为主，清化为辅"的治法。叶永安等对慢性乙型肝炎证候标准和证候要素进行研究结果显示，肝郁脾虚和湿热内阻是慢性乙型肝炎最主要的证型。本研究运用的五色六味方由青蒿、黄芪、赤芍、白术、乌梅、淫羊藿组成，全方共奏益气、健脾、补肾、解毒、化瘀之功。现代药理研究证实，青蒿素可使巨噬细胞的吞噬功能增强，淋巴细胞转化率提高，阻止白细胞介素及各种炎症介质的释放，从而起到免疫调节作用。黄芪中的某些成分通过 T 细胞介导具有免疫抑制作用，并可促进抗体生成。赤芍具有保肝、降酶、退黄、抗肝纤维化、降低门静脉压的作用。白术益气健脾，其所含多糖能调节免疫功能，使免疫抑制 Th 细胞频数增加。乌梅可保护肝细胞膜和纠正线粒体损伤，具有调节和增强机体免疫功能的作用。淫羊藿温肾壮阳，补而不腻，温而不燥，其主要有效成分淫羊藿多糖、淫羊藿甙、淫羊藿总黄酮对机体免疫功能具有抗氧化、抗炎等作用，通过调节体内多种免疫细胞、免疫因子起到增强和调节机体免疫功能的作用。

本研究结果显示，治疗组 HBV-DNA 阴转率高于同时间对照组，表明五色六味方联合拉米夫定片治疗可促进 HBV 的清除。天然 T 细胞前体在不同条件下分化形成不同的 T 淋巴细胞亚型，Th17 与 Treg 细胞是两种新型 CD4$^+$ 效应 T 细胞亚型。已有研究表明，Th17 介导的免疫反应与慢性乙型肝炎患者肝细胞损伤及肝脏炎症的程度有关。Th17 细胞最重要的效应因子 IL-17 是一种重要的炎性介质，可促进炎性细胞浸润及组织损伤，可作为慢性乙型肝炎患者预后判定的指标之一。FOXP3 是 Treg 细胞的特异性转录因子，且特异性高表达，在调控 Treg 细胞发育和功能效应发挥方面起关键作用，FOXP3 水平表达可精确反映 Treg 细胞的活性。有研究显示，Th17/Treg 失衡可引起全身或局部免疫应答异常，因此 Th17/Treg 值可作为判定慢性乙型肝炎患者病情轻重、治疗效果和预后的指标。本研究结果显示，治疗组患者治疗 24、48 周后外周血 IL-17、FOXP3 水平及 Th17/Treg 值下降，并且明显低于同时间点对照组，提示五色六味方联合拉米夫定片治疗较单纯拉米夫定片治疗更能减轻肝细胞损伤和肝脏炎症，调节 Th17/Treg 平衡，更有利于打破慢性乙型肝炎患者的免疫耐受及调控免疫网络平衡，从而增强机体清除 HBV 的能力并提高 HBV-DNA 阴转率。

（《中医杂志》2016年第13期，

作者邹楠、杨百京、袁洪文、边文贵、赵新芳、周云、王新莉、袁今奇）

自身免疫性肝病的诊治要点及治法遣药

自身免疫性肝病（AIH）是因自身免疫反应介导的慢性进行性肝脏炎症性疾病。本病以女性为多见，约90%的病例有高球蛋白血症，80%以上病例可检出抗核抗体（ANA）、狼疮现象、抗平滑肌抗体（SMA）、肝脏特异性脂蛋白（LSP）的自身抗体及抗线粒体抗体（AMA）。AIH的发病机制尚未研究清楚，本病常见症状与一般慢性肝病相似，如出现乏力、纳呆、胁痛、低热、黄疸、肝功能异常、皮肤瘙痒等表现。还可出现肝外损害，如红斑狼疮、类风湿性关节炎、口鼻眼干燥综合征等。AIH病死率较高，近年来研究表明存活期超过5年者可达75%以上，严重病例可快速进展为肝硬化、肝癌和肝衰竭。目前西医治疗主要用激素、免疫增强剂及支持疗法。

一、病因病机

中医学没有自身免疫性肝病的病名，根据临床表现和症状体征，可将其归属于"胁痛""黄疸""虚劳""积聚""鼓胀"等范畴。AIH病因病机错综复杂，国内中医界对其认识角度不同，治疗上亦各有千秋。现遵照中医基础理论，结合临床实践，对本病的病因病机提出如下认识。①禀赋不足，五脏亏虚，肝失所养，脾运不健，肾精未充；②七情内伤，喜、怒、忧、思、悲、恐、惊伤及五脏功能，气血乖违；③食饮无节，膏粱厚味，嗜酒过度，损伤脾胃，尤伤于肝，穷及于肾；④起居无常，劳逸失度，脏腑功能紊乱；⑤外感六淫之邪，尤以湿邪伤脾、脾阳被遏、热灼伤肝、肝失疏泄、气血化源匮乏为主；⑥久病瘀血，痰浊内生，伤及脉络，致使肝硬脾大；⑦气滞血瘀，或湿热内阻，胆汁不循常道，溢于脉外，发为黄疸；⑧脾失健运，肾失开阖，水道不利，津液不能疏布，终致腹水形成。

总之，本病的发生与变化，关键在于脏腑虚损和气血失调，病位主要在肝、脾、肾三脏。发病原因众多，损伤主要在气血，伤及气者，导致气虚、气郁、气逆；伤及血者，导致血虚、血瘀、出血。

二、诊治要点

根据本病的诊治要点，提出下列几个方面供临床参考应用。①重视十纲辨证，尤重气血之辨，气血充沛则阴平阳秘、精神乃治，阴阳平衡则正气存内、邪不可干，提高免疫功能从而战胜疾病；②出现黄疸，坚持活血化瘀化痰，瘀化黄易退，痰祛黄易消，痰瘀祛化，有益于肝脏转软，脾大回缩；③腹水形成，首重标本，正虚为本、邪实为标，以扶正为本、治水为标，注重在中焦上下功夫，气旺中州运，以无形之气胜有形之水；④调理气血，毋忘健脾益肾，肾藏精为先天之本，肾精充盈，则正气充沛，精力旺盛，肝脏得以滋养，脾主运化为后天之本，气血生化之源，脾健则肢体营养供给得以维护，气血充足，生命力之泉源不竭。

三、治法遣药

自身免疫性肝病的中医治法，可分为治本、治标及标本兼治。一为调和气血，疏肝健脾益肾以治其本；二为病证结合，随症加减以治其标；三为标本相当，则标本兼治。

（一）调和气血，疏肝健脾益肾

补气药常用党参、人参、太子参、西洋参、黄芪、茯苓、白术、山药等，补气之品多有健脾之功；理气药常用柴胡、香附、枳壳、郁金、佛手、苏梗、玫瑰花等，理气药多有疏肝解郁之功；补血药常用当归、白芍、川芎、熟地黄、何首乌、阿胶、龙眼肉等，补血之品多有活血及补肝益肾之功；活血药常用丹参、当归、牡丹皮、赤芍、桃仁、红花、泽兰等，活血之品多有养血或退黄之功；益肾药常用熟地黄、山茱萸、何首乌、枸杞子、淫羊藿、补骨脂、龟甲等，益肾之品多有养肝之功。

（二）病症结合，方症对应遣药

本病临床表现复杂多样，常见体倦乏力、纳呆腹胀、胁肋胀痛、发热口干、面目俱黄、肝脾肿大、赤缕红丝、关节疼痛、皮肤瘙痒、两目干涩、牙龈出血、腹水明显等临床表现，治疗还应做到病症结合，方药对应。体倦乏力明显者，宜选用党参、人参、西洋参、黄芪、茯苓、白术、绞股蓝、甘草等以益气健脾；纳呆腹胀者，宜配用神曲、山楂、鸡内金、莱菔子、木香、橘皮、大腹皮等以醒脾消胀；胁肋胀痛者，宜加用柴胡、枳壳、香附、郁金、佛手、川芎、青皮等以理气止痛；发热口干者，增用水牛角、生地黄、知母、玄参、青蒿、鳖甲、石斛等以养阴清热；面目俱黄者，重用茵陈、赤芍、栀子、大黄、姜黄、秦艽、红花等以清热散瘀退黄；肝脾肿大、赤缕红丝者，配用丹参、赤芍、郁金、红花、鳖甲、皂角刺、牡蛎等以活血散瘀软坚；关节疼痛者，选用威灵仙、桑枝、忍冬藤、络石藤、伸筋草、地龙、丝瓜络等以通络止痛；皮肤瘙痒者，配用荆芥、蝉蜕、土茯苓、白鲜皮、地肤子、何首乌、乌梢蛇等以疏风清热止痒；两目干涩者，加用沙参、玄参、生地黄、石斛、枸杞子、菊花、夏枯草等以养阴润燥；牙龈出血者，选用生地黄、牡丹皮、茅根、水牛角、玄参、地榆炭、仙鹤草等以凉血止血；腹水明显者，增用木瓜、大腹皮、车前子、蝼蛄、水蛭、茯苓皮、泽泻等以理气消胀、化湿利水。

（三）标本相当，则宜标本兼施

自身免疫性肝病，在气血违和，肝、脾、肾功能失调的基础上，常出现各种标证，如胁痛、黄疸、腹胀、关节疼痛、皮肤瘙痒等，应标本兼治，主用调和气血、疏肝健脾益肾之品，配以治标的相关药物，可以提高疗效。

中医治疗AIH，既可避免激素的不良反应，还优于西药的免疫增强剂。通过辨证论治，调整气血及脏腑功能，恢复人体正气，提高免疫力，从而战胜疾病。

（本文为传承工作室系列讲稿　2020年12月）

中西医对非酒精性脂肪性肝炎的认识和治疗

非酒精性脂肪性肝炎（NASH）是临床常见的慢性肝病，近年来发病率呈上升趋势。据统计世界范围内患病率为6%~33%，国内患病率高达15%~20%。本病已成为引起慢性肝病的主要因素，若不及时治疗可进展为肝纤维化，甚至肝硬化及肝细胞癌。

一、西医对非酒精性脂肪性肝炎的认识和诊治

NASH主要是指除酒精和其他明确的肝损害因素外，由多种原因导致的获得性代谢应激性肝脏炎性疾病，是非酒精性脂肪性肝病（NAFLD）疾病谱系之一。此谱系包括非酒精性单纯性脂肪肝（NAFL）、非酒精性脂肪性肝炎（NASH）、非酒精性脂肪性肝细胞癌（HCC）。

（一）发病因素

西医学对本病的发病机制仍不清楚，研究认为可能与下列因素有关：遗传基因、环境因素、饮食不节、运动减少，肥胖病、胰岛素抵抗、Ⅱ型糖尿病、心血管疾病、代谢综合征等。上述因素，可造成脂质代谢紊乱，脂肪沉积于肝脏。

（二）几种学说

（1）二次打击学说是指体内某种基因的两个拷贝（等位基因）都被灭活后，才能发生的肿瘤。脂类在肝细胞内聚集，为第一次打击。触发了一系列细胞的毒素事件，肝脏炎症发生，为第二次打击。此与胰岛素抵抗、氧化应激反应有关。

（2）胰岛素抵抗是指各种原因损伤胰岛素后，产生的胰岛素抵抗反应。

（3）瘦素抵抗是指与胰岛素抵抗相关的细胞因子产生的瘦素抵抗反应。

（4）氧化应激反应是指体内氧化与抗氧化作用失衡的一种状态，被认为是导致

衰老相关疾病的重要因素。

（5）肠道微生态是由肠道正常菌群及其所生活的环境共同构成的微生态系统，肠道菌种约有500种。

（6）自噬现象是细胞内的物质成分利用溶酶体被降解过程的统称，是一种自我分解机制。

（7）内质网应激是细胞为应对内质网腔内错误折叠、未折叠蛋白聚集，以及钙离子平衡紊乱的一种状态。

（三）诊断标准

符合《非酒精性脂肪性肝病诊疗指南》2010年修订版中的诊断标准：

（1）无饮酒史或饮酒含乙醇量每周小于140g（女性<70g）。

（2）除外病毒性肝炎、药物性肝病、全胃肠外营养、肝豆状核变性、自身免疫性肝病的特定疾病。

（3）肝脏影像学表现符合弥漫性脂肪性肝病的诊断，且无其他原因可供解释。

（四）常规检测

1.血脂变化

总胆固醇（TC）、甘油三酯（TG）、高密度脂蛋白（HDL-C）、低密度脂蛋白（LDL-C）。

2.肝功能变化

丙氨酸氨基转移酶（ALT）、门冬氨酸氨基转移酶（AST）、γ-谷氨酰转肽酶（GGT）。

3.细胞炎症介质

肿瘤坏死因子（TNF-α）、转化生长因子（TGF-β）、白细胞介素（IL-6）。

4.肝纤维化指标

Ⅲ型前胶原（PCⅢ）、透明质酸钠（HA）、层粘连蛋白（LN）。

5.肝脏影像学

肝脏B超及肝/脾比值。

（五）西医治疗

西医主张多进行有氧运动，合理饮食，调整饮食结构，控制体重。常用治疗药物如多烯磷脂酰胆碱胶囊（易善复）、阿托伐他汀钙片（立普妥）、非洛贝特缓释胶囊（力平之）、硫普罗宁肠溶片（凯西莱）、维生素C、维生素E等。

二、中医对非酒精性脂肪性肝炎的认识和诊治

鉴于医学产生和发展的历史背景不同，理论体系和认识方法各有千秋，我们应当"传承精华，守正创新""坚持中西医并重，发挥中医药优势和特色"，信奉"疗效是检验医学医术的根本标准"这一科学真谛。

（一）文献选录、病名及四诊

1. 经典文献选录

《素问·刺热》云："肝热病者……胁满痛。"《灵枢·邪气脏腑病形》云："肝脉急甚为恶言，微急为肥气，在胁下若覆杯。"《灵枢·胀论》云："肝胀者，胁下满而痛引少腹。"

《难经》明确论及："肝之积，名曰肥气。"

《金匮要略·水气病脉证并治第十四》云："心下坚，大如盘，边如旋盘，水饮所作，枳术汤主之。"

《古今医鉴》云："胁痛者……或痰瘀流注于血，与血相搏。"

2. 病名的认识

中医文献无NASH病名，现代医家根据其发病特点和临床表现，将其归属于"肝积""肝痞""肝胀""肝癖""肥气""积聚""胁痛"等范畴。

国家中医药管理局重点专科协作组，2012年将NASH归属于"肝癖"范畴。

3. 中医四诊要略

望诊：体丰或腹型肥胖，面色红润或灰暗，舌质暗红或有瘀斑，舌体胖嫩或边有齿痕，舌苔腻或黄腻。

闻诊：语声洪亮或低怯，或口中异味。

问诊：胁肋胀痛，脘腹不适，倦怠乏力，大便黏滞不畅，便秘或便溏，尿黄或尿有异味。

切诊：脉弦滑或沉、弦、细、涩，右胁肋下按之胀痛或刺痛。

（二）病因病机

1. 病因与下列因素有关

先天禀赋不足；体质多为痰湿质、气虚质及血瘀质；七情内伤，肝郁脾虚；恣

食肥甘，运化无力；好静恶动，久卧伤气；起居无常，劳逸失度。

2.病机分析

病机涉及湿、痰、浊、气、血、瘀，病位多在肝脾。核心病机为肝郁脾虚，痰浊瘀阻。早期常因肝失疏泄、脾失健运、肝郁脾虚所致。中期多为脾虚失困，痰湿内蕴，湿浊不化。后期则形成痰浊内阻、气滞血瘀、痰瘀互结之候。

（三）治法方药

1.主要治法

中药治疗：疏肝理气，健脾和胃，健脾化痰，凉血祛脂，化浊祛瘀，散结消癥。

针灸推拿：针刺减肥，推拿祛脂，针推结合。

食疗减肥：合理膳食，调整饮食结构，戒除烟酒。

运动处方：有氧运动，劳逸适度，贵在坚持。

配合器械：按经络理论，使用肝病治疗仪。

2.常用方剂及中成药

常用方剂如柴胡疏肝散、香砂六君子汤、温胆汤、升降散、血府逐瘀汤、枳术清脂汤、消瘀化痰方等。常用中成药如肝爽颗粒、荷丹片、益心康泰胶囊、壳脂胶囊、降脂通络软胶囊、当飞利肝宁胶囊、水飞蓟宾胶囊（水林佳）等。

3.升清降浊颗粒（自拟验方）

组成：新疆菊苣、新疆紫草、新疆赤芍、新疆枸杞子、新疆甘草、白术、绞股蓝、丹参、柴胡、葛根、荷叶、泽泻、姜黄、大黄、僵蚕、水蛭、虎杖、礞石。

功用：健脾化浊，活血祛脂。

主治：非酒精性脂肪性肝炎。

组方来源：新疆地产中药，《毛菊苣保肝及抗肝纤维化的研究》秦冬梅等主编、袁今奇主审，清代杨栗山《伤寒瘟疫条辨·卷四》升降散，《袁今奇医文集》二黄祛脂颗粒。

方解：柴胡、白术、绞股蓝，疏肝健脾，化痰降脂；葛根、荷叶、泽泻，升清降浊，调节血脂；姜黄、僵蚕、大黄，解郁化痰，通腑化瘀；丹参、水蛭、虎杖，养血化瘀，祛痰解毒；菊苣、紫草、赤芍，清热化湿，凉血护肝；枸杞子，滋肾养肝，调节糖脂；礞石，涤痰消食，软坚消痞；甘草，和中解毒，善调诸药。

（袁今奇）

二黄祛脂颗粒对非酒精性脂肪性肝病患者
肝功能及血脂的影响

非酒精性脂肪性肝病（NAFLD）是指无过量饮酒史且排除其他明确的肝损害因素，以甘油三酯（TG）为主的脂质在肝细胞内过度沉积所导致的以肝实质细胞脂肪变性及肝小叶炎症为特征的临床综合征。NAFLD在我国患病率可达15%~20%。预测在未来十年，亚洲地区起病渐趋低龄化，发病率有所上升。NAFLD早期无明显症状，进展慢，如不及时控制可导致肝纤维化、肝硬化，甚至肝细胞癌。中医药治疗本病有较好的疗效，且无明显的不良反应。二黄祛脂颗粒是我们临床实践积累的验方，从清代杨栗山《伤寒瘟疫条辨》中升降散（僵蚕、蝉蜕、姜黄、大黄）化裁而成，具有升清降浊的功效。本研究对55例NAFLD患者采用口服二黄祛脂颗粒治疗，观察其对患者肝功能和血脂的影响和临床疗效，本研究经过石河子大学医学院第一附属医院伦理委员会批准。

一、临床资料

（一）诊断标准

参照中华医学会肝病学会分会《非酒精性脂肪性肝病诊疗指南（2010年修订版）》：①无酗酒史或近期无饮酒史；②排除药物性肝病、病毒性肝炎、肝豆状核病变、自身免疫性肝病等可导致脂肪肝的特定疾病；③排除他病情况下，肝脏影像学表现符合弥漫性脂肪肝的诊断标准。

（二）纳入标准

①符合上述诊断标准；②年龄18~50岁；③患者自愿参加本试验，并签订知情

同意书。

（三）排除标准

①合并心、脑、肾等系统疾病者；②妊娠期或哺乳期妇女；③过敏体质或对本研究方剂组成的中药过敏者；④有严重认知障碍或精神疾病者；⑤正在接受其他治疗方案者。

（四）剔除标准

①治疗期间饮酒者；②资料缺失，不能及时评判疗效和安全性者；③自行退出者。

（五）一般资料

110例患者来自石河子大学医学院第一附属医院2018年9月至2019年11月全国名中医袁今奇传承工作室及肝病专科门诊。采用PEMS3.1统计软件包产生随机数字表，按时间顺序将患者分为治疗组和对照组各55例。两组患者一般资料比较，差异无统计学意义（$P>0.05$），具有可比性（见表1）。

表1　两组非酒精性脂肪性肝病患者一般资料比较

组别	例数	性别／例（%）		年龄／岁，$\bar{x} \pm s$	脂肪肝程度分级／例（%）		
		男	女		轻度	中度	重度
治疗组	55	35（63.64）	20（36.36）	45.4±1.7	25（45.45）	16（29.10）	14（25.45）
对照组	55	34（61.81）	21（38.19）	44.7±1.3	26（47.27）	16（29.10）	13（23.63）
$\chi^2/t/Z$值		0.34		0.46	0.08		
P值		0.84		0.26	0.96		

二、方法

（一）治疗方法

两组患者均给予综合治疗，每周定期在微信公众号推送两次健康宣教内容，同时每周进行1次电话随访。嘱患者调整并维持饮食结构，减少动物性脂肪摄入；适量运动，控制体重；口服维生素E胶丸（每粒100mg，国药准字：H33020187），每次0.5g，每日3次。

治疗组：在综合治疗的基础上给予口服二黄祛脂颗粒。处方：姜黄12g，大黄9g，僵蚕10g，绞股蓝10g，白术10g，葛根10g，荷叶10g，泽泻10g，丹参10g，虎杖15g，水蛭3g，礞石10g，甘草6g。每日1剂，用温开水调匀后分2次冲服。

对照组：在综合治疗的基础上给予多烯磷脂酰胆碱胶囊（每粒228mg，国药准字：H20059010），每次2粒，每日3次。

两组均以1个月为1个疗程，连续治疗3个疗程。

（二）观察指标及方法

1.肝功能

包括丙氨酸氨基转移酶（ALT）、门冬氨酸氨基转移酶（AST）、γ–谷氨酰转肽酶（GGT），于治疗前后各检测1次，均在石河子大学医学院第一附属医院检验中心进行。试剂批号：20162404193。

2.血脂

包括甘油三酯（TG）、总胆固醇（TC）、高密度脂蛋白胆固醇（HDL–C）、低密度脂蛋白胆固醇（LDL–C）于治疗前后各检测1次，均在石河子大学医学院第一附属医院检验中心进行。

3.安全性观察

治疗前后检测血常规、尿常规、便常规、血凝、肾功能等，同时观察两组患者治疗期间的不良事件及转归。

（三）疗效判定标准

参照《非酒精性脂肪性肝病中西医结合诊疗共识意见（2017年）》有关标准制定。治愈：肝功能、血脂指标正常，肝脏B超显示脂肪肝表现消失，临床症状和体征消失；显效：症状和体征基本消失，肝功能、血脂基本正常，肝脏B超显示脂肪肝病情分级下降2个级别（重度转为轻度）；有效：临床症状和体征、肝功能、血脂有所改善，B超示脂肪肝无明显变化；无效：症状和体征无改善，肝功能、血脂及肝脏B超均无明显变化。

（四）统计学方法

采用SPSS20.0软件进行数据分析。计量资料用均值 ± 标准差（$\bar{x} \pm s$）表示，采用t检验；计数资料采用χ^2检验；疗效等级指标采用秩和检验，检验水准设定为双侧，$\alpha =0.05$。

三、结果

（一）两组患者临床疗效比较

治疗组治愈27例，显效14例，有效9例，无效5例，总有效率为90.90%；对照组分别为15例、12例、9例、19例及65.45%。两组患者临床疗效比较，差异具有统计学意义（$P<0.05$），治疗组明显优于对照组。

（二）两组患者治疗前后肝功能指标比较

表2示，治疗后两组患者ALT、AST、GGT水平较本组治疗前均明显下降（$P<0.05$）；治疗后治疗组ALT、AST、GGT水平较对照组降低明显（$P<0.05$）。

表2　两组非酒精性脂肪性肝病患者治疗前后肝功能指标比较　（$U \cdot L^{-1}$，$\bar{x} \pm s$）

组别	时间	例数	ALT	AST	GGT
治疗组	治疗前	55	72.33 ± 10.18	59.82 ± 13.15	77.53 ± 15.56
	治疗后	55	$33.25 \pm 9.86^{a)b)}$	$27.41 \pm 7.59^{a)b)}$	$32.17 \pm 13.32^{a)b)}$
对照组	治疗前	55	71.94 ± 11.24	58.36 ± 12.14	78.48 ± 12.24
	治疗后	55	$43.26 \pm 10.73^{a)}$	$39.23 \pm 9.32^{a)}$	$48.16 \pm 14.37^{a)}$

注：ALT，丙氨酸氨基转移酶；AST，门冬氨酸氨基转移酶；GGT，γ谷氨酰转肽酶。a)与本组治疗前比较$P<0.05$；b)与对照组治疗后比较，$P<0.01$。

（三）两组患者治疗前后血脂水平比较

表3示，两组患者治疗后TG、TC、LDL-C较本组治疗前明显降低，HDL-C明显升高（$P<0.05$）；治疗组治疗后较对照组TG、TC、LDL-C均降低，LDL-C明显升高（$P<0.05$）。

表3　两组非酒精性脂肪性肝病患者治疗前后血脂水平比较（$mmol \cdot L^{-1}$，$\bar{x} \pm s$）

组别	时间	例数	TG	TC	HDL-C	LDL-C
治疗组	治疗前	55	3.66 ± 0.54	6.96 ± 1.57	0.78 ± 0.13	4.01 ± 0.34
	治疗后	55	$1.72 \pm 0.57^{a)b)}$	$4.81 \pm 0.66^{a)b)}$	$1.49 \pm 0.17^{a)b)}$	$2.37 \pm 0.25^{a)b)}$
对照组	治疗前	55	3.60 ± 0.53	6.84 ± 1.42	0.76 ± 0.15	3.89 ± 0.31
	治疗后	55	$2.13 \pm 0.54^{a)}$	$5.73 \pm 1.19^{a)}$	$1.02 \pm 0.19^{a)}$	$3.21 \pm 0.27^{a)}$

注：TG，甘油三酯；TC，总胆固醇；HDL-C，高密度脂蛋白胆固醇；LDL-C，低密度脂蛋白胆固醇。a)与本组治疗前比较，$P<0.05$；b)与对照组治疗后比较，$P<0.01$。

（四）两组患者不良反应情况

两组患者治疗前后血常规、尿常规、便常规、血凝、肾功能检测无异常。治疗组有15例患者服用二黄祛脂颗粒后出现大便次数增多，随着治疗时间延长，大便每日2或3次，无其他不适。对照组未见明显不良反应。

四、讨论

西医学对NAFLD的治疗主张控制饮食，加强运动并配合药物治疗，目前药物治疗方面无特效药，多为针对胰岛素抵抗、氧化应激、炎症及纤维化方面的相关治疗，常采用胰岛素增敏剂、降脂、保肝等药物。依据NAFLD临床表现，可将其归为中医学"积聚""痞证""胁痛""肝胀""肝癖""黄疸""肥气"等范畴。《灵枢·邪气脏腑病形》云："肝脉急甚为恶言，微急为肥气，在胁下若覆杯。"《灵枢·胀论》云："肝胀者，胁下满而痛引少腹。"这些论述都在一定程度上反映了本病的临床特点。既往研究显示，本病痰湿质体质者高发，常由饮食不节，恣食油腻肥甘，又有劳逸失常导致脂质代谢紊乱而成。患者大多初起食积不运，脂肥留滞于肝，以致肝脏功能失调，疏泄不利，脾运受阻。日久脾失健运，水湿不化，积湿生痰，痰浊凝聚，血运受阻，痰瘀膏浊等病理产物沉积于肝，毒邪内蕴，更损肝体，形成恶性循环，以致变生他病。也有研究认为，本病发病关键是痰浊和瘀血相互交结为患。因此，健脾化湿祛痰、活血化瘀散结为NAFLD的基本治法。二黄祛脂颗粒中姜黄、大黄苦寒行气解郁、通腑化瘀；白术、绞股蓝益气健脾、化痰降脂；葛根、荷叶、泽泻升清降浊、调节血脂；丹参、虎杖养血活血、祛痰解毒；僵蚕、水蛭祛风化痰、化瘀消癥；礞石涤痰消食，软坚消痞；甘草和中解毒，调和诸药。僵蚕、葛根、荷叶升阳中之清阳，姜黄、大黄、礞石降阴中之浊阴，升降出入，内外通和。水蛭破血化癥而不伤气阴，礞石峻涤痰结且可消食导滞，二药为伍，痰瘀同治，与白术、绞股蓝益气健脾而相得益彰。本方集行气疏郁、养血活血、涤痰降脂、通腑化瘀、升清降浊于一炉，共奏健脾化痰、活血祛脂之功。多烯磷脂酰胆碱胶囊为NAFLD临床治疗常用西药，可用于药物、毒物、化学物质、酒精等引起的肝脏损伤，故本研究选择其为对照药物。

本研究结果显示，在综合治疗的基础上运用二黄祛脂颗粒治疗NAFLD患者，可明显提高临床疗效，临床总有效率可达90.90%，效果优于多烯磷脂酰胆碱胶囊，且在改善肝功能、降低血脂方面效果亦佳，安全性好。但由于本研究样本量相对较少，治疗周期和随访时间均较短，在今后的研究中，将扩大样本量，增设细胞炎症介质、肝纤维化等指标的观察，延长治疗和随访观察时间，以期获得更高价值的研究数据。

（《中医杂志》2021年第14期，
作者吴希、袁明、何念善、邹楠、秦冬梅、张选明、
甘霞、杨军用、王新莉、杨百京、袁今奇）

半夏泻心汤加减治疗脾胃湿热型慢性浅表性胃炎临床观察

慢性浅表性胃炎在临床消化内科中属于高发性病症，引发该病症的主要原因为胃黏膜慢性炎症，据相关研究显示，对胃炎患者进行胃镜检查的过程中发现，大约有90%的胃炎患者属于慢性浅表性胃炎，患有该病症后，患者会出现上腹痛、恶心呕吐、胃部泛酸及嗳气等不良症状，对其日常生活质量及身心健康造成严重的影响。在中医学中，该病症又被叫作胃脘痛，中医学将该病症分为众多证型，其中脾胃湿热型属于该病症的常见证型，临床上对脾胃湿热型慢性浅表性胃炎的治疗多采用西药治疗方案，但是治疗效果并不显著，且长期服用药物还将增加患者发生不良反应的概率，机体的耐药性增加，造成病情的延误或加重，而中医治疗则可有效弥补常规西药治疗中存在的缺陷，基于此，本文对脾胃湿热型慢性浅表性胃炎病症患者常规西药治疗与半夏泻心汤加减治疗后的效果进行了详细的分析。

一、资料与方法

（一）一般资料

选取2018年1月~2019年2月我院140例脾胃湿热型慢性浅表性胃炎患者为此次研究对象，将其随机分为对照组与研究组各70例，对照组中男女比例为19:16；平均年龄为（39.2±5.6）岁；病程（2.5±0.6）年。研究组中男女比例为39:31；平均年龄为（39.6±5.3）岁；病程（2.2±0.7）年。2组一般资料无差异，$P>0.05$。

（二）纳入与排除标准

纳入标准：①经胃镜检查符合慢性浅表性胃炎诊断标准，且经中医证候诊断标准判断属于脾胃湿热型的患者；②对此次研究持支持态度，且已签署研究同意书并积极配合完成此次研究的患者。

排除标准：①妊娠期或哺乳期者；②对此次研究药物过敏者；③合并免疫系统病症者；④合并其他严重性重大疾病者；⑤未按医嘱服药者；⑥合并精神或行为障碍者。

（三）治疗方法

对照组患者给予常规西药治疗，内容如下。给予患者奥美拉唑肠溶胶囊（国药准字：H20065588；规格：20mg×14粒）口服，每日2次，每次1粒。共治疗1个疗程，每个疗程为1个月。研究组患者给予半夏泻心汤加减治疗，内容如下。①药材选取：黄连3g，黄芩6g，人参、干姜、炙甘草各6g，半夏、藿香各10g，葛花15g，大枣4颗。②随症加减：若患者合并有失温症状时，可在原药方基础上加入香薷8g；若患者合并有寒热症状时，可在原药方基础上加入青蒿、草果8g；若患者合并有腹胀症状时，可在原药方基础上加入木香6g；若患者合并有痞满症状时，可在原药方基础上加入焦山楂10g；若患者有四肢寒冷症状时，可在原药方基础上加入干姜6g。③服用方法：将上述药物加入纯净水中进行煎服，每日1剂，分早晚餐后2次服用，共治疗1个疗程，每个疗程为1个月。

（四）观察指标

①观察患者的各症状积分及血清SOD指标，其中症状积分包括胃痛、胃胀、烧灼感、食欲缺乏、反酸及嗳气；②观察患者的治疗效果，包括显效（经胃镜检查一切正常，各临床症状消失，1个月内无复发）、有效（各临床症状缓解，1个月内无复发）及无效（各临床症状无缓解，且有进一步加重的迹象）。

（五）统计学方法

使用SPSS22.0软件进行处理，计数资料以％表示，行χ^2检验；计量资料以（$\bar{x} \pm s$）表示，行t检验，$P<0.05$表示差异有统计学意义。

二、结果

（一）2组患者各症状积分及血清SOD指标比较

2组患者治疗前的各症状积分及血清SOD指标无显著变化，$P>0.05$；研究组患者治疗后的各症状积分及血清SOD指标明显优于对照组，$P<0.05$（见表1）。

表1 2组患者各症状积分及血清SOD指标比较（例，$\bar{x} \pm s$）

组别	例数	时间	胃痛（分）	胃胀（分）	烧灼感（分）	食欲缺乏（分）	反酸（分）	嗳气（分）	SOD（IU/mL）
对照组	70	治疗前	5.60 ± 1.55	5.52 ± 1.57	5.60 ± 1.63	5.58 ± 1.51	5.30 ± 1.68	5.11 ± 1.74	0.80 ± 0.68
		治疗后	3.58 ± 1.71[1]	3.46 ± 1.67[1]	3.55 ± 1.84[1]	3.22 ± 1.74[1]	3.29 ± 1.86[1]	2.96 ± 1.70[1]	1.01 ± 0.58[1]
研究组	70	治疗前	5.55 ± 1.47	5.61 ± 1.72	5.78 ± 1.62	5.67 ± 1.67	5.44 ± 1.66	5.17 ± 1.73	0.89 ± 0.36
		治疗后	2.58 ± 1.69[1,2]	2.60 ± 1.63[1,2]	2.58 ± 1.69[1,2]	2.42 ± 1.51[1,2]	2.25 ± 1.59[1,2]	2.03 ± 1.57[1,2]	1.95 ± 0.52[1,2]

注：[1] $P<0.05$，与治疗前比较；[2] $P<0.05$，与对照组治疗后比较。

（二）2组患者治疗效果比较

研究组患者治疗总有效率92.86%明显高于对照组的74.29%，$P<0.05$（见表2）。

表2　2组患者治疗效果比较　（例，%）

组别	例数	显效	有效	无效	治疗总有效率
对照组	70	22	30	18	52（74.29）
研究组	70	35	30	5	65（92.86）
χ^2值					8.7923
P值					0.0030

三、讨论

慢性浅表性胃炎是当前临床中较为常见的消化系统疾病，该病发病后若不及时对患者进行干预治疗，将容易导致患者病情恶化，严重的情况下会危及患者生命安全。诱发该病的主要因素有饮食不节、免疫力下降、情志内伤等，其中饮食不规律、不干净是导致发病的重要因素。临床针对脾胃湿热型慢性浅表性胃炎的治疗，西医主要采取保护胃黏膜、抗幽门螺旋杆菌等方式进行干预治疗，该方法在实际治疗过程中，需要患者长时间服药，由于西药本身对患者存在较大刺激，致使患者容易产生各类不良反应，且长期服药还会导致患者身体耐药性增强。西药奥美拉唑胶囊对胃溃疡、十二指肠溃疡有较好疗效，经患者口服后，药物可分布于胃黏膜壁细胞的分泌小管之中，且可以在酸性较强的环境下转化为亚磺酰胺，进而借助二硫键与壁细胞分泌物进行有机结合，最终起到抑制酶活性、阻断胃酸分泌的功效，因此，该药物对各类因素引起的胃酸分泌过多的病症具有明显的效果，患者在长期服用该药过程中常见的不良反应有胀气、恶心、腹痛和便秘等。据相关研究表明，慢性浅表性胃炎和胃黏膜损伤的发生与患者自身氧自由基的水平异常有关，人体血清SOD的状况可以表现人体内氧自由基的清除状况，慢性浅表性胃炎患者在发病后血清SOD的水平会大大下降，本文中实施半夏泻心汤加减治疗方案的研究组患者治疗后的血清SOD指标明显高于对照组（$P<0.05$），说明该治疗方案的实施对于患者血清SOD水平的改善具有显著的效果。中医学针对脾胃湿热型慢性浅表性胃炎的治疗以化湿、行气、清热解毒为主，中医学认为此病症属于"痞满"范畴，造成患者发病的主要原因为患者外邪侵体、饮食不振、情志不佳等，相关献记载，针对脾胃疾病的治疗

主要以调理为主。半夏泻心汤对脾胃疾病疗效较好，其中法半夏、干姜为辛辣药组，黄连、黄芪为苦味药组，整体搭配寒热并用，功效显著，各类药物之间的联合搭配可起活血化瘀、和胃养肝、祛痰化湿等功效，且对患者所造成的不良反应较低。本研究中，研究组患者治疗总有效率92.86%，明显高于对照组的74.29%（$P<0.05$），说明研究组治疗方案对脾胃湿热型慢性浅表性胃炎病症的治疗具有一定的优越性，应在临床上积极推广使用。

　　综上所述，半夏泻心汤加减治疗可有效改善脾胃温热型慢性浅表性胃炎患者的临床症状，提高治疗效果，值得推广。

　　（《光明中医》2019年第18期，作者周云、徐彤、杨百京、盛阳、袁今奇）

中医健脾养胃法在胃癌治疗中的应用探讨

一、资料与方法

（一）一般资料

选择我院2016年12月~2018年1月期间收治的117例胃癌患者开展研究。所有患者均按照《中国常见恶性肿瘤诊治规范》中的标准进行确诊，影像学和组织病理学结果显示为胃癌，TNM分期为I~IV期，生存期超过3个月，肝肾功能正常、心脏功能正常、骨髓功能正常的患者。同时，排除依从性较差的患者，严重精神疾病患者，严重心、肝、肾功能损害患者，正在接受靶向药物治疗的患者。其中男性70例，女性47例，年龄分布在51~78岁之间，平均年龄为（60.13±6.29）岁，鳞癌31例，腺癌86例，按照随机对照原则分为对照组和观察组，对照组58例，观察组59例，两组患者在一般资料方面不具有统计学差异（P>0.05）。

（二）方法

对照组以化疗为主要治疗方案，采用FOLFOX4方案进行化疗，第一天，采用奥沙利铂，按照100mg/m^{2}的剂量进行静脉滴注，第一天和第二天采用亚叶酸钙，按照200mg/m^{2}的剂量静脉滴注，同时采用5–氟尿嘧啶600mg/m^2，持续静脉滴注时间2小时，以14天为1个疗程。观察组采用健脾养胃法联合化疗的治疗方案。健脾养胃法采用的方剂组成：白术15g，炙甘草10g，白芍10g，茯苓15g，姜半夏10g，人参12g，当归15g，橘皮10g。同时，针对脘隐痛患者，加肉豆蔻15g，炮姜炭10g；针对脘痞腹胀患者，加枳壳10g，苏梗10g；针对口苦泛酸、胸骨后灼烧患者，可加吴茱萸5g和黄连6g；针对脘痛灼热患者，可加麦冬10g和北沙参15g，水煎服。1剂/天，14天为1个疗程。

（三）观察指标

对比两组患者临床疗效以及生活质量，采用EORTC生存质量调查问卷进行生存质量评分的评价，分数越高，生存质量越高。

（四）统计学方法

采用SPSS20.0统计学软件开展统计学分析，计量资料用（$\bar{x} \pm s$）表示，组间比较采用t检验，计数资料用百分比表示，组间比较采用χ^2检验，$P<0.05$为差异有统计学意义。

二、结果

（一）两组患者临床疗效对比

表1示，观察组临床治疗有效率为72.88%，对照组临床治疗有效率为53.45%，在统计数据方面观察组占据显著优势，$P<0.05$，差异具有统计学意义。

表1　两组患者临床疗效对比

组别	n	缓解	显效	有效	无效	总有效率3（%）
观察组	59	6	15	22	16	43（72.88）
对照组	58	4	10	17	27	31（53.45）
χ^2值						4.7517
P值						0.0293

（二）两组患者生活质量评分对比

表2示，在治疗前，两组患者生活质量评分相差无几，$P>0.05$，在经过治疗后，两组患者生活质量均得到显著提升，组间比较差异显著，$P<0.05$，差异具有统计学意义。

表2　两组患者生活质量评分对比（$\bar{x} \pm s$）

组别	n	治疗前	治疗后
观察组	59	51.29 ± 14.28	71.27 ± 12.44
对照组	58	52.11 ± 13.92	62.38 ± 11.82
t		0.3145	3.9614
P		0.7537	0.0001

三、讨论

在本方中，白术是养胃健脾的良药，归属胃经和脾经，白芍具有止痛的作用，半夏具有止吐和健脾的作用，有助于消肿散结。橘皮可用于治疗胸腹胀满、不思饮食的病证，同时应用茯苓，能够有效发挥抗癌解毒的作用，炙甘草调和诸药。在本次研究中，对观察组患者采用辨证的健脾养胃法治疗胃癌，结果显示观察组临床治疗有效率为72.88%，对照组临床治疗有效率为53.45%，在统计数据方面观察组占据显著优势（$P<0.05$）。与此同时，在生活质量方面，两组患者不存在显著差异，而在经过治疗后，两组患者生活质量均得到显著提升，组间比较差异显著（$P<0.05$），差异具有统计学意义。由此可见健脾养胃法能够有效改善患者的生存质量。

（《中华肿瘤防治杂志》2018年第25期，

作者周云、李朕、杨百京、袁今奇）

幽门螺杆菌胃炎的中医药治疗

幽门螺杆菌（helicobacter pylori，Hp）感染是胃炎最主要的致病因素，也是预防胃癌最重要的、可控的危险因素，几乎所有的 Hp 现症感染者均存在不同程度的胃黏膜炎症。中医药治疗 Hp 引起的胃炎，具有提高根除率、减少不良反应、减少抗生素使用、改善胃黏膜病变的作用和优势。

一、基本认识

中医无幽门螺杆菌引起的胃炎之对应诊断，根据症状将其对应诊断为"胃脘痛""胃痞""反胃""呃逆""泛酸""嘈杂"等。

病因为特定邪气（Hp）感染，加之七情内伤，饮食不洁。

病位在胃，与脾、肝密切相关。

病机为 Hp 经口直中胃腑，致胃失和降，脾失健运，肝失疏泄，现症感染多见湿、热、气滞症状。胃黏膜存在炎症活动者以脾胃湿热、肝胃不和、寒热错杂为主要病机。Hp 根除后，邪实得祛，则脾胃功能渐复。若病情深入，存在持续的中重度炎症或萎缩性胃炎，则多为虚实夹杂，表现为脾胃受损、气滞、湿阻或瘀阻胃络。

二、证候表现

（一）脾胃湿热证

症见胃脘灼热，或胀或痛，口中黏腻，或口中异味，泛酸嘈杂，渴不欲饮，纳呆泛恶，大便黏滞，身重困倦。舌红，苔黄腻或厚，脉象滑数。

（二）寒热错杂证

症见胃脘痞满，遇冷加重，口干或口苦，食后胃脘胀痛，大便时干时稀，恶心呕吐或肠鸣。舌淡红，苔黄或黄白相间，脉象细数。

（三）肝胃不和证

症见胃脘胀满或攻撑作痛，胁肋胀闷不舒，喜长叹息，嗳气反酸，口干口苦，症状因情志不遂复发或加重。舌红或淡红，苔薄白，脉弦。

（四）脾胃气虚证

症见胃脘胀满或隐痛，食后胃脘不适可缓解，面色萎黄，倦怠乏力，气短懒言，食少纳呆，大便稀溏，排便无力。舌淡，或有齿痕，苔薄白，脉沉弱或细弱。

（五）脾胃虚寒证

症见胃脘隐痛不适，喜按或得温则舒，空腹症状明显，食后稍舒，劳累及受凉后发作或加重，神疲乏力，四肢欠温，大便稀溏或完谷不化。舌淡胖，或有齿痕，苔薄白或白滑，脉沉迟无力。

（六）胃络瘀阻证

症见胃脘痞满或痛有定处，胃痛如针刺，痛处拒按，进食后或夜间加重，或呕血、黑便。舌质暗红，或有瘀斑瘀点，脉象弦涩。

三、辨证治疗

（一）脾胃湿热证

治法：清热化湿和胃。主方：王氏连朴饮化裁。主要药物组成：黄连、厚朴、石菖蒲、法半夏、芦根、栀子、蒲公英、吴茱萸、薏苡仁、槟榔、枳壳、茯苓、竹茹、甘草。

（二）寒热错杂证

治法：平调寒热和胃。主方：《伤寒论》半夏泻心汤化裁。主要药物组成：法半夏、黄连、黄芩、干姜、吴茱萸、槟榔、甘草、人参、大枣。

（三）肝胃不和证

治法：疏肝理气和胃。主方：《景岳全书》柴胡疏肝散化裁。主要药物组成：

柴胡、枳壳、白芍、甘草、香附、川芎、橘皮、槟榔、蒲公英。

（四）脾胃气虚证

治法：益气健脾和胃。主方：《医方集解》香砂六君子汤化裁。主要药物组成：党参、茯苓、白术、甘草、木香、砂仁、法半夏、橘皮、吴茱萸、槟榔。

（五）脾胃虚寒证

治法：温中健脾和胃。主方：《金匮要略》黄芪建中汤化裁。主要药物组成：黄芪、桂枝、白芍、生姜、大枣、茯苓、橘皮、法半夏、木香、砂仁、甘草、槟榔、吴茱萸。

（六）胃络瘀阻证

治法：化瘀通络和胃。主方：《和剂局方》失笑散合《医宗金鉴》丹参饮化裁。主要药物组成：五灵脂、蒲黄、丹参、檀香、砂仁、三七、延胡索、川楝子、甘草、白芍、莪术、吴茱萸、槟榔。

四、辨病用药

中医治疗幽门螺杆菌引起的胃炎，重视辨证论治，并在辨证论治基础上选择具有抗Hp作用的中药，对根除Hp和改善症状及促进胃炎向愈，均可发挥积极有效之功用。药理实验和临床实践证明，大黄、黄连、黄芩、蒲公英、吴茱萸、延胡索、大青叶、槟榔等，对杀灭和根除Hp有显著效果，可辨证选择应用。Hp根除成功后，如需继续治疗，可在辨证基础上结合患者胃镜及病理学表现酌情用药，如针对肠上皮化生、上皮内瘤变，可选用白花蛇舌草、半枝莲、半边莲、肿节风、白英、全蝎、土鳖虫、莪术、龙葵等。

（本文为传承工作室及师承弟子讲稿　2022年1月）

甲状腺功能减退症治疗心悟

甲状腺功能减退症是常见的内分泌系统疾病。多年来，袁今奇老师根据临床经验，逐步总结出脾胃气虚、阳气不足为甲状腺功能减退症的主要病机。盖"脾胃为后天之本，气血生化之源"，袁今奇老师在临床诊治中采用辨病与辨证相结合之法，从脾胃和阳气入手，自拟抗甲减方以健脾和胃，益气温阳，使中宫之脏腑运化有责，阳气得以恢复。更能宗其理法，师古而不泥古，随证加减，努力做到"观其脉证，知犯何逆，随证治之"。

一、病因病机

甲状腺功能减退症简称甲减，是由于体内甲状腺激素含量减少，或因其合成或分泌减少，或因组织利用不足所导致的一种全身代谢减低综合征。临床发病率女性高于男性，常见乏力、畏冷、嗜睡、健忘、面色㿠白、颜面眼睑及肢体浮肿、脱发、便秘或便溏等表现。中医无甲减病名，根据历代文献记载，本病多归属于"瘿病""虚劳""水肿"等范畴。本病病因病机，各派医家认识不一。有认为本病属先天不足，肾阳虚衰者；有医家提出本病主要因脏腑功能衰退，病位在肾，可涉及心脾；部分医家根据元阳虚寒、气血亏损之表现，提出甲减主要病机为脾肾阳虚；有学者认为，本病多因年迈体弱，内伤劳损，或因久服西药而不效，导致气血亏虚，气虚血运不畅而瘀阻脉络。

袁今奇老师根据长期临床积累，提出甲减主要病机为脾胃气虚、阳气不足。盖脾虚是多种虚证发病之关键因素，无论是因禀赋不足，情志不遂，还是因外邪侵袭等因素诱发，最终皆可影响脾失健运及胃失和降。脾为后天之本，气血生化之源，脾胃一旦虚弱便会累及诸多脏腑，所谓五脏六腑无不依赖脾胃运化水谷精微之濡养。李东垣云："百病皆由脾胃衰而生也。"气机升降失常贯穿甲减病之始终，脾胃为气机升降之枢纽，因此健脾和胃是治疗本病之关键。人禀天地之气而生，故气足则有养，脾为生气之本，脾胃虚弱，气化乏源，不能充养机体脏腑、经络、皮肤，是故肢倦乏力、面色㿠白，或萎黄无华。气虚卫外不固，不能"温分肉，肥腠理"，是以畏寒，肌肤发冷或脱屑。脾主一身清阳之气，宜升则健，若脾气不足，升阳乏力，精微不输，清窍失养，脑窍失灵，可见嗜睡、健忘、寐少。脾主运化水液，若运化失职，水液停聚于内，则体重增加，颜面及肢体水肿，或尿量减少。气为先导，虚则推动无力，传导之官虚而不作，可兼有便秘。或因脾虚运化失司，水湿阻遏肠间，亦可形成便溏腹泻。袁今奇老师认为，脾胃气虚日久，气损及阳，可见阳气不足诸候。凡此观之，脾胃气虚、阳气不足，是甲减病发病的主要病机。

二、治疗心悟

袁今奇老师以"健脾和胃，益气温阳"法，用抗甲减方治疗甲减患者，多获良效。抗甲减方组成：黄芪、人参、白术、茯苓、当归、升麻、柴胡、香附、橘皮、淫羊藿、仙茅、熟地黄、山茱萸、防己、泽泻、炙甘草。方中黄芪色黄，性味甘温，大补脾气，能振奋人体一身之清阳，为健脾益气之要药，乃为君药。人参培补元气，白术健脾燥湿，炙甘草甘温和中，以上三味皆为镇守中宫脾胃之要药，使脾健而升清。茯苓甘淡平，健脾渗湿，利水安神，合参、术、草为四君子汤，有增强益气健脾之力。当归养血和营，使阳中寓阴，气中藏血，气血和顺，令脏腑、经络、肌肤皆得其滋润营养。然补气而不行之，恐有壅塞之嫌，故佐以橘皮理气，使真气周游经脉，畅行无阻。然清阳不升，仅补气恐不能提，故配升麻、柴胡升提中州之气，清阳出上窍，浊阴出下窍，使气有所主，血有所养。《内外伤辨惑论》曰："胃中清气在下，必加升麻、柴胡以引之，引黄芪、人参、甘草甘温之气味上升。"《本草纲目》云："升麻引阳明清气上升，柴胡引少阳清气上行，此乃禀赋虚弱，元气虚馁，及劳役饥饱，生冷内伤，脾胃引经最要药也。"香附者，理气解郁，佐于诸补气药之中，能增强其通行经络之力，促进脾胃恢复运化之功。淫羊藿补肾壮阳，益肾固筋，温而不燥，功胜桂附。仙茅辛温入肾经，补肾益髓，聪耳明目，其气平和，温肾不动相火，且可温脾止泻，令脾虚者增进食欲。熟地黄甘温而入肝肾，补肾之精血而填髓，补五脏而调经，聪耳明目。山茱萸酸温，补益肝肾，收敛固涩，与熟地黄配伍相得益彰。防己祛风行水，配黄芪清除颜面及肢体浮肿。泽泻利水渗湿，清泄相火，且利水而不伤阴。本方各药组合，共奏健脾和胃、益气温阳、兼以利水之功。现代药理研究表明，益气和温肾助阳药物能提高甲减患者血清中甲状腺激素的浓度，尤其是T_3的血清水平。

运用抗甲减方的临证加减：大便稀溏者，加补骨脂、怀山药、炮姜；便秘者，加郁李仁、火麻仁、肉苁蓉；肢体浮肿明显者，加桂枝、车前子、蝼蛄；失眠严重者，加半夏、夏枯草、百合、苏叶；健忘、脱发明显者，加制首乌、补骨脂、土茯苓、旱莲草。

三、验案举隅

患者孙某，女，41岁，自述3个月前诊为"甲状腺功能减退"，曾间断服用优甲乐等西药，症状未能缓解。

初诊：患者面色㿠白，下眼睑浮肿，神疲乏力，行动迟缓，纳食不佳，畏寒怯冷，健忘寐差，二便正常。舌苔薄白，脉沉细弱。证属脾胃气虚，阳气亏损。治以益气健脾和胃，温阳散寒，拟用抗甲减方化裁。处方：黄芪30g，人参15g，白术15g，茯苓15g，炙甘草10g，当归15g，制香附12g，橘皮12g，升麻10g，醋柴胡10g，淫羊藿10g，仙茅10g，熟地黄15g，山茱萸15g，炒枣仁30g。12剂，水煎服，每日1剂，分3次服。

二诊：自述精神及乏力好转，食欲及睡眠有改善，仍感形寒肢冷，腰膝不适，脉舌如故。效不更方，于初诊方加桂枝10g，干姜10g，木瓜15g。12剂，水煎服，每日1剂，分3次服。

三诊：患者已不畏寒，精神及乏力明显好转，食欲有增，睡眠尚安。嘱其继用二诊方，改为颗粒剂冲服1个月，以期善后。

四、小结

随着经济社会的发展，人们工作和学习压力负荷过重，因甲减就诊的患者日渐增多。患病年龄范围小自学龄儿童，大到蹒跚老人，覆盖各个年龄段，其中尤以中青年患者为多。目前临床对甲减患者的治疗多采用$L-T_4$（优甲乐）替代疗法，根据不同年龄段及症状采用不同的剂量。临床病例显示，单用优甲乐不能从根本上缓解症状。甲状腺机能减退是因全身细胞能量代谢水平下降所致，西医替代治疗虽然疗效尚可，但大多数需终身服药，部分患者依从性差，敏感体质的患者服用较大剂量时易产生心悸、烦躁等不良反应，最后无奈停用，使治疗处于僵化。中医药辨证治疗甲减彰显优势，抗甲减方的临床应用为疾病的治疗提供了新思路和新方法。袁今奇老师善于精准把握各类疾病的主证，在临床治疗甲减时全面审因辨证，重视从脾胃气虚、阳气亏损调治，辨病与辨证相结合，巧妙运用中药，根据益气健脾和胃、温阳散寒的原则，调理脾胃运化及升降功能，进而使诸脏腑之阴阳气血归于平衡，临床疗效显著。

（作者周云、杨帆，审阅袁今奇）

肺系病证诊治经验谈

新疆地处祖国西北边陲，气候干燥严寒，肺系病证时常可见。现将袁今奇老师诊治肺系病证经验略述如下，以飨同道。

一、历代相关文献考略

袁今奇老师认为，历代对肺系的生理、病理及证治，记载非常翔实，对后世的启发和影响很大。

《素问·六节脏象论》记载有"肺者，气之本""诸气者，皆属于肺"，《素问·阴阳应象大论》记载有"天气通于肺"，《素问·至真要大论》记载有"诸气膹郁，皆属于肺""诸痿喘呕，皆属于上""诸逆冲上，皆属于火"，《素问·咳论》云："五脏六腑皆令人咳，非独肺也。"以上，列举了《黄帝内经》对肺的相关认识，可资借鉴。

张仲景在《伤寒论·辨太阳病脉证并治》第四十条中云："伤寒表不解，心下有水气，干呕，发热而咳，或渴，或利，或噎，或小便不利、少腹满，或喘者，小青龙汤主之。"本条论述太阳伤寒兼里停水饮的证治，以小青龙汤辛温解表，兼化水饮，止咳平喘。本方由麻黄、芍药、细辛、干姜、甘草、桂枝、半夏、五味子组成。张仲景还在《金匮要略·肺痿肺痈咳嗽上气病脉证治第七》中云："咳而上气，喉中水鸡声，射干麻黄汤主之。"本方降气平喘，止咳化痰，治咳喘气逆，喉中有水鸡声者。射干麻黄汤由小青龙汤去芍药、桂枝、甘草、生姜易干姜，加射干、紫菀、款冬花、大枣组成。本方为治疗特禀体质所致哮喘之千古名方。

元代朱丹溪认为："喘因气虚，火入于肺，有痰者，有火炎者，有阴虚自小腹下起而上逆者，有气虚而致气短者，有水气乘肺者。"以上可示当时对喘证病因病机的认识已相当全面。

清代叶天士《临证指南医案》云："喘症之因，在肺为实，在肾为虚。"邵新甫评价："先生揭此二语为提纲。其分别有四，大凡实而寒者，必挟凝痰宿饮，上干阻气，如小青龙，桂枝加朴、杏之属也。实而热者，不外乎蕴伏之邪，蒸痰化火，有麻杏甘膏，千金苇茎之治也。虚者，有精伤气脱之分，填精以浓厚之剂，必兼镇摄，肾气加沉香，都气入青铅，从阴从阳之异也。气脱则根浮，吸伤元海，危亡可立而待，思草木之无情，刚柔所难济，则又有人参、河车、五味、石英之属，急续元真，挽回顷刻。补天治之，古所未及。"以上为叶氏疗喘证治上治下法，不可不参。

二、外感病需辨证治疗

外感病之风寒、风热，有4个指标可以帮助鉴别。第一，问寒热。恶寒重，发热轻，以寒为主，寒重热轻，为风寒；热重寒轻，高热，不怕冷，仅怕风，中医称恶风或畏风，即是风热。第二，咳痰，辨痰的寒热不在色而在质，不管黄白，稀薄的痰是风寒，稠黏的痰是风热。第三，汗和痛。无汗，关节和头痛就是风寒；有汗，咽喉痛就是风热。第四，最关键的就是看舌脉。苔薄白，脉浮紧，是风寒；苔薄黄，脉浮数是风热。此4条就把外感风寒、风热鉴别清楚了。风寒的辛温解表，风热的辛凉解表。辛温解表的可用麻黄汤、荆防败毒散等加减化裁，中成药可酌情选用感冒清热颗粒、小青龙颗粒、通宣理肺丸等；风热的用桑菊饮、银翘散，中成药可选用羚翘解毒丸、银翘解毒丸、连花清瘟颗粒等。此外还要注意：一是要扶正祛邪，尤其中老年人外感病久治不愈，是因未注意扶正，扶正要用仿古方的参苏饮、小柴胡汤，解表加参、芪来扶助，但勿过多恋邪；二是要透窍，可用川芎、桔梗、蝉蜕或杏仁，根据风寒、风热不同分别辨证选用，分量勿过重，上走透窍，量大就导药下行了；第三要给邪出路——润肠通便和淡渗利尿，润肠用莱菔子、决明子、瓜蒌、桃仁，利尿用车前草、白花蛇舌草、茯苓、石苇、薏苡仁等。

暑湿外感：患者舌苔腻，不管白腻、厚腻、黄腻，只要苔腻，就要考虑湿邪为主。用三仁汤分利三焦，上焦用杏仁、中焦用蔻仁、下焦用薏苡仁。其次必须加清暑药，一是藿香，二可用六一散，滑石和甘草6：1的量，六一散30g用荷叶包煎。

三、肺系疾病祛痰为先

肺系疾病常伴咳、喘、痰、炎、热五个主症，其中必须抓住祛痰这个主要环节。痰祛则咳喘炎热随之缓解。祛痰者首要分清寒热，其辨不在色而在质。传统认为黄痰有热，白痰属寒，但临床实际白黏痰用温肺药反而留痰，黄沫痰用清肺药则反而增痰。故辨痰之寒热应以质为准，其色做参考。一般黏稠痰属热，泡沫清稀痰属寒。祛痰之法视寒热之别而定温清。另外还应重视"脾为生痰之源"，不能局限于肺，要配以醒脾和健脾，方能彻底祛痰。一般热痰配醒脾，寒痰配健脾。痰为实邪，应当给以出路而分利两便，利尿润肠有利于痰浊的排出。综上所述，祛痰之治的三个环节，即分寒热，顾脾运和利两便。三个环节的主药分列如下：

温肺：苏叶、细辛、白芥子、白前、杏仁、桂枝、紫菀、款冬花。

清肺：桔梗、牛蒡子、竹沥、桑白皮、浙贝母、前胡、天竺黄、瓜蒌。

醒脾：薏苡仁、橘皮、茯苓、连翘、竹茹。

健脾：半夏、橘红、木香、白扁豆、白术。

分利：车前草、白花蛇舌草、冬瓜皮、芦根、竹叶。

润肠：决明子、莱菔子、桃仁、白菊花、当归。

痰瘀互根互结，肺系病常因情绪激动而诱发，即所谓"木火刑金"。故祛痰时常伍化瘀药以提高疗效，化瘀法从清肝和活血两方面着手。

清肝：黛蛤散、栀子、菊花、夏枯草、地龙、薄荷、蝉蜕、浙贝。

活血：桃仁、川芎、丹参、苏木、泽兰、花蕊石、三七粉。

四、定喘要分辨虚实

明代张介宾《景岳全书》较早提出定喘当分辨虚实："实喘者有邪，邪气实也，虚喘者无邪，元气虚也。"又云："实喘者，气长而有余；虚喘者，气短而不续。实喘者，胸胀气粗，声高息涌，膨膨然若不能容，惟呼出为快也；虚喘者，慌张气怯息短，惶惶然若气欲断，提之若不能升，吞之若不能及，劳动则甚，而惟急促似喘，但得引长一息为快也。"《临证指南医案》辨虚实注重肺肾，认为"在肺为实，在肾为虚"。以上皆具临床实用价值。

定喘虚实之治大异，实喘治在肺，多用泻肺平喘法。虚喘治在肾，常用补肾纳气法。两者虽都以下行法来定喘，但实者用降逆，虚者用纳气，大不相同也。

辨喘虚实有三要：一则视喘作状态，实者粗声高，呼少吸多；虚者息弱声低，呼多吸少。二则视兼症，实者胸满喉鸣，面赤便结；虚者神疲畏风，自汗不止。三则视舌脉，实者苔腻质红，脉滑数；虚者舌淡胖，脉细弱。

实喘主方用麻杏射干汤加减。炙麻黄10g，杏仁10g，桑白皮10g，射干10g，白果10g，防风10g。泻实勿忘配以清热降逆之品，如石膏20~30g，葶苈子10g，黄芩10g，鱼腥草30g，瓜蒌30g，莱菔子10g，浙贝母10g等。

虚喘主方用七味都气丸合人参蛤蚧散加减，重在调理肾阴、肾阳。生地黄10g，天冬10g，麦冬各10g，女贞子10g，补骨脂10g，巴戟天10g，人参10g另煎兑服，蛤蚧粉5g冲服。治虚勿忘配以收敛纳气之品，如五味子10g，山茱萸10g，生龙骨30g，生牡蛎30g，紫菀10g，川贝母10g，肉桂5g等。

喘证的复发率较高，复发与外感、情绪刺激和饮食肥甘厚味关系密切，故需注意生活起居，情绪稳定和饮食调养。在汤剂奏效后仍需服丸药以巩固疗效，防止复发。丸药的选择要标本兼施，标在祛痰，热者服清气化痰丸、蛇胆陈皮末；寒者服橘红丸、通宣理肺丸。该病本在脾肾，可配参苓白术丸、肾气丸、附子理中丸、生脉饮、杞菊地黄丸服用。

五、止咳之道绝非见咳止咳

《素问·咳论》有训："五脏六腑皆令人咳，非独肺也。"咳喘固然是肺系疾病的主要见证，但是不把思路放宽，不顾及脏腑的关联，见咳止咳，单从肺治，则会影响疗效，常会见咳止咳而咳不止。

比如，咳痰带血，胸满胁胀，苔黄质红，脉来弦数，此乃"木火刑金"，除止咳外还要配清肝泻肝类方药，如伍用黛蛤散、栀子、牡丹皮、川楝子、薄荷，甚至要配龙胆泻肝汤才能收到咳平血止的疗效。如干咳咽痒（喉源性咳嗽）日久不愈，腰膝酸软，苔净质红少津，脉象细数，此乃"肺肾阴虚"，除止咳外还要配养阴滋肾类方药，如伍用生地黄、沙参，麦冬、百合、女贞子、旱莲、芦根，甚至配以六味地黄丸方能咳定津复。又如久咳神疲，汗多气短，苔薄白，舌质淡，脉沉细，此乃"肺脾气虚"，除止咳外还要配培土生金类方药，如伍用党参、炒白术、茯苓、橘皮、黄芪、黄精，甚至加用参苓白术散方能咳除神复。再如呛咳失眠，夜重日轻，苔薄黄，舌尖红，脉细数，此乃"心肺火盛"，除止咳外，还要配清心宁神类方药，如伍用远志、枣仁、夜交藤、竹叶、琥珀粉，甚至配以天王补心丹方能咳止心宁。还有咳喘喉鸣，纳呆口苦，苔黄腻，脉弦滑，此乃"肺胃实热"，除止咳外，还要配清胃降逆类方药，如伍用生石膏、知母、生赭石、蒲公英、生牡蛎、生龙骨、竹茹、枳壳方能咳止胃清。如见咳喘便干，腹胀胸满，苔腻脉滑，此乃"肺热移肠"，除止咳外，还要配涤肠通腑类方药，如伍用莱菔子、大黄、全瓜蒌、决明子、大腹皮，甚至配以承气汤类方能咳停肠清。

总之，咳乃肺之主症，治咳不能单从肺论，要顾及脏腑之关联，方是止咳之良策。

六、肺系疾病患者的禁忌

1.不宜进食辛辣、煎炸、油腻等食物

辛辣、煎炸、油腻等食物容易助湿生痰，中医学认为"脾为生痰之源，肺为贮痰之器"，嗜食辛辣油腻容易引起痰热蕴肺，加重病情。平素饮食宜清淡易消化，尤其对于体丰肥胖者。

2.会引起过敏、诱发咳喘的食物，应避免食用

"发物"一般是指食后能引起旧病复发或新病加重的食物，此类食物应避免食用。

3.忌烟酒及过咸食物

肺系疾病患者多伴有气道高反应状态，烟、酒和过咸食物的刺激容易引发支气管的反应，加重咳嗽、气喘等症状。

4.重视环境调护

避风寒，防外感，慎起居。居室（或病室）应通风换气，保持空气清新。经云："正气存内，邪不可干，邪之所凑，其气必虚。"又云："虚邪贼风，避之有时，恬淡虚无，真气从之，精神内守，病安从来。"

袁今奇老师治疗肺系疾病的经验值得我们借鉴和学习。

（整理邹楠、张选明、周云、甘霞、杨军用、王新莉，审阅袁今奇）

慢性肾功能衰竭的辨治与调护

慢性肾功能衰竭（CRF），是各种慢性肾实质性损害导致的肾功能慢性进行性恶化的临床综合征。临床主要表现为代谢产物潴留，水、电解质和酸碱平衡失调，机体不能维持内环境稳定。本病在原发性肾病中，病因以肾小球肾炎多见，其次为肾小管间质性肾炎。在继发性肾病中常见于糖尿病肾病、高血压性肾动脉硬化、系统性红斑狼疮性肾炎等。相关流调资料表明，我国CRF发病率大约为0.06%，以50~60岁年龄组发病率最高。

一、中医对慢性肾功能衰竭的认识

本病常由水肿、淋证、尿血、癃闭等多种肾脏疾病发展而来。中医学认为各种肾病日久，每多损及以脾肾为主的各脏腑功能，病情逐渐加重，导致正气虚衰，浊邪、瘀血壅滞肾络，肾脏开阖功能失司，湿浊尿毒潴留体内，从而引发本病。多种因素可使病程进展加快，甚则恶化。如感受外邪、饮食不节、劳倦过度、用药有误等，遂致肺失治节，三焦不利，湿浊潴留，或湿热下注，伤及脾肾。还可因素体脾虚，过劳伤正，饮食不节，恣食生冷厚味，高蛋白饮食，使脾肾亏虚更甚，尿毒潴留加剧。

慢性肾衰的病程较长，病机错综复杂，既有正气耗损，又有实邪蕴阻，属本虚标实，虚实夹杂之证。正虚有阴、阳、气、血之不同，邪实则有外邪、湿阻、痰浊、热毒、瘀血、动风之证候。病位涉及多种脏腑，其主要在脾、肾，常影响肺、胃、心、肝诸脏腑。本病病机关键在于肾的开阖功能失调，肾的开阖功能有赖于机体的气化作用，肾气亏虚可引起肾的气化功能障碍，肾失开阖，不能正常疏利、转输、运化水液及排除毒邪，形成湿热、湿浊、瘀血及尿毒等有害之物。毒邪虽源于正虚，但毒邪又可伤正，阻碍阴、阳、气、血的生成，因实致虚，成为本病的重要病理因素。湿浊中阻，脾胃升降失常，可见呕恶、纳呆、腹胀；湿浊蕴脾，气血生化之源匮乏，则气血亏虚加重，阳衰阴虚益甚；湿浊阻遏心阳，心气不足，血运无力，可见心悸、胸闷、气短，水气凌心者则心悸加重；病情重者，可出现肝风内动，症见神志不清，四肢抽搐；肾气极衰，膀胱气化不利则尿少、水肿，甚则尿液点滴全无，此为闭证；若尿毒上泛，扰乱神明，轻则精神抑郁或亢奋，重则尿毒化热，邪陷心包，可致心气欲脱，阴阳离决，精气乃绝。

二、慢性肾功能衰竭的辨证论治

慢性肾衰可出现多种临床证候表现，治疗必须方证对应，扶正祛邪，标本兼施。因其病程缓慢，每多速效难求。

（一）脾肾不足，气血两虚

症见面色无华，神疲乏力，饮食少思，夜尿多频，舌质淡红，苔薄白或微腻，脉细无力。此证常见于慢性肾衰早、中期，病程较长，发展缓慢者。治以健脾补肾，益气养血，佐以通腑泄浊。拟用肾衰Ⅰ号方：黄芪30~60g，防己12g，党参15~30g，茯苓15g，白术15g，当归15g，丹参15g，制首乌15g，鸡血藤30g，菟丝子10g，巴戟天15g，肉苁蓉15g，桑螵蛸12g，熟大黄12g。胃纳欠佳加炒神曲15g，炙鸡内金15g；恶心呕吐加吴茱萸5g，黄连6g，姜半夏10g或生姜10g；形寒肢冷加熟附子6g，淫羊藿15g，桂枝10g；合并尿路感染者加萆薢15g，白茅根15g，石苇15g，车前子12g。

（二）气虚血瘀，肾络受损

症见面色晦暗或苍白，眩晕耳鸣，腰酸乏力，下肢浮肿，夜尿多频，舌质紫暗或见瘀斑，苔腻或微黄，脉弦细或沉细。此证常见于肾功能减退、高血压病合并肾动脉硬化、长期尿蛋白及尿潜血阳性者。治以益气活血，补肾泄浊。拟用肾衰Ⅱ号方：黄芪30~60g，人参15g，丹参30g，赤芍12g，地龙12g，红花10g，制首乌15g，山茱萸15g，杜仲15g，桑寄生15g，肉苁蓉15g，茜草15g，熟大黄15g，泽泻15g。舌苔厚腻加藿香10g，制苍术15g，白豆蔻10g；蛋白尿甚者加怀山药30g，芡实15g，海马5g；大便秘结者用生大黄15g，火麻仁30g；血瘀重者加水蛭5g，土鳖虫6g；水肿明显者加蝼蛄6g，茯苓皮30g；内热重者加知母12g，黄芩12g，地骨皮12g。

（三）热毒夹瘀，肾精亏虚

症见面红目赤，身热烦躁，口干咽痛，鼻衄或肌衄，脘痞纳呆，腹胀便秘，腰膝酸软，舌质暗红，或见瘀斑，苔多黄腻，脉象细数。此证常见于近期因感染而致肾功能恶化内热炽盛者，或因素体阳盛用药有误致肾精匮乏者。治以清热解毒，滋补肾精，化瘀通腑。拟用肾衰Ⅲ号方：白花蛇舌草30g，水牛角15g，生地黄15g，知母12g，炒黄柏10g，丹参15g，牡丹皮12g，赤芍12g，制首乌15g，女贞子15g，旱莲草12g，黄连6g，姜半夏10g，木香10g，大腹皮15g，生大黄15~30g。身热不解加生石膏30g；咽痛明显加射干12g、玄参15g；鼻衄者加茅根30g；大便秘结加火麻仁30g；舌苔厚腻加藿香12g，制苍术12g，白豆蔻10g。

（四）脾肾阳虚，湿浊内蕴

症见面色无华，少气乏力，形寒腹胀，唇甲苍白、纳食不馨，或呕吐泛恶，腰膝酸软，下肢水肿或全身浮肿，尿量减少或尿中泡沫增多，甚则尿闭，舌质淡胖苔白腻，脉沉细无力。此证常见于慢性肾衰之重症，或尿毒症中晚期者。治以温补脾肾，通腑化浊。拟用肾衰Ⅳ号方：人参（或红参）15~30g，熟附子6~10g，肉桂10g，白术15g，茯苓15g，知母12g，炒黄柏10g，怀牛膝15g，怀山药30g，山茱萸15g，干姜10g，炒枳实15g，炒厚朴12g，生大黄15g，萆薢15g，车前子12g。血虚、血瘀者加当归15g，丹参15g；呕恶重者加生姜10g，黄连6g，吴茱萸5g；夜尿多频者加肉苁蓉15g，桑螵蛸12g，尿少尿闭者加黄芪30~60g，水蛭6g，蝼蛄10g。

以上四种证型，皆可选用中药保留灌肠。药用生大黄、生牡蛎、煅牡蛎、槐花、地榆各30g，浓煎成150~200mL，高位保留灌肠2~3小时后，用300~500mL温水清洁灌肠。每日1次，连续灌肠10天为1个疗程，休息5天后，可再继续下1个疗程。本法可有助于降肌酐，并改善肾功能。

三、慢性肾功能衰竭患者的调护

慢性肾功能衰竭患者的调护非常重要，主要为心理、饮食、保持大便通畅、防治感染及忌用肾毒性药物等诸方面。

（一）保持心情舒畅，力戒劳累

慢性肾衰患者应注意休息，保证充足的睡眠，节制房劳。本病病程较长，预后每多欠佳，患者容易悲观失望。调护中应在心理上给予疏导，解除其顾虑，帮助患者以乐观的态度对待疾病，树立和疾病抗争的信心，鼓励患者积极配合治疗。

（二）饮食调护很重要，为防治的有效手段

低蛋白饮食：低蛋白饮食是饮食调护的关键，摄入蛋白质数量多而质量次，会增加血氮及尿素氮的浓度，加重病情。长期蛋白质摄入不足，又会引起负氮平衡。摄入的蛋白质60%以上应是富含必需氨基酸的蛋白质，如牛奶、鸡蛋、瘦肉。少进植物蛋白，如豆类、花生及其制品。

高热量高碳水化合物饮食：选择含蛋白质低的淀粉类食品，如麦淀粉、玉米淀粉、马铃薯、南瓜、芋头、山药、莲藕等，其中麦淀粉含蛋白质最低，为植物蛋白的最佳选择。

易消化并含多种维生素的食物：患者宜适量进食新鲜蔬菜和水果，如番茄、胡萝卜、苹果、西瓜、葡萄等。尿少和高钾时，应限制含钾多的食物，如豆类、肉类、香蕉、葵花籽等。如血压高、水肿尿少时，应限制水、盐的摄入量。

低磷饮食：控制磷摄入量应注意两点，一是把握低蛋白饮食，因为食物磷含量与蛋白质成正比；二是避免食用含磷高的动物内脏。

（三）保持大便通畅

本病患者必须保持大便通畅，才能促进毒素排泄，以每日排软便2~3次为宜。便秘者，可在中药汤剂中配入生大黄、火麻仁、郁李仁、玄明粉等，用量应根据病情和患者的耐受程度而定，或用中药保留灌肠。

（四）防治感染

慢性肾衰患者容易发生各种病因的感染，最常见的为呼吸道感染、肠道感染和尿路感染，一旦发现感染，应积极配合中医辨证治疗，并防止发生真菌感染。慢性肾衰患者常出现皮肤瘙痒症状，可用白鲜皮、地肤子适量煎汤外洗，以避免过度瘙痒，抓破皮肤后导致感染。

（五）忌用肾毒性药物

药物使用不当，会加重肾脏损害。抗生素如氨基糖苷类、多黏菌素、万古霉素、氨苄西林、头孢类抗生素、利福平等，解热镇痛药如布洛芬、对乙酰氨基酚等，中药如大戟、芫花、甘遂、牵牛子、木通、木防己、天花粉等，均应避免使用。

（本文为传承工作室讲稿　2021年1月）

顽痹诊治及遣药思路

新疆位于祖国西北边陲，地处欧亚大陆腹地。其气候属典型的大陆性干燥气候，主要特点为夏季高温，冬季严寒，气温年较差大，年降水量很少，气候干旱，风沙较多，昼夜温差大。加之新疆地区饮食多肥甘厚味，肥胖人群普遍，独特的气候及饮食习惯，造成了颈、肩、肘、腕、指、腰、膝、腿、踝、足及趾关节疼痛疾病的高发。中医学将此类疾病归属于"痹证"范畴，初因正气不足，风、寒、湿、热伤及肌表、经络、关节，可由表及里，内传脏腑。病久则可形成痰瘀阻滞经脉，不通则痛，迁延不愈，甚则关节畸形，变生他病，此即顽痹者。现将袁今奇老师诊治顽痹的思路及遣药经验，介绍于下，与同道分享。

一、虫类药的应用

袁师认真学习已故国医大师朱良春教授运用虫类药治疗顽痹的经验，多有独到之处。他说："人们谈起小动物虫类药时，如蜈蚣、全蝎之类，往往不寒而栗，毛骨悚然，当我们迈进中药宝库时，诸多虫类药延用数千年，治愈顽疾，使患者获得新生，中医虫类药发挥了不可替代之贡献。"清代叶天士善用虫蚁搜剔治病，他说："然经年累月，外邪留著，气血皆伤，其化为败瘀凝痰，混处经络。"又云："岂区区汤散可效……须以搜剔动药。"袁师认为重症难愈之疾，汤散无济于事者，配用虫类药方可取得疗效。

应用虫类药治疗顽痹，应根据下列原则。一是精准主症，与其他药物配合应用，协同增效。二是根据虫类药的性味、功能和特点，发挥其长。如寒湿偏重用乌梢蛇、蚕沙祛风除湿，再配薏苡仁、川乌、草乌、桂枝；夹痰者用僵蚕、蜈蚣祛风化痰，再配威灵仙、白芥子、胆南星；瘀阻者用全蝎、土鳖虫化瘀散结，再配丹参、桃仁、红花；痹证化热者用地龙、水蛭泄热通络，再配忍冬藤、寒水石、桑枝；四肢关节痛甚者用全蝎、蜈蚣搜风定痛，再配羌活、独活、马钱子；背部痹痛者用九香虫、蜂房温阳行气，祛风止痛，再配葛根、姜黄、威灵仙；痹在腰脊者用乌梢蛇、土鳖虫、鹿角片行瘀通督，再配续断、狗脊、骨碎补；关节僵肿变形者用蜂房、僵蚕、全蝎透骨散肿，再配威灵仙、白芥子、泽兰；膝关节肿痛积水者用蝼蛄、地龙泄水通络，再配薏苡仁、牛膝、防己。

虫类药性多温燥，袁师注重辨证精准，严密观察服药反应，且考虑中药煎剂的色香味和黏稠度，在配方时常加入地黄或石斛、玄参、玉竹等养血滋阴之品，以制其偏性。实践证明，合理使用虫类中药，确能祛逐顽痹，屡起沉疴，收到比较满意的临床疗效。

二、补益肝肾治本

《黄帝内经》提到"肝主筋，肾主骨"，袁师尝谓："痹证治疗不独其祛风、散寒、化湿、清热，即使重视虫类药的应用，还嫌不够。应强调补益肝肾治其本，因肝主筋，肾主骨，肝肾功能的改善，有助于顽痹的治疗与康复。"袁师长期西部边陲从事临床工作，诊治顽痹积累了比较丰富的经验。

袁师深受当代著名中医学家朱良春大师治顽痹经验的启悟，在其"益肾壮督"理论的指导和影响下，提出诊治顽痹当补益肝肾治其本。肾藏精，主骨生髓，髓通于脑，为先天之本。若先天不足，肾中水火亏虚，则易感外邪，由表及里，内伤肾之阴阳，影响主骨功能，痰瘀阻络，遂致顽痹而成。肝主疏泄，藏血，主筋，外邪所伤，气血失利，经筋舒展失常，故拘挛抽掣痹痛不已。肝肾乙癸同源，水木相生，相互为用。筋挛骨弱而留邪不除，痰浊瘀阻，使痹证迁延不愈，终至关节变形，肿痛加重，活动受限，顽痹成矣。

补肝益肾治本，袁师临床常选用熟地黄、当归、制首乌、山茱萸、淫羊藿、巴戟天、肉苁蓉等品，并配合鹿衔草、补骨脂、骨碎补、鹿角胶、紫河车之属以温柔通润，而慎用刚愎之品。盖肝肾不足，精血已亏，刚药虑其劫阴。袁师治疗类风湿性关节炎等顽痹之证，补益肝肾与祛风散寒、除湿通络、涤痰化瘀、虫类搜剔诸法合用，标本兼顾。以上综合疗法可以提高机体抗病能力，使正胜邪却，即所谓"不治之治，正妙于治也"。蠲痹通络之品，每多辛温宣散，走而不守，药力难持久，与补益肝肾治本之品相伍，可加强药物力度，药效持久发挥，故疗效明显提高。补益肝肾之品与他法的合用，不仅适用于顽痹的稳定期和恢复期的治疗，即使在起病期、发展期也可采用，历代不乏在痹证早期应用温肾助阳，驱邪外出之例。临床应用，贵在辨证。

三、辨证辨病用药

顽痹初期，风寒湿邪阻滞经络，关节肿痛者，袁师常用黄芪、防己、桂枝、制川乌、薏苡仁、乌梢蛇、海风藤等，以祛风散寒，除湿通络，蠲痹止痛。配淫羊藿、制首乌、鹿衔草、山茱萸、鸡血藤等，以补益肝肾，养血祛风。顽痹中期，痰瘀阻络，关节僵肿畸形，常用丹参、桃仁、红花、土鳖虫、僵蚕、威灵仙、白芥子等，以祛痰化瘀，通络止痛。配巴戟天、骨碎补、蜂房、蜈蚣、全蝎等，以补益肝肾，通络散结。顽痹晚期，正虚邪恋，骨弱筋挛，肢体活动受限，袁师常用鹿角胶、补骨脂、当归、熟地黄、紫河车、龟板胶、山茱萸等，以补益肝肾，强筋健骨。配虫类搜剔，祛风除湿之品，冀其顽痹得除，功能渐复。顽痹演变过程中，风寒湿邪可郁久化热，关节热痛者，常用丹参、桂枝、制川乌、五加皮、肿节风、桑枝、秦艽等，辛通痹闭。配生地黄、知母、地龙、忍冬藤、寒水石等清化郁热。顽痹呈瘀热浊毒之候，关节热肿痛剧，兼见环形红斑或皮下结节者，常用水牛角、赤芍、牡丹皮、生地黄、地龙、寒水石、生石膏等，以清化瘀热，凉血解毒。配大剂量土茯苓、萆薢、生薏苡仁、虎杖、姜黄等，以降泄浊毒。

顽痹一证，包括西医学中风湿性关节炎、类风湿性关节炎、强直性脊柱炎、增生性关节炎，以及痛风性关节炎等多种疾病。上述每种疾病皆有自身的病理特点，即使辨证为同一证型，其临床特征也不尽相同，选方遣药也应有所差异。袁师指出："临床诊治顽痹，必须辨证与辨病密切结合，研究疾病和证候关系，探索诊治规律，从而扩大诊治顽痹的思路。"类风湿关节炎属自身免疫性疾病，常配免疫调节之品，如黄芪、淫羊藿、仙茅、旱莲草、露蜂房等，以益气补肾，调节免疫。痛风性关节炎属代谢障碍性疾病，多用大剂量土茯苓、萆薢、姜黄、威灵仙等，以降低血尿酸指标，并改善临床症状。增生性关节炎是关节软骨退行性变性，继而引起新骨增生的一种进行性关节病变，常用骨碎补、白芥子、鹿衔草、威灵仙等，以延缓关节软骨退变，抑制新骨增生。颈椎骨质增生，用大剂量葛根、威灵仙、姜黄等，以舒筋活络，祛痰化瘀。腰椎骨质增生症，配续断、怀牛膝、土鳖虫、乌梢蛇等，以补益肝肾，强壮筋骨，化瘀通络。强直性脊柱炎，因其脊柱强直畸形，治宜活血通督，软坚散结，蠲痹起废，用当归、黄芪、鹿角片、露蜂房、乌梢蛇、全蝎、地龙等，酌情配健脾和胃之品，以安中州。这些辨病用药规律，是袁今奇老师通过临床实践，不断探索总结出来的宝贵经验。

（整理韩国征、严胜利，审阅袁今奇）

崩漏诊治琐谈

崩漏相当于西医学妇科之功能性子宫出血，常表现为崩中漏下，大下谓之崩中或经崩，淋漓难尽谓之漏下或经漏。崩与漏义虽不同，然"崩为漏之甚，漏为崩之渐"，故临床统称为崩漏。崩漏的主要治则治法，首见于明代方约之所著《丹溪心法附余》，他提出治崩漏："初用止血，以塞其流；中用清热凉血，以澄其源；末用补血，以还其旧。"此说亦即后世所论"截流""澄源""复旧"三种治则治法。临证运用时，宜谨守病机，结合证候特点，灵活变通，以提高中医治疗崩漏之疗效。

一、截流治标，兼重化瘀

出血为崩漏之主症，治疗崩漏之目的为止血，截流止血乃"急则治其标"的治则。然止血之道并非一味地固涩止血，应针对病情之缓急，出血时间之长短，出血量之多少，有无并发明显之虚候，分别选方遣药。暴崩下血量多时，应先以独参汤或生脉散加减，以益气摄血、固脱救急为要，视病情稍缓之后，根据出血性质之不同，选择相应的止血之品以配伍。血热者加牡丹皮、栀子、地榆炭、侧柏炭、旱莲草、生地炭等清热凉血之品。气虚者加太子参、荆芥炭、黄精、升麻等升提止血之类。阴血虚者加阿胶、熟地炭、龟板胶、旱莲草等滋阴养血止血之属。

崩漏出血是妇科病急症，医者皆以止血为要。清代医家叶天士曾云："留得一分血，便保得一分命。"但崩漏出血，无论何因所致，总乃冲任受损，瘀血阻滞，胞脉不固以致血不归经，故用药当止血与祛瘀并用，以资引血归经。若仅以止血之品，唯恐旧血不除，瘀血内阻，多有他变。且仅能治标，非治其本也。是故在止血之同时，宜配以化瘀之品，其一可以加速止血，其二能够防治瘀血留滞，变生他病。所谓"瘀血不除，则新血不生"，临证常选用蒲黄炭、五灵脂、丹参、莪术、益母草、茜草、三七等化瘀止血之品，多获良效。崩漏下血量多，但正气未虚或未见血脱气脱者，化瘀止血法应贯穿其中。现代药理研究认为，化瘀止血中药，可以加强子宫平滑肌收缩，使子宫内膜迅速脱落。

二、澄源辨因，重肝脾肾

崩漏下血量减少或出血缓解后，澄源辨因是治疗本病的主要措施。崩漏热证多而寒证少，虚证多而实证少，或寒热交错，虚实夹杂。崩漏病程多短，呈多脏受累，主要病机为冲任不固，制约经血为难。冲为血海，任主胞宫，冲任二脉与肝、脾、肾三脏关系尤为密切，故崩漏之发病与三脏功能失调密切相关，澄源期的治疗应着重肝、脾、肾三脏的调治。

（一）疏肝清热，宁静血海

肝藏血，主疏泄，体阴而用阳，以气为本，以血为用，故有"血海"之称。肝为刚脏，非柔不克，刚柔相济，气血调和，则风木和顺，相火静谧，血海蓄溢如常。若见气郁型体质，或情志不遂者，则易气机郁滞，郁久化火，热扰冲任，冲任不固，血海失司，导致崩漏不止。故对肝郁化火，迫血下行之崩漏，应以疏肝清热，凉血定冲法治之，临床常用丹栀逍遥散组方化裁。方药组成：当归、白芍、柴胡、茯苓、白术、牡丹皮、栀子、丹参、香附、枳壳、郁金、合欢皮、玫瑰花等，若出血不止者加地榆炭、生地炭、黄芩炭、藕节炭等。

（二）益气健脾，养血固冲

脾为后天之本，气血生化之源，主中焦，通上连下，为气机升降之枢纽，又可统血、摄血，对人体血液运行具有调节和控制作用。若脾失健运，脾虚不能统摄血液，经血不止而为崩漏者，治当益气健脾，养血固冲，常用归脾汤或补中益气汤组方化裁。方药组成：人参（或党参）、黄芪、白术、茯苓、柴胡、升麻、当归、木香、龙眼肉、橘皮、生姜、红枣等，若出血不止者宜去当归、黄芪，以炮姜炭易生姜，加阿胶、白芍、旱莲草、艾叶炭等。

（三）补肾固经，调冲止崩

肾为先天之本，肾藏精，精生气，精气互生。冲任二脉皆起于胞中，为肾所主系。胞宫又为行经之府，若肾气不足，肾精亏损，上不能温煦脾阳，下不能温暖胞宫，致使冲任二经功能失调，胞脉不固，引起月经失常遂成崩漏。脾虚久之，由脾及肾，渐损肾气，亦可使肾失封藏之能，固守无权，轻者血行淋漓，重则经血暴注。

肾为元阴、元阳之根，伤及肾者所致崩漏为病则重，故补肾固经，调冲止崩至关重要。偏肾阴虚者，选用左归丸组方化裁。方药组成：熟地黄、怀山药、山茱萸、枸杞子、女贞子、旱莲草、鹿角胶、龟板胶、知母、炒黄柏、茯苓、炙甘草等，若出血不止者加阿胶珠、生地炭、茜草炭、炒白芍等。偏肾阳虚者，选用右归丸组方化裁。方药组成：熟地黄、怀山药、菟丝子、枸杞子、鹿角胶、炒杜仲、山茱萸、当归、肉桂、淫羊藿、阿胶珠、炒白芍、炙甘草等。若出血不止者加艾叶炭、仙鹤草、三七、炮姜炭等。

三、复旧治本，调和阴阳

复旧即为固复本源，恢复体质，调整和巩固月经周期，调节阴阳平衡。崩漏之证可病发于不同年龄阶段的女性，以青年女子和更年期妇女最为多见，生育期妇女患此病者较少。故肾虚乃为致崩漏之本，治疗崩漏调整月经周期，补肾应贯穿整个病程之中。青春期女子肾气未充，天癸初至，冲任不足，应补肾调节冲任为主，临床多选用六味地黄丸、五子衍宗丸组方化裁。方药组成：熟地黄、当归、山茱萸、茯苓、怀山药、枸杞子、沙苑子、女贞子、菟丝子、五味子、炒白芍等，使其精血充盛，肝血蓄溢正常，经水按期而下，定时而净。更年期妇女，肾气渐衰，天癸紊乱，甚或亏竭，则宜采用健脾补肾法调治。此类患者，多为真阴不足，而阳常有余，故在健脾补肾之同时，宜配滋阴降火之属，使其阴阳平衡，常选用大补阴丸组方化裁。方药组成：熟地黄、生地黄、炙龟板、知母、炒黄柏、山茱萸、牡丹皮、泽泻、怀山药、茯苓、菊花、炙甘草等。

中年妇女患崩漏者，多为气郁质体质，加之工作繁忙，家务劳累，导致情绪紧张，皆可引起肝郁脾虚，郁而化火，久延伤肾，遂成崩漏。若标急则治其标，选用已故江苏名医姜子维先生所拟知柏胶艾汤化裁。方药组成：知母、黄柏、阿胶、艾炭、生地黄、炙龟板、炮姜、炒白芍、当归、仙鹤草、茜草、蒲黄炭、血余炭、炙甘草，以滋阴清热，益肾固经，化瘀止血。缓者治其本，常服丹栀逍遥丸、知柏地黄丸或六味地黄丸。

（整理杨军用，审阅袁今奇）

论多囊卵巢综合征的中医治疗

多囊卵巢综合征是一种多因性的内分泌综合征，目前原因不明，是下丘脑-垂体-卵巢生殖轴的功能异常，导致无排卵或者是排卵障碍，引起月经紊乱和不孕等临床表现的疾病。

一、审时论治

我们在临床上治疗月经失调或是不孕症等妇科疾病的时候，根据女子生理周期的不同特点，采用不同的治疗方法，即审时论治。根据月经不同阶段的特点来处方用药，即调周法。调周法是根据月经周期不同时期的阴阳气血消长变化及肾-天癸-冲任-胞宫这条轴在女子月经及受孕中的重要作用，调动全身阴阳气血，以使肾-天癸-冲任-胞宫生殖轴达到动态平衡，以中医优势治疗妇科疾病的一种有效方法。一般我们把女子生理周期分为四个阶段：月经期、卵泡发育期、排卵期、黄体期。

月经期子宫内膜脱落，中医学认为是天癸阳长至极所致，如未能受孕，则水湿津液随经血排出体外，即是由重阳转阴的阶段。在这一阶段治疗方法为因势利导，使用轻量的活血化瘀药物，从而增强瘀血与子宫、冲任等有关的陈旧性物质的排出，可用当归、赤芍、益母草、川芎等药物。如月经量少，色暗，痛经、经血排出不畅者，可增强活血化瘀力度，加丹参、桃仁、红花、制香附、山楂、艾叶等药物。如经期淋漓不尽、崩漏、血块多的患者为重阳转阴功能太过所致，可用五灵脂、蒲黄、益母草、当归、赤芍、白茅根、血余炭，这样既可推动排出瘀血，又可控制出血量，从而达到排瘀与止血的平衡统一。

卵泡发育期是卵泡开始发育，子宫内膜开始生长的阶段，这个阶段的特点是阴长阳消，阴精生长。阴长阳消，阴长必然阳消，阴长和阳消二者相互依赖，相互为用，这也说明阴阳之间的转换是建立在互根统一基础上的对抗消长。同时在这个阶段，由于经血刚刚排尽，故而冲任血海空虚，呈现出血不足，气有余的状态。在这个阶段应使用滋阴之品以顺应阴长之势，可加怀山药、山茱萸、熟地黄、怀牛膝、寄生。还应加养血之剂充养血海空虚之态，可加当归、白芍、赤芍、牡丹皮。如月经延后、量少，检查显示内膜偏薄，雌激素水平低下者，多因阴虚较重，可以加龟板、鳖甲、牡蛎等血肉有情之品，以增强调补肝肾之阴的力量。如阴长阳消转换不及而阴虚出现火旺者则可加知母、黄柏，生地黄等滋阴降火之品。同时应注意滋阴药物不宜过多，否则会滋腻碍胃，出现腹胀不消化之症，此时可用茯苓、白术、党参等健脾化湿药物。

排卵期是重阴转阳的时候阴阳的一个转化。在这个阶段女性会出现基础体温升高，拉丝样清稀白带，正常女性应有一到两枚优势卵泡顺利排出体外，是受孕的最佳时期。在这个阶段阴长必须要达到一个最高的水平，是阴长的至重，为重阴，阴长阳消的状态已达到生理极限，必须排泄有余之阴，让位于阳长，使阴阳的消长维持动态平衡。也就是说卵子是否能够生长为优势卵泡，排卵是否顺利，排出卵子是否健康，均取决于机体是否能达到重阴的状态，以及阴阳转化的顺利与否。在这个阶段可用药物促使阴阳顺利的转化，顺利的排卵。我们用一些补肾阳的药，以促使阴阳顺利转换，同时还要加上一些理气、活血化瘀的药物，可推动卵子的顺利排出，同时为下一个行经周期做准备，常用当归、赤芍、白芍、山药、山茱萸、熟地黄、牡丹皮、茯苓、续断、菟丝子、鹿角片、紫石英、杜仲、巴戟天、党参、炒白术、木香等药物。

黄体期阳长阴消，是阳长运动的重要时刻，是整个月经周期中的后备阶段。阳长运动在数天内达到峰值，随后重阳转阴，排出月经，再次进入月经期。经前期的最主要治法是补肾助阳，以达到重阳的状态。在临床上我们可以用补肾助阳，阴中求阳，补气助阳的方法，在这个阶段怀孕，才能使孕囊健康生长。常用的药物有赤芍、山药、地黄、牡丹皮、茯苓、杜仲、山茱萸、续断、菟丝子、茯苓、太子参、白术。

二、审因论治

审因论治就是找到疾病的原因，再根据病因确立有效的治疗方法。

多囊卵巢综合征，属于中医"不孕症"的范畴，多囊卵巢综合征的病因是肾-天癸-冲任-胞宫这个轴的功能紊乱，从而导致月经不调和不孕。本病的根本原因是肾虚，除此以外还有两个病理产物，血瘀和痰湿。简单概括多囊卵巢综合征的病因病机就是肾虚、痰湿、血瘀。

首先，肾虚为本，肾主生殖，是天癸之源，冲任之本，肾-天癸-冲任-胞宫这个性腺轴功能正常，月经才能够正常来潮，才能够正常孕育生命。肾脏在生长发育方面起重要作用，《素问·上古天真论》曰："女子七岁，肾气盛……二七而天癸至，任脉通，太冲脉盛，月事以时下，故有子。"女子到十四岁的时候天癸至任脉通，太冲脉盛，月经就来了，月经正常来了之后才能有子。《傅青主女科》曰："经原非血也，乃天一之水，出自肾中。"多囊卵巢综合征是一种多因性的内分泌综合征，属西医学中的下丘脑-垂体-卵巢生殖轴功能异常，导致无排卵或者排卵障碍，是引起月经紊乱和不孕的重要因素。多囊卵巢综合征跟肾有密切的关系。卵子在中医学中是指肾所藏的阴精，卵子的发育和成熟，跟肾精的充盛密切相关。其中肾阴是卵子发育成熟的前提条件和物质基础，肾阳是鼓动卵子生长发育和促使其顺利排出的内在动力，也是鼓舞肾阴生长的不竭源泉。如果肾的阴精亏损，卵子就会缺乏物质基础，发育迟缓，难以形成优势卵泡。如肾阴虚损及阳，出现肾阳生化不足，卵子就会失去鼓动，不能够正常的发育和成熟，而且会因缺乏内在动力而出现排卵障碍。排卵期的特点是重阴转阳，所以在临床上遇到无排卵或排卵障碍者，当促使其阴阳顺利转换。如肾阳生化不足，卵子失于鼓动，不能够正常的发育、成熟和排出时，要酌加补肾阳药物，如菟丝子、续断、杜仲、肉苁蓉等。

其次，痰湿和血瘀互结为标，多囊卵巢综合征的病因除肾虚外，还有痰湿和血瘀这两种病理产物，二者也是导致月经紊乱和不孕的重要病理因素。痰湿和血瘀产生的根本原因为肾虚，尤其是肾阳虚，肾为先天之本，元气之根，肾阳亏虚，则无以温煦，继而出现津液停滞形成痰湿，痰湿阻滞，胞脉不畅，加之肾阳不足则会出现气血阻滞胞宫，从而导致卵子无法正常排出体外。王清任云："元气即虚，必不能达于血管，血管无气，必停流而瘀。"是说肾中元气虚则必然会导致血瘀。湿性黏滞，易阻滞气机，气滞则血瘀，故痰湿也会导致血瘀，反之血瘀易致湿停，日久则会痰瘀交错阻碍冲任和胞宫。

由此可见，本病的病因病机是错综复杂的，因虚致瘀，痰瘀交互，形成虚实夹杂的病理状态。

三、治则治法

首先，治则治法强调"调""通"结合。"调"即育肾调经，"通"即祛痰化瘀。多囊卵巢综合征患者由于体内黄体生成素的异常升高，雄性激素偏高或高胰岛素血症，可干预卵泡的正常发育和成熟，导致小卵泡的形成，同时卵巢白膜增厚会使成熟卵子也难以排出。中医学认为卵泡发育期的特点为肾气逐渐恢复，是阴长阳消的时候，胞宫里面气血由虚转盈，此期是调经种子的基础阶段，治疗采用补肾养血之法，以促进卵泡的生长和发育，此为审时论治。同时还应根据病因病机兼以理气、活血、祛痰，也就是审因论治。排卵期为氤氲之时，是种子受孕的关键时期，肾气逐渐充盛，是阴极生阳，阳气发动的时期，治疗应该以促进成熟卵子的顺利排出为要点，要加补肾药物促使阴阳转换。同时多囊卵巢综合征的患者因瘀血阻滞卵子无法顺利排出，故治疗上应配以活血化瘀的药物，帮助卵子突破白膜顺利排出。即在补肾药里加活血药物，改善卵巢局部血流，从而促使卵泡的发育，诱发排卵，促进黄体顺利形成，这是我们治疗的重点。黄体期则更应重视育肾，育肾是维持黄体功能最有效的办法。

其次，治则治法要注重"证""症"结合。即辨证和症状相结合。临床见到的多囊卵巢综合征的患者体型多偏胖，常因雄激素偏高、内分泌代谢紊乱或遗传的因素引起脂肪的堆积。这类患者多痰湿较重，临床见月经延期、闭经、不孕等表现。这种多囊患者的病因为肾精不足，导致脂膜壅滞，痰湿阻络，累积冲任。傅青主曰："妇人有身体肥胖，痰涎甚多，不能受孕者。人以为气虚之故，谁知是湿盛之故乎……治法必须以泄水化痰为主。"故临床治疗时，可在补肾养血的基础上加化痰、理气、渗湿、利水的药物通畅胞宫，常用药物有山楂、茯苓、胆南星、白芥子等。

最后，治则治法应"身""心"同治。多囊卵巢综合征的患者由于形体肥胖、月经不调、不孕、痤疮严重等症状常常会有自卑的心理，她们面临着社会、家庭多重的压力，心理负担重。我们医师应该态度和蔼，真诚帮助患者消除这种顾虑，帮助患者正确认识本病，增强患者治疗疾病的信心。

（作者张莉，审阅袁今奇）

癌瘤古今论述及辨证辨病用药

　　癌与岩通，指人体内肿块表面凹凸不平，质硬不移，犹如岩石之坚固。癌与恶性肿瘤多相提并论，通称为癌症。

　　我国古代对癌症早有认识，因历史条件所限，至今尚未见专门著述，散见于"癥瘕""积聚""瘿瘤""噎膈""反胃""血证"等相关病证之中。追溯甲骨文中即有瘤字的记载。《灵枢·刺节真邪论》载有"筋溜""肠溜""昔瘤"等论述，如对"昔瘤"的发病，认为"已有所结，气归之，津液留之，邪气中之，凝结日以易甚，连以聚居"。晋代葛洪《肘后备急方·治卒心腹癥坚方第二十六》云："治卒暴症，腹中有物如石，痛如刺，昼夜啼呼，不治之，百日死方。"该著作对卒暴癥块病变进程做了形象描述："凡癥坚之起，多以渐生，如有卒觉便牢大，自难治也。腹中癥有结积，便害饮食，转羸瘦。"此对腹部癌肿早期不易诊断，中期进展迅速，晚期恶病体质等情况均做了细致观察。宋代《圣济总录·瘿瘤门》云："瘤之为义，留滞而不去也。气血流行不失其常，则形体和平，无或余赘，及郁结壅塞，则乘虚投隙，瘤所以生。初为小核，寝以长大。若杯盂然，不痒不痛，亦不结强……但瘿有可针割，而瘤慎不可破尔。"此处指出癌瘤之发病，是气血停滞，形成余赘，郁结壅塞所致。宋代《卫济宝书》，最早提出用"嵒"字，表达肿瘤或恶性肿瘤。宋代《仁斋直指方论》云："癌者，上高下深，岩石之状，颗颗累垂……毒根深藏，穿孔透里。"此对癌之特征叙述较为清楚。宋代陈自明《妇人良方大全·乳痈乳岩方论第十四》首次指出乳岩的病名。元代朱丹溪《格致余论》云："忧怒郁闷，朝夕积累，脾气消阻，肝气横逆，遂成隐核，如大棋子，不痛不痒，数十年后方疮陷，名曰乳岩。"明朝《疮疡经验全书·乳岩》记载："若未破可疗，已破即难治，捻之内如山岩，故名之，早治得生，若不治内溃内烂见五脏而死。"以上对乳岩的描述，类似现在的乳腺癌。清朝高秉钧《疡科心得集》中曾记载阴茎发生结节，坚硬痒痛，名为肾岩，形成溃疡呈菜花状，名肾岩翻花，类似现代之阴茎癌。清朝吴谦等《医宗金鉴》收录的《外科心法要诀·上石疽》有石疽的记载，认为石疽分上、中、下三种，上石疽生于颈项两旁，形如桃李，皮色如常，坚硬如石，类似颈部淋巴转移癌。《医宗金鉴》收录的《外科心法要诀·失荣证》云："其证初起，状如痰核……皮色如常，日渐长大……日久难愈，形气渐衰，肌肉瘦削，愈溃愈硬，色现紫斑，腐烂浸淫，渗流血水，疮口开大，胬肉高突，形似翻花瘤症，古今虽有治法，终属败症。"失荣症类似颈部淋巴转移癌，甚至也包括当今的淋巴肉瘤、腮腺癌、鼻咽癌转移等。《难经》中对积聚的论述已有明确的记载，中医文献中根据五脏不同，将积区别为：心之积为伏梁，脾之积为痞气，肺之积为息贲，肝之积为肥气，肾之积为奔豚。以上五积，皆不能除外胃癌、胰腺癌及肝癌等。《素问·通评虚实论》描述噎膈反胃时云："膈塞闭绝，上下不通，则暴忧之病也。"后世对噎膈反胃研究颇多，噎膈多属于食道癌表现，反胃有部分属于胃癌表现。妇科类癌症文献，在唐代孙思邈《备急千金要方》中记述详尽，如："崩中漏下，赤白青黑，腐臭不可近，令人面黑无颜色，皮骨相连，月经失度，往来无常，小腹弦急，或若绞痛，上至心，两胁肿胀，食不生肌肤，令人偏枯，气息乏少，腰背痛连胁。"上述多见于中年以上患者，有类似宫颈癌、子宫内膜癌的临床表现。清代祁坤《外科大成》云："肛门内外如竹节锁紧，形如海蜇，里急后重，粪便细而扁，时流臭水。"从记载来看，相当于肛管癌、直肠癌的体征和症状。从以上列举资料可以看出，古代医家对癌症已有相当认识，体表的癌症有乳岩、茧唇、舌菌、失荣、瘿瘤、肾岩等之区分，内脏癌症则散见于癥瘕、积聚、噎膈、反胃、崩漏、带下等病证之中。

癌症的病因可分为外因及内因，外因与感受外邪相关，内因与七情内伤、饮食失调有关。在发病上，中医强调"邪之所凑，其气必虚"。在病机方面，由于机体脏腑阴阳气血失调，外邪与体内所产生的病理因素，如湿聚、痰结、气阻、血瘀、郁热相互搏结，导致癌症的发生。癌症的治疗原则为扶正祛邪，其治法根据古今文献记载及个人临床体会，简述为如下几点。扶正：补气养血，滋阴生津，培元固本；祛邪：清热解毒，活血化瘀，理气散结，化痰软坚，以毒攻毒。癌症之治，辨病与辨证相结合尤为重要，其中辨病用药具有针对性作用，将前人经验与现代中药药理研究成果相结合，应用于治癌实践，必将提高临床疗效，造福癌症患者。

癌症是顽固性的疑难病症，诊断基本上都是西医的病名，因此辨病用药可以作为辨证论治的补充，根据癌症病变的部位和细胞的特性，选择用某些针对性较强的药物，以提高癌症辨证论治的疗效。以下例举几种辨病用药以供参考。①鼻咽癌：重楼、半枝莲、山慈菇、苍耳草、土贝母、穿山甲、守宫、蜂房、全蝎等；②食管癌：半枝莲、重楼、土茯苓、肿节风、冬凌草、黄药子、全蝎、蜂房、鸦胆子等；③肺癌：白花蛇舌草、半枝莲、鱼腥草、薏苡仁、土贝母、瓜蒌、守宫、蜈蚣、干蟾皮等；④乳腺癌：半枝莲、瓜蒌、薏苡仁、重楼、山慈菇、干蟾皮、全蝎、生半夏、守宫等；⑤胃癌：白花蛇舌草、半枝莲、重楼、黄药子、山慈菇、莪术、全蝎、蜈蚣、五灵脂等；⑥肝癌：白花蛇舌草、半枝莲、土茯苓、肿节风、重楼、蜈蚣、干蟾皮、蜂房、全蝎等；⑦胰腺癌：土茯苓、半枝莲、肿节风、穿山甲、三棱、莪术、山慈菇、全蝎、蜈蚣等；⑧肠癌：白花蛇舌草、土茯苓、半枝莲、重楼、肿节风、苦参、蜈蚣、全蝎、蜂房等；⑨宫颈癌：白花蛇舌草、土茯苓、重楼、苦参、紫草、莪术、蜂房、蜈蚣、鸦胆子等；⑩卵巢癌：半枝莲、半边莲、白花蛇舌草、苦参、龙葵、莪术、白英、土鳖虫、水蛭等；⑪肾癌：白花蛇舌草、半枝莲、土茯苓、重楼、龙葵、肿节风、猪苓、大蓟、小蓟等；⑫膀胱癌：土茯苓、半枝莲、天葵子、白英、龙葵、猪苓、苦参、天龙、薏苡仁等；⑬脑瘤：白花蛇舌草、重楼、石菖蒲、半枝莲、僵蚕、蜈蚣、全蝎、水蛭、守宫等；⑭甲状腺癌：夏枯草、重楼、土贝母、生南星、莪术、山慈菇、黄药子、全蝎、蜈蚣等；⑮骨肿瘤：肿节风、重楼、补骨脂、鹿衔草、透骨草、徐长卿、土鳖虫、蜈蚣、全蝎等；⑯白血病：白花蛇舌草、半枝莲、肿节风、青黛、紫草、重楼、猫爪草、干蟾皮、砒石等。

（袁今奇　2022年国家级继续教育项目讲稿）

扶正祛邪与带瘤生存

癌瘤疾病是人类的大敌，目前已成为我国死亡的第一大原因，癌瘤患者经过各种治疗每多不尽人意，此乃值得深思和探讨之问题。针对癌瘤治疗的扶正祛邪治则，本人兹谈个人看法，并略述中医药治疗。

西医对癌瘤以手术、化疗、放疗及靶向治疗为主要治疗方法，可谓祛邪以扶正。其他辅助治疗，如免疫、细胞因子等，为扶正以祛邪。手术、化疗、放疗及靶向治疗，固然有其理论指导与思想方法，临床宜针对患者年龄、体质、病程、细胞类型及预后评估等，权衡利与弊以治之。若利大于弊，有益于患者健康并延长寿命，则应首选手术治疗，继之化疗或放疗。如利弊相当，甚则弊多利少，则以中西医结合治疗，或纯中药治疗。面对癌瘤疾病要全面考虑，慎重选择，切勿倾于某一侧面而孟浪偾事。

中医将"癌"或"嵒"与岩通，指体内发现肿块，肿块表面高低不平，质地坚硬，宛如岩石。殷墟甲骨文上有"瘤"字之记载，《黄帝内经》中的"筋溜""肠瘤""骨疽""肉疽"等，类似于今之癌瘤。癌瘤的发病主要是因脏腑阴阳气血失调，在正虚的基础上，外邪入侵，或痰、湿、热、气、瘀等搏结日久，积聚成毒所致。癌瘤之治，当宗《黄帝内经》"虚则补之，实则泻之"之旨，结合历代及现代研究，以辨病与辨证相结合、扶正与祛邪相结合的原则治疗，扶正祛邪贯穿于癌瘤治疗的始终。当今中医药治疗癌瘤的疗效，已被国内及世界各地患者认可，中医药治疗癌瘤的研究成果为中西医结合医学的形成和发展做出重要的贡献。

诊治癌瘤，必须扶正，扶正分以下三个方面。①补气养血：气为血之帅，血为气之母，两者相互为用，相互依存。气虚表示人体生理功能减弱，血虚乃为体内血液耗损。补气养血，可使机体免疫功能提高，改善机体抗癌能力，间接控制癌瘤细胞生长。患者手术后或经放化疗，或病入晚期，每多气血虚弱，宜补之。常用补气养血药如红参、人参、西洋参、党参、太子参、黄芪、当归、黄精、白芍、熟地黄、阿胶、制首乌、龙眼肉、鸡血藤等。临证应用宜配合健脾行气之品，如白术、茯苓、木香、橘皮等，以利脾胃运化。②滋阴生津：阴津是体内水液的总称，是构成机体重要的物质基础。中、晚期癌瘤患者及化疗损害、放疗灼伤者，因其过度消耗，阴津亏损尤重，亟须滋阴生津。常用滋阴生津药如沙参、生地黄、麦冬、玄参、百合、知母、天花粉、石斛、龟板、鳖甲等。若见虚热之候，可配青蒿、牡丹皮、地骨皮、银柴胡之属。③培元固本：元即元气，也称真气、正气，乃一身气之根。有先后天之分，先天之本为肾，主藏精，主骨，主生长发育。后天之本为脾，主运化，主肌肉，主统血。癌瘤中晚期，或经放化疗损伤，皆可伤及元气和脾肾，治宜培元固本。培元主用参类补气，温补以野山参、红参，或党参，清补宜西洋参、太子参、沙参等。常用补肾药如制首乌、补骨脂、淫羊藿、山茱萸、枸杞子、巴戟天、海马、女贞子等。常用健脾药如党参、山药、莲子、茯苓、白术、补骨脂等。

诊治癌瘤，必须祛邪，祛邪诸法如下。①清热解毒：癌瘤与热毒同时并存，中晚期患者多伴有肿块、局部灼痛、病变转移、发热口渴、便秘尿黄、舌苔黄腻、脉象弦数等毒热之象。治以清热解毒，并可防止邪热伤阴。中药药理研究表明，清热解毒药能抑制癌瘤周围炎症，抑杀癌细胞，控制肿瘤发展，改善临床症状。常用清热解毒药如白花蛇舌草、半枝莲、重楼、土茯苓、肿节风、紫草、黄芩、黄连、青黛、苦参、鸦胆子等。若热毒炽盛，阴液告伤，宜配合滋阴凉血之品，如生地黄、赤芍、牡丹皮、水牛角等。清热解毒药，因苦寒久服常可败胃，故当伍温药反佐，如吴茱萸辈，亦可合理气和胃之品，如橘皮、砂仁。②活血化瘀：活血化瘀方药的应用，是治疗癌瘤重要的治法之一。活血化瘀药可通行脉络，散积化癥，既能改善血液循环，又可抑制癌瘤生长。常用活血化瘀药如丹参、三七、赤芍、桃仁、红花、三棱、莪术、水蛭、土鳖虫等。气行则血行，气滞则血瘀，适当配合补气药和理气药，以推动血行，可提高活血化瘀的功效。补气药，如党参、黄芪、白术、甘草；理气药，如柴胡、香附、郁金、枳壳等。③理气散结：气的升降出入和舒展称为气机，是气的重要功能之一。若因情志郁结，饮食不节，外邪侵入等，可致气郁及气滞，从而影响血行，日久则可形成结块或肿块。理气散结药是防治癌瘤出现气机郁结、病邪阻遏表现的重要药物。常用理气散结药如柴胡、郁金、香附、延胡索、木香、青皮、降香、生牡蛎、夏枯草、山慈菇、黄药子、土鳖虫等。如气郁兼有血瘀者，可配合活血化瘀之品，如丹参、桃仁、红花、莪术、乳香、赤芍等。④化痰软坚：痰为机体代谢过程中的病理产物，聚湿成饮，积饮成痰，痰浊阻滞体内，积块如坚，久之即可形成癌瘤。常用化痰软坚药如半夏、胆星、瓜蒌、浙贝母、瓦楞子、海浮石、生牡蛎、黄药子、海藻、昆布等。痰证随处可见，变化多端，古有"百病多因痰作祟"之说，故当辨证论治，专治其本，兼顾他症。⑤以毒攻毒：以有毒之品治癌瘤及其他病症，称为以毒攻毒。攻毒之品以小动物药为多，但也有植物药和矿物药，临床用之得法，每多良效。动物类，如全蝎、蜈蚣、蜂房、水蛭、壁虎、干蟾皮、白花蛇、虻虫等；植物类，如山慈菇、黄药子、生半夏、生南星、鸦胆子、白附子等；矿物类，如雄黄、轻粉、朱砂、硇砂、砒石等。以上有毒药物皆应慎用，严格控制剂量，长期应用要谨防药物不良反应。

（袁今奇　2022年国家级继续教育项目讲稿）

诊治病毒性肝炎运用大黄的心悟

大黄为蓼科多年生草本掌叶大黄、唐古特大黄或药用大黄的干燥根及根茎，性味苦寒，入脾、胃、大肠、肝、心经。《药品化义》云："大黄气味重浊，直降下行，走而不守，有斩关夺门之力，故称将军。"其主要功用为泻下攻积，清热泻火，凉血解毒，逐瘀通经，利湿退黄。

现代药理研究认为，大黄对多种致病真菌及多种病毒，包括嗜肝性病毒，具有抑制作用。大黄治疗病毒性肝炎的疗效是肯定的，本人现将其运用心悟介绍如下，供同道参考。

一、肝炎初期，重用大黄

各型病毒性肝炎，初期湿热邪毒内盛，无论是否出现黄疸，凡丙氨酸氨基转移酶、门冬氨酸氨基转移酶升高者，不必拘泥于大便秘结与否，均可用大黄为主药。一般剂量为：熟大黄15g，生大黄10g（后下）。吴又可《温疫论》评《伤寒论》茵陈蒿汤云："是以大黄为专攻，山栀次之，茵陈又其次也，去大黄而服山栀、茵陈，是忘本治标，鲜有效矣。"病毒性肝炎初期，及时重用大黄可使转氨酶迅速下降，黄疸尽快消退，病毒DNA复制得以抑制，全身症状明显改善，病程缩短，并减少病毒性肝炎慢性化的概率。

临床应用大黄时，应针对病情及个体差异，灵活掌握剂量、用法和疗程。转氨酶明显升高时，宜配用垂盆草、败酱草、白花蛇舌草、土茯苓等。高胆红素血症，加茵陈、赤芍、栀子、虎杖、生大黄15~30g（后下）。体质虚弱患者，伍参、苓、术、甘辈。

二、大便秘结，必用大黄

病毒性肝炎自然病程的每个阶段，以及肝硬化的不同期限，多有大便不畅的临床表现。便秘或大便不畅，由内外毒素严重积蓄所致，可使全身症状加重，病情迁延难愈，甚者可危及生命。无论实热便秘，热结阴亏便秘，或是寒湿便秘，治疗皆非大黄莫属，大黄亦属辨体、辨证、辨病用药。

实热蕴结便秘者，大便干结，舌红苔黄，脉象弦数。用生大黄后下，配栀子、虎杖、枳实、厚朴、火麻仁等。热结津伤便秘者，燥屎不行，下之不通，口干欲饮，舌红苔少，脉象细数。用生大黄后下，配生地黄、玄参、麦冬、柏子仁等。寒湿阻滞便秘者，腹胀便秘，排便不爽，舌淡苔白腻，脉象沉细。用熟大黄，配苍术、厚朴、橘皮、郁李仁等。大便通畅，则邪有出路，毒素得以清除，病情方可好转。

三、大便溏泻，仍用大黄

大便溏泻，是病毒性肝炎湿热互结证中最常见的症状之一，临床多表现为湿热并重和湿重于热两类。湿热并重者，症见大便溏泻不爽，口干口苦，肛门灼热，尿赤短少，舌红苔黄腻，脉象滑数。用熟大黄配茵陈、土茯苓、薏苡仁、车前草等。若湿重于热者，大便溏泻不爽，口淡不渴，舌淡红苔腻，脉象弦滑。以熟大黄配苍术、白术、厚朴、薏苡仁、橘皮等。以上皆为"通因通用"之法，不可妄投收涩止泻之品。本人曾治众多肝炎患者，有患者每日溏泻不爽至十余次，服他药无效。以大黄为主药，并辨证选用上述药物，患者服半月后溏泻告失，大便成形，诸症明显好转。

大黄炮制很有讲究，采集后刮去外皮，切块干燥，根据病情需要选择生用、酒炒、酒蒸或炒炭用。病毒性肝炎大便溏泻属湿热并重者，宜选用酒蒸川大黄（川大黄主产四川，又称南大黄；北大黄主产青海、甘肃等地），比较适合"通因通用"之法。

四、纳呆胁痛，轻用大黄

病毒性肝炎患者的胃肠道症状比较明显，常见食欲减退，恶心呕吐等表现。辨证时可适当配伍熟大黄，疗效比单纯使用焦三仙、鸡内金、莱菔子等更佳。脾胃为中州之官，主收纳，脾合胃主升降运化。大黄味苦，少量服用有健胃消食之功，可助运脾。《神农本草经》云："大黄推陈致新，通利水谷，调中化食，安和五脏。"故轻用大黄，有益于解除湿热蕴结脾胃，使脾胃功能渐之恢复。

胁痛为肝病常见症状，湿热蕴肝，肝郁胁痛，日久脉络瘀阻，可致气滞血瘀。

以熟大黄配柴胡、丹参、香附、郁金、延胡索之属，可有疏理肝气之功，瘀化络通，胁痛可解。张锡纯云："大黄……为其气香，故兼入气分，少用之亦能调气，治气郁作痛。"临床常配以大黄治肝郁及气滞血瘀之胁痛，每多效验。

五、腹水鼓胀，间用大黄

病毒性肝炎治疗不当易向慢性化转变，如发展为肝硬化后，其失代偿期多有腹水鼓胀，目前在治疗上困难较多。临床实践提示，间用大黄配伍其他药物治疗，可以获得比较满意的疗效。《本草正义》云："大黄迅速善走，直达下焦……但久制者，可从小便以导湿热。"鼓胀腹水，病情复杂，应辨析治疗，方能发挥中医药优势。大黄集清热解毒、通里攻下、活血祛瘀、破癥消积、降气利水等功效于一炉，配伍黄芪、茯苓、白术、鳖甲、槟榔、地龙等，常可起到改善肝肾功能，消除腹水，逆转病情之功。鼓胀腹水，属正虚标实之证，宜缓图为治，故应间用大黄，还可防形成习惯性便秘。

本人自拟茵陈实脾分消汤，功能益气健脾，清热利湿，消胀除鼓。组成：茵陈、赤芍、栀子、木香、生大黄或熟大黄、黄芪、白术、防己、茯苓皮、厚朴、草果、木瓜、大腹皮、槟榔、蝼蛄、车前子。主治肝硬化腹水，用于脾失健运，湿热蕴结，水湿内停，积聚成鼓。临床辨证加减应用，多获良效。

（本文为传承工作室及师承弟子讲稿　2020年8月）

论大方在治疗疑难病症中的应用

大方与小方，经方与时方的临床应用，历来多有争议。作者认为，临床组方遣药无论是大方或复方组合，还是小方或经方选用，应以证候的复杂程度及疗效的"善"与"不善"为准。大方药味组成通常在16~20味，小方药味组成一般在10味以内。现就大、小方之临证选用谈谈个人体会，以飨诸同道。

一、清肺排毒，大方应用

清肺排毒汤是结合《伤寒论》中的经典名方化裁而成，为大方、复方。本方由麻杏石甘汤、射干麻黄汤、小柴胡汤、五苓散四方合用，共21味中药组成，处方：麻黄、炙甘草、杏仁、生石膏、桂枝、泽泻、猪苓、茯苓、白术、柴胡、黄芩、姜半夏、生姜、紫菀、冬花、射干、细辛、山药、枳实、橘皮、藿香。

本方加减，用于早期疫邪入侵、湿毒郁肺、机枢不利之证，以祛邪化湿、清热解毒；还用于进展期湿毒化热、肺壅腑实、毒损肺络之证，以祛湿解毒、清肺通腑、涤邪散瘀；亦可用于极期壮火食气、气血两燔、内闭外脱之重证，此时应中西医结合治疗，可充分发挥中药清肺开窍、凉血解毒之功，以救治闭脱。以上可见，大方清肺排毒汤是根据临床病、证、症及防止疾病传变需要而设，实为现今大方、复方应用之楷模，颇值临床效法并推广。

二、病证复杂，大方制宜

《素问·玉版论要》曰："阴阳反他，治在权衡相夺。"此条经文，意即根据复杂多变的阴阳变化，当用多向调节的方法治疗。临床所见，阴阳反他而逆者多有复杂的病理变化，如表寒里热，上热下寒，寒热错杂，痰瘀互结，正虚邪实，阴阳两损，升降相悖，由脏及腑，脏腑同病等，皆属"阴阳反他"之病变，治宜"权衡相夺"之多向调节。针对复杂病证，应用大方制宜，并方证对应，可取得满意的疗效。

已故著名中医学家万友生教授，疑难病症多以大方、复方组合治之。万老治红斑狼疮患者，不仅药味多，而且剂量重，每剂药味大都在20味以上，临床疗效显著。他长期研究证实，一些复杂的病证需要用药味多的大方才能奏效，改变了既往认为药少力专为贵的处方思维，万老还撰文纠正了他长时间内对大方的偏见。

疾病在发生、发展及变化的过程中，存在着量变与质变的动态变化。无论是外感六淫还是内伤七情，临床证候皆呈现多元交叉与复杂变化的状态，这就需要医者从多方位、多层次及多靶点去认识证候的特点，把握证候的主要矛盾和次要矛盾，即把握证的主症和兼症。临床辨证论治，必须首抓主症，兼顾兼症。因为主症与兼症都是患者需要解决的问题，而且两者常会形成由量变到质变的动态变化。当今还存在疾病谱改变，国人体质变化，以及中药质量存在问题的情况，这就要求医者要善于制大方、复方以对应复杂的证候病变，并形成大方治病的特色。

三、辨证论治，小方困惑

在临床实践中，由于病情复杂，运用小方治疗，常难显效。《伤寒论》问世以后，因其经方配伍严谨，多数方剂药味较少，后世对其研究与应用经久不衰。当今国医大师周仲瑛教授倡经方活用，于辨证基础上主用经方配合他方他药，不受小方的制约，可切实提高临床疗效。多年来，作者也在不断探索经方、小方的确切疗效，但发现大方的运用未受到应有的重视。辨证论治着眼于整体观和灵活性，部分医者有时抓不住重心，甚则有漫无边际之感，应用小方治疗，不无困惑。随着中医药高等教育事业的发展，中医教科书及相关书籍中积极推广临床辨证分型论治，即一证一法一方。分型论治是中医临床辨证论治的基本格局，亦为教学带来一定的优势，但它易使医者机械的套用一法一方，临床疗效有时难以肯定。不少小方虽经加减，却难以应对复杂多变的证候，其僵化的思维方式，难免使人们陷入辨证论治的困惑与迷茫之中，甚至让一些人怀疑中医临床的科学性。因此，为了临床实践的可重复性及临床疗效的提高，辨证应用大方常可弥补小方的不足。近十年余来，作者阅读了多种期刊和各家医案著述，发现大方在临床应用中越来越被看好，当代诸多名医大家也非常重视大方的研究与应用。

四、经典之著，不乏大方

众所周知，《伤寒论》中虽小方占比较多，但张仲景对于疑难病症的治疗屡用大方。如《金匮要略》中治疟疾经久不愈，胁下痞硬有块，成为虐母者，用鳖甲煎丸。本方理气活血，消癥化积，配方达23味中药。《备急千金要方》中此方去鼠妇、赤硝，加入海藻、大戟、虻虫，组方共24味。金元时期攻下派代表医家张从正认为："有君一臣二佐九之大方，病有兼证，而邪不一，不可一二味治者宜之。"指出当病情复杂、病邪兼夹时，一二味组成的小方难以胜任，必须用12味以上药物的大方才可取效。补土派代表医家李东垣在组方时药味也较多，在其《兰室秘藏》中所载常用方，如升阳益胃汤由16味药物组成，中满分消丸由16味药物组成，清暑益气汤由17味药物组成，草豆蔻丸由18味药物组成，中满分消汤由21味药物组成等，都是药味较多的大方。但组方条理清晰，多而不乱，用之灵验，后世效法者甚众。唐代孙思邈在《备急千金要方》中云："今时……人多巧诈，感病厚重，难以为医，故病轻药味须少，疴重用药即多。"意指情志内伤，罹病深重时所用药味要多。据相关研究认为，《备急千金要方》作为首部中医临床百科全书，经统计，由20味以上药物组成的处方就有80余首，多为攻补兼施、寒热并投、气血同调之大方。明末清初著名医家喻嘉言，在其《寓意草》中说："大病需用大方、大药。"清代温病学家王孟英指出："急病重症，非大剂无以拯其危。"以上可见，大方历代皆有应用。

综上所述，根据中医方剂学的发展及研究经验，作者认为大方、小方的应用，关键在于"善"与"不善"，以临床疗效进行判断，疗效是检验方药的根本依据。以上阐述表明，大方在临床上具有特殊作用与功效，历代医家都意识到了这一点，只是缺乏系统的总结与论述。

（本文为传承工作室及师承弟子讲稿　2021年6月）

中医特色护理在痰阻血瘀型冠心病中的应用

冠心病主要指冠状动脉粥样硬化使血管腔狭窄或阻塞，和（或）因冠状动脉功能改变导致心肌缺血缺氧或坏死而引起的心脏病。它是一种严重危害人类健康的常见疾病。据统计，冠心病已成为危害人类健康的主要非传染性疾病，其发病率、病死率均位于各类疾病的前列。流行病学研究显示，在欧美发达国家心血管疾病的病死率居首位，占死亡人数的40%~50%，在我国冠心病病死率居第3位，对患者生活质量造成严重影响。特别是随着人民生活水平的提高，社会压力剧增，生活节奏加快，人们的膳食结构、生活方式发生改变，再加上我国人口老龄化趋势加剧，冠心病的发病率呈明显上升趋势。根据《中国心血管病报告2016》中的相关内容，我国每年约260万人死于心脑血管疾病，平均每13秒就有1人死于冠心病，未来20年冠心病将呈高发态势。因此，预防或减少冠心病的发作，提高患者的生活质量至关重要。现将心包经按摩在痰阻血瘀型冠心病患者中的应用报道如下。

一、资料与方法

（一）一般资料

选取2018年1月~2018年6月在新疆石河子大学医学院第一附属医院中医科住院治疗的74例痰阻血瘀型冠心病患者，随机分为研究组和对照组，各37例。研究组男性20例，女性17例；年龄36~70岁，平均（56.6±2.9）岁。对照组男性18例，女性19例；年龄40~70岁，平均（55.8±3.7）岁。2组患者的性别、年龄等一般资料比较，差异无统计学意义（$P>0.05$），具有可比性。本研究经院伦理委员会审核批准。

（二）诊断标准

（1）西医冠心病诊断标准：参照2016年国家卫生健康委合理用药专家委员会，

中国药师协会公布的《冠心病合理用药指南》。①部位：心肌缺血导致的不适症状通常位于胸部，胸骨附近，可以放射至上腹部、下颌或牙龈，肩胛间，上肢至手腕及手指；②性质：不适症状通常为压迫感、闷痛、沉重感、紧缩感、灼热感；③持续时间：多数患者不超过10分钟，或者为几分钟；④诱发因素及缓解方式最重要的特点是症状与劳力、情绪激动之间的相关性，经典症状是随着体力活动的增加胸痛症状更加严重，舌下含服硝酸甘油能够迅速缓解心绞痛。

（2）中医辨证分型标准：中医诊断标准（胸痹）参照2011年国家中医药管理局制定的《24个专业105个病种中医诊疗方案》中的胸痹（痰阻血瘀型冠心病）章节。主症：①胸脘痞闷；②如窒而痛；③痛引肩背。次症：①气短；②肢体沉重；③形体肥胖痰多；④纳呆恶心。舌质暗、苔浊腻，脉弦滑。符合入组的必备条件：主症中的1项加次症中2项或2项以上者，结合舌、脉象即可诊断。

（三）纳入标准

①年龄35~75岁者；②符合冠心病心绞痛诊断者；③中医辨证为痰阻血瘀证者；④患者自愿，并签署知情同意书能按时随访。

（四）排除标准

①急性心肌梗死或心功能低于2级者；②严重心律失常者；③经检查证实为其他心脏病、重度神经官能症、颈椎病、甲亢、精神病等所致胸痛；④合并重症高血压、心肺功能不全严重心律失常、肝肾功能障碍及患有造血系统疾病者；⑤妊娠或准备妊娠、哺乳期妇女；⑥理解能力太差，语言障碍，生活不能自理及存在其他影响生活质量的疾病者；⑦中断治疗，无法判定疗效者。

（五）中止、撤出标准

试验期间患者病情恶化者，有可能发生危险、出现严重的其他并发症者，要根据医生判断停止临床试验，即中止该病例的临床试验，研究者应详细记录中止试验情况。

（六）治疗方法

遵照医嘱2组均给予常规中西医基础用药治疗，对照组患者给予常规中医护理指导，研究组在此基础上给予心包经穴位按摩。具体实施方法如下。

1.对照组给予常规护理

（1）生活起居护理。

（2）病情观察。

（3）情志护理。

（4）低盐低脂饮食。

（5）药物指导。

（6）疾病知识教育。

2.研究组在常规护理基础上，给予痰阻血瘀型冠心病患者心包经按摩

（1）建立个体化护理档案。每位入组的患者建立个体化护理管理档案，包括患者基本资料、社会支持等。详细了解患者对疾病知识的掌握情况及健康需求，并由专人负责管理，2周为1个疗程，观察3个疗程，治疗前后各测1次心电图，观察其变化。

（2）指导方式。采取书面、图片、护士示范等多种形式来向患者讲解循经络按摩对冠心病心绞痛症状的控制作用，循经络按摩的方法、注意事项、配合事项及预期效果，取得患者的配合。按摩期间要求家属在场，采用示范教学的方法让家属学习循经络按摩的技能，进行现场指导和纠正等。教会患者如何取穴及按摩穴位方法。通过公休会、单人指导、视频、手机软件"健康乐"等多种形式向患者进行膳食、穴位按摩、用药等中医健康指导，避免简单枯燥的说教和单向传播的书面教育，使患者易于掌握、理解，从而达到宣教的目的。

（3）心包经穴位按摩具体操作方法。内关穴按摩方法具体如下。用拇指尖交替按压左右臂的内关穴，用指尖有节奏地进行按压，以产生酸、麻、胀的感觉为佳。按揉时局部胀麻向肘上臂内侧传至心脏，为较好的刺激效果。每次按捏5~10分钟，每日2~3次。劳宫、大陵、曲泽穴的按摩方法具体如下。用拇指端交替推揉左右臂手的劳宫穴2~3分钟，指力由轻渐重，推揉至局部有酸胀感，每日2~3次。穴位按摩注意事项具体如下。指导患者操作前修剪指甲，以防损伤自己皮肤。操作时术者应心平气和，呼吸自然，操作时用力要均匀、柔和，禁用暴力。若有不适，应立即停止操作及时就医，以防发生意外。按压穴位时，受术者应有酸、麻、胀的感觉。入院后给予心包经按摩及膳食指导中医护理干预期2周，随访至6个月。

（4）中医膳食指导。指导患者多食薏苡仁、桃仁粥等具有通阳泄浊、活血化瘀、理气化痰功效的食物。忌食辛辣、油腻、甜腻等食物。少食多餐，避免暴饮暴食。

（5）出院后每2周对患者进行电话随访、门诊随访，建立随访登记本并做好随访记录。随访内容包括患者对中医穴位按摩、中医膳食的依存性，患者的生活质量、

疾病发作等情况，并对患者进行具有中医特色的健康指导，加强心理指导，鼓励患者坚持良好的生活习惯等。每月1次定期举办冠心病相关知识的讲座和咨询活动，医、护、患配合实施冠心病防治方案。

（6）协助基层医院。我科室定期派人到社区卫生服务站，为患者及社区护士进行培训及指导，利于满足患者出院后的需求和延续性护理的开展，为患者提供优质全面的中医护理服务。

（七）观察指标及评价标准比较

2组的护理干预效果及生活质量评分。

（1）护理干预效果具体评价标准如下。①痊愈：心绞痛等主要症状消失（心绞痛积分减分率>90%）；②显效：心绞痛等主要症状明显改善或达到显效标准（心绞痛积分减分率>70%）；③有效：心绞痛等主要症状均有好转或达到有效标准（心绞痛积分减分率≥30%）；④无效：症状无明显改变；⑤加重：心绞痛等主要症状加重。

（2）采用西雅图心绞痛量表（seattle angina questionnaire，SAQ）评价心绞痛患者的生活质量，测定量表共5个因子19个项目，分别为躯体活动受限程度、稳定情况、发作情况、治疗满意度、疾病认知程度。每个条目涉及的维度不同，并根据选项不同，其得分定义在0~100分，0分意味着所列限制均出现，100分意味着所列限制均没有出现，分值越高表明该维度的功能状态越好，生活质量越高。前2个月每2周评估1次，后4个月每月评估1次。

（八）统计学方法

采用SPSS24.0数据软件进行统计分析，计量资料用（$\bar{x}\pm s$）描述行t检验；计数资料用率（%）描述，行χ^2检验。以$P<0.05$为差异有统计学意义。

二、结果

（一）2组患者心绞痛护理效果比较

研究组患者护理后的治疗总有效率为100%（37/37），高于对照组的83.78%（31/37），差异有统计学意义（$P<0.05$），见表1。

表1　2组冠心病患者心绞痛护理效果比较　[例（%）]

组别	例数	痊愈	显效	有效	无效	总有效
研究组	37	24（64.86）	8（21.62）	5（13.51）	0（0.00）	37（100.00）
对照组	37	11（29.73）	16（43.24）	4（10.81）	6（16.22）	31（83.78）
χ^2值						13.606
P值						0.003

（二）2组患者生活质量评分比较

2组护理前的躯体活动受限程度、稳定情况、发作情况、治疗满意度、疾病认知程度评分比较，差异无统计学意义（$P>0.05$）；2组护理后的躯体活动受限程度、稳定情况、发作情况、治疗满意度、疾病认知程度评分高于护理前，差异均有统计学意义（$P<0.05$）；研究组患者护理后的躯体活动受限程度、稳定情况、发作情况和稳定度受限程度评分高于对照组，差异有统计学意义（$P<0.05$）；研究组患者护理后的发作情况、治疗满意度、疾病认知程度评分高于对照组，差异无统计学意义（$P>0.05$），见表2。

表2　2组冠心病患者生活质量评分比较　（$\bar{x}\pm s$，分）

组别	躯体活动受限程度		稳定情况		发作情况		治疗满意度		疾病认知程度	
	护理前	护理后	护理前	护理后	护理前	护理后	护理前	护理后	护理前	护理后
研究组	59.79±13.54	70.11±10.78*	49.29±10.69	60.21±11.47*	68.19±10.47	76.27±7.61*	78.23±13.45	86.19±8.71*	45.34±3.16	56.19±2.66*
对照组	53.76±11.71	59.82±8.78*	48.88±0.64	59.87±0.25*	69.09±10.32	75.79±7.85*	77.45±11.67	86.54±7.66*	46.56±3.28	58.88±1.56*
t值	0.64	3.33	1.81	2.67	0.12	3.10	0.51	3.24	0.63	2.98
P值	>0.05	<0.05	>0.05	<0.05	>0.05	>0.05	>0.05	>0.05	>0.05	>0.05

注：于本组护理前比较，*$P<0.05$。

三、讨论

冠心病在中医学属于"胸痹"范畴，是因心气不足、心阳不振导致的气滞血瘀、不通则痛的病证，根据患者的症状、舌苔、脉象，冠心病可分为多种临床症型。现代中医研究证实，痰阻血瘀是导致胸痹的主要病理因素。该病主要表现为胸脘痞闷，如窒而痛，或痛引肩背，气短，肢体沉重，患者多形体肥胖，痰多，纳呆，恶心，舌暗，苔浊腻，中医学认为本病多与寒邪内侵、饮食不当、情志失调等因素有关。

该病的治疗既要着眼局部又要调整整体。着眼局部，就是改善冠状动脉瘀阻状态，变"不通则痛"为"通则不痛"；调整整体，就是调节脏腑经脉、气血功能与阴阳偏盛偏衰，使气血津液运行畅通，胸中阳气充足，以推动瘀浊和湿浊的运化，使气机通畅，气机通畅而血液运行通畅，从而控制本病的发展，消除疾病的根源。心包经气血充沛，按摩心包经，通过局部刺激，可疏通经络，能增强心脏力量，帮助心肺传输气血，协调阴阳，配合中医膳食指导，建立个体化的护理档案，可以明显改善患者症状，促进疾病的康复，具有较好的临床疗效。

心包经按摩是在中医基本理论指导下，运用特殊手法作用于人体穴位的一种操作技术。经络是沟通表里，联系脏腑和体表的通道，通过局部刺激，可疏通经络，畅达气血，调动机体抗病能力，从而达到防病治病、保健强身的目的。王丹凤通过穴位敷贴配合穴位按摩在心衰患者的护理应用研究中发现，对内关、神门等穴位进行手法按摩，对心绞痛患者有较好的缓解作用，在改善临床症状的同时，可以缓解患者的负面情绪，使患者产生愉悦感，提高生活质量。李雯通过中医护理干预冠心病心绞痛，观察其疗效及对患者生活质量的影响，分析发现内关、膻中等穴位的按摩可有效缓解冠心病心绞痛的发作频次及疼痛程度。内关穴为手厥阴心包经的穴位，是手厥阴心包经的络穴，通于八脉交会穴之一（通于阴维脉），沿手厥阴本经上乘于心包，联络于心系。通过按摩内关穴，可以激发经气，舒缓疼痛，宁心安神，宽胸理气，加强循经传感和腧穴的远治作用。按摩能有效促进三磷酸腺苷复合酶的合成，产生足够的能量，打通组织细胞间的通道，加快能量沿经络传导的速度，促进受损神经快速复愈，使心率减慢，降低心肌氧耗，改善左心功能，并解除冠脉痉挛，降低全血比黏度，疏通经脉，改善微循环，调补阴阳气血，并有效提高心肌无氧代谢的能力，令心肌在缺血缺氧环境仍能正常工作，从而改善心肌缺血，是治疗心绞痛的特效穴。心包经按摩和药物治疗有机结合，二者的协同作用可减轻患者症状，使患者病情得到快速改善。

本研究结果显示，研究组患者护理后的治疗总有效率为100%（37/37），高于对照组的83.78%（31/37），差异有统计学意义（$P<0.05$）；研究组患者护理后的躯体活动受限程度和稳定情况评分高于对照组，差异有统计学意义（$P<0.05$）。表明心包经按摩可以缓解冠心病心绞痛的发作，改善临床症状，提高患者的生活质量，且此疗法操作简单，方便实用，无痛苦，可凸显心血管科护理的中医特色，值得推广。

（刘杰、王淑秀、吴丹丹）

耳穴埋豆改善脾虚气弱型老年患者便秘疗效观察

便秘是指粪便在肠腔滞留过久，大量水分被肠壁吸收，致使粪便干燥、坚硬、不易解出的现象，一般每周排便少于2~3次或1天1次，分为器质性和功能性便秘。该病也是老年人的常见病，不但会导致胃肠功能的紊乱产生腹胀、恶心等症状，而且使患者便秘努责，可诱发血压升高导致出血性脑卒中、急性心衰和心律失常等，对老年人的危害较大，故选取2013年1~12月在某医院中医科住院治疗的老年患者74例进行研究实验，现报道如下。

一、资料与方法

（一）一般资料

某医院中医科选择按中医辨证分为脾虚气弱型老年便秘患者74例，研究组37例，对照组37例。研究组患者均自愿接受耳穴埋豆，对照组自愿放弃耳穴埋豆治疗。入院患者中：研究组男性20例，女性17例，年龄为60~72岁，平均（64.6±2.9）岁。对照组男性24例，女性13例，年龄为62~70岁，平均（63.8±3.7）岁。两组患者均为随机选入参加此次治疗对比，并排除了肠道器质性病变、心脏、肝脏、肺脏严重疾患病例，两组患者在性别、年龄、病程等一般资料方面比较，差异无统计学意义（$P>0.05$），具有可比性。

（二）方法

研究组和对照组入院3天后未大便者除采用常规治疗指导患者多摄入高纤维素

食物、多饮水、适当运动等方法外，遵医嘱给甘油灌肠剂及生理盐水灌肠等方法进行临时治疗。同时对研究组使用耳穴埋豆，观察两组患者便秘纠正的效果并对比。

1.常用穴位及功效

主穴：便秘点，耳轮内侧上方，有促进肠胃运动，消除便秘之效；大肠，在耳轮脚上方的内1/3处，有清热通便之效；肺，耳甲腔中心凹陷处、心区下方，有清泻腑实、利湿导滞之效。

配穴：心、耳甲腔中心凹陷处，有清泻心火，宁心安神之效；脾，耳甲腔外上方，在耳轮脚消失处与轮屏切迹连线的中点，有清热利湿，补气通便之效。

2.耳穴埋豆禁忌证

耳穴埋豆不损伤皮肤，刺激强度可自行掌握，一般没有绝对禁忌证，但耳部有炎症、湿疹、冻伤、溃疡时不宜进行耳穴治疗，年老体弱者刺激不宜太强。严重心脑肾疾病者慎用，孕妇慎用，习惯流产者忌用。

3.操作方法

清洁耳穴周围皮肤，选取相应耳穴；将王不留行子贴于所选穴位上，用食拇指循耳前后按压至酸沉麻木，或疼痛灼烧为得气，一般按压3~5分钟，1次选穴5个，按压3次/天，每次每穴1分钟，刺激量以最大耐受量为准；夏季1~3天换贴，冬季3~7天换贴，两耳交替进行；一般15天为1个疗程或根据病情适当延长疗程。

4.注意事项

耳郭皮肤有炎症或冻伤者，不予使用；耳穴压贴留置时间一般为1~3天，休息1天后再压贴；对胶布过敏伴痒感者，可取下胶布休息3天后再压贴。必要时加贴肾上腺穴，或遵医嘱予以马来酸氯苯那敏等抗过敏治疗，根据中医理论辨证选穴、配穴，选穴组方中穴不宜太多，通常5穴。在治疗过程中，穴位要轮换选用，以免气息减弱，影响疗效。

（三）统计方法

采用SPSS13.0软件进行数据处理。计量资料采用t检验，并以均数 ± 标准差（$\bar{x} \pm s$）表示计量资料；计数资料采用χ^2检验，等级资料采用Ridit分析。$P<0.05$为差异有统计学意义。

二、结果

（一）疗效判定

治疗期间，观察两组患者的排便情况，以临床治疗的总有效率为评价指标，总有效率内容为：

痊愈：大便正常，临床症状消失，间隔时间在1~2天内；显效：有排便，临床症状明显减轻，间隔时间在3天内；有效：排便间隔时间缩短，大便性状有所改善，临床症状减少；无效：无大便，未改变或加重。总有效率=（痊愈+显效+有效）例数/总研究例数。

（二）两组患者临床疗效比较见表1。

两组治疗后疗效比较，统计学分析可知，研究组总有效率（100.0%）明显优于对照组总有效率（83.78%），经 χ^2 检验，组间比较 $P<0.05$，差异有统计学意义（见表1）。

表1　脾气虚弱型老年便秘患者疗效比较　[n（%）]

组别	痊愈	显效	有效	无效	总有效率（%）	χ^2	P
研究组（n=37）	24	8	5	0	100.00	13.606	0.003
对照组（n=37）	11	16	4	6	83.78		

（三）不良反应

研究组患者无不良反应发生，对照组患者有1例出现腹痛、恶心症状，2例出现腹泻情况，经过对症处理均康复出院。

三、讨论

（一）耳穴埋豆法

中医观点认为，人体是一个有机整体，所有的脏腑通过脉络相连接，当某一脏腑或组织器官有异常或病变时，往往会在耳部相应部位出现压痛、变形、变色等反应，人们利用这些特点，应用耳穴治疗疾病。耳穴埋豆法是把中医的藏象、经络学说结合起来，运用于耳穴以防治疾病的一种中医治法。刺激耳穴能使人体各部的功能得到调整，以保持人体的相对平衡，从而达到治疗目的。耳穴埋豆是中医脏腑经络理论的升华，通过耳穴经络与人体经络的联通，调节人体血液运行，达到表里相同，内外平衡的目的。耳穴埋豆法治愈脾弱气虚型便秘的关键在于其可疏通相关经络系统，来调整患者身体及相关脏腑器官的气血运行，使脾获得补养，功能得到强化，从根本上解决便秘问题。西医在治疗便秘时，重点关注大肠的问题，而忽略了发生便秘的根本原因，虽然可以短时间内导泻缓解便秘，但是患者脾虚气弱的根本问题未被解决。若长期治标而不治本，患者肠道功能越来越差，便秘顽固只能通过药物才能排便，使患者越来越依赖药物。

（二）老年患者脾虚气弱型便秘

从中医学理论中可知，便秘虽在大肠，但是与人体其他脏腑，气血津液关系密切。脏腑各器官发生的功能异常，都会影响大肠的传导功能，从而引起糟粕传化失常，久而久之就形成了便秘。

便秘分为虚、实两种，虚证是脏腑气虚血弱导致的疾病。老年患者较容易发生脾气虚弱，脾虚将直接导致运化无权，无法将水谷精气输布全身，大肠得不到精气，则丧失动力，肠蠕动变慢且无力，导致内容物长久停留，大肠壁反复吸收内容物水分，导致内容物更加干燥，进而发生便秘。老年人多存在肾阳虚亏的情况，津液有限，导致体内阳气无法升举，进而引起下焦失和和肠内失养，肠道推动力较弱，无法有效完成排便。由此可知，脾虚气弱型便秘是虚证，多见于老年患者。耳穴埋豆法则通过刺激耳穴便秘点、大肠、肺、脾等穴位，调整脏腑气血经络气机，使肠腑疏通，腑气通则传导功能恢复正常。

（三）耳穴埋豆法临床效果

两组治疗后疗效比较，统计学分析可知，研究组总有效率（100.0%）明显优于对照组总有效率（83.78%），经检验，组间比较$P<0.05$，认为有统计学意义（见表1）。本组观察病例证明，研究组采用耳穴埋豆的疗效明显高于对照组，表明耳穴埋豆法添加于脾气虚弱型老年便秘治疗中，临床效果良好，患者预后效果显著提升。研究提示耳穴埋豆法可作为脾气虚弱型老年便秘的辅助疗法，尤其适用于体质较弱的老年患者。

在不良反应方面，研究组患者无不良反应发生；对照组患者中有1例出现腹痛、恶心症状，2例出现腹泻情况，经过对症处理均康复出院。研究结果证明，耳穴埋豆法无不良反应。

脾虚气弱型便秘的老年患者不宜使用导泻的西药，也不可使用寒凉、峻猛的泻下类中药，否则将进一步加重老年人的脾虚气弱症状，导致便秘更加严重。因此，不使用药物的治疗更加适合老年人。同时，耳穴埋豆法与现代医疗护理崇尚的回归自然的理念是相符的。本次研究中，中医护理技术的优越性得以彰显，患者普遍接受该疗法，同时经过严密的临床观察，发现耳穴埋豆治疗脾虚气弱型老年患者便秘疗效显著，无不良反应，操作简单，无器械限制，经济性高，值得临床推广。耳穴埋豆治疗临床便秘应用范围较广，疗效较好，使用方法简单、易学，无不良反应，且穴位选准后护士可以指导患者和家属共同参与，患者依从性好，有值得进一步研究并推广的价值。

（刘杰、王淑秀）

医院中药饮片风险管理与防范措施

中药饮片作为一种关系人类生命和健康的特殊商品，近年来，其质量由于缺乏科学系统的评价体系、完善的政治制度，在市场流通过程中，安全问题很难得到保障。全国各地使用中药饮片引发不良反应的事件频发，这对中医药行业造成了不良影响，严重阻碍中医药发展。因此，提高中药用药安全已成为医院管理及医护人员工作的重要内容之一。

医院药房是集技术、管理、经营三位一体的综合性科室，中药房在医院的业务和经营中有着举足轻重的地位，中药房的管理直接影响中药饮片的质量、患者的康复、医院的声誉和经济效益。因此，加强中药房管理，提高中药饮片的质量尤为重要。

本课题以中药饮片在医院的流通过程为线索，综合查阅大量相关文献，从入库验收、保管贮存、饮片调剂、煎药等四个方面进行分析讨论，找到合适的解决方法及防范措施，整理一套优化详尽的医院中药风险管理与防范措施，为医院中药房的饮片管理提供系统的可参考依据。

一、资料与方法

（一）一般资料

1.入库验收

采用全面抽样方法，选取我院门诊中药房2015年6月~2018年1月发生中药饮片验收问题的件数作为研究对象。回顾性分析了两年半期间中药饮片的验收及退货资料，统计中药饮片不合格情况所占百分比。

2.保管贮存

选取易生虫走油的6例药材：党参、当归、泽泻、杏仁、柏子仁、枸杞子各4kg

进行分类贮存，统计分类贮存3个月后饮片的质量情况。

3.饮片调剂

采取随机抽样的方法，选取我院门诊中药房2017年1月~2017年12月处方共1000份，上下半年各500份（我院中药房在2017年7月初开始实行绩效管理）。

4.代煎

选取难以煎透5种中药：茯苓、白果、粉葛、山药、天花粉，在实施干预措施前后，统计煎煮后的干心比例。

（二）方法

采用MicrosoftExcel2011软件进行数据的录入、分类和统计分析。采用鱼骨图分析医院中药饮片流通过程中存在的风险。采用PDCA循环模式对饮片风险进行管理。对照组按照以往传统的管理模式和工作方法；实验组使用PDCA循环模式进行中药饮片的管理。

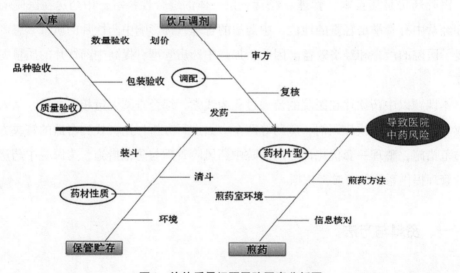

图1　饮片质量问题风险因素分析图

1.计划阶段

分析目前中药房饮片流通现状，根据鱼骨图找出中药饮片流通过程中存在的风险，包括以下几点。①入库验收质量问题：规格不符，近效期；②保管贮存过程中，由于药材性质和季节原因，部分饮片易发生生虫走油；③处方信息记录不完整：由于电子处方信息记录不完善，导致的临床诊断不明确，医师、复核人员、发药人员未在处方上签字；④中药煎煮时，部分难以煎透的饮片存在白心，有效成分难以完全煎出。

2.制定改进措施或计划，确定预期要达到的目标

根据上述发现的主要问题，相应地制定解决措施和管理方法，具体如下：①饮片入库时，重点强调对饮片质量的把控，包括片型规格、是否变质、炮制质量、净度、水分、入药部位及采收季节等；②对饮片包装及供应商提供的单据须逐一仔细核对检查；③保管贮存过程中，通过对易生虫走油的饮片采取低温储存、对抗储存、分类管理的方式，增加养护次数来降低饮片风险；④饮片调剂过程实施绩效管理办法；⑤整理出难以煎透的饮片，通过改变片型或临方捣碎等途径，提高药材煎出率。

3.执行及检查阶段

根据制定的计划及措施，成立中药房监督小组，督促计划实施，并根据反馈结果，及时有效地提出改进措施并完善方案，进入下一个循环，如此来降低中药饮片流通过程中的风险。

（三）观察指标

对比分析改善前后两组中药流通过程中出现的情况。观察指标包括：饮片质量（差、良好、优秀）、称量问题、调配差错、饮片煎煮后的白心比例。

二、结果

（一）入库验收

2015年6月~2018年1月从某公司共购进中药饮片11413批次，拒收322批次，约占购进总数的2.82%。其中，质量问题包括规格不符、近效期等；品种问题包括批号、名称、炮制、性状等不符；单据问题包括单据不全、无质检报告单、质检报告单不符等；包装问题包括厂家、产地、合格证不符、无合格证、无标签等（见表1）。

表1 统计2015.06—2018.01中药饮片发生质量问题件数

	质量问题	品种问题	单据问题	包装问题
件数	128	109	51	34
构成比（%）	39.75	33.85	15.84	10.56

1.重点加强对中药饮片质量、品种的验收管理

实行"双人双核"管理制度，对药品的品种、规格、剂量、生产日期、生产单

位等核对无误后方可登记入库，填写中药饮片入库验收记录以备查。严禁擅自提高饮片等级、以次充好，为个人或单位谋取不正当利益。

2.对供应商所提供的单据及饮片包装或存在的隐患提高警觉性

认真核对供应商提供的单据和质检报告单。所购中药饮片应有包装，包装上应有品名、生产企业、产地、生产日期，实施文号管理的中药饮片还应有批准文号。

（二）保管贮存

选取易生虫走油的6例药材：党参、当归、泽泻、杏仁、柏子仁、枸杞子分别4kg，对照组和研究组各2kg。对照组按照规定环境、温湿度贮存；研究组通过增加养护次数、降低贮存环境温度来进行贮存。2个月后，饮片质量情况（见表2）。

表2　实行PDCA管理前后饮片质量情况　（kg,%）

组别	总量（kg）	差	良好	优秀
对照组	12	3.8（31.7）	6.7（55.8）	1.5（12.5）
研究组	12	0	3.2（26.7）	8.8（73.3）

注：差指中药饮片生虫走油严重，完全不能使用；良好指轻微走油，几乎无生虫现象，不影响使用；优秀指饮片正常，保存良好。

（三）饮片调剂

分别随机选取实行绩效管理前后处方各500例，观察称量问题和处方信息记录的情况，统计差错率（见表3）。

表3　绩效管理前后调剂主要问题对比结果

组别	称量问题（%）	处方信息不全（%）
对照组	67.2	8
研究组	39	4.8

注：称量问题指单副药重量合格率未达到100%；处方信息不全包括临床诊断不明确，医师、复核人员、发药人员未签字。

（四）代煎

选取难以煎透的5种中药：茯苓、白果、粉葛、山药、天花粉，通过改变原有片型或在《中华人民共和国药典》基础上加入临方炮制，以药材干心比例为标准，记录其煎煮情况（见表4）。

表4 五种药材改变片型前后干心比例对比结果

中药饮片	2010版《中华人民共和国药典》	煎药房现状	干心比例（%）	干预措施	干心比例（%）
茯苓	块或厚片	1cm块	40	切片	2
白果	去壳临方捣碎	整个	20	临方捣碎	5
粉葛	切块或厚片	块	33.3	切片	10
山药	类圆形厚片	厚片	50	临方捣碎	3.3
天花粉	厚片	厚片	50	临方捣碎	2.9

三、小结与讨论

通过借助PDCA循环模式管理，结合我院中药房实际情况，发现中药饮片在医院中药房流通的四个环节中，入库验收环节存在不可控风险，因此，提出具体的防范措施；保管贮存、饮片调剂、代煎这三个环节存在可控风险，因此，提出一系列管理方法。通过方案实施，进行数据对比发现，中药饮片风险明显降低。

综合来讲，为降低医院中药饮片流通过程中的风险，提出以下几点建议。①入库验收：重点加强对中药饮片质量、品种的验收管理，同时对供应商提供的单据及饮片包装仔细核对，提高警觉性；②保管贮存：对党参、当归、泽泻、杏仁、柏子仁、枸杞子等易走油生虫的特殊药材进行分类贮存，有针对性地进行养护，不但可以降低饮片风险，还可以减少工作人员负担，节时省力；③饮片调剂：饮片调剂是一个系统的过程，每一个细节都至关重要，实行绩效管理可以提高工作人员的工作效率和工作质量；④代煎：医院煎药室在承担中药代煎这一责任时，除了对煎药流程、煎药室环境有严格的把控，还要注重药效的发挥，不可忽视未煎透的药材，可通过改变片型或临方捣碎的方式以发挥药材的最大药效。

（作者李盈，审阅袁今奇）

经验药对

根据药物性味功能有机组合后，产生协同加强或相反相成作用者谓之药对。历代文献有《桐君》和《雷公》两部药对专著，后人亦多有撰述。袁今奇老师积六十载临床实践，认为经验药对是临证论治执简驭繁的捷径。为便于医者参考应用，现就袁师得心应手之经验药对介绍如下，与同道分享。

一、心脑病证药对

人参　附子

[用量] 红参15g，熟附子9g。

[功用] 益气，温阳，强心。

[主治] 心力衰竭，或阳气暴脱。

[释义] 人参与附子相伍为参附汤，可用于治疗阳气暴脱之厥逆自汗、气促喘息的病证。人参主要含人参皂苷，具有强心抗休克作用，可治心源性休克。附子主要含乌头碱，具有明显的强心作用，参附合用则强心作用增强。是现代研究公认的治疗心力衰竭的佳品，若重症患者，参、附剂量还须加大。

人参　麦冬　五味子

[用量] 红参10g（或人参15g，或西洋参15g，或太子参30g，或党参30g），麦冬12g，五味子10g。

[功用] 益气生津，敛阴止汗。

[主治] 气阴不足，心悸气短，体虚汗出。

[释义] 本药对为生脉散，三味药物搭配巧妙，一补一润一收，气阴同治，补敛合法。使元气充，阴液复，脉气生，精神来。常用于器质性及功能性心悸，对心律不齐、低血压、神经衰弱、失眠、慢阻肺等病证均有显著疗效。

人参　三七　琥珀

[用量] 红参（或西洋参），三七，琥珀。用量为2∶2∶1。

[功用] 益气活血化瘀，通心络，安心神。

[主治] 冠心病心绞痛。

[释义] 此药对经袁今奇老师长期研究观察，"人参三七琥珀末治疗冠心病心绞痛的研究"获兵团科技进步二等奖及中国中医科学院医圣杯优秀奖。现代中医研究认为，人参具有调节心脏功能的作用，三七能改善冠脉循环和抗血小板聚集力，琥珀可镇心安神、化瘀定痛，与人参、三七合用相得益彰。三药共为细末，每服5g，每日3次，对冠心病心绞痛效果显著。

红参　丹参　苦参

[用量] 红参6g，丹参30g，苦参15g。

[功用] 益气化瘀，活血调脉。

[主治] 各类期前收缩。

[释义] 此药对三味，是袁师自创的三参稳律汤（红参、丹参、苦参、当归、麦冬、五味子、薤白、茯苓、琥珀）之主要成分，治疗各类早搏疗效显著。"三参稳律汤治疗早搏的临床及实验观察"获新疆兵团科技进步二等奖。药对中红参益气复脉，丹参活血化瘀，苦参清热燥湿，三药合用，能降低心肌兴奋性，抑制异位兴奋灶，拮抗早搏形成。根据病情需要，可用西洋参15g易红参。

瓜蒌　薤白

[用量] 瓜蒌15g，薤白15g。

[功用] 宣痹通阳，理气散结。

[主治] 阴盛阳微之冠心病心绞痛，以及非冠心病之胸痹、胸痛。

[释义] 瓜蒌、薤白为《金匮要略》治疗胸痹之主药，临床实践证明，二药可通阳散结，理气宽胸，兼以化痰润肠，治疗冠心病心绞痛具有显著疗效。本药对还能健胃快膈，用治胃脘胀闷而舌苔厚腻者。

川芎　吴茱萸　马钱子

[用量] 川芎15g，吴茱萸6g，马钱子1g。

[功用] 活血化瘀，化痰通络，行气止痛。

[主治] 痰瘀阻络之中风恢复期及后遗症。

[释义] 此药对三味，为华佗再造丸之主要成分。马钱子须炮制使用，入汤剂应包煎。本药对配合辨证处方，可用于中风后半身不遂，拘挛麻木，口眼歪斜，语言不清等病证。对长期应用和康复治疗的患者，疗效显著。

黄芪　地龙

[用量] 黄芪30~60g，地龙15g。

[功用] 益气通络，息风化瘀。

[主治] 中风后遗症，肢体偏瘫，属气虚血瘀者。

[释义] 黄芪、地龙与川芎15g，桑寄生30g配伍，可用于气虚血瘀性高血压病，非气虚血瘀性者慎用。

水蛭　䗪虫

[用量] 水蛭5g，土鳖虫6g。

[功用] 破血逐瘀消癥。

[主治] 冠心病心绞痛，陈旧性心肌梗死，以及脑梗死后遗症、血小板增多症。

[释义] 本药对对心脑血管病瘀血阻滞成癥者尤有效果，并有降解血小板聚集，拮抗动脉粥样硬化的作用。水蛭生于水，可破血逐瘀消癥，力峻效宏，王清任谓破血而不伤气。土鳖虫生于地，可破血逐瘀不伤脾胃。二药相配，能提高心肌和脑组织对缺血的耐受力，降低心脑的耗氧量，有效抵抗和化解血栓形成。

石菖蒲　南星

[用量] 石菖蒲15g，胆南星9g。

[功用] 化痰开窍。

[主治] 痰浊阻窍之癫痫、眩晕、失眠、偏瘫、震颤麻痹、脑外伤等。

[释义] 石菖蒲可化湿和胃，开窍宁神，《本草从新》云："石菖蒲能开心孔，利九窍。"胆南星可燥湿化痰，祛风解痉，善治脑窍风痰。二药合用，可治痰浊与风邪交阻脑窍之证。

丁香　郁金

[用量] 丁香5g，郁金15g。

[功用] 行气解郁，活血止痛，温中降逆，开窍醒脑。

[主治] 肝郁胁痛，胃气上逆；中风后半身不遂，语言謇涩；顽固性头痛头晕。

[释义] 丁香辛香而温，辛可行散，香能开窍，温胃下气，《日华子本草》云："治口气，反胃，疗肾气，奔豚气，阴痛，壮阳，暖腰膝。"《本草再新》云："开九窍，舒郁气。"郁金可行气解郁，活血通络，二药合用，可行气通络，醒脑开窍，温胃解郁，用于上述主治病证可增强疗效。丁香与郁金合用为"十九畏"配伍禁忌之列，袁师应用未见不良反应，可谓"相畏相成"。

二、肝胆病证药对

柴胡　白芍

[用量] 醋柴胡 10g，炒白芍 15g。

[功用] 疏肝解郁，养血柔肝。

[主治] 肝气郁结不舒或肝气横逆太过等肝郁之证。

[释义] 柴胡苦辛，其性微寒，轻清升散，宣透疏达，入肝胆经，善疏泄肝气而解郁结，为治肝气郁结之要药；白芍苦酸甘，其性亦微寒，能养能敛，能缓能舒，归肝脾经，善养血调经，柔肝缓急，解痉止痛，和营止汗，为养血敛阴，平肝止痛之要药。二药相伍，彰显疏肝解郁、养血柔肝之功。柴胡与白芍这一药对，在《伤寒论》四逆散、《和剂局方》逍遥散、《景岳全书》柴胡疏肝散等方剂中均有体现。

半枝莲　珍珠草　虎杖

[用量] 半枝莲 30g，珍珠草 30g，虎杖 15g。

[功用] 清热解毒，化痰利水。

[主治] 慢性乙型肝炎病毒复制期。

[释义] 以上三味均有抗多种病毒及抑制乙肝病毒复制的作用。半枝莲、珍珠草可清热解毒，利水消肿；虎杖可清热解毒，活血祛瘀，利胆退黄，且能抑制乙肝表面抗原。袁师根据慢性乙肝的自然病程，针对免疫耐受期、激活期、清除期及恢复期，创制护肝抑毒系列方，治疗慢性乙肝疗效显著，阶段性研究成果 2011 年获新疆兵团科技进步二等奖。本药对组合最适宜于慢性乙肝免疫激活期和免疫清除期的治疗。

土茯苓　紫草　水牛角

[用量] 土茯苓 30g，紫草 15g，水牛角 10g。

[功用] 清热利湿，凉血解毒。

[主治] 慢性丙型肝炎病毒复制期。

[释义] 土茯苓可解毒除湿，紫草、水牛角可凉血活血解毒。慢性丙型肝炎属湿热者加用此药对多能奏效，使丙型肝炎病毒基因（HCV-RNA）转阴。恢复期配合补肾、益气健脾及化瘀软坚之品，多可巩固疗效，并阻断肝细胞纤维化进程。

垂盆草　五味子　女贞子　乌梅

[用量] 垂盆草 15~30g，五味子 10g，女贞子 15g，乌梅 15g。

[功用] 清热解毒，补肾养阴，保肝降酶。

[主治] 病毒性肝炎、药物性肝损害及恶性肿瘤放化疗后转氨酶升高者。

[释义] 以上主治病证因病毒伤肝、药物伤肝及放化疗伤肝，垂盆草、五味子、女贞子、乌梅四药合用可清热解毒、滋肾养阴，保肝护肝以降丙氨酸氨基转移酶和门冬氨酸氨基转移酶。

茵陈　赤芍　郁金

[用量] 茵陈30~60g，赤芍30~120g，郁金15~30g。

[功用] 清热利湿，凉血散瘀，行气解郁。

[主治] 各类阳黄。

[释义] 本药对退黄作用显著，如大便不畅可加入大黄，大便稀溏加薏苡仁、车前子。药对中茵陈清热利湿，利胆退黄；赤芍清热凉血，祛瘀退黄，赤芍加量可提高因瘀致黄的退黄效果；郁金行气活血，利胆退黄。三药相互为用，相得益彰，是治阳黄的首选药对。

醋柴胡　郁金　龙胆草

[用量] 醋柴胡12g，郁金15g，龙胆草10g。

[功用] 疏肝利胆，行气活血，清泄肝胆之火。

[主治] 急慢性胆囊炎。

[释义] 急性胆囊炎加茵陈、金钱草、炒元胡各15g，炒白芍18g，甘草10g。慢性胆囊炎可配茵陈、白芍、甘草。本药对疏、利、清、化四法结合，配方对证可药到病除。

柴胡　金钱草　鸡内金　莪术

[用量] 柴胡12g，金钱草30~90g，生鸡内金30~60g，莪术12g。

[功用] 疏利肝胆，破血行气，化坚消石。

[主治] 胆囊及胆管结石、肝内胆管结石。

[释义] 胆结石为胆固醇结晶凝聚而成，多与体质及饮食习惯有关。本药对中柴胡疏肝解郁，升举阳气；金钱草利胆排石，解毒消肿；生鸡内金化坚消石，健胃破癥；莪术行气破血，消积止痛。药对四味，还可加入茵陈、郁金、白芍、甘草，以助碎石、排石之力，并能增强解痉止痛之功。

山慈菇　全蝎　白芥子　乌梅

[用量] 山慈菇6g，全蝎5g，白芥子10g，乌梅10g。

[功用] 清热解毒，化瘀散结，除痰蚀肉。

[主治] 胆囊息肉。

[释义] 胆囊内壁息肉是在慢性炎症基础上引起的一类病变，辨证运用中药可

以化解病变。本药对中山慈菇清热解毒，消痈散结；全蝎散结化瘀，通络止痛；白芥子疏散凝聚、善除皮里膜外之痰；《神农本草经》记载乌梅："去死肌，蚀恶肉。"四药组合，消除息肉作用更强。

姜黄 大黄 绞股蓝 虎杖

[用量] 姜黄15g，大黄10g，绞股蓝15g，虎杖15g。

[功用] 益气健脾，通腑祛瘀，化痰降脂。

[主治] 非酒精性脂肪性肝病。

[释义] 姜黄、大黄可行气解郁，通腑化瘀；绞股蓝、虎杖可益气健脾，祛痰解毒。此药对为二黄祛脂颗粒中的主要成分，临床应用广泛。

蚕蛹 蝼蛄 草果

[用量] 蚕蛹30g，蝼蛄10g，草果12g。

[功用] 补充蛋白，利水消肿，消胀除满。

[主治] 肝硬化腹水。

[释义] 各种慢性肝病，迁延日久，可形成肝硬化。肝硬化失代偿期会引起腹水，腹胀尿少，由于肝功能严重损害，肝脏合成蛋白功能明显下降，还导致低蛋白水肿。白蛋白下降、腹水、尿少，是肝硬化腹水病证的主要表现。本药对中，以大剂量蚕蛹补充蛋白，较输入白蛋白之疗效更为稳定；蝼蛄是无毒虫类药，可理气导滞，利水消肿；草果应去壳取仁捣碎用，可行气化湿，消胀除满。以上药对，作为治肝硬化腹水之主药，疗效显著。

三、脾胃病证药对

人参 白术 茯苓 炙甘草

[用量] 人参9g，白术9g，茯苓9g，炙甘草9g。

[功用] 补气健脾。

[主治] 用于脾胃气虚证之气短乏力，语声低微，面色萎黄，食少便溏，舌淡苔白，脉象虚缓者。本药对现代常用于慢性胃炎、胃肠炎、小儿消化不良、胃及十二指肠溃疡、贫血、慢性肝炎、周期性瘫痪等病的治疗。

[释义] 本药对为四君子汤，是中医补气之基础方。四药相配，结构严谨。人参可甘温益气，健补脾胃；白术可燥湿健脾，补气固表；茯苓可渗利湿浊，健脾宁心；炙甘草可益气和中，调和诸药。治病之要，即是调失中为适中，以求机体相对平衡，本药对充分体现中和之道。四君子汤合半夏、橘皮为六君子汤，功能

益气健脾和中；六君子汤加木香、砂仁为香砂六君子汤，功能益气健脾，理气和中。

黄连　吴茱萸

[用量] 黄连6g，吴茱萸3g。

[功用] 清肝和胃，降逆止呕。

[主治] 慢性胃炎，证属肝经郁火犯胃，症见嗳气、恶心、呕吐、吞酸、嘈杂。

[释义]《丹溪心法》左金丸由此两药组成，黄连、吴茱萸用量比例为6：1。本药对中，黄连清肝火且去胃火；少加辛热之吴茱萸，既克肝郁之苦，又制黄连之寒。二药辛开苦降，寒而不惧伤正，温而不助火邪，肝胃同治，寒热并投。临床应用时，热重者重用黄连，轻用吴茱萸；胃寒重者重用吴茱萸，轻用黄连。

旋覆花　代赭石

[用量] 旋覆花10g，代赭石30g。

[功用] 降气镇逆。

[主治] 膈肌痉挛、胆汁反流性胃炎、胃溃疡、胃神经官能症等，因胃气上逆，嗳气呃逆者；高血压病、内耳性眩晕、脑动脉硬化症之眩晕、呕吐，因痰浊上逆清阳不升者；气血上逆之吐血、衄血、倒经等。

[释义] 此药对为《伤寒论》旋覆代赭汤之主药，取其重镇降逆，消痰下气之功。临床所见胃气上逆之胃病，痰气上逆之眩晕，肝气上逆之妇科病，肝阳上亢之头痛，梅核气咽堵之呃逆等，皆可随证配用，令气降痰消，呃逆、眩晕等症自除。凡痰气交阻而有上逆之证者，此药对均为要药。旋覆花入药应包煎，代赭石宜打碎后包煎。

黄连　干姜

[用量] 黄连3~6g，干姜3~6g。

[功用] 辛开苦降，消痞散结。

[主治] 慢性胃炎、胃及十二指肠溃疡，表现为寒热互结，症见胃脘痞满、嘈杂、吞酸。

[释义]《伤寒论》载有五泻心汤，其所治之证，均为心下痞满为主，临床多为急、慢性胃炎，胃肠炎，胃扩张等疾病。五泻心汤中，半夏泻心汤、生姜泻心汤、甘草泻心汤均配有黄连、干姜，以治疗寒热错杂证。本药对用量应辨其寒热孰轻孰重，热重寒轻，重用黄连，轻用干姜；寒重热轻，重用干姜，轻用黄连。

黄连　乌梅

[用量] 黄连6g，乌梅10g。

[功用] 清热燥湿，生津止泄。

[主治] 湿热痢疾。

[释义] 黄连可清热燥湿，泻火解毒；乌梅可生津止渴，涩肠止泻。二药为对，即可发挥黄连对志贺氏、弗氏痢疾杆菌的抑制作用，又可提升乌梅增强机体免疫功能的作用，育阴生津，收敛止痢而不留邪。故凡痢疾，急性、慢性均可主用此药对。临床应用时，急性痢疾可配白头翁、秦皮，慢性痢疾宜伍白术、补骨脂。《备急千金要方》有记载用黄连、乌梅此两味治暴痢的医案。

香附　良姜　干姜　吴茱萸

[用量] 制香附12g，良姜10g，干姜10g，吴茱萸5g。

[功用] 温胃散寒，行气止痛。

[主治] 各种慢性胃炎之胃寒气痛。

[释义] 香附、良姜两药组合即良附丸，良姜可温胃止痛，香附可温中理气；干姜、吴茱萸可温胃散寒，降逆和胃。四药为对，用以治疗气滞寒凝之胃脘疼痛者，其效尤佳。

黄连　吴茱萸　白及　蒲公英

[用量] 黄连6g，吴茱萸5g，白及10g，蒲公英30g。

[功用] 清胃泻肝，降逆和胃，收敛生肌，消散痈肿。

[主治] 糜烂性胃炎。

[释义] 此药对中黄连、吴茱萸清胃泻肝，降逆和胃；白及收敛止血，消肿生肌，《本草汇言》评价白及"有托旧生新之妙用"，现代药理研究证实，白及能减轻胃黏膜损伤，并具有保护胃黏膜之作用；蒲公英清热解毒，消散痈肿，既可抑制胃酸、抗溃疡，更有保护胃黏膜之功。四药相合，治疗糜烂性胃炎可药到病除。

栀子　黄连　半夏　桃仁

[用量] 炒栀子10g，黄连6g，姜半夏10g，桃仁12g。

[功用] 清热除烦，降逆和胃，活血润燥。

[主治] 食管炎。

[释义] 本药对善治食管炎胸骨后灼痛者。本药对中栀子清热除烦，善除胸膈之邪热，可改善食管部位灼热、疼痛之症；黄连清心泻火，降上逆之气；半夏和胃降逆，配黄连可以减少胃液反流至食管；桃仁活血润燥，可以调畅幽门、贲门之气机。李东垣《脾胃论》之通幽汤，具有润燥通塞之功效，主治胃肠燥热、阴液亏损、通降失司，方由桃仁、红花、生地黄、熟地黄、当归、甘草、升麻组成，据情可加火麻仁、大黄。临床治疗食管炎，此方可借鉴参考。

黄连　蒲公英　佩兰　丁香

[用量] 黄连5g，蒲公英15g，佩兰15g，丁香3g。

[功用] 清胃泻火，利湿和胃，辛香宣化，祛除口气。

[主治] 口中异味，口中热臭，口中甜腻。

[释义] 本药对中黄连清热燥湿，清胃泻火；蒲公英清热解毒，利湿和胃；佩兰辛香宣化，化湿和中，善治中州陈腐秽浊之气；丁香辛温气香，专治各种不正之口气。

人参　五灵脂

[用量] 人参10g，五灵脂10g。

[功用] 益气化瘀，消胀止痛。

[主治] 慢性萎缩性胃炎、胃及十二指肠溃疡之胃脘痛胀者；冠心病心绞痛发作期或不稳定期。

[释义] 人参可据情使用人参、党参或西洋参代替。五灵脂为鼯鼠科动物复齿鼯鼠的干燥粪便，醋炙后使用。"十九畏"中认为人参畏五灵脂，但临床实践用之，未发现任何不良反应，且疗效较好，建议临床广泛使用，并建立大数据观察分析，以"传承精华，守正创新"。

四、肺系病证药对

沙参　麦冬　百合　黄精

[用量] 沙参30g，麦冬15g，百合30g，黄精30g。

[功用] 养阴润肺，清心安神，补脾益气。

[主治] 慢性肺系疾病所致肺肾气阴两虚，脾气不足，心神不宁之证。

[释义] 沙参可养阴清肺，益气化痰，有北沙参、南沙参之分，两者功用相似，本品可提高细胞免疫和非特异性免疫，且可抑制体液免疫，具有调节免疫平衡的功能；麦冬可养阴润肺，清心除烦；百合可养心润肺止咳，清心安神；黄精可滋肾润肺，补脾益气。本药对善治慢性肺系病证属气阴两虚者，症见干咳痰少、气短乏力、脾胃虚弱、食欲不振、舌淡苔白、脉象虚软等。

细辛　干姜　五味子

[用量] 细辛3~5g，干姜10g，五味子5~10g。

[功用] 温肺散寒化饮，止咳化痰平喘。

[主治] 寒饮咳喘，慢性支气管炎及感受风寒而复发者，症见风寒表证，咳喘，

痰多稀薄呈泡沫状，舌质淡，脉滑润。

[释义] 本药对中细辛外散表寒，内温肺饮；干姜温散肺经之寒邪，温肺化饮，为治寒饮伏肺喘咳之常品；五味子五味具备，以酸甘为主，温而不燥，入肺、心、肾经，上敛肺气而止咳，下滋肾阴而涩精，外能收敛止汗，内能涩肠止泻，益气而生津。《伤寒论》小青龙汤中即有细辛、干姜和五味子的组合。临床应辨证选方遣药，方证对应运用本药对疗效显著。

麻黄　石膏　杏仁

[用量] 麻黄6~9g，石膏15~60g，杏仁12g。

[功用] 清宣肺热，平喘止咳。

[主治] 肺热咳喘。

[释义] 本药对中麻黄宣开肺气，石膏善清肺热，杏仁止咳平喘。此三味是《伤寒论》麻杏石甘汤之主药，也是治疗肺热咳喘的首选药物。现代治疗新型冠状病毒肺炎，用清肺排毒汤疗效颇佳，本方由张仲景所创制的麻杏石甘汤、小柴胡汤、五苓散、射干麻黄汤组成，其中麻杏石甘汤发挥了主导作用。

麻黄　地龙　射干

[用量] 麻黄9g，地龙12g，射干10g。

[功用] 宣肺利咽，止咳平喘。

[主治] 咳喘、哮喘，喉中有水鸡声或咽喉有紧缩不适感。

[释义] 本药对中麻黄、地龙宣肺平喘，合射干清热解毒、利咽祛痰。三药相伍，可增强止咳、平喘、化痰之功，善于缓解支气管痉挛，如能辨证精准，对变异性哮喘的治疗效如桴鼓。

葶苈子　大枣

[用量] 葶苈子10~15g，大枣15g。

[功用] 泻肺除饮，下气平喘，纠正心衰。

[主治] 慢性支气管炎、支气管哮喘、慢性阻塞性肺疾病、渗出性胸膜炎、心包积液、充血性心力衰竭等属痰浊水饮壅滞心胸者，症见面目浮肿、咳喘气逆、心悸气短、痰涎壅盛等。

[释义] 两药相伍乃《金匮要略》葶苈大枣泻肺汤，原治"肺痈，喘不得卧"，今引申治疗上述诸病证，疗效较好。葶苈子可泻肺平喘，利水消肿，药中含强心苷，可强心利尿，增强心肌收缩力，减慢心率，增加心搏排血量，降低静脉压，对多种心脏疾患引起的心力衰竭有缓解和控制的作用。心衰患者，正气亏虚，难耐葶苈子峻猛祛邪，故配大枣缓和药性。临床诊治心衰患者，还应辨证论治，精准主症，兼

顾次症。如心阳不振，不能化气行水者，症见面色苍白、形寒肢冷、心悸怔忡、自汗乏力、浮肿尿少、舌暗苔白、脉沉细数，宜配人参、熟附子、五味子、麦冬、山茱萸、车前子等。若心脾气虚者，症见面色㿠白、心悸气短、食少便溏、舌淡胖嫩、脉象沉弱，宜加党参、黄芪、茯苓、白术、补骨脂等。急、慢性心衰多有心体残损，心肺脉络瘀阻，可见舌质紫暗、瘀点瘀斑，应配活血化瘀之品，如丹参、赤芍、桃仁、红花等。

蝉蜕　乌梅　僵蚕　地龙

[用量] 蝉蜕6~10g，乌梅10g，僵蚕10g，地龙10g。

[功用] 祛风化痰，通络平喘。

[主治] 痰热咳嗽，支气管哮喘或咳嗽变异性哮喘。

[释义] 本药对中蝉蜕发散风热，祛风止痉，可抑制过敏反应；乌梅敛肺止咳，可加强免疫力；僵蚕息风止痉，化痰散结；地龙息风通络，解痉平喘。四药相合，具有免疫调节和抗过敏作用，对变异性哮喘治疗效果显著。

黄芩　桑白皮　鱼腥草

[用量] 黄芩10g，桑白皮12g，鱼腥草15g。

[功用] 清热泻火，燥湿解毒，消痈排脓。

[主治] 肺热咳嗽，支气管扩张，肺痈。

[释义] 本药对中黄芩清肺泻火，燥湿解毒；桑白皮泻肺平喘，行水消肿；鱼腥草清热解毒，消痈排脓。三药为对，可清肺泄热，化肺中之痰瘀，清肺内之痈脓。

百部　丹参　白及　夏枯草

[用量] 百部15g，丹参15g，白及10g，夏枯草15g。

[功用] 活血清肺，抗痨杀虫，消肿散结，促进肺结核病灶钙化吸收。

[主治] 主治肺结核或肺外结核。

[释义] 百部为肺痨咳嗽、久咳虚嗽之要品；丹参可活血化瘀，增强免疫功能；白及可收敛止血，消肿生肌，抑杀结核杆菌，专治肺结核；夏枯草可清肝泻火，消肿散结，对人型结核杆菌有较强的抑杀作用。四药相伍，可作为肺结核或肺外结核的专病用药，对服西药不良反应明显，或产生耐药性者用药尤为适宜。药后可减轻症状，改善血液循环，促进病灶吸收。

瓜蒌皮　紫菀　浙贝母

[用量] 瓜蒌皮15g，紫菀15g，浙贝母10g。

[功用] 清热化痰，利气宽胸，散结消痈。

[主治] 痰热蕴肺之咳嗽痰多，支气管感染者。

[释义] 瓜蒌皮可清热化痰，宽胸理气；紫菀可润肺下气，化痰止咳，凡咳嗽无论新久、寒热虚实皆可投用；浙贝母可止咳化痰，清热散结。本药对用于痰热互结，痰稠色黄，咯之不爽之咳嗽咳痰者效果显著。

红参　蛤蚧　地龙　紫菀

[用量] 红参10g，蛤蚧10g，地龙10g，紫菀10g。

[功用] 补肺纳肾，化痰平喘。

[主治] 肺肾两虚，肾不纳气之虚喘久嗽。症见喘促日久，动则喘甚，呼多吸少，形瘦神疲，或面浮足肿，肢冷汗出，或手足心热，面青唇紫，舌淡或黑润，或舌红少津，脉沉弱或细数。

[释义] 本药对以《济生方》参蛤散合地龙、紫菀而成。药对中红参补气益肺，肺为气之主，为补肺要药；蛤蚧补肾纳气平喘，肾为气之根，为补肾要品，两药相伍，为治肺虚咳嗽，肾虚作喘之最佳配合；地龙清热息风，通利肺肾之络，平喘利尿；紫菀润肺下气，止咳化痰，无论新久、寒热虚实之咳痰，皆可应用。本药对中红参，可根据证候属性改用西洋参、人参等参类。药对四味，可入汤剂煎服，亦可以颗粒剂冲服，或打碎研末冲服。

五、肾系病证药对

黄芪　淫羊藿　附子

[用量] 黄芪30~60g，淫羊藿15g，熟附子10g。

[功用] 温补脾肾，益气行水。

[主治] 慢性肾炎，脾肾阳虚，兼有浮肿。

[释义] 慢性肾炎已久，多呈脾肾阳虚之证，温补脾肾是此证的重要治法。本药对中黄芪益气培本，改善血液运行，兼能利水，有助于肾功能恢复；附子、淫羊藿温肾助阳，具有类肾上腺皮质激素样作用。此药对是慢性肾炎脾肾阳虚者的关键性药物组合，临床应用有确切的疗效。慢性肾炎除湿热交阻证之外，均可以此为主药随证加减。

僵蚕　蝉蜕　土茯苓

[用量] 僵蚕12g，蝉蜕10g，土茯苓30g。

[功用] 祛风化痰，清热利湿，升清降浊。

[主治] 慢性肾病蛋白尿。

[释义] 蚕食而不饮，死而不腐；蝉饮而不食，吸风饮露。蚕、蝉俱得天地清

轻之气，可疏散风邪，辟除秽浊，发越清阳之气，二药仿清代杨栗山《伤寒瘟疫条辨》之升降散意。土茯苓有清热解毒利湿之功，可使浊阴之气归降。三药相伍，升清降浊，可使浊阴之毒邪不留滞体内，机体精微不至于下陷。

海马　蛤蚧　地龙　大黄

[用量] 海马6~10g，蛤蚧6~10g，地龙15g，大黄15~30g（后下）。

[功用] 补肾益精，活血散结，通络利水，泻下解毒。

[主治] 慢性肾功能衰竭，尿毒症，血清肌酐和尿素氮升高，尿蛋白阳性。

[释义] 本药对中海马补肾壮阳，活血散结；蛤蚧滋肾益精，纳气定喘；地龙清热息风，通络利水；大黄泻下解毒，活血祛瘀。四药组合，补中有泻，温而寓清，可助肾衰病情改善，肌酐降低，尿蛋白减少。本药对组合，如能辨证化裁，可以提高疗效，阻断病势发展，延长患者寿命。如服药后大便每日在3次以上者，可酌减大黄用量，以大便每日2次为宜。另可用生大黄30g，熟附子15g，煅龙牡30g，水煎浓缩成250mL汤剂，每日保留灌肠1次，以助肾功能改善和病情稳定。

知母　黄柏　牡丹皮　泽泻

[用量] 知母12g，黄柏10g，牡丹皮10g，泽泻15g。

[功用] 滋阴清热，清泄相火，化瘀利水。

[主治] 慢性前列腺炎所致尿不适、尿淋漓、尿不尽。

[释义] 本病为泌尿系常见疾病之一，发病年龄已逐渐年轻化。本药对仿知柏地黄汤义，药对中知母、黄柏滋阴清热，清泄相火；牡丹皮凉血化瘀，改善前列腺腺体血液循环；泽泻养阴利尿，且利水而不伤阴。此4味可以颗粒剂冲服，亦可等量研末，每服10g，每日2~3次。本药对临床应用，还可辨证化裁组方，疗效确切。

乌药　益智仁　桑螵蛸

[用量] 乌药10g，益智仁12g，桑螵蛸12g。

[功用] 温脾补肾，固摄缩尿。

[主治] 脾肾亏损引起的遗尿和尿失禁，亦用于儿童尿床。

[释义] 本药对三味，均有固摄缩尿作用，临床使用每多效验。本药对中乌药行气止痛，温肾散寒，缩尿止遗；益智仁温补脾肾，固精缩尿，开胃摄唾；桑螵蛸补肾助阳，固精缩尿，专治遗尿。治疗儿童尿床，可用颗粒剂冲服，剂量酌减。

芡实　金樱子　覆盆子

[用量] 芡实15g，金樱子15g，覆盆子15g。

[功用] 补肾固精，涩肠止泻，固涩止带。

[主治] 男子遗精、白浊，女子带下，尿频、遗尿、久泻等肾虚病证。

[释义] 芡实、金樱子相配名水陆二仙丹，因芡实生在水中，金樱子生在陆地，故得此方名，本方最早见于宋《洪氏集验方》。此两味合用具有固精缩尿，固涩止泻、止带之功。加上覆盆子既可补肾益精，又能缩尿止遗。

鹿角胶　淫羊藿　蜈蚣

[用量] 鹿角胶12g，淫羊藿12g，蜈蚣2条。

[功用] 温肾壮阳，益精起痿。

[主治] 阳痿早泄，属肾阳不足、精血亏虚者。

[释义] 本药对中鹿角胶温补肾阳，滋养精血，为血肉有情之品；淫羊藿为小檗科多年生草本的地上干燥部分，温肾而不燥，益精起痿；蜈蚣为虫类药，能通络散结，善起阳痿。本药对仅为阳虚精亏之阳痿治疗，临床应用可资参考。本病历代认为多因房劳过度，或年少误犯手淫，以致精气虚损，命门火衰，阳事不举，临床证型多端。当代杰出中医学家、国医大师王琦院士，首创中医男科学，提出"阳痿从肝论治"的真知灼见，疗效卓著，值得效法。

萆薢　土茯苓　山药

[用量] 萆薢30g，土茯苓30g，山药30g。

[功用] 补脾益肾，解毒除湿，分清去浊。

[主治] 肾虚下焦湿热，尿浑浊、乳糜尿、泡沫尿。

[释义] 尿浑浊、乳糜尿、泡沫尿，常见于脾肾亏损及下焦湿热之证，中药治疗具有一定优势。本药对中萆薢清利湿浊，治白浊膏淋；土茯苓解毒除湿，治热淋带下；山药健脾益肾，分清去浊。本药对对泡沫尿、尿浑浊效果显著。

金钱草　鸡内金　滑石　海金砂

[用量] 金钱草60~90g，鸡内金30g，滑石（包煎）15g，海金砂（包煎）15g。

[功用] 清热通淋，化石排石。

[主治] 肾结石，输尿管结石，膀胱结石。

[释义] 结石较大者，西医多采取微创手术治疗，中医药治疗有比较显著的优势。药对中重用金钱草利尿通淋，排除结石；鸡内金消食健胃，化坚消石；滑石通淋利尿，专治石淋；海金砂通淋止痛，利尿排石。临证应用，宜配芍药、甘草以解痉、缓急、止痛。其他如软坚散结之品，亦应酌情配伍。

枸杞子　桑椹　灵芝　玫瑰花

[用量] 枸杞子15g，桑椹15g，灵芝15g，玫瑰花10g。

[功用] 补益肝肾，调气和血，增强免疫，拮抗衰老。

[主治] 肝肾不足，气血不和，防治未病。

[释义] 枸杞子，味甘性平，可补益肝肾，明目润肺，增强免疫；桑椹，味甘性凉，可滋阴养血，生津润肠，增强免疫；灵芝，味甘性平，可强壮补气，拮抗衰老，增强免疫；玫瑰花，味甘微苦性温，可调气解郁，舒畅情志，和血疏络。四药为对，具有补益肝肾，调节情志，增强免疫力之功效，并可防治未病。20世纪80年代，袁师与新疆兵团农垦科学院候章成研究员合作，研发中药制剂饮料，本药对增黄芪、丹参、茯苓、益智等，为治未病系列饮料的主要成分，其成果获全国星火计划金奖、新疆维吾尔自治区发明银奖。

（整理王新莉、张莉、杨军用、张选明、李朕、邹楠、张志刚、徐彤、周云、韩国征、盛阳、甘霞，审阅袁今奇）

袁今奇自拟验方选

（一）调肝降压汤

【组成】黄芪15g，当归15g，川芎15g，制何首乌15g，川牛膝15g，醋柴胡10g，炒白芍15g，钩藤15g，地龙10g，炒黄柏10g。

【功用】益气养血活血，滋肾通络泻火。

【主治】各期高血压病。

【方义】方中黄芪益气，配阳以助阴，且可利水降压；当归、川芎养血活血，改善全身小动脉血管功能；何首乌、川牛膝补益精血，引气血下行；柴胡、白芍疏肝养血，有升有敛；钩藤、地龙息风通络，以利缓解小动脉血管痉挛；黄柏泻火解毒，善退虚热，可导湿热之邪下行。

【用法】本方作为治高血压之基本方，为专病专方。临床应用，应辨证辨病相结合，对高血压病常见的肝阳上亢、肝肾阴虚、痰湿壅盛及阴阳两虚等证型，可分别加减治疗。

（二）二黄祛脂颗粒

【组成】姜黄10g，熟大黄10g，丹参10g，赤芍10g，青礞石5~15g，虎杖10g，葛根10g，荷叶6g，泽泻10g，绞股蓝15g，甘草6g。

【功用】调节血脂，改善血浊。

【主治】非酒精性脂肪性肝病。

【方义】方中姜黄、大黄行气解郁，通腑化瘀，推陈致新；丹参、赤芍、虎杖养血活血，清热解毒，利胆退黄；葛根、荷叶、泽泻升清降浊，调节血脂；青礞石涤痰消食，软坚消痞；绞股蓝益气健脾，清热化痰；甘草和中解毒，调和诸药。

【用法】颗粒剂冲服或汤剂煎服，每日1剂。

（三）三参稳律汤

【组成】人参15~30g，丹参15~30g，苦参15~30g，麦冬12g，五味子12g，当归15~30g，炒枣仁30g，薤白10g，茯苓15g，琥珀5g（冲服）。

【功用】益气养阴，化瘀通络，补心安神。

【主治】房性、室性、交界性期前收缩。

【方义】方中人参补益心气，增强心肌收缩力；麦冬、五味子助人参益气养阴生津；丹参活血化瘀，疏通心络；苦参清热燥湿，消炎解毒，抑制早搏；当归养血活血，通络调脉；酸枣仁、琥珀宁心安神，散瘀通脉；薤白宽胸利气，通阳散结；茯苓健脾和中，宁心安神。

【用法】根据病情，参类可选用红参、西洋参、太子参、党参之属。如体质阳盛，兼有内热、湿热者，宜配用黄连、玄参、茵陈等。各类早搏患者，常兼有脾胃虚弱或肝胃不和者，宜心胃同治，可以提高疗效。

（四）二参三七琥珀末

【组成】人参200g，丹参200g，三七200g，琥珀100g。

【功用】益气通脉，化瘀止痛，镇惊安神。

【主治】冠心病心绞痛属气虚血瘀者。

【方义】本方遵著名中医学家岳美中教授治冠心病心绞痛的经验方人参三七琥珀末加味而成。方中人参大补元气，益气通脉，调节心脏功能；丹参养血活血，化瘀通络，抑制血小板聚集；三七化瘀定痛，活血通络，扩张冠状动脉；琥珀镇惊安神，散瘀消癥，与以上药物相得益彰。

【用法】上药共为细末，每服5~15g，每日3次。30天为1个疗程，可连续服用3个疗程。气阴不足者用西洋参，偏重化瘀时三七宜生用，偏重补虚时，三七应炒黄如虎皮色入药为佳。

（五）肺心病缓解期咳喘散剂

【组成】西洋参300g，蛤蚧（去头足）6对，麦冬100g，五味子100g，浙贝母100g，苦杏仁100g。

【功用】益气养阴，化痰定喘。

【主治】肺心病，肺气肿缓解期咳喘。

【方义】肺心病缓解期以本虚为主，兼有痰浊，本虚主要表现为肺肾两虚。方中西洋参，甘、微苦、寒，补气养阴，配浙贝母、麦冬、五味子以养阴清肺，化痰止咳；蛤蚧，咸、平，为治虚喘劳嗽的要药，补肺润肾，定喘止嗽，与西洋参配伍，用于肺肾两虚，肾不纳气的虚喘久嗽；苦杏仁，苦，微温，止咳平喘，降肺气之中兼有宣肺之功而达止咳平喘，配贝母以清肺润燥止咳；五味子，酸能敛收，性温而润，上能敛肺气，下能滋肾阴，配伍苦杏仁治疗肺肾两虚之喘嗽，加强敛降肺气之力，以扶正固本。

【用法】共为细末，每服10g，每日2次。

（六）平胃愈萎汤

【组成】党参30g，茯苓12g，白术12g，薏苡仁30g，厚朴12g，槟榔15g，吴茱萸6g，熟大黄15g，黄连9g，苍术12g，连翘15g，蒲公英30g，百花蛇舌草30g，莪术12g，丹参15g，全蝎6g。

【功用】健脾和胃，清化湿热，行气化瘀。

【主治】慢性萎缩性胃炎，肠上皮化生，Hp感染。

【方义】方中党参、茯苓、白术、薏苡仁益气健脾，扶正安中；厚朴、槟榔、吴茱萸、大黄下气除满，消胀通滞；黄连、苍术、连翘、蒲公英、白花蛇舌草清热化湿，解毒杀菌；莪术、丹参、全蝎行气活血，化瘀通络。

【用法】每日1剂，水煎服。反酸、胃热重者，增海螵蛸、贝母、瓦楞子、枳实、竹茹，伴胃寒者，加丁香、小茴香等。

（七）茵陈实脾分消汤

【组成】茵陈30~60g，赤芍15~30g，炒栀子10g，生大黄10~15g，黄芪30~60g，白术15g，茯苓皮15g，防己12g，木香10g，厚朴15g，草果12g，木瓜15g，大腹皮15g，槟榔15g，蝼蛄10g，车前子15g。

【功用】益气健脾，清热利湿，消胀除鼓。

【主治】肝硬化腹水属湿热蕴结者。

【方义】方中茵陈、赤芍、炒栀子、生大黄清热利湿，化瘀通腑；黄芪、白术、茯苓皮、防己益气健脾，胜湿利水；木香、厚朴、草果、木瓜行气化湿，消胀除满；大腹皮、槟榔、蝼蛄、车前子理气导滞，行水消肿。各药组合，共奏益气健脾，清热利湿，消胀除鼓之功。

【用法】每日1剂，水煎服。白蛋白低下者，可配服复方牛胎肝提取物片。腹水难消者，酌用氢氯噻嗪及螺内酯片，不用呋塞米等有肝肾不良反应的利尿剂。

（八）通淋化石排石汤

【组成】海金沙15g（包煎），冬葵子15g，车前子15g（包煎），萆薢15g，石韦15g，滑石15g（包煎），牡蛎30g，鸡内金30g，金钱草60g，熟大黄15g，莪术12g，炒延胡索12g，川牛膝15g，大蓟15g，小蓟15g，炒白芍18g，甘草10g。

【功用】利尿通淋，行气散结，消坚化石，凉血止血，通下排石。

【主治】肾、输尿管、膀胱结石。

【方义】方中海金沙、冬葵子、车前子、萆薢利尿通淋，除湿化浊；石韦、滑石、牡蛎、鸡内金利水通淋，软坚散结，消坚化石；金钱草、大黄通淋排石，化瘀通腑；莪术、延胡索行气活血，消积止痛；牛膝补益肝肾，引气血下行，利尿通淋；大蓟、小蓟凉血止血，解毒散瘀；白芍、甘草柔肝缓急，解痉止痛。

【用法】金钱草用量可递加至120g，萆薢、石韦可酌情加为30g，水煎服，每日1剂。结石在1cm左右者，服药2个月可见效。治疗期间应顾护脾胃。

（九）葛根通痹汤

【组成】葛根15~30g，威灵仙15~30g，桂枝10g，鸡血藤30g，黄芪15~30g，炙僵蚕12g，全蝎6g，乌梢蛇15g，地龙12g，姜半夏10g，橘皮10g，姜黄15g，红花10g，豨莶草10g。

【功用】舒筋活血，化瘀通络，息风止眩。

【主治】颈椎病（眩晕、项痹）。

【方义】方中葛根、威灵仙、姜黄祛风通络，行气活血，专治项痹；黄芪、鸡血藤、桂枝补气养血，通阳解肌，温经通脉；僵蚕、全蝎、地龙、乌梢蛇息风止眩，化痰散结，祛瘀通络；半夏、橘皮燥湿化痰，理气健脾；红花、豨莶草活血通经，祛风通络。

【用法】每日1剂，水煎服。

（十）益肾温通除痹汤

【组成】生黄芪30g，狗脊15g，熟附子15g，独活10g，鹿衔草15g，熟地黄15g，补骨脂15g，当归15g，骨碎补15g，僵蚕12g，乌梢蛇15g，蜈蚣2条，威灵仙30g，牛膝15g，六轴子0.5~1g，甘草10g。

【功用】滋补肝肾、温通督脉、化瘀除痹。

【主治】腰椎骨质增生、椎间盘突出、椎管狭窄。

【方义】痹症病因为机体正气不足，卫外不固，邪气乘虚而入，致使气血凝滞，经络痹阻，脉络绌急。方中黄芪益气固表；熟地黄、当归补血益精，与黄芪相伍，气血双补，使人体正气增强，防御功能提高，可减少风寒湿邪的侵袭；狗脊甘温，与补骨脂、骨碎补、怀牛膝相配伍，能益肾温通督脉，强腰膝；熟附子大热，祛寒力强，有较强的散寒止痛作用，尤善治寒痹痛剧者；威灵仙为风湿痹痛要药，与鹿衔草、独活合用，加强祛风湿、通经络、止痹痛的作用，抑制新骨增生；六轴子为杜鹃花科植物羊踯躅的果实，散瘀消肿，有较好的镇痛作用；痹证日久，邪伏较深，如血沉快，经络闭塞不通，草木之品不能宣达，必须借助虫类药物的搜剔串透之性，才能经行络通，邪除正复，故用僵蚕、乌梢蛇、蜈蚣等加强走串搜剔之力；甘草调和诸药。全方配伍，补而不滞，祛邪而不伤正，共奏滋补肝肾、温通督脉、化瘀除痹之效。

【用法】熟附子常用量为6g，根据病情需要，可逐渐递增至30g，但必须先煎1~2小时，以减乌头碱之毒性。临床应用，还可配制川草乌各3~6g，与附子一起先煎2小时，再入诸药共煎，可以增效。

（十一）肾性蛋白尿基本方

【组成】柴胡12g，黄芪30g，防风10g，白术15g，金樱子15g，僵蚕12g，蝉蜕12g，地龙12g，丹参15g，茯苓15g，炙甘草10g。

【功用】益气健脾，活血化瘀。

【主治】肾性蛋白尿。

【方义】肾性蛋白尿病机为脾肾虚损，脾不摄精，肾不藏精，精气下泄。肝失疏泄使肾失闭藏，肺宣降不利，脾气上输之精气不能归于肺，而布散全身、径走膀胱，均可引起蛋白尿。方中柴胡疏肝解郁，升发清阳；黄芪益气升阳，与柴胡同用共奏升举脾胃清阳之气；黄芪、白术、防风为玉屏风散，对肾炎疗效显著，能预防感冒，并可防止尿蛋白复发；金樱子固涩精气，与白术、茯苓、炙甘草相伍，有健脾固精之功；丹参、地龙化瘀通络，清热利尿；蝉蜕、僵蚕清热祛风，化瘀散结，与丹参、地龙相配，有免疫抑制作用，也可减轻久服激素之不良反应。

【用法】使用本方，宜辨病辨证相结合加减治疗。每日1剂，水煎服。定期复查肾功能及尿常规。

（十二）红斑狼疮验方

【组成】青蒿15g，炙鳖甲15g，水牛角15g，生地黄15g，玄参12g，丹参15g，紫草 10g，赤芍 12g，牡丹皮 10g，知母 12g，盐黄柏 10g，女贞子 10g，旱莲草 15g，山茱萸 15g，茯苓 12g，白术 12g，炙龟板 15g，甘草 10g。

【功用】清热解毒，养阴生津，化瘀消斑。

【主治】系统性红斑狼疮、盘形红斑狼疮。

【方义】中医学认为本病是因先天禀赋不足而致阴阳失调的病证。患者先天气血不足，气滞血瘀，加之外感热毒，久病及使用激素后可出现肝肾阴虚、气阴两虚、阴阳互损等表现。方中鳖甲直入阴分，咸寒滋阴以退虚热，青蒿芳香清热透毒，引邪外出，二药合用，透热而不伤阴，养阴而不恋邪；水牛角清解营分之热毒，与生地黄、玄参同用，既清热养阴，又加强清营凉血解毒之功；丹参、牡丹皮、紫草、赤芍清热凉血，活血化瘀；女贞子、旱莲草、炙龟板滋阴补肾凉血；知母、盐黄柏滋阴清热解毒，现代药理研究证实滋阴补肾和清热解毒类中药具有调节体液免疫的功能，同时有抗感染、抗病毒作用，可减少免疫复合物的产生；山茱萸、茯苓、白术、甘草健脾益肾，使气足精旺，骨强髓充，以利于白细胞的再生和免疫功能改善。

【用法】若关节肿痛加金银花 15g，连翘 10g，桑枝 15g，忍冬藤 30g，肿节风 10g，以加强清热解毒、通利关节之功。

（十三）抗骨髓异常增生方

【组成】白花蛇舌草 60g，半枝莲 30g，补骨脂 15g，炙龟板 30g，淫羊藿 15g，阿胶 15g（烊冲），女贞子 15g，旱莲草 15g，丹参 30g，全蝎 6g，土鳖虫 10g，西洋参 10g，生黄芪 30g，当归 15g，熟大黄 10g，甘草 10g。

【功用】解毒补肾，化瘀生精，益气养血。

【主治】骨髓异常增生综合征。

【方义】本病是因骨髓造血功能异常而导致的以发热、贫血、乏力、出血、感染为主要表现的病症，以精枯血虚、毒蕴血瘀为病机。方中白花蛇舌草、半枝莲、大黄清热解毒；龟板、阿胶、女贞子、旱莲草、补骨脂、淫羊藿补肾填髓生精；西洋参、黄芪益气养血；丹参、当归、土鳖虫、全蝎活血化瘀、软坚消癥；甘草调和药性，又可补脾益气，后天资助先天。现代研究表明，大剂量白花蛇舌草、半枝莲等既可促进正常白细胞的生长，又可抑制白血病细胞的生长，当归、丹参、土鳖虫、全蝎、大黄等中药可改善微循环，抑制骨髓中原始细胞的增生。诸药共用，使髓毒得祛，血运改善，髓旺血生。

【用法】每日 1 剂，水煎服。长期复用，可隔日服 1 剂，定期复查血象。

（十四）降血小板散剂方

【组成】西洋参200g，三七200g，水蛭100g，土鳖虫100g，地龙100g，姜黄100g，熟大黄100g，琥珀50g，甘草50g。

【功用】益气化瘀，通络散结。

【主治】原发性血小板增多症。

【方义】方中西洋参、三七益气化瘀，解除血小板聚集，增强机体抵抗力；水蛭、土鳖虫、地龙解毒化瘀，可抑制血小板增多，促进血液循环，抗血栓形成；大黄、姜黄清热解毒，行气通腑，化瘀通络，抑制血小板聚集；琥珀活血散瘀，镇惊安神；甘草和中解毒，调和诸药。

【用法】上药共为细末，每服10g，温开水冲服，每日3次。

（十五）息风化痰定痫汤

【组成】天麻12g，生龙骨30g，石菖蒲12g，炒枳实15g，胆南星6g，姜半夏10g，橘皮10g，茯苓15g，竹茹6g，白矾3g，郁金12g，黄连6g，炙甘草10g，僵蚕10g，地龙10g，蜈蚣2条。

【功用】息风止痉，化痰散结，镇静通络。

【主治】原发性癫痫及脑外伤后癫痫。

【方义】方中天麻、生龙骨平抑肝阳、息风止痉；石菖蒲、枳实、胆南星、姜半夏、橘皮、茯苓、竹茹开窍利气，化痰和胃；白矾、郁金善化顽痰，开郁散结；黄连、甘草清心泻火，和中缓急；僵蚕、地龙、蜈蚣息风化痰，通络止痉。

【用法】服用本方配合抗癫痫西药者，可根据病情好转情况，递减西药用量。

（十六）抽动秽语颗粒剂

【组成】生龙骨15g，炙龟板15g，钩藤10g，葛根10g，炒白芍10g，炙甘草6g，炙僵蚕10g，广地龙6g，木瓜10g，蜈蚣1.5g

【功用】平肝息风，化痰通络，抑制抽动。

【主治】幼儿、儿童及少年抽动秽语综合征。

【方义】方中龙骨平肝潜阳，镇静安神，抑制骨骼肌兴奋；龟板滋阴潜阳，益肾健骨；钩藤清热息风，平肝止痉；僵蚕、蜈蚣、地龙息风止痉，化痰通络；葛根升发清阳，专治项背强几几；木瓜舒筋活络，和胃除湿，善除四肢肌肉痉挛；白芍、甘草治面肌抽搐，肌肉痉挛。

【用法】本方是在辨病辨证基础上，服用汤剂取得疗效后，再用颗粒剂以巩固疗效，剂量可随年龄及体重增减。每日1剂，用开水冲后，分2次温服。

（十七）清咽复音汤

【组成】沙参30g，百合15g，麦冬12g，生地黄15g，炙鳖甲15g，白花蛇舌草30g，半枝莲15g，丹参15g，赤芍12g，黄药子10g，山慈菇10g，浙贝母12g，牡蛎30g，桔梗10g，甘草10g，蝉蜕15g。

【功用】滋养肺肾、清化痰热，化瘀消痈，散结开音。

【主治】急慢性喉炎、声带小结等所致音哑。

【方义】方中沙参、百合、麦冬、生地黄、鳖甲滋养肺阴，益肾生津；白花蛇舌草、半枝莲清热解毒，散瘀消痈；丹参、赤芍养血活血，凉血散瘀；黄药子、山慈菇、浙贝母解毒消痈，化痰散结；牡蛎合鳖甲软坚散结，抑制声带肥厚；桔梗载药上行，甘草清热和中；蝉蜕其气清虚，主治风热，专疗一切哑病，每令音哑速效。

【用法】每日1剂，水煎服。脾胃虚弱者，酌加健脾和胃之品。服药有效者，宜调整药味及剂量。

（十八）加味葛根汤

【组成】葛根15g，麻黄6~10g，桂枝10g，赤芍10g，桔梗10g，薏苡仁30g，生石膏15~30g，鱼腥草15g，辛夷10g，乌梅10g，蝉蜕10g，生姜4片，大枣10g，甘草10g。

【功用】清肺蠲涕，疏邪通窍。

【主治】过敏性鼻炎、慢性鼻窦炎。

【方义】本方是《伤寒论》葛根汤加味。方中葛根、麻黄、桂枝三药合用解肌发表，通利鼻窍；赤芍凉血和营，散瘀消痈；桔梗载药上行，祛痰排脓；生石膏、鱼腥草清热泻火，消痈排脓；薏苡仁渗湿除痰，清蠲浊涕；蝉蜕、乌梅、辛夷疏风清热，宣通鼻窍；生姜、大枣、甘草调和营卫，和中解毒。

【用法】每日1剂，水煎服。病情明显好转后，可去麻黄、桂枝、生石膏、鱼腥草，加黄芪、防风、白术、黄精等，以增强机体免疫功能，预防受凉感冒。

（十九）护肝抑毒系列方

护肝抑毒系列方，由护肝抑毒Ⅰ、Ⅱ、Ⅲ号方组成，分别用于慢性乙型病毒性肝炎的不同病期。

1.护肝抑毒Ⅰ号方

【组成】黄芪30g，红参10g，熟附子6g，肉桂10g，升麻10g，葛根15g，柴胡10g，淫羊藿10g，补骨脂10g，白花蛇舌草30g，土茯苓15g，白术15g，蜈蚣2条，蜂房10g，皂角刺12g。

【功用】益气升阳，补肾解毒。

【主治】慢性乙型肝炎免疫耐受期。

【方义】方中黄芪、红参、附子、肉桂益气温肾，振奋阳气；柴胡、白术、升麻、葛根疏肝健脾，升阳解毒；补骨脂、淫羊藿温脾益肾，扶正祛邪；白花蛇舌草、土茯苓清热利湿解毒，调节免疫功能；蜈蚣、蜂房化瘀解毒；皂角刺通络散结，阻断肝细胞纤维化。

【用法】每日1剂，水煎服。根据病情需要，红参可改为党参、西洋参、人参或太子参。临床应用，宜随证加减。

2.护肝抑毒Ⅱ号方

【组成】黄芪15~30g，升麻10g，丹参15g，柴胡10g，白术12g，赤芍15g，茵陈15~30g，五味子12g，金银花30g，虎杖15g，白花蛇舌草30g，珍珠草30g，垂盆草15g，紫草10g，皂角刺12g。

【功用】清热解毒，护肝降酶。

【主治】慢性乙型肝炎免疫清除期。

【方义】方中黄芪益气抗病毒；升麻升阳解毒；丹参、赤芍、紫草凉血散瘀；柴胡、白术疏肝健脾；白花蛇舌草、珍珠草、金银花、虎杖清热解毒，抑制免疫反应；茵陈、五味子、垂盆草护肝降酶；皂角刺通络散结，阻断肝细胞纤维化。

【用法】每日1~2剂，水煎服。胆红素明显增高，居高不下者，可用茵陈60~90g，赤芍60~120g。凝血酶原活动度>40%，ALT/AST比值<1，无"酶胆分离"现象，不属重症肝炎者，仍可服用本方治疗。

3.护肝抑毒Ⅲ号方

【组成】黄芪30g，淫羊藿10g，制首乌15g，肉苁蓉15g，枸杞子15g，山茱萸15g，丹参15g，白术12g，五味子10g，金银花15g，珍珠草30g，水牛角10g，赤芍12g，紫草10g，皂角刺12g。

【功用】益气补肾，解毒化瘀。

【主治】慢性乙型肝炎非活动或低复制期。

【方义】方中黄芪、白术益气健脾；淫羊藿、制首乌、肉苁蓉、枸杞子、山茱黄补肾固本；金银花、珍珠草、水牛角清热解毒，调节免疫功能；五味子敛阴生津，保肝降酶；紫草、丹参、赤芍凉血化瘀；皂角刺通络散结，阻断肝细胞纤维化。

【用法】每日1剂，水煎服。或作散剂，每服15g，每日3次。坚持服用，定期复查肝功能及血清HBV-M。

（二十）五虫止痛散

【组成】全蝎30g，蜈蚣20条，蜂房20g，白花蛇5条，土鳖虫20g，六轴子20g，甘草20g。

【功用】解毒化瘀，祛风通络，行血止痛。

【主治】顽痹、骨节增生及癌症等所致疼痛。

【方义】方中全蝎定痉止痛；蜈蚣息风止痛；蜂房通络止痛；白花蛇祛风止痛；土鳖虫化瘀止痛；六轴子行血止痛；甘草和中解毒。

【用法】本方七味共为细末，分作20包，根据病情需要每日可服1~2包，用温开水调后冲服。

（整理杨军用、王新莉，审阅袁今奇）

第五篇

薪火传承

中国工程院院士、国医大师王琦
治疗气郁质失眠经验

国医大师王琦院士通过辨体质治疗睡眠障碍疗效显著。王琦院士认为，睡眠障碍以不易入睡，睡后易醒，醒后不能再寐，时寐时醒，或彻夜不寐为证候特点，常伴有白天精神不振，头昏耳鸣，体倦乏力，反应迟钝，甚则心烦懊侬，严重影响患者的工作、学习和生活。现将王琦院士辨体治疗气郁质失眠的经验介绍如下，与同道分享。

一、概说

中医学认为睡眠障碍属"不寐"范畴，又称"不得眠""不得卧""目不瞑"等。历代医家多认为失眠的病因病机以七情内伤为主，其影响的脏腑不外心、脾、肝、胃、胆、肾，其病机总属营卫失和、阴阳失调，或阴虚不能纳阳、阳盛不得入阴。历代至今，治疗失眠证多以辨证论治为主。王琦院士治疗失眠证，独树一帜，遵循辨体—辨病—辨证合参，以调体为先，从根本上改善患者的睡眠质量。"袁今奇全国名老中医药专家传承工作室"在组织学习王琦院士学术思想和临床经验的同时，认真学习了王院士治气郁质失眠患者的经验。在《中医体质分类与判定》标准中，所包括的气虚质、气郁质、血瘀质、阴虚质、阳虚质、痰湿质、湿热质、特禀质及平和质这9种体质中，大约有50%的失眠患者为气郁质和血瘀质，约20%的患者为阴虚质。本文将王琦院士治疗气郁质失眠的思路和经验略论如下，以发扬体质学说之精髓。

二、要点

王琦院士治疗气郁质失眠，关键在于把握气郁质体质特征，辨体论治及调体思路。

（一）气郁质体质特征

气郁质体质者易气机郁结，其形成与先天禀赋及后天情志所伤相关。体质特征多为形体偏瘦，性格内向，情绪脆弱，对不良刺激适应能力差，常忧郁不乐，易惊悸，失眠多梦，食欲不振，常太息，或胁肋胀痛，或咽中异物感，脉象弦或兼沉。气郁质体质者易患失眠、郁证、脏躁、百合病、梅核气、不寐及癫狂等病证。

（二）辨体论治

气郁质失眠者，治宜疏肝理气，开其郁结。代表方剂为逍遥散、丹栀逍遥丸、柴胡疏肝散、越鞠丸等。常用药物为柴胡、枳壳、白芍、香附、川芎、当归、郁金、青皮、橘皮、合欢皮、牡丹皮、山栀、夏枯草、半夏、百合、苏叶、薄荷等。

（三）调体思路

掌握用药法度，理气不宜过燥，以防辛温燥烈伤阴。气郁常可化热伤阴，治疗宜配养阴之品，必须注意养阴不宜过腻，以防黏滞，阻遏气机。用药不宜峻猛，避免伤正。提倡情志相胜，重视心理疏导，精神调节，语言开导，效法前人移情易性等方法。此外，因气郁日久，可致血瘀，调体同时应配合活血化瘀之品。

三、典型医案

患者张某，女，52岁。患者于1998年因离异后情绪低落，2001年诊断为轻度精神分裂症，于某医院接受西医治疗，3年后病情好转。2005年因宫颈癌行盆腔清扫手术，术后无复发。2006年因家庭变故再度引发精神抑郁，服抗抑郁药至今，其间因多发他病，加重心情不畅。

初诊：2011年3月2日。患者失眠4年余，每晚口服安定2片，可间断性睡眠4小时，梦多易醒，白天精神差，疲惫不堪。平素易出汗，动则汗多，微恶风寒，纳谷不馨，大便3~7日一行，舌淡苔薄，脉象沉细。辨体为气郁质，辨病为失眠。处方：夏枯草20g，法半夏10g，百合30g，苏叶10g，生龙骨30g，生牡蛎30g，桑叶20g，稽豆衣30g，白术30g，杭白芍30g，郁金12g，炙甘草10g。30剂，每日1剂，水煎服。

二诊：2011年4月6日。服上药1个月，可熟睡4小时以上，精神较前好转，可操持一般家务，大便2日一行，汗出基本控制。处方：白术30g，枳壳10g，杭白芍30g，炙甘草10g，百合30g，苏叶10g，夏枯草20g，法半夏10g，刺五加15g，郁金15g，莪术20g，珍珠母30g。30剂，每日1剂，水煎服。

三诊：2011年5月11日。患者已服中药2个月，能安静入寐，乏力已除，大便比较顺畅，再以血府逐瘀汤加味为治。处方：柴胡12g，枳壳10g，桔梗10g，川牛膝15g，桃仁10g，红花10g，当归10g，川芎10g，干地黄15g，赤芍10g，杭白芍30g，生甘草6g。30剂，每日1剂，水煎服。患者服药已3个月，后经随访，诸症消失，精神及情绪恢复正常。

按语：患者以失眠为主诉，究其原因是生活境遇突变，诱发精神刺激，导致情志不遂，睡眠障碍，此等案例在临床上颇为多见。王琦院士主张专病须以专方、专药治之。中医自古以来皆重视辨病治疗与方药对应关系。张仲景《金匮要略》以专病成篇，其所指"辨病脉证治"，体现了专病专方思想，如百合病以百合剂，黄疸病以茵陈剂等。《肘后备急方》用青蒿治疟疾。现代中医大师姜春华指出："古人有专病、专方、专药，不要有唯证论观点。"王琦院士认为专药用量宜大，专药不宜单用，应与治体药、治病药、治证药配伍使用。还主张治疗失眠从肝论治，在辨体调体的同时，尤其注重专药的配伍运用。本案方中所用夏枯草、半夏、百合、苏叶，是王琦院士治疗失眠证的常用专药。他认为半夏得至阴之气而生，夏枯草得至阳之气而长，二药配伍，和调肝胃，平衡阴阳而治失眠；百合味甘微寒，清心安神，引阴入阳；苏叶辛温气薄，解郁和营，引阳入阴。四药合用，共奏交通阴阳，解郁宁心之功，是治疗失眠证常用专药组合。患者初诊时自汗甚多，以稽豆衣配桑叶，均用大剂量，临床用之，多获良效。三诊时，因其失眠明显好转，能较安静入寐，乏力已除，故改用清代医家王清任《医林改错》之血府逐瘀汤，以期巩固睡眠之疗效。本方以活血化瘀药配伍疏肝解郁之品，凉血清热之生地黄配当归养血润燥，使瘀去不伤阴，全方动静结合，升降有序，阴阳相济，既行血分瘀滞，又解气分郁结，是巩固气郁质长期失眠患者疗效之良方。本案治疗仅三诊，所用方药皆获佳效，足见王琦院士学贯古今，临床经验甚丰，中医体质学自主创新之价值。

（本文为传承工作室及师承弟子讲稿　2020年8月）

姜子维名老中医诊疗经验拾萃

先师姜子维（1889~1966），江苏省名老中医，江苏省东台市中医医院业务院长，曾受聘为江苏省名老中医继承班指导老师。从医60载，精于中医经典理论，通晓各家学说，临床多具独到见解，擅长内、妇科。求治者纷至沓来，屡起沉疴，名誉遐迩。本人曾于20世纪50年代初，拜师姜老，获益良多。兹将其临证经验略述一、二，以飨同道。

一、详察多思，诊肺痨咳血

（一）四诊合参

1963年仲春某日下午，姜老为一位男性患者诊脉并望诊片刻，便云："患者为肺痨，近3~4日内咳嗽、痰中带血，故心情忧虑。"患者听后点头称是，连赞姜老高诊。在场弟子对姜老如此准确掌握病情，敬佩之余，均疑惑莫解。姜老解释，本人诊断并无神奇之处，关键在于对患者的详细审察，对病状的认真思考，并做出科学地推理分析。患者未主动陈述病情，而诊其肺痨咳血有五点依据：一是10分钟前患者步入诊室时，咳嗽数声，其声息轻微短促，此非外感乃为内伤所致，更见咳痰时以手帕捂之，并反复察看所咯之物，结合它症，可判知痰中夹血；二是见患者两颧潮红，此示"潮热症"；三是患者颈部纤细，颧骨偏高，此为"消瘦症"；四是见患者手捂胸部，可测其有胸痛或不适感；五是诊其双脉细数无力，舌边尖质红苔少，此为阴虚生内热之象。肺痨通常有咳痰、咳血、潮热、胸痛、消瘦、盗汗等主要症状，患者已具备五大主症，故可诊为肺痨咳血。《灵枢·外揣》曰："合而察之，切而验之，见而得之，若清水明镜之不失其形也。"姜老诊病，注重四诊合参，至为精当，令门人茅塞顿开，叹服不已。

（二）心得体会

望、闻、问、切四诊，是中医诊断疾病的特色，临床应当高度重视。问诊取主诉固然重要，但医者应主动寻求辨证依据，做到药证对应，方显中医诊治水平。

医者诊病，必须集中思想，专心致志，对患者详细审察，并具备眼观四方，耳闻众言之能，运用恰到好处，则会产生辨证统一之效。此与不学无术之士，玩弄噱头、哗众取宠之举迥别。

姜老对病情善于归纳分析，分析现象，并进行科学推理。姜老注重证候要素的采集，善于掌握临床第一手资料，其精深的辨证思维水准，常令同行和吾辈仰慕不已。

二、治疗崩漏，创经典名方

（一）良方效捷

患者阿某，41岁，维吾尔族，新疆玛纳斯县某乡镇干部。月经紊乱2余年，每次经潮逾2周，量多夹有血块，淋漓难尽。

初诊：2012年3月12日。患者本次经行20天未净，时崩时漏，色紫暗，夹血块，伴少腹隐痛，头晕耳鸣，五心烦热，腰膝酸软。舌质偏淡，苔薄白略黄。脉弦细无力。腹部B超多次检查无异常发现，血红蛋白85g/L，其余正常。西医诊断：功能性子宫出血。中医诊断：崩漏。辨证：阴虚血热，冲任不固。治以滋阴清热，益肾固经，化瘀止血。方用姜子维知柏胶艾汤加减。处方：知母10g，炒黄柏12g，阿胶12g（烊化），艾叶炭6g，生地黄15g，炙龟板15g，炮姜10g，炒白芍15g，当归15g，仙鹤草15g，茜草12g，蒲黄炭10g，血余炭10g，炙甘草10g。7剂，水煎服，每日1剂。

二诊：2012年3月19日。服上方3剂后，患者流血显著减少，再进4剂，流血已止。治以滋阴清热，补肾养血，兼以化瘀调经。方用知柏地黄汤合桃红四物汤化裁。处方：熟地黄15g，怀山药30g，牡丹皮10g，云茯苓12g，泽泻10g，山茱萸15g，知母10g，炒黄柏10g，当归15g，炒白芍12g，川芎10g，桃仁泥10g，红花10g，益母草15g。14剂，水煎服，每日1剂。

三诊：2012年4月4日。患者面色转润，头昏耳鸣，五心烦热，腰膝酸软诸症均告减轻。舌质淡红，舌苔薄白，脉象弦细。复查：血红蛋白130g/L，红细胞

4.82×10^{12}/L。治守二诊方不变，再进14剂，服法如前。

四诊：2012年4月20日。适逢经至，患者虑其经水崩漏淋漓，嘱以初诊方进7剂，并作心理疏导，企及良效。

五诊：2012年4月30日。又服知柏胶艾汤5剂。经净，血块少量，精神明显好转，患者对中药治疗崩漏信心倍增。建议平时服二诊方，经潮服初诊方，坚持2个月。随访至今，未见复发。

（二）心得体会

姜老认为，异常子宫出血属中医学"崩漏"范畴，是月经周期、经期、经量严重失常的病症，大下谓之崩中或经崩，淋漓难尽谓之漏下或经漏。崩与漏义虽不同，然"崩为漏之甚，漏为崩之渐"，故临床统称为崩漏。本病为妇科常见病，也是疑难急重病症。姜老指出：本病可分为阴虚血热、肝郁血热、湿热阻滞、脾不统血、肾气不固、肝肾亏损、痰阻胞宫等证型，但临床所见以一证为主，兼及其他，病情较为复杂。本例为崩漏最常见之证，辨为阴虚血热，冲任不固，治以滋阴清热，益肾固经，兼以化瘀止血，方选姜老所创知柏胶艾汤加味为治，可谓良方效捷。本方为姜老嫡传，20世纪五六十年代，有幸拜姜老为师，跟师侍诊。熟谙此方治崩漏辄效。余进疆悬壶58载，凡遇崩中漏下，每多属阴虚血热、冲任不固者，用之多灵验，病家常交口称誉。知柏胶艾汤方义：知母、黄柏滋阴清热，清泄相火；生地黄养阴生津，凉血止血；阿胶、龟板滋阴养血，固护冲任；炮姜、艾叶炭温经止血，以制寒凉；当归、白芍养血活血，敛阴止痛；甘草益气和中，调燮诸药。

姜老所创此名方，仅以十味，寒热并投，配伍精当，药简效宏，非学养尤深者不可达及。

（本文为传承工作室及师承弟子讲稿　2021年6月）

张浩良教授学术思想探微

　　张浩良先生，南京中医药大学教授，全国著名中医方剂及临床学家，是已故中医大师宋爱人老师的优秀弟子。张老师博极医源、精勤不倦，著有《中国方剂精华辞典》《实用千金方选按》《张浩良临床经验集》等专著40余部，发表学术论文170余篇。他为人谦和，处世论道，不计名利，堪为今世楷模。本人于20世纪70年代初就读于南京中医学院师资班，有幸拜浩良教授为师，并深得其传。他曾受聘于新疆石河子市中医医院任名誉院长，与其朝夕相处，耳闻目染中，感悟其教诲，获益良多。现将张师之学术思想作一探微，不忘师恩，且与诸同道共分享。

一、强调实践为第一

　　张浩良老师强调实践为第一，即中医学之实践观，实践是中医的生命所在。中医学是中华民族长期与疾病做斗争的经验总结，有独特的理论体系和浩瀚的医学著作，是我国优秀民族文化遗产中一颗璀璨的明珠。它来自实践，实践是第一位的，故中医的科学性首先在于它的实践观。《黄帝内经》《伤寒论》等经典著作，均来自长期实践，后世医家发扬其经典理论，从各自的实践逐渐形成了独特的流派和学术思想，促进了中医学术的发展。张师常云："熟读王叔和，不如临证多。"其告诫寓意尤深，使后生们领悟到，中医学的实践和临床疗效是紧密联系在一起的，中医学的生命存在于实践之中，中医疗效的提高，必须接受实践的检验，此为中医学发展的永恒主题。

二、主张中西医结合

　　张师认为中西医从相知、相识、包容、融汇，到真正意义上的结合，是人类医学发展的必然。中西医理论各有自身的特点，这是由于中西医理论形成过程、历史背景、理论基础及研究方法的差异，它们各自经过长期的发展，形成两种截然不同的医学理论体系。临床实践中，可以发现中西医不同的优势和特色，中医应学习西医之长，认清中医之短，不自卑、不骄傲，相互取长补短，客观认识疾病，保证疗效并不断提高疗效。近代著名医家陆渊雷先生尝谓"西医诊断，中医治疗"，而张师不囿于此说，主张应用现代科学方法诊断，结合中医辨证论治、辨病论治，尤其是辨证论治与独特治疗相结合，以保持和发扬中医药的特色和优势。

三、提倡创新重疗效

张师于漫漫的六十余年中医生涯中，孜孜不倦，默默求真，在整理文献、基础研究及临床实践中，皆能勇于创新，不囿陈说，努力提高疗效。他深入研究了众多中西药相伍使用的案例，中西药结合的疗效优于单纯使用中药和单纯使用西药。如张师的中药甘草酸对链霉素不良作用拮抗的研究，提高了链霉素在临床应用的价值。蒲公英制剂与西药磺胺类配用，可增效，缩短疗程，减轻患者经济负担。张师研究认为，在合理使用抗生素的同时，辨证合用传统名方（如银翘散、小柴胡汤、白虎汤、清瘟败毒饮、普济消毒饮等）及具有抑菌作用的清热解毒中草药（如金银花、黄连、黄芩、板蓝根、白花蛇舌草、石膏、水牛角等），均可以减少抗生素用量及不良反应，并能明显缩短疗程。张师对众多药物新用造诣颇深，如黄精一味，前人有"可代参芪"之说。据他丰富的临床积累，认为本品大剂量（30~60g）使用，经确当配伍，对风湿及类风湿、耐药性结核病、慢性心衰、甲癣等疾病有独特疗效。张师曾以大样本观察，认为黄精对单纯疱疹、生殖器疱疹、带状疱疹等病毒感染性疾病颇有卓效。

四、敢于破旧立新论

张老师治学不随波逐流，善于独立思考，敢于破旧说立新论。他对中药十八反、十九畏之配伍禁忌多有独到建树。兹举甘遂与甘草配伍研究为例，足见他严谨的科学态度，以及亲身实验的可贵精神。甘遂、甘草在传统理论中属配伍禁忌，此禁忌被视为经典规定，临床不得违背。然而，张师认为这一规定实为庸者所为。《黄帝内经》《伤寒论》《金匮要略》《备急千金要方》《外台秘要》等均未记述此禁忌，并且仲景医籍中就有双甘配伍先例，《备急千金要方》《外台秘要》中更有众多双甘配伍方剂，说明汉唐时期双甘未视为配伍禁忌，此说乃由金元时期医家所论。延至当今，对其错误之说模棱两可者，不乏其人。张老师对此敢于破旧立新，亲自口服试验：先单用甘遂，服药后出现痛泻及呕恶。翌日又口服甘遂配甘草，依然见痛泻，但较前日缓和，呕恶亦可忍受。据此张师证之，痛泻为甘遂本身药理作用，配伍甘草未见症状加重，且有缓和甘遂痛泻呕恶之效。故论双甘可以配用，不属配伍禁忌。此种精神，令人敬佩！

五、善用合方治杂证

张浩良教授勤勉一生，对方剂学的研究及著述甚丰，是我国著名的中医方剂大家，其名声享誉内外。他重视理论与临床实践相结合，其书《张浩良临床经验集》融一生心血凝著，句句珠玑，字字玉翠。该书有众多医案，其理论与疗效非常医所能企及。张师善用合方（经方、古方、今方）治疗疑难杂症，其验每多出奇制胜，今举1例，以飨同道。

江某，女，年逾古稀，常独自守宅，奈何子女多事端，遂焦虑烦躁，时觉恐惧，坐立不安，昼汗如洗，纳可便多，入寐欠佳，舌淡苔中稍腻，脉沉细迟无力。西医诊为中度焦虑症，服喜普妙、黛力新等效不显，后以生脉、温胆、逍遥合安神之法，服之亦不理想。张师辨为神思病，治之移精变气兴神，令其心主复辟而神自内守。以柴桂龙牡汤、百合地黄汤、甘麦大枣汤及忘忧汤四方合用，并重用龙骨、龟板、磁石、萱草。服2剂神静，4剂神安，8剂躁除汗止，10剂恐惧若失并睡眠向安，精神显著好转。继用以上合方加减服2个月，病乃告愈。张师运用合方疗病，其威力之大，不可等闲视之。

六、整理中医古籍

张浩良教授历来注重对中医古籍的整理，曾主编《实用千金方选按》《中国方剂精华辞典》《白话汤头歌诀》等多部专著，担任副主编的专著有《中医方剂大辞典》《本草纲目补正》等，参编的专著有《中医方剂学讲义》《医学百科全书方剂学》等，以上著作均与整理中医古籍密切相关。张师年届耄耋，精神矍铄，现仍坚持学习不殆，望能于整理中医古籍中再下功夫，取得成就。他尝言中医古籍的整理出版仍是当务之急，中医药的独特理论和宝贵的临床经验，主要存在于中医古籍之中，国家和地方均应组织力量从事这一工作。整理中医古籍，不仅要进行校勘、训诂、注解、今译，还应通过归类、分析、阐发等过程，方可完成。总之应加大人力和物力，分期分批地整理，定期出版。对确有实用价值之善本、珍本、孤本，当尽量尽快选印，不能将之当作古董，束之高阁，任其置毁于椟中。

（本文为传承工作室讲稿　2016年11月16日）

杨百京教授调补宗气治疗冠心病经验

冠状动脉粥样硬化性心脏病（简称"冠心病"），是由于冠状动脉粥样硬化使管腔狭窄或阻塞导致心肌缺血、缺氧而引起的心脏病。本病多发生于40岁以上人群，男性多于女性。流行病学研究显示，近年来冠心病发病人数逐年增加，严重危害人类的健康，给患者家庭和社会带来沉重的负担。杨百京教授，主任医师，硕士生导师，全国第三批优秀中医临床人才，擅治呼吸系统、脾胃系统及心血管疾病，尤其擅于治疗冠心病，现将其调补宗气治疗冠心病的经验总结下。

一、宗气不足

冠心病属于中医学"胸痹心痛""胸痛""真心病""厥心痛"等范畴，其主要病机是心脉痹阻。临床虽然强调辨证论治，但是综合近现代的医案来看，大多医家多以血瘀为立论核心，并以活血化瘀为治疗重点。杨教授认为，在强调血瘀的同时，还应重视宗气对冠心病的影响。

杨教授通过研习古今医者的论述并结合自己多年的临床经验，认为冠心病主要因宗气异常而致。宗气理论首见于《黄帝内经》，如《灵枢·邪客第七十一》曰："五谷入于胃也，其糟粕、津液、宗气分为三隧，故宗气积于胸中，出于喉咙，以贯心肺，而行呼吸焉。"后世诸多医家得其宗旨，多有发挥。宗气聚于胸中，一方面上出于肺，循喉咙而走息道，推动肺呼吸；一方面贯注于心脉之中，促进心脏推动血液运行。由于心脏搏动和呼吸的产生都依靠宗气来完成，因而宗气是维持心肺功能的根本动力。

宗气为诸气之统帅、周身血脉之纲领，可助心脉气血运行。杨教授认为，宗气盛衰既然与心脏搏动和气血运行有关，则自然与冠心病的发生密切相关。宗气不足或宗气痹阻，不能贯心脉而行气血，则致血脉瘀滞、气血不通，而发为胸痹心痛。因此，宗气不足、宗气痹阻是冠心病发生、发展的基础。

二、调补宗气是治疗冠心病的重要方法

杨教授通过对宗气的深入研究和多年的临床经验，认为调补宗气是治疗冠心病的重要方法。有关补益宗气的方药文献没有明确的记载，后世医家多以升陷汤作为补益宗气的代表方剂。但杨教授考证张锡纯原著认为，升陷汤是为大气下陷而设，宗气不足与大气下陷从机制到程度都有很大的区别，所以补益宗气的代表方剂选升陷汤并不合适。现代医家对于冠心病的治疗多采用活血化瘀或益气通络法，取得了显著的疗效。但根据宗气理论，对于宗气痹阻的冠心病患者，采用活血化瘀的方剂并不完全合适。

杨教授认为，出自《内外伤辨惑论》的生脉散具有调补宗气的作用。经过数十年的临床探索，杨教授在生脉散的基础上化裁出大、小调宗汤。小调宗汤用太子参、麦冬、五味子、桔梗、瓜蒌皮、半夏、降香等药补益宗气之虚、调理宗气之闭，其组成以气药为主，虚实兼顾，用于治疗一般的胸痹心痛。大调宗汤组方综合考虑了宗气的生成及与脏腑、气血的关系，由小调宗汤加茯苓、白术、槟榔、柴胡、黄芩、当归、赤芍组成，除治疗冠心病外，还常用于治疗慢性阻塞性肺疾病、心力衰竭等。二方均以宗气理论为依据，注重心肺同治，补虚泄实，以"治气"为主，大量使用了瓜蒌、桔梗、半夏、茯苓、白术、降香等调补或开宣肺气之品以调理宗气，仅使用了几味活血化瘀药物。经过数十年的临床验证，使用二方随证加减治疗冠心病取得了较好的疗效。

三、典型病案

患者张某，女，68岁，有糖尿病、高血压病、冠心病等病史。

初诊：2017年7月16日。患者形体偏瘦，胸闷、胸痛，气短，微咳，乏力，纳差，便秘，面色萎黄，舌淡红，边有齿痕，苔薄黄，脉细数。查心电图示：窦性心律，心率每分钟65次，T波低平，偶有室性早搏。X线检查示：左心室增大。测血压135/75mmHg，血糖7.5mmol/L，肝肾功能及血脂等均正常。西医诊断：冠心病。中医诊断：胸痹心痛，辨证为宗气不足、宗气痹阻。治宜调补宗气，予大调宗汤加减，处方：太子参15g，麦冬15g，五味子15g，瓜蒌皮15g，制半夏10g，桔梗10g，降香8g，石决明30g（先煎），茯苓15g，白术10g，酒黄芩15g，酒大黄5g，甘草6g。7剂，每日1剂，水煎分3次温服。

　　二诊：2017年7月23日。患者诉胸闷、胸痛、气短、咳嗽基本消失，乏力、纳差、便秘明显好转。上方继服10剂，以巩固疗效。此后正常服用降压、降糖药，并配合饮食、情志调理。近1年患者自觉身体状况良好，冠心病未再发作。

　　按语：患者既往有糖尿病、高血压病、冠心病等病史，又兼形体偏瘦、乏力、纳差、面色萎黄的症状，表明患者脾气虚，运化无力，导致宗气生成不足，推动乏力。宗气不足，不能贯心脉行气血，血行无力，则出现宗气不足兼宗气痹阻之证，致心肺功能失常，故见胸闷、胸痛、气短、微咳等症。大调宗汤中太子参、麦冬、五味子、茯苓、白术补宗气之不足，并使心、脾、肺得补；瓜蒌皮、制半夏、桔梗、降香、酒大黄、黄芩开宗气之痹阻，使肺宣发肃降和心主血脉功能恢复正常；甘草调和诸药，全方标本兼治，疗效明显。同时配合饮食、情志调理等"治未病"之法，可以巩固疗效。

四、结语

　　杨教授认为宗气盛衰与心脏搏动和气血运行有关，在活血化瘀治疗的同时，从宗气理论出发治疗冠心病。其认为冠心病多因宗气不足或宗气痹阻，不能推动营血，致血脉瘀滞、气血不通，而发为胸痹心痛。临证时注重调补宗气之不足，使心、脾、肺得补，开宗气之痹阻，使肺宣发肃降和心主血脉功能恢复正常，标本兼治，为冠心病的临床治疗提供了新的思路。

（《甘肃中医药大学学报》2019年8月第36卷第4期，
作者盛阳、甘霞，指导杨百京）

袁今奇对冠心病认识及治疗经验

一、上溯史料记载，世界领先

中国类似冠心病的文字记载最早见于《左传·成公十年》，公元前581年晋景公患病，召桑田巫、医缓诊视，皆以为病情重笃，危在旦夕。医缓云："疾不可为也，在肓之上，膏之下，攻之不可，达之不及，药不至焉，不可为也。"不久，景公猝然而故。杨上善云："心下膈上为肓。"此解推断膏肓是指心区无疑。"病入膏肓"一词为后世广泛沿用，酷似现代之急性心肌梗死或冠心病猝死。《史记·扁鹊仓公列传》记录了公元前501年秦越人的一些病案中，有类似冠心病的案例。1972年长沙郊区西汉古墓出土女尸，为世界医学史上首例经病理证实之冠脉硬化所致心肌梗死病例。

西方医学对冠心病的最早记载，是一位英国医生（William Heberden），他于1768年首次发表了关于心绞痛的论著。1847年Ascanio Sobrero发现硝酸甘油有扩张血管的作用，当时还不知其用途。《左传》《史记》所载史料，以及成书于秦汉以前的《黄帝内经》所论"真心痛""猝心痛""厥心痛""心病宜食薤"及针刺治疗，汉代张仲景《金匮要略》提出"胸痹""心痛""阳微阴弦"，用瓜蒌薤白半夏汤等系列方辨证治疗证实，中国冠心病的历史记载比西方要早两千多年。袁老师潜心研究古今中外史料，认为中医对冠心病的认识和治疗研究均居世界领先水平。

二、始因痰瘀痹阻，尔后致虚

袁老师认为冠心病的发生，始因恣食膏粱厚味，痰浊滋生，阻碍血运，渐之形成痰瘀痹阻心脉，不通则痛，中医病名谓"心痹"，初则为心绞痛，久之可致心肌梗死或冠心病猝死。《素问·通评虚实论》提到"邪气盛则实"，本病早期阶段多为痰瘀痹阻，尚未致虚，以实证为主，应以血府逐瘀汤、温胆汤及冠心Ⅱ号等方治之，不可动辄投参、芪、虫草、生脉散及诸多补益之品，以免犯虚虚实实之戒。痹阻日久，可致正虚，因气血运行受阻，心脉失养，气血阴阳乃伤，是故《素问·通评虚实论》又提到"精气夺则虚"。就虚证而言，此时心痹之痛，可谓不荣则痛，宜用补心气、益心阴、温心阳等法治之，不可单纯化痰祛痰。若痰瘀与正虚并存，应分辨孰轻孰重，合而为治。他强调冠心病痰瘀痹阻为因，尔后致虚为果，因实致虚，虚实互为影响。《素问·标本病传论》云："逆从得施，标本相移……知标本者，万举万当。不知标本，是谓妄行。"袁老师学习《黄帝内经》标本理论深有所悟，他能博采众论并抒己见，认为针对冠心病的发病先后，初始阶段从病因而论则痰瘀为本，日久渐至正虚者，则正虚为标；从病机虚实证候分析，则正虚为本，痰瘀为标。其临床意义即识别病变之先后，把握标本相移，力图随证施治，不犯虚虚实实之弊。他还补充说明，部分高年之人也可因久虚致瘀而引发心痹。

三、视斑块为癥积，化痰逐瘀

冠状动脉粥样硬化斑块的形成，是冠心病病变的核心和病理基础。袁老师视斑块为癥积，治以化痰逐瘀，扶正消癥。他熟谙仲景用大黄䗪虫丸等方破瘀化癥之旨，领悟朱震亨痰夹瘀血遂成窠囊的启示，探究近代及当代名家对血瘀证运用活血化瘀方药的创新，经多年研究积累，视病程、体质及证候之轻重，对冠脉斑块提出如下治法方药。痰之轻证用健脾化痰法，用温胆汤加味，药如半夏、橘皮、茯苓、枳实、竹茹、苍术、白蔻；痰之中证，行气化痰，用自拟方菖郁汤，由石菖蒲、郁金、瓜蒌、半夏、蚕沙、绞股蓝、薤白组成；痰之重证，散结化痰，用涤痰汤加减，药如半夏、胆星、天竺黄、煅礞石、瓦楞子、石菖蒲、枳实。瘀之轻证，用活血化瘀法，以活络效灵丹化裁，药遣丹参、红花、乳香、川芎、延胡索、红景天、鸡血藤、泽兰；瘀之中证，治宜行气化瘀法，以自拟方行气逐瘀汤治之，由三棱、莪术、蒲黄、五灵脂、当归、川芎、三七、降香组成；瘀之重证，应破血消癥，仿大黄䗪虫丸方义，用大黄、水蛭、地鳖虫、蜂房、蛴螂、三棱、莪术、山慈菇。

袁老师识证精当，尝谓同为一证，实有轻重之差，故精选方药，方可切中病情。对冠脉斑块之重证，他认为要利用虫类药迅速飞走、升降搜剔之性治之，才能瘀无凝着，气可运行。他尤重视水蛭的应用，破血药多伤气阴，唯水蛭味咸，乃水之精华生成，专入血分而不伤气，实为破瘀消癥之良品。

四、权衡虚实缓急，辨析处理

袁老师根据《素问·五常政大论》"无盛盛，无虚虚，而遗人夭殃；无失正，绝人长命"之旨，结合临床经验，将痰瘀实证分为三个阶段治疗。初则痰瘀互结，中则痰瘀痹阻，重则痰瘀闭塞。对痰瘀闭塞之证，强调精锐直击、化癥消斑，此时治疗非虫类药莫属。虚实相兼者，宜综观合围、补偏救弊，常以益气养阴合化痰逐瘀法治之。药如太子参、麦冬、玄参、知母、瓜蒌、石菖蒲、郁金、合欢皮、丹参、水蛭、乳香、红花、红景天、鸡血藤等。若正虚痰瘀阻络，因其病日久，元气已衰，甚则伤阳，痰瘀凝着，祛之不易，治宜培元固本、扶正涤邪，令元气复旺，则痰瘀自清。主用人参养荣汤合行气逐瘀汤及菖郁汤加减，药用红参（或西洋参）、黄芪、肉桂、淫羊藿、麦冬、五味子、丹参、三七、莪术、水蛭、石菖蒲、郁金、瓜蒌、蒲黄、半夏、绞股蓝、炙甘草等。高年之人，正虚甚者，多阳气衰微，痰瘀内阻。症见面色苍白，心胸痹痛或刺痛，心悸汗出，形寒肢冷，舌质暗淡或紫暗有瘀斑，脉沉细或沉微欲绝，应急投参附、四逆辈，可重用红参（或别直参）、附子，并加龙骨、牡蛎以回阳救逆固脱。待真阳恢复后，以生脉散合涤痰化瘀之品缓图为治。

袁老师曾参考已故著名中医学家岳美中教授用人参三七琥珀末治疗心绞痛的经验，运用此方系统观察了百余例患者，取得了良好的疗效。

五、分清寒热之象，勿皆温通

心痹寒热之象的辨别不可忽视。清代曾有著名医家提出胸痹、心痛无热证，此说似欠全面。袁老师认为痰瘀痹阻日久，既可耗气，也能伤阴，阴伤则可化热，尤以素体阳气偏盛，恣食肥甘者，易痰瘀化热，火盛内扰，遂致热痛，热痛大致分为三种类型。

1.气郁化热，心火上炎

症见烦躁易怒，心痛阵作，畏热喜凉，夜卧不安，舌红苔黄少津，脉弦数。治宜疏肝清热，化痰祛瘀。药用柴胡、牡丹皮、栀子、黄连、夏枯草、玄参、石菖蒲、郁金、枳实、竹茹、丹参、莪术、蒲黄等。

2.湿热偏盛，夹杂阳虚

症见胸闷气短，肢体酸困，不时畏寒，午后身热，大便黏滞，小便短赤，苔腻微黄，脉沉弦而滑。治以清热化湿，豁痰开结，兼以温阳，药如茵陈、黄芩、滑石、藿香、白豆蔻、石菖蒲、瓜蒌、薤白、半夏、天竺黄、丹参、桂枝、红花等。

3.痰瘀痹阻，阳明腑实

症见身热气粗，心胸痹痛，汗出烦渴，脘腹胀满，大便不通，舌红苔黄，脉洪数。治当清热通腑，涤痰逐瘀。药遣太子参、石膏、知母、玄参、大黄、枳实、厚朴、瓜蒌、天竺黄、丹参、红花、水蛭、土鳖虫等。

国医大师陈可冀院士曾治1例冠心病心绞痛患者，患者畏热喜凉，服芳香温通之品不验，需以10余根冰棍方能解痛，此案甚是典型，当资借鉴。袁老师曾用竹叶石膏汤合小承气法治疗数十例心绞痛属热痛的患者，其效彰显。可见对心绞痛的诊治，应分清寒痛还是热痛，不宜皆用温通法治之。

六、冠脉植入支架，首辨热瘀

急性心肌梗死或严重冠状动脉分支狭窄者，属中医心痹，痰瘀闭塞证，病情危重。冠脉内支架植入术的应用，目前已成为部分老年人和多数中年人冠心病治疗的主要方法之一，但再狭窄率可达20%~30%。因此，防止冠脉植入支架后再狭窄，有效降低远期终点事件，已成为冠心病研究的重要课题。

冠脉裸金属支架植入后，可解除冠脉分支狭窄，使心肌缺血缺氧明显改善。但因植入支架时需拓开血管壁，难免伤及脉络，使局部产生红肿热痛，此为机械性创伤所致无菌性炎症，中医谓外伤、金刃伤，将引起新的瘀血产生。冠脉支架植入后，须针对病程、病情分别治疗。初期（一般为植入支架后的前3个月）首辨热瘀，此时热毒痰瘀互结是支架术后的主要病机，治当清热凉血解毒、化痰逐瘀，兼以益气养阴固本。袁老师习用犀角地黄汤、清营汤化裁，药用水牛角、生地黄、赤芍、牡丹皮、玄参、黄连、金银花、连翘、紫草、丹参、三七、藏红花、山慈菇、黄药子、水蛭、太子参（或用西洋参）、麦冬、五味子等，其中水牛角可用15~30g；山慈菇、黄药子只选一种。中期（一般为植入支架3~6个月），以热毒伤及气阴为主，且痰瘀阻滞入络，治宜益气养阴、化痰通络。方用生脉散、菖郁汤及冠心Ⅱ号方加减，药如太子参（或西洋参）、麦冬、五味子、玄参、石菖蒲、郁金、瓜蒌、半夏、绞股蓝、丹参、赤芍、川芎、红花、水蛭、鸡血藤等。初中期的中药治疗能防止发生斑块糜烂、破裂，促使斑块向稳定方向转变。冠脉支架术后半年以上者，宜辨病与辨证结合，间断治疗。

七、素食为先，防治未病

素食为先是中医学防治未病重要的健康理念。《黄帝内经》时代即提倡平衡膳食，《素问·脏气法时论》云："五谷为养，五果为助，五畜为益，五菜为充。"指出五谷是养生的主要食品，蔬菜水果是辅助类食物，动物肉类有补益作用，其中谷、果、菜是素食类。《素问·生气通天论》云："膏粱之变，足生大疔。"其意为恣食肥甘厚味及饮酒纵欲者，最易有害健康。冠心病的防治，在饮食上应以素食为主。根据国内2012年的统计数据，我国有近3亿心血管疾病患者，不健康的膳食方式是冠心病高发的主要原因。陈可冀院士曾提到一个案例，山东泰安市25岁某男，每周吃5次炸鸡连续3年，突然晕厥，血清肌钙蛋白高于正常人10倍，确诊为急性心肌梗死。研究表明，素食为先有益心血管健康，对强健身体，预防多种疾病及抗肿瘤殊有裨益，素食与荤食比较，素食为主者每多更为长寿。

袁师认为素食为先，合理膳食营养搭配，维持体内供需平衡，是防治冠心病及其他疾病发生、发展的重要方式。当今国人生活水平明显提高，恣食膏粱厚味者日趋增多，其中50岁左右男性因冠心病痰瘀闭塞而猝死的事件屡见不鲜。是故素食为先的理念，医者和患者均应高度重视。

八、典型医案

患者孙某，男，48岁，患心绞痛4年余，血压偏高，服盐酸地尔硫卓缓释胶囊90mg，每日2次，血压可稳定在正常范围。1个月前因心痛频发而住院，冠脉造影示：左冠脉回旋支狭窄90%，前降支狭窄55%，患者拒绝支架植入，半月后因心痛加重慕名求治中医。

初诊：2013年3月6日。患者体丰，面暗唇紫，气息喘促，素嗜膏粱，心区憋闷而痛，大便干结，舌质暗有瘀斑，苔腻微黄，脉沉弦滑实，此为痰瘀痹阻之重证，治以涤痰逐瘀，化癥消斑。处方：石菖蒲15g，郁金15g，炒枳实15g，瓜蒌15g，煅礞石30g，丹参30g，莪术12g，水蛭5g，土鳖虫10g，蜂房10g，制半夏10g，黄连9g，生大黄15g，制乳香10g，橘皮12g。服7剂。

二诊：2013年3月15日。患者心痛明显缓解，大便通畅，脉舌如故。原方再进7剂。

三诊：2013年3月23日。患者心痛若失，精神好转，腻苔锐减，脉弦滑。原方去蜂房，黄连，大黄减为10g，加太子参30g，玄参15g，嘱服16剂。

四诊：2013年4月13日。患者偶见胸闷、气短乏力，苔黄微腻，痰瘀痹阻有所化解，治以行气化痰祛瘀。处方：石菖蒲10g，郁金15g，瓜蒌15g，薤白10g，降香10g，川芎10g，橘皮10g，莪术10g，制半夏10g，丹参15g，水蛭5g，煅礞石15g，绞股蓝15g，太子参30g，玄参12g。取30剂，嘱2剂服3天。

五诊：2013年6月2日。患者服药无不适，惟感食欲有增，上方去半夏、橘皮，加海藻、昆布各15g。取30剂，每剂服2天，并嘱患者要以素食为主，戒烟酒肥甘。

六诊：2013年8月8日。患者腻苔已除，体重由90kg减至76kg。考虑病程达5年，年近半百，痰瘀互结，渐至正虚，改投培元固本、扶正涤邪法治之。处方：党参30g，麦冬12g，五味子10g，淫羊藿10g，肉苁蓉15g，绞股蓝15g，玄参12g，丹参15g，郁金15g，红花10g，制半夏10g，薤白10g，水蛭3g，荷叶10g，泽泻12g。30剂，每剂服2天。

七诊：2013年10月15日。患者未见明显心痛发作，已坚持服药120剂，遂停服煎剂，改服复方丹参滴丸及芪参益气滴丸2个月。

八诊：2013年12月25日。患者复查冠脉造影示：左冠脉回旋支狭窄50%，前降支狭窄25%，心电图较前明显改善，随访两年无明显不适。

按语：本例中年男性患者，因素嗜膏粱厚味，形体肥胖，心痛频作，冠脉造影示左冠脉回旋支狭窄90%，患者拒绝支架植入而访袁师诊治。初诊袁师辨析为痰瘀痹阻之重症，治以精锐直击、化癥消斑，药用菖蒲、郁金、瓜蒌、枳实、礞石涤痰开窍，丹参、莪术、乳香化瘀通痹，水蛭、土鳖、蜂房等虫类搜剔以逐瘀除癥，伍大黄、黄连、半夏等通便解毒和胃，共奏化癥和消斑块以除心痛之功效。上方进7剂后，心胸憋痛显著缓解，大便每日1~2次，精神逐渐好转。二诊维持原方再进7剂。三诊时因病情稳定，去蜂房、黄连，大黄减至10g，增太子参、玄参以益气养阴，连续服16剂。四诊、五诊中，因患者痰瘀痹阻明显化解，胸闷心痛偶见发作，老师以综观合围、补偏救弊法选方遣药，即益气养阴、化痰逐瘀、宣痹通络法合治，以调整机体阴阳平衡，其间相继各服30剂，前30剂为2剂服3天，后30剂为每剂服2天，并嘱患者戒烟酒肥甘，患者以素食为主。2013年8月患者体重已减14kg，苔腻已除。考虑到该例病程5年，患者年将半百，痰瘀与正虚业已并存，故以培元固本、扶正涤邪为治，药用党参、麦冬、五味子、玄参益气养阴，淫羊藿、肉苁蓉、绞股蓝补肾健脾，丹参、郁金、红花、水蛭化瘀消癥，半夏、薤白、荷叶、泽泻降脂除痰。患者坚持服汤药百余剂后，改服复方丹参滴丸及芪参益气滴丸，随访两年未见典型心绞痛发作。

（《中医杂志》2016年11月第57卷第22期，
作者袁洪文、张选明、边文贵、何念善、杨百京、邹楠、
周云、杨军用、徐彤、王新莉，指导袁今奇）

袁今奇经方活用治疗顽固性心力衰竭验案

中医无心力衰竭病名，根据症状及体征可将其归为"喘证""水肿""痰饮""惊悸""怔忡"范畴。袁今奇老师善用经方化裁治疗顽固性心力衰竭，每获良效。现将典型病案报告如下，以飨同道。

一、茯苓四逆汤案

茯苓四逆汤出自《伤寒论》，由《伤寒论》四逆汤（附子、干姜、甘草）加人参、茯苓组成。有回阳救逆，益气宁心之功。主治伤寒汗下后，阳气衰微，恶寒肢冷，心悸烦躁，小便不利，脉象沉微者。今多用于充血性心力衰竭。

患者李某，男，75岁，反复咳喘、咳痰、心胸憋闷10余年，加重伴双下肢水肿1年余。患慢性支气管炎病史10余年，高血压、冠心病病史15年。2周前因受凉、淋雨后致咳嗽加重，咯多量白痰，喘息胸闷，端坐呼吸，双下肢水肿。胸部CT示：双肺炎性改变，心外形增大，主动脉结钙化，左胸膜病变可能。超声心动图示：左右心房明显扩大，右心室扩大，三尖瓣反流，肺动脉高压，二尖瓣反流，心包微量积液。诊断：①慢性心力衰竭，心功能Ⅳ级；②慢性肺源性心脏病；③慢性喘息性支气管炎急性发作；④冠心病；⑤高血压病3级（极高危）。入院后西药给予抗感染、强心利尿、解痉平喘、止咳化痰等治疗，经治两周咳喘等症未见明显减轻，并出现欲寐等神志改变。血气分析：pH7.75，血二氧化碳分压73.0mmHg，血氧分压70.8mmHg。

初诊：2019年5月16日。患者症见精神萎靡，神志恍惚，倦卧嗜睡，喘息气促，不得平卧，时现咳嗽，咯白黏痰，手足厥冷，尿量减少（每日不足800mL），四肢水肿，纳差腹胀，大便干结，5日未行，舌质淡胖，舌苔薄白略腻，脉微细且数，参伍不调。中医辨证：真阳式微，阳气欲脱，积滞内停。治以回阳救逆，益气固脱，兼以攻下积滞。方用《伤寒论》茯苓四逆汤加味。处方：红参15g，茯苓30g，熟附子15g（先煎1小时），干姜10g，炙甘草10g，山茱萸30g，益母草30g，泽兰15g，螻蛄10g，葶苈子15g（包），车前子15g（包），生大黄15g（后下），芒硝6g（冲）。7剂，水煎服。

二诊：2019年5月23日。患者精神好转，咳喘憋闷减轻，手足略温，腹胀几除，尿量增加至1500mL左右，双下肢水肿减轻，利尿剂已改为口服，服药前3天大便稀溏，后4天去其芒硝冲服，便软，日行1~2次。更方：原方熟附子增量至20g（先煎1小时），去其芒硝，生大黄改为熟大黄15g，蟋蛄减至6g，加丹参15g，麦冬12g，五味子10g，余药及剂量不变。10剂，水煎服。

三诊：2019年6月3日。患者精神明显好转，手足逆冷转温，可在室内慢步来回行走约200米，咳喘憋闷已不明显，夜间尚可平卧，四肢水肿锐减，体重较前下降5kg，尿量每日2000~2500mL，大便日行1次。舌质淡嫩，舌苔转为稍黄腻，脉沉弦滑，参伍不调。予二诊方基础上调整，处方：红参10g，茯苓15g，熟附子10g（先煎半小时），干姜6g，炙甘草10g，麦冬12g，五味子10g，山茱萸15g，丹参15g，益母草15g，泽兰10g，葶苈子10g（包煎），石菖蒲10g，桂枝10g。每日1剂，水煎服。因其病情稳定，嘱带方出院，继续巩固治疗。

随访：2019年年底，患者仍间断服用三诊方，病情有减无增，且能从事轻度家务劳作。

按语：患者患有慢性喘息性支气管炎、慢性肺源性心脏病等多种基础疾病，本次因肺部感染诱发心衰加重，并出现神志改变，病情危笃。《伤寒论》第281条曰："少阴之为病，脉微细，但欲寐也。"本例证属少阴心肾阳微，阳气欲脱，复加积滞内停，故选用《伤寒论》茯苓四逆汤加味，回阳救逆与攻下里实并用，使扶正而不恋邪，通腑而不伤正。方中红参、附子、干姜益气回阳救逆；茯苓健脾宁心安神；山茱萸、炙甘草收敛温养阳气；益母草、泽兰、蟋蛄活血利水消肿；葶苈子、车前子清肺平喘，强心利尿；大黄、芒硝泻下攻积。全方以补为主，以泻为辅，补中有泻，梳理气机，恢复升降出入，则生机再现。二诊时患者神志改善，精神好转，尿量增加，大便正常。遂调整硝、黄，熟附子增量至20g，蟋蛄减至6g，加丹参活血通其心络，合麦冬、五味子配红参以益气养阴，以资阴中求阳，保护心脏功能。三诊时，患者精神明显好转，手足转温，喘憋告减，尿量显著增加，脉舌已转向安。治守《伤寒论》茯苓四逆汤合《内外伤辨惑论》生脉散，加丹参、益母草、泽兰、葶苈子、桂枝、石菖蒲以活血利水，开窍醒神，并随证化裁，继续巩固治疗。

二、己椒苈黄丸、苓桂术甘汤案

己椒苈黄丸出自《金匮要略》，由防己、椒目、葶苈子、大黄组成。有攻逐水饮之功，适用于饮邪内盛，而正气尚存的患者。《金匮要略·痰饮咳嗽病脉证并治》云："腹满，口舌干燥，此肠间有水气，己椒苈黄丸主之。"苓桂术甘汤出自《伤寒论》，由茯苓、桂枝、白术、甘草组成。有温化痰饮，健脾渗湿之功。适用于痰饮内聚，胸胁胀满，头晕目眩，心悸气短等证。《伤寒论》原文第67条："伤寒，若吐若下后，心下逆满，气上冲胸，起则头眩，脉沉紧，发汗则动经，身为振振摇者，茯苓桂枝白术甘草汤主之。"本方临床应用比较广泛，适用于风湿性心脏病并发心力衰竭者。

患者孙某，女，58岁，反复气短、水肿3年余，加重2个月。患者患风湿性心脏病近30年，房颤病史约20年，1996年行二尖瓣置换术，3年前反复出现双下肢水肿，稍事活动即胸闷、气短，症状逐年加重。2个月前无明显诱因全身水肿突然加重，喘息气促，入夜难以平卧，胸片及CT检查示：普大型心脏，符合风湿性心脏病改变，双肺纹理粗重，双侧胸腔积液。超声心动图示：符合风湿性心脏病，二尖瓣瓣膜病变置换术后，全心扩大，肺动脉高压。诊断：①慢性心力衰竭，心功能Ⅳ级；②风湿性心脏病，二尖瓣瓣膜置换术后；③永久性房颤。住院后给予强心、利尿、抗凝等西药治疗，中药用生脉散合真武汤以益气温阳化饮，治疗10天后其效不甚明显。

初诊：2017年5月12日。患者症见喘息不得平卧，全身中重度水肿，按之凹陷不起，手足发凉，乏力纳差，腹胀如鼓，经用大剂量利尿剂后每日尿量约1500mL，大便成形，颈静脉怒张，肝脾肿大，舌质暗红，苔黄略腻，脉象沉迟。中医辨证：痰饮聚积，阳气亏损。治以攻逐水饮，温阳益气。方用己椒苈黄丸、苓桂术甘汤化裁。处方：防己15g，椒目10g，葶苈子15g（包煎），生大黄10g（后下），茯苓30g，桂枝12g，白术15g，熟附子15g（先煎1小时），干姜15g，黄芪30g，益母草30g，威灵仙30g，蝼蛄10g。7剂，水煎服。

二诊：2017年5月19日。患者精神好转，喘息有减，尿量增加至每日约3500mL，全身水肿明显减轻，腹胀消其大半。嘱予原方不变，再进10剂，西药口服利尿剂减半。

三诊：2017年5月29日。患者已停减强心利尿剂，喘息锐减，平卧时间延长，全身轻度水肿，下肢浮肿仍较明显，纳谷好转，腹胀几除，大便日行1~2次。嘱原方生大黄改为熟大黄15g，干姜减为10g，蝼蛄减至6g，余药不变，继投14剂，水煎服。

四诊：2017年6月12日。患者诸症悉退，手足转温，舌质稍红，苔薄略黄，脉象沉缓，重按可起。遂按三诊方茯苓改为15g，桂枝减至10g，熟大黄改为10g，熟附子减为6g，威灵仙减至15g，余药不变。剂型以颗粒剂冲服，以资巩固疗效。

随访：2017年岁终，病情稳定，仍以颗粒剂化裁调治。

按语：本例患者全身中重度水肿，按之凹陷不起，喘息不止，腹胀如鼓，足以说明水饮泛滥，上凌心肺，下走肠间，旁溢肌肤。舌质暗红，舌苔黄腻，为饮停化热，水热互结；饮邪内停，阻碍血运，则见颈静脉怒张，肝脾肿大等瘀血之象；水饮与瘀血停聚，日久渐致阳气虚损，症见手足发凉，脉沉而迟。纵察其候当属饮邪内停，阳气亏虚，尚有化热之势。治以攻逐水饮，导邪外出，并温阳益气、活血化瘀。方中防己利水消肿，清利湿热；椒目温中利水，降气平喘；葶苈子泻肺平喘，利水消肿；大黄通腑泻实，攻坚决壅；茯苓、桂枝、白术温化痰饮，健脾渗湿；附子、干姜、黄芪温肾助阳，益气利水；益母草、蝼蛄活血祛瘀，利水消肿；威灵仙通络蠲痹，消痰散结。全方共奏攻逐水饮，温阳益气之功，使心衰患者尽快步入坦途，转危为安。本案活用经方己椒苈黄丸和苓桂术甘汤，能够体现医圣张仲景通闭破结与温阳益气大法运用之精神。

三、感悟

袁今奇老师强调四诊合参，精准主症。危重性心力衰竭患者，必须强察四诊。观其气色、察其浮肿程度，辨疾病之轻重。望舌苔，有助于辨析患者阳气、血瘀、痰饮、水湿及积滞之状态。闻气息、听声音，可知患者证候之缓急。询问病史，能悉其病源和诊治经过。仔细诊脉，有助于判断病情及预后。本病主症常为心悸怔忡，喘息气促，手足逆冷，四肢水肿，腹胀尿少，大便秘结或溏薄等，临床必须分辨精准。

重视辨病，更要重视辨证。病史和现代检查方法固然重要，但中医诊治顽固性心力衰竭，更应臻于辨证。如阳气衰微、阳气欲脱、阴阳俱虚、气阴两虚、积滞内停、脾虚湿盛等证型，应辨证清晰。

顽固性心力衰竭多因慢性心肺疾病迁延日久不愈，累及心脾肾阳气虚衰所致。其主要病机为阳虚水停，治疗大法为扶助阳气，兼以利水。本病患者临床常见唇舌紫暗，肝脾肿大，颈静脉怒张等瘀血阻滞表现，故当配用活血化瘀及利水之品。

（作者王新莉、杨帆，审阅袁今奇）

袁今奇教授治疗慢性乙型肝炎的
理论研究及临床经验

袁今奇教授是首届全国名中医，也是全国名老中医药专家传承工作室指导老师，他研读经典，精勤不倦，擅长治疗慢性肝病、心脑血管疾病及各种疑难病症。他借鉴名家经验，结合西医学研究进展，运用中医理论对慢性乙型肝炎（CHB）进行了系统深入地研究，积累了丰富的临床经验，研究成果经国内著名同行专家评议，达到了国内外先进水平。现将袁今奇教授治疗CHB的理论研究及临床经验介绍如下，以供同道参考。

一、理论研究

（一）对CHB病因病机的认识

明代吴又可《瘟疫论》云："适有某气专入某脏腑经络，专发为某病。"袁师借鉴历代文献关于疠气、疫毒、湿瘟、伏邪、肝着等学说，认为本病病因是内外合邪，病机为虚实夹杂。外因为感受湿热疫毒内侵，久之内伏，无力外达。内因为饮食失调、七情乖违、劳倦内伤或诊治不当等引发脏腑功能紊乱，使湿、热、毒、瘀内生，邪伏正虚，伤及肝、脾、肾，形成虚实夹杂之病机。母婴传播或自幼感染疫毒者，此为先天不足，后天失养，正气亏虚，抗邪无力，遂致正不胜邪或变生他病。

（二）对CHB免疫耐受的认识

CHB免疫耐受特征为HBV病毒载量高水平，肝功能正常或轻度异常，此观点专业内多数学者已达成共识。免疫耐受使HBV不易被彻底清除，甚至终身在体内残留及复制，研究其机制和治疗方法难度很大。袁师认为正邪相争存在于CHB病程的始终，遵循中医学正邪理论，CHB的免疫耐受机制似可判定为正虚邪实，正不胜邪，势不两立所形成的相持状态。正即正气，包括人体的肾气、阳气和抗病能力，亦即西医学的免疫力或免疫功能；邪即邪气，泛指一切致病因子，针对HBV来说是湿热性疫毒，亦可称为邪毒或湿热邪毒。HBV感染所致的免疫耐受，便是人体正气受疫毒侵犯引发病变导致的相持状态，也是疫毒不易清除的重要阶段和主要原因。

（三）CHB病程中"正复胜邪现象"

在运用中医药激活并清除CHB免疫耐受的治疗中，常可出现"正复胜邪现象"。患者从免疫耐受至免疫激活，或免疫清除中后期阶段，部分会出现肝功能转氨酶及胆红素的明显升高，表现为ALT升高至正常上限的5~20倍，血清胆红素一般不超过正常值的5倍，无"酶胆分离"现象，AST/ALT的比值<1，出凝血时间、凝血酶原活动度无异常，随着ALT逐渐下降或接近正常，HBeAg阴转，病毒载量明显下降或阴转。此种变化应考虑是免疫功能得到激发，正气复原，正邪相争，体内之疫毒因正气的恢复而被抑制，清除病毒疗效在望，常可出现一次性大转阴。袁师认为"正复胜邪现象"与中毒或合并重型肝炎有本质区别，此时遣方用药至为关键，当严密观察，把握"火候"，以"和"为度，重者宜加强清热解毒之力和配合护肝降酶治疗。

（四）扶正药与解毒药的分类

袁师经长期实践将常用治疗CHB的扶正药、解毒药各分为6类。扶正药分为：益气扶正、助阳扶正、健脾扶正、补肾扶正、滋阴扶正、养血扶正，扶正药可增强和调节机体免疫功能。解毒药分为：清热解毒、化湿解毒、升阳解毒、化瘀解毒（有血瘀、痰瘀之分）、通便解毒、虫类解毒（以毒攻毒），解毒药可保肝降酶，减少因免疫效应的过度增强而致肝损伤，并抑制病毒复制。中药之"毒药"偏性较强，利用"以偏纠偏，以毒攻毒"之理论，合理恰当使用"有毒"药物以毒攻毒，可诱发和加速免疫耐受的激活，对清除免疫耐受至为重要。待正邪相争，肝功能处于异常阶段，ALT升高至正常上限2~5倍时则不用或慎用，以防止免疫性损伤过重而变生他病，应用以毒攻毒中药清除免疫耐受，用之得法，则效如桴鼓。袁师认为中医扶正解毒理论可指导CHB各阶段的治疗，尤其在正不胜邪阶段，扶正祛邪解毒方药作为对抗原的刺激，可诱导特异性免疫因子，激活免疫应答能力，鼓舞正气，抵抗邪气，使正邪相争，以达清除免疫耐受之功效。

二、临床经验

袁师针对CHB病因病机及标本缓急特点，以整体调控与特效方药相结合的原则，以扶正解毒祛邪，辨证、辨体与辨病结合，三因制宜，直击合围，固本之法，灵活运用扶正、祛邪、清热、化湿、解毒、活血、化痰等诸法，把握重点，综合治理，根据患者证候特点，实施个体化治疗方案，积累了丰富经验。总结出护肝抑毒系列方、扶正祛毒汤、五色六味方，经长期临床实践，取得了确切的临床疗效。

（一）正邪理论在CHB自然病程中的应用

免疫耐受期：扶正与祛邪并重，正不胜邪，肝功能正常，治以扶正解毒，病证结合，酌情使用虫类药。

免疫清除期：祛邪为主，辅以扶正，配合活血化瘀。正邪相争，肝功能异常，治以清热解毒，凉血化瘀，重视辨病，酌用降酶药。若免疫亢进，邪胜正衰，应中西医结合，抑制超强免疫，凉血解毒，防止坏病。

病毒残留期：扶正为主，结合祛邪，正复胜邪，暂时性完全应答或部分应答，治以健脾补肾，甘寒解毒，调节免疫，以和为度。

再活动期：扶正托毒，正虚邪恋，病情反复，免疫紊乱，治以滋阴补肾，辨证论治，以防他变。

向愈期：清除余邪，巩固疗效，正胜邪却，完全应答，治以补肾健脾，活血化瘀。

基本治愈期：养血活血，邪去正安，免疫平衡，治以调补肝脾肾，调燮阴阳，以平为期。

（二）组方用药经验

CHB的治疗原则是抗病毒，免疫调节，抑制病毒复制，同时应抗炎症、坏死，尽量阻止病情向纤维化及肝癌发展，中医药治疗应充分发挥"治未病""既病防变""截断治疗"等理念和优势。

1.护肝抑毒系列方

Ⅰ号方：黄芪、人参、熟附子、肉桂、升麻、柴胡、淫羊藿、白术、白花蛇舌草、蜈蚣、蜂房、土茯苓、皂角刺等，益气温阳补肾，配合甘寒清热解毒及虫类药，以毒攻毒，激活免疫耐受，抑制病毒复制，用于CHB免疫耐受期。

Ⅱ号方：黄芪、升麻、丹参、白术、赤芍、五味子、二花、半枝莲、虎杖、柴胡、垂盆草、白花蛇舌草、皂角刺等，甘寒、苦寒、清热解毒并重，护肝降酶，抑制病毒复制，用于ALT>正常值上限5~10倍（限<20倍）CHB免疫清除期。

Ⅲ号方：黄芪、制首乌、肉苁蓉、枸杞子、丹参、白术、五味子、金银花、珍珠草、水牛角、赤芍、紫草、皂角刺等，益气补肾，清热解毒，凉血活血，抑制病毒复制，用于Ⅱ号方治疗后肝功能未复常，HBV-DNA未转阴者。在运用系列方的过程中，应掌握好免疫清除的重要标志——转氨酶升高，尤其是在免疫清除期。当ALT波动在正常上限2~5倍时，原则上不用降酶药。即使波动在10~20倍以内者，多数患者无明显临床症状，此时可用降酶药，经过8~12周ALT会逐渐恢复至正常水平。免疫清除具有双刃性，应把握好以"和"为度，期在正复胜邪，中病即止。

2.扶正解毒用药

扶正药可增强和调节机体免疫功能。益气如黄芪、党参、黄精、灵芝、红参等；助阳如肉桂、桂枝、淫羊藿、仙茅、肉苁蓉等；补肾如巴戟天、菟丝子、枸杞子、五味子、冬虫夏草等；健脾如茯苓、白术、山药、薏苡仁、白扁豆等；滋阴如麦冬、玄参、天冬、生地黄、鳖甲等；养血如当归、阿胶、白芍、何首乌、龙眼肉等。

解毒药可护肝降酶，减少因免疫效应的过度增强所致的肝损伤，并抑制病毒复制。清热解毒如金银花、虎杖、半枝莲、白花蛇舌草、紫草、水牛角等；化湿解毒如土茯苓、苦参、茵陈、垂盆草、黄芩、黄连等；升阳解毒如升麻、葛根、柴胡等；虫类以毒攻毒药如蜈蚣、蜂房、土鳖虫、全蝎等；通便解毒如大黄、枳实、莱菔子、火麻仁、郁李仁、番泻叶等；化瘀解毒如丹参、赤芍、川芎、桃仁、红花、泽兰、贝母、胆南星、海浮石等。

3.保肝降酶用药

清降法：选用茵陈、虎杖、金银花、紫草、垂盆草、田基黄、败酱草、白花蛇舌草、半枝莲等，偏热者加生石膏、赤芍、牡丹皮、水牛角等；偏湿者加苍术、厚朴、橘皮、半夏、竹茹等。病势急重伴黄疸、高酶者尤其适用清降法。

通降法：选用枳实、瓜蒌、大黄、莱菔子、郁李仁、火麻仁、玄明粉等，适于便干、便秘、酶高者。

补降法：血虚用当归、白芍、紫河车等；阴虚用五味子、乌梅、木瓜、女贞子等；阳虚用巴戟天、淫羊藿、升麻、葛根等；气虚用黄芪、党参、山药、甘草等。袁师认为CHB患者越接近肝硬化，虚象越多，应根据不同虚象选加相应的补益药。补益扶正药多有提高免疫机能的作用，不宜大剂量或大队使用，转氨酶复常后，虚象即可改善。

和降法：选用柴胡、香附、白术、橘皮、茯苓、砂仁、白豆蔻、苏梗、佛手等，适于肝胃不和，肝郁脾虚者。

化降法：选用丹参、郁金、鳖甲、红花、三七、桃仁、浙贝母、泽兰、牡蛎、地龙、莪术等，适于血瘀征象明显者。

4.退黄用药

袁师认为黄疸的治疗当以"阴阳"为纲、"湿、热、瘀"为关键，将退黄药分为3大类，清热利湿退黄如茵陈、金钱草、栀子、海金砂、黄芩、黄连、黄柏、苦参、蒲公英等；温阳化湿退黄如干姜、肉桂、桂枝、附子、苍术、藿香、砂仁、豆蔻等；活血化瘀退黄如赤芍、丹参、当归、桃仁、川芎、莪术、郁金、泽兰、大黄等。黄疸的治疗用药应"谨守病机，各司其属"，谨守常法之外，也有变法，临证宜灵活运用，不可拘泥。对高胆红素血症，袁师指出应重用茵陈、赤芍等，在临床实践中，其根据患者具体情况，茵陈、赤芍用量在30~120g，每获佳效。

5.新疆地产民族用药

在长期诊疗实践中，袁师结合新疆地产特色天然药资源，吸收借鉴民族医药经验及现代药理学相关研究，对新疆地产药、民族药组方治疗CHB做了探索研究及细致地临床观察，初步得出结论，合理使用新疆地产药对CHB治疗确有疗效。紫草、红景天、菊苣、阿魏、红花、肉苁蓉、甘草等在新疆分布广泛、资源丰富。新疆紫草、菊苣、阿魏、红景天具有保肝抗炎、抗病毒、调节免疫等药理活性作用；红花有护肝抗炎、免疫调节、抗氧化、抗血栓、改善微循环等作用；肉苁蓉有保肝、抗纤维化、抗氧化、抗衰老、抗疲劳等作用。上述新疆地产特色药、民族药值得进一步深入研究，扩大临床应用。

6.无症状HBV携带者治疗结合"辨病—辨体"

针对相当一部分慢性HBV携带者无明显临床症状及中医证候，临证无证可辨的难题，袁师指出应在中医理论指导下结合西医学检测指标进行"辨体—辨病"治疗，提出"辨体当为首要，精准疾病本质"观点，国医大师王琦开辨体—辨病—辨证模式先河，创体质学说，袁师借鉴并发扬之。乙型肝炎病毒乃入侵之毒邪，其消退取决于人体正气的强弱，HBsAg阳性而无临床症状者，表明邪毒内伏未清，若同时肝功能也异常，则提示邪毒伤正。也有部分患者HBsAg已转阴，但肝功能尚未复常，病情易复发反复，根据西医学检测指标进行"辨体—辨病"，在CHB发病、病机、证候和施治中至为重要，掌握病情主次，三因制宜，以人为本，方可提高临床疗效。故辨体应视为首要与核心，才能精准疾病本质。

7.取中西医之长，五色六味方联合西药治疗CHB的临床应用

CHB的治疗目前是围绕着"以病毒抑制为根本"的西药抗病毒为主的方案，虽然核苷类、干扰素等西药治疗CHB取得了较好的临床疗效，但仍存在治疗周期长、病毒变异、停药后易反弹等缺陷，特别是尚不能彻底清除以共价闭合环状DNA形式存在的复制模板，使得这些药物的长期效应受限，而中医药在此方面提供了很好的契机。中医药治疗CHB集抗病毒、抗炎保肝、调节免疫、抗肝纤维化、改善临床症状、提高生活质量等多环节为一体，显示出独特的疗效及优势，在临床上发挥着重要的作用。袁师取中西医之所长，将中医理论和西医循证医学理念相结合，以自拟五色六味方联合核苷类药协同治CHB，发挥了整体优势。临床观察结果表明，中西药联用在减轻肝细胞损伤和肝脏炎症，调节机体免疫功能、打破免疫耐受、提高HBV-DNA阴转率等方面优于中药或西药单用。五色六味方由青蒿、黄芪、赤芍、白术、乌梅、淫羊藿等组成，全方共奏益气、健脾、补肾、解毒、化瘀之功。

8.HBV携带者用药经验

HBsAg的阴转是CHB治愈的主要标志之一。多数情况下，只有临床症状渐渐消除后，HBsAg才会逐步转阴。也有部分病例HBsAg已转阴，但肝功能尚未复常，病情易复发反复。袁师认为HBV乃入侵之毒邪，其消退取决于人体正气的强弱，HBsAg阳性而无临床症状者，表明邪毒内伏未清，若同时肝功能也异常，则提示邪毒伤正。扶助正气，清除余毒，活血化瘀是使HBsAg转阴的根本疗法，解毒、祛瘀有利于扶助正气，加速机体对湿热疫毒的排除，使脏腑气血通畅，功能恢复正常。为此，自拟扶正祛毒汤治疗HBV携带者，组方为黄芪、葛根、升麻、柴胡、菊苣、阿魏、白花蛇舌草、虎杖、丹参、红景天、淫羊藿、茯苓、三七、甘草等。其中血瘀明显者加红花、土鳖虫；脾气虚者加党参、白术；肝阴虚者加女贞子、墨旱莲，或木瓜、枸杞子；其他如灵芝、冬虫夏草也可配用。本方经多年临床观察，效果较好。如能坚持1年或更长时间，部分患者可以达到阴转之目的。

（《中西医结合肝病杂志》2018年第2期，
作者邹楠、徐佳、何念善、杨百京、杨军用、甘霞、
王新莉、袁明、指导袁今奇）

袁今奇教授治疗肝硬化腹水验案举隅

一、酒精性肝硬化重度腹水案

（一）病例介绍

患者杨某，男，44岁，主诉：腹胀、尿少1月余。患者素嗜烟酒，常以酒代茶。2014年诊断为酒精性肝硬化，未做系统治疗。今年2月初突感腹胀尿少，面目黄染，当地医院治疗无效，转他院后总胆红素急剧升高，精神萎靡，经保肝、利尿等治疗3天后出现神经及精神症状，即转重症医学科，报病危抢救。西医用常规治疗方法如纠正电解质紊乱、补充白蛋白、放腹水、防肝衰竭及肝昏迷等治疗21天后病情未见缓解。经治医生告其家属病情严重，并嘱准备后事，遂报出院。患者慕名来诊。

初诊：2017年3月13日。患者经轮椅推入诊室，面色青黄而暗，神衰少语，形体羸弱，腹胀如鼓，二便俱艰，舌红苔黄腻、少津，脉沉细而滑数。肝功能示：丙氨酸氨基转移酶（ALT）72U/L，门冬氨酸转移酶（AST）171U/L，谷氨酰转肽酶（GGT）470U/L，总胆汁酸（TBA）131μmol/L，总胆红素（TB）239.5μmol/L，直接胆红素（DB）181.8μmol/L，间接胆红素（IB）57.7μmol/L，总蛋白（TP）47.9g/L，白蛋白（A）28.0g/L，球蛋白（G）19.9g/L；白细胞计数（WBC）18.2×10⁹/L，红细胞计数（RBC）2.53×10¹²/L，血小板计数（BPC）171×10⁹/L；凝血酶原时间（PT）17.50/s，凝血酶原比率1.62，国际标准化比值1.70，活化部分凝血酶原时间44.9秒。西医诊断：酒精性肝硬化，重度腹水。中医诊断：鼓胀。辨证：肝木克土，脾失健运，湿热蕴结，水湿内停，积聚成鼓。治以益气健脾，清热利湿，消胀除鼓。方用茵陈实脾分消汤（自拟）化裁。处方：茵陈60g，赤芍30g，炒栀子10g，熟大黄15g，生黄芪30g，白术15g，茯苓皮30g，防己12g，炒厚朴12g，草果12g，广木香10g，木瓜15g，大腹皮15g，蝼蛄10g，槟榔15g，车前子15g（包煎）。14剂，每日1剂，水煎服。另兼服复方牛胎肝提取物片（安珐特），每次2片，每日3次。根据腹水情况，酌情配用双氢克尿噻及螺内酯片。

二诊：2017年3月27日。患者由家人陪同步入诊室，精神好转，面暗黄改善，二便俱通，尿量锐增，自诉腹水消其大半，未用西药利尿剂。3月26日复查肝功能示：ALT61U/L，AST92U/L，GGT435U/L，TBA19μmol/L，TB115.3μmol/L，DB81.9μmol/L，IB33.4μmol/L，TP62.8g/L，A30.5g/L，G32.3g/L。药中病机，疗效显著，治守原方加僵蚕12g，水蛭5g，再进14剂，服法同前。

三诊：2017年4月12日。患者精神明显好转，面色转淡，进食增加，排尿通畅，大便稀溏，日行2~3次，腹围显著缩小。舌红苔腻略黄、有津液，脉沉细稍数。4月11日复查肝功能示：ALT56U/L，AST88U/L，GGT428U/L，TBA21μmol/L，TB64.0μmol/L，DB48.1μmol/L，IB15.9μmol/L，TP75.5g/L，A39.0g/L，G36.5g/L。血球分析示：WBC7.4×10⁹/L，RBC3.36×10¹²/L，BPC179×10⁹/L。处方：党参30g，茯苓15g，木香10g，大腹皮15g，生黄芪30g，白术15g，木瓜15g，熟大黄10g，茵陈50g，赤芍20g，炒栀子10g，丹参15g，水蛭5g，僵蚕15g，地龙12g，车前子10g（包煎）。14剂，每日1剂，水煎服。

四诊：2017年5月1日。患者病情显著缓解，纳谷已馨，二便正常，腹水基本消失，体重减轻13kg，舌质淡红，苔稍厚腻，脉象沉细。复查肝功能示：ALT53U/L，AST92U/L，GGT502U/L，TBA20μmol/L，TB44.0μmol/L，DB31.8μmol/L，IB12.2μmol/L，TP78.7g/L，A43.9g/L，G34.8g/L。考虑酒精性肝病GGT恢复较慢，原方加郁金15g、金钱草30g，继进14剂，服法如前。此后随症加减，病情稳定。

五诊：2017年7月5日。复查肝功能示：ALT、AST、TBA均在正常值范围，TP68.6g/L，A43.7g/L，G24.9g/L，TB17.7μmol/L，DB9.9μmol/L，IB7.8μmol/L，GGT287U/L。血常规检查：WBC4.2×10⁹/L，RBC3.78×10¹²/L，BPC109×10⁹/L。腹部超声常规检查示：肝脏弥漫性病变、肝内多发囊肿、门静脉主干内径1.3cm，胆囊结石，脾大（4.4cm），未见腹水。组方配以扶正化瘀、安络软坚，清利肝胆湿热法为治。处方：党参30g，黄芪30g，炒白术15g，茯苓12g，丹参15g，赤芍10g，地龙10g，水蛭5g，醋柴胡10g，莪术10g，炙鳖甲15g，茵陈15g，金钱草30g，郁金15g，生牡蛎30g，红花10g。14剂，每日1剂，水煎服。

此后患者饮食及二便正常，复查肝功能示：GGT252U/L，其余均在正常范围内。嘱患者保持心情舒畅，避免暴饮暴食，戒烟戒酒，适当锻炼身体，注意劳逸结合，定期复查肝功能等。每周服颗粒剂（醋柴胡10g，党参10g，炒白术15g，茯苓10g，炙鳖甲10g，赤芍10g，丹参10g，地龙10g，金钱草15g，郁金15g，生牡蛎30g，香附10g颗粒剂）2~3剂，以资巩固疗效。并嘱常服复方鳖甲软肝片以软坚散结，通络化瘀。

（二）讨论

酒精性肝硬化主要是因长期过量饮酒，造成肝细胞中的脂肪变性坏死，肝细胞纤维化，最终导致肝硬化。西医学主要以保肝、抗肝纤维化、防治并发症等治疗为主，每多预后不良。

本病隶属中医学"鼓胀""单腹胀""蛊胀""酒鼓"等范畴。此病早期累积于脾胃，渐及于肝，肝脾同病，日久及肾，致湿、毒、瘀、虚交织错杂，病程日久，或攻伐太过，正气损伤，肝脾肾同病，正虚邪恋，迁延难愈。袁老师认为在治疗过程中，不可一味攻邪，应注意扶助正气，调整脏腑功能，旨在防止本病的复发或恶化。袁老师还认为该病临床辨证时，应注意起病缓急，分清寒热虚实，把握湿热、气积、血瘀之孰轻孰重，以分别治疗。

本案结合病史认为病因是长期酒食不节，损伤脾胃，导致脾失健运，湿热蕴结，水湿内停。方用自拟茵陈实脾分消汤化裁，本方由《伤寒论》茵陈蒿汤、《重定严氏济生方》实脾饮及《兰室秘藏》中满分消丸三方取舍组合而成。方中茵陈、赤芍、栀子、大黄清热利湿，化瘀通腑；黄芪、白术、茯苓皮、防己益气健脾，胜湿利水；木香、厚朴、草果、木瓜行气化湿，消胀除满；大腹皮、槟榔、蝼蛄、车前子理气导滞，利水消肿。各药组合，共奏益气健脾，清热利湿，消胀除鼓之功。二诊因黄疸、腹水退气大半，各项指标均见改善，故守原方不变，益以僵蚕、水蛭化瘀散结，破血消癥，且不伤气，并可促进蛋白合成。三诊病情继续好转，饮食有增，二便俱畅，腹围明显缩小，肝功能继续改善，原方去草果、槟榔、防己，加党参以增益气健脾之力，并以丹参、地龙清热化瘀通络。四诊腹水几除，体重减轻13kg，白蛋白已正常，惟谷胺酰转肽酶仍高，于三诊方中加郁金15g，金钱草30g清泄肝胆湿热，疏其肝内胆管不畅。此后患者诸症全部改善，肝功能除GGT外，其余指标皆为正常。故加重金钱草、郁金用量，以增强疏通瘀胆之力。为巩固疗效，嘱患者常服疏肝健脾、化瘀通络及清利湿热之颗粒剂，并坚持服用复方鳖甲软肝片，以善其后。患者于2020年5月中旬来诊复查肝功能指标均正常，白细胞、血小板及红细胞计数均正常，肝脏、脾脏彩超示门静脉1.3cm，脾略大（4.3cm），病情稳定。

二、慢性乙型肝炎后肝硬化腹水案

（一）病例介绍

患者陈某，男，54岁，既往有慢性乙型肝炎病史18年，长期抗病毒治疗。3年前因疲倦乏力加重、下肢浮肿，在某医院诊断为肝硬化腹水，予保肝、利尿等治疗，腹水时有减少，但始终未见消退，遂慕名来诊。

初诊：2008年3月26日。患者形瘦神疲，语音低怯，右胁胀痛，纳食不馨，脘腹胀满，便溏尿黄，下肢浮肿，舌淡苔薄腻，脉沉细无力。腹围102cm，腹水征明显，双下肢凹陷性水肿。B超：肝回声不均呈结节状，门脉主干内径1.3cm，脾厚4.5cm，腹水最深处9.8cm。实验室检查：白蛋白/球蛋白比值0.89，总胆汁酸：27μmol/L，白细胞2.29×10^9/L，血小板75×10^9/L，HBV–DNA1.0×10^5IU/mL。西医诊断：乙型肝炎后肝硬化腹水。中医诊断：鼓胀，积聚。中医辨证：肝郁脾虚，气滞血瘀，水湿内停，疫毒内伏。治以疏肝健脾，理气化瘀，利水消肿。处方：黄芪30g，茯苓15g，炒白术12g，木瓜15g，木香10g，草果10g，大腹皮15g，炮姜10g，猪苓15g，茅根30g，厚朴12g，蝼蛄6g，柴胡10g，香附12g，炙鳖甲15g，丹参15g，泽兰15g，车前子12g（包煎），珍珠草30g。14剂，每日1剂，水煎服。

二诊：2008年4月10日。患者服药2周后，诸症减轻，饮食有增，尿量增多，下肢浮肿锐减，腹围由102cm减至96cm，脉舌如故。原方去茅根30g，加黄芪至60g，20剂，服法如前。

三诊：2008年5月3日。患者患者服药月余，近来每日尿量1500~2000mL，腹胀水肿明显减轻，纳可，寐安，舌质转润、苔薄微腻，脉沉细，治守原方加减。处方：黄芪60g，茯苓15g，炒白术12g，木香10g，丹参15g，炙鳖甲15g，鸡内金15g，柴胡10g，当归15g，泽兰15g，生牡蛎30g，莪术12g，枸杞子15g，淫羊藿10g，木瓜15g，蝼蛄6g，车前子12g（包煎），珍珠草30g，白花蛇舌草30g。30剂，每日1剂，水煎服。

四诊：2008年6月10日。患者服药至今，病情逐渐好转，精神转好，体力有增，腹围下降10cm，体重减轻4.0kg，纳食正常，脘腹不胀，每日尿量约2000mL。原方去蝼蛄、车前子，并随症加减。嘱2剂服3天，继续治疗2个月。

五诊：2008年8月15日。患者复查肝功能示转氨酶正常，总胆汁酸12.5μmol/L，白蛋白40.8g/L，球蛋白36.5g/L，白球比值为1.12。肝功能明显恢复，治以益气养血，疏肝理气，健脾化湿，软坚散结。处方：黄芪60g，党参30g，当归15g，阿胶15g（烊冲），柴胡10g，香附10g，郁金15g，草果10g，薏苡仁30g，冬瓜皮15g，茯苓15g，白术12g，炙鳖甲15g，生牡蛎30g，丹参15g，泽兰15g，赤芍15g，珍珠草30g，白花蛇舌草30g。水煎服，每剂服2天。

六诊：2008年12月20日。患者坚持服用上方约4个月，病情恢复良好。复查B超：肝实质回声欠均匀，呈弥漫性增粗，门静脉主干内径约1.2cm，脾厚4.0cm，未见腹水。实验室检查：转氨酶正常；总胆汁酸：$10.2\mu mol/L$，白蛋白42.6g/L，球蛋白30.5g/L，白球比值为1.4，白细胞$3.6\times10^9/L$，红细胞$4.5\times10^{12}/L$，血小板$125\times10^9/L$，HBV-DNA$1.0\times10^3IU/mL$。嘱患者坚持服肝舒颗粒1袋，每日3次以善其后。

七诊：2010年12月15日。患者病情稳定，肝功能正常，肝脏B超示肝脏回声增粗，门静脉1.2cm。根据症状及实验室检查，建议患者间断口服肝舒颗粒，定期复查肝功能及肝脏B超。

（二）讨论

腹水是肝硬化常见并发症之一，预后较差，1年后病死率为15%，5年病死率高达44%。西医治疗本病在利尿、补充白蛋白、抗感染、放腹水等方面达成部分共识，但对难治性腹水欠缺有效手段。《素问·至真要大论》云："诸湿肿满，皆属于脾……诸胀腹大，皆属于热。"本病内因多为情志失调，饮食不节，劳欲过度，外因是感染湿热邪毒或虫毒。临床常见气滞湿阻、寒湿困脾、湿热蕴结、肝脾血瘀、脾肾阳虚及肝肾阴虚等证，本病病机为本虚标实，虚实夹杂，故治疗需注意攻补兼施，扶正祛邪，调和有度。

本例患者之腹水为慢性乙肝病程日久，肝病传脾，伤及脾气，气滞血瘀，水湿内停所致。脾为后天之本，气血生化之源，脾失健运则气血生化不足，气虚则无力推动血液运行，血虚则血运缓慢，久则瘀血阻滞，导致癥积，水湿内停，形成腹水。方中重用黄芪，辅以丹参、鳖甲、泽兰、牡蛎、鸡内金、莪术、赤芍等补气活血，软坚散结；柴胡、香附、郁金、茯苓、白术等疏肝健脾；木香、木瓜、草果、厚朴等理气宽中；猪苓、茅根、车前子、冬瓜皮、薏苡仁、蝼蛄等利水消肿；配党参、当归、阿胶、枸杞子、淫羊藿、僵蚕等，以增补气养血、兼以益肾、促进蛋白合成之功；珍珠草、白花蛇舌草，清热解毒，抑杀病毒。患者经过近9个月治疗，精神明显好转，体力增强，腹水消失，各项检查指标恢复正常。治疗中未用逐水峻剂如大戟、芫花、甘遂、商陆等，考虑到鼓胀病多为虚中夹实之证，虽获效一时，但易损伤元气，故以疏肝理气、健脾利水、益气养血、软坚散结诸法，缓图为治，而收其功。治疗中未用抗病毒西药，患者病毒载量明显下降，几近正常。本案说明在目前抗病毒无特效药的情况下，应发挥中医药优势，通过调节机体阴阳气血平衡，以提高自身免疫功能，战胜病毒。

（《中国药物经济学》2021年第16卷第12期121—124，作者甘霞、何念善、张选明、王新莉、邹楠、杨军用、杨百京、袁今奇）

袁今奇经方活用治疗疑难病验案

袁今奇教授学贯古今，博采众长，尤善运用经方治疗疑难病症，本人有幸随袁老学习，亲聆教诲，受益匪浅，感悟深刻。今列举典型验案四则，以飨同道。

一、十二指肠瘀滞症——大承气汤合旋覆代赭汤案

患者吕某，女，18岁，河南许昌市学生，因反复胃脘部疼痛，食后呕吐，于2003年4月在郑州市中心医院行上消化道造影检查，确诊：十二指肠瘀滞症，行十二指肠空肠吻合术治疗。术后症状改善不著，且日渐消瘦伴贫血，曾四方求医无效。随后至上海第二军医大学长海医院就诊，行全消化道造影检示：十二指肠降段水平段轻度扩张，并呈纵行"笔杆样"压迫改变，钡剂呈钟摆样通过延迟。诊断为十二指肠瘀滞症，建议二次手术，家人拒绝，后慕名来疆求袁老师诊治。

初诊：面色萎黄，形体消瘦，脘腹胀痛，食少呕吐，胃中觉凉，得温则舒，大便秘结，一周未解，且形寒肢冷。舌质暗淡，苔白腻而厚，脉沉弦细。证属脾胃虚寒，气滞血瘀。治以温降通腑，和中化瘀，理气止痛。予大承气汤合旋覆代赭汤加减。处方：生大黄12g（后下），炒厚朴12g，炒枳实12g，芒硝9g（冲服），党参30g，旋覆花10g（包煎），代赭石20g（先煎），姜半夏10g，橘皮10g，熟附片9g，补骨脂12g，蒲黄10g（包煎），五灵脂12g（包煎），川黄连6g，吴茱萸6g，7剂，水煎服。

二诊：患者服药两剂后，每日排臭秽粪便3~4次，呕吐已止，腹痛明显缓解，并可进少量清淡食物。舌暗转淡，苔薄腻，脉细弦。上方去芒硝，余药未变，7剂。

三诊：患者腹痛消失，大便日行2次，质软，进食渐正常，精神明显好转。于二诊方中去旋覆花，代赭石，加当归15g，炙鸡内金15g，熟附片减为6g，7剂。

四诊：患者腹痛、呕吐已解，大便每日一行，饮食略增，面色渐润，苔微腻，脉细缓。治从温中健脾，理气和胃，轻下积滞。以附子理中、香砂六君及小承气汤化裁，服20剂。

五诊：患者病情稳定，纳谷馨，精神好，已进校复读备高考。嘱其适寒温，少食多餐，保持大便通畅。并常服仲景牌附子理中丸及香砂养胃丸，以资巩固。患者于2006年5月复查，行全消化道造影，结果显示：十二指肠降部与空肠端侧吻合，余未见异常。

按：十二指肠瘀滞症，属中医学"呕吐""胃脘痛"及"便秘"范畴，西医对此病常规行手术治疗。根据袁老师多年经验，认为本病良由素体阳虚，脾胃运化无力，气滞血瘀所致，病邪阻遏肠胃，不通则痛。气逆则呕吐，气滞血瘀则腹痛，运化无力则食少而腑气不通，阳气虚则温运失司，气血运行受阻。发作期应以温降通腑，和中化瘀，理气止痛治之。选用经方大承气汤合附子、补骨脂通里攻下兼以温阳，旋覆代赭汤益气和胃，降逆化痰，配蒲黄、五灵脂活血化瘀止痛，佐黄连、吴茱萸寒热相配，降逆止呕。据袁老师云：本病可分三阶段治疗。第一阶段约1周，用温降法迅速解除腹痛、呕吐及便秘，可使病情向安。第二阶段为巩固治疗，大约2周，仍守温降法兼理气和胃，化瘀止痛。第三阶段为善后治疗，约4周，改投附子理中丸及香砂养胃丸。以上应根据病情变化灵活应用。

二、顽固性荨麻疹——麻黄连翘赤小豆汤案

患者哈某，男，52岁，哈萨克族，新疆干部。患荨麻疹，经中西医多方治疗，其效不显。随后在日本读研究生三年中，用抗过敏中西药及激素等医治，其病时缓时发，未得根除，可谓带病坚持学习三年。回国后在乌鲁木齐某医院以中药清热凉血祛风之剂合熏洗疗法间断治疗数月，仍未能解除全身起风疹疙瘩之痛楚。2010年10月20日，因饮酒过多，复感风寒之邪，周身起红色大小不等风团伴发烧三天，邀袁老师诊治。

初诊：患者三日前因上述原因，突然四肢出现红色风团，胸背及臀部相继出现。昨日恶寒发热，体温在38℃左右，全身大片风团时起时落，瘙痒尤为明显。新发风疹露出肌肤，陈旧性皮疹留有红斑，皮疹成大片不规则形，头面、躯干、四肢等处泛发，呈明显瘙痒抓痕，头面及上肢轻度肿胀，小便不利。舌质稍红，舌苔薄白，脉弦滑微数。西医诊断：急性荨麻疹。中医诊断：瘾疹（内蕴湿热，风寒束表）。治以清热化湿，疏风止痒，兼用虫类药以搜风解毒消疹，予麻黄连翘赤小豆汤加味治之。处方：麻黄9g（先煎），连翘12g，赤小豆30g，桑白皮12g，甘草10g，乌梅12g，蝉蜕10g，僵蚕12g，全蝎6g，地龙12g。4剂，每日1剂，水煎服。

二诊：患者服上方四剂后，体温恢复正常，全身皮疹大部分已消退，肿胀及奇痒亦已消除，但仍有新起之小片风团。处方：麻黄9g（先煎），连翘12g，赤小豆

30g，桑白皮12g，甘草10g，乌梅12g，蝉蜕10g，僵蚕12g，全蝎6g，紫草10g，生地黄15g。4剂，每日1剂，水煎服。

三诊：患者皮疹几近消退，夜间仍起散在性小风团，嘱患者严禁酒烟、海鲜、生冷等发物，按时作息，食饮有节。于二诊方中麻黄减为6g，去全蝎，加丹参15g。再服4剂。

四诊：患者全身风疹风团均告消除，其瘙痒抓痕仍显现肌肤，团、疹处有脱屑。舌质淡红，舌苔薄白，脉象弦滑。治守三诊处方加牡丹皮10g，4剂，水煎服。

五诊：患者慢性荨麻疹急性发作，经袁老师四次处方辨治，病已向安。为巩固疗效，以期不再复发，以麻黄连翘赤小豆汤合玉屏风散法合而治之。处方：黄芪30g，防风10g，白术12g，炙麻黄6g，连翘10g，赤小豆15g，乌梅10g，蝉蜕10g，全蝎5g，地龙10g，本方可隔日服1剂，连服1个月。经2011年底随访，其慢性荨麻疹未再急性发作。

按：荨麻疹为常见的皮肤过敏性疾病，属中医"瘩瘟""瘾疹"范畴，有急、慢性之分，反复发作者久治难愈。袁师认为，本病虽有风寒、风热、血虚等不同证型，但临床治之难以显效。该例素蕴湿热，复感风寒，郁于皮肤而发，"治风先治血，血行风自灭"，故以《伤寒论》麻黄连翘赤小豆汤加减为治。本方是仲景为阳黄兼表的病证而设，治在解表散邪，清热除湿。《医宗金鉴》云："用麻黄汤以开其表，使黄从外散……佐姜枣者，和其营卫也，加连翘、梓皮以泻其热，赤小豆以利其湿。"原方共8味药，今用之去其杏仁、生姜、大枣，以桑白皮易其生梓白皮，增以乌梅、蝉蜕抗过敏，透疹止痒，乌梅为已故名中医祝谌予过敏煎中的主药，现代药理研究认为乌梅具有抗过敏作用；蝉蜕，治麻疹透发不畅，风疹瘙痒，《本草纲目》记载其可"治痘疹作痒"，药对合用对蛋白质过敏反应有拮抗作用。更用僵蚕、全蝎、地龙攻毒散结，促进皮肤代谢，疗诸风瘾疹。五诊方中，乃守原方方义复加玉屏风散以标本兼施，期在巩固疗效而慎防复发。

三、慢性鼻窦炎、过敏性鼻炎——葛根汤案

患者陈某，男，50岁，新疆石河子地税局干部。患者每逢立秋季节，喷嚏频作，鼻塞不通，鼻流黄涕，伴左侧头痛已5年余，平素每遇受凉感冒即可出现上述症状。其间曾使用多种滴鼻液、口服中西医抗过敏及消炎药物，其效不显。因病情反复，曾作鼻窦穿刺治疗，亦无显效，患者颇为痛苦。

初诊：2010年8月7日。患者喷嚏连续不断，鼻塞不闻香臭，流黄稠脓涕，头

昏头痛，健忘乏力，舌质稍红、苔微黄腻，脉弦滑。耳鼻喉科鼻镜检查：鼻腔黏膜充血肿胀，双中下鼻甲肥大，左侧中鼻道、左侧后鼻孔处脓性分泌物较多，影响通气功能。诊断：鼻渊（慢性鼻窦炎、过敏性鼻炎）。辨证：肺经热盛、湿浊阻窍。治以清肺蠲涕，疏邪通窍。方用葛根汤加减。处方：葛根15g，炙麻黄9g，桂枝9g，赤芍12g，桔梗10g，生薏苡仁30g，生石膏30g，川芎10g，白芷10g，细辛3g，鱼腥草15g，辛夷10g，炙甘草9g，12剂，水煎服。

二诊：患者药后喷嚏减半，鼻窍较前通利，黄脓涕转为淡黄涕，涕量减少，头痛减轻。治从原方加生姜3片，红枣3枚，以理中并和营卫。14剂，水煎分3次服。

三诊：患者偶见喷嚏，鼻已通气可闻及香臭，清涕锐减，头痛若失。黄腻苔已除，脉弦滑。仍守原方巩固治疗。处方：葛根15g，炙麻黄6g，桂枝6g，桔梗9g，知母9g，生薏苡仁30g，川芎9g，辛夷9g，鱼腥草15g，炒黄芩9g，生姜3片，大枣3枚，炙甘草9g，取14剂，水煎服。

四诊：患者喷嚏、鼻塞、流脓涕等诸症基本悉除。于2010年9月27日经鼻镜检查：鼻黏膜轻度充血、无肿胀，鼻甲轻度肥大，鼻腔、鼻道未见明显之脓性分泌物。考虑鼻渊多年，日久可致肺肾气虚，一旦季节气候变更或遇风寒，常可使喷嚏、鼻塞、流涕及头痛等诸症遂起，故宜主治其未病，以期巩固疗效。处方：黄芪30g，百合15g，淫羊藿10g，女贞子10g，葛根15g，防风10g，生薏苡仁30g，白术10g，乌梅10g，蝉蜕6g，炙甘草6g，知母10g，大枣3枚，本方每周服2剂，可常服。

按：慢性鼻窦炎、过敏性鼻炎属中医"鼻渊"范畴，单纯西药治疗效果欠佳。袁老师对本病曾先后用苍耳子散、川芎茶调散、辛夷清肺饮等方加减治疗，其效不尽人意。20世纪70年代，袁老师曾随著名中医专家沈仲圭先生侍诊，有幸阅悉上海国医学院院刊所载王润民论鼻渊一文，乃依葛根汤加辛夷配服。仅5剂，多年顽疾，一旦霍然。其后，袁老师活用经方葛根汤加减治疗鼻渊，经长期观察，其效速而稳定。本方为《伤寒论》葛根汤加减，加石膏清肺热以疏邪；寒邪袭表，邪气阻滞经脉，肺失宣降，气机上逆，故喷嚏频作，借葛根解表祛邪、开腠通利鼻窍；加桔梗载药上行，化痰涕；加薏苡仁清热排脓，疗痈除疾而蠲浊涕。以上组方与他药相伍，共奏发表清热，消痈和营，蠲涕通窍之功。本案第四诊之处方，主用益气补肾法，以善其后，防止复发。

四、巨大卵巢囊肿——抵当汤合薏苡附子败酱散案

患者陈某，女，35岁，自由职业，平素体健，育有一男一女。于2012年6

月晨起时发现左少腹硬满，按之觉有包块，不痛。行阴超检查示左侧卵巢囊肿3.4cm×4.2cm，患者未予处理。两月后左少腹不适加重，伴腰酸困，白带增多，复查阴超示左卵巢囊肿增大为4.6cm×5.6cm，遂服红金消结胶囊两月余。于2012年10月26日，少腹包块迅速增大，再次复查阴超示左卵巢囊肿为8.2cm×9.4cm，此为巨大卵巢囊肿。包块椭圆形如6个月孕大，按之不痛可移动，质较软，边缘清楚。妇科医生告知患者，此病药物难以奏效，并有变化之危害，建议住院手术治疗。患者因分娩两胎，均以剖宫产取之，畏其手术恐惧及创伤之痛苦，乃慕名寻袁老师诊治。

初诊：2012年11月2日。患者体丰，面色华润，自诉腹满，舌质胖嫩，苔腻稍白，脉象沉涩。此为瘀血阻滞，阳气不化，湿浊内蕴所致。以抵当汤、薏苡附子败酱散化裁，处方：水蛭5g，桃仁10g，熟大黄10g，薏苡仁60g，熟附子6g，败酱草15g，制苍术12g，生牡蛎30g，泽泻12g，莪术12g，炒白芍18g，炙甘草10g，取14剂，每日1剂，水煎服。

二诊：患者药后无不良反应，惟感胃脘略有不适，原方加制香附12g，服14剂观察。

三诊：患者已服药28剂，自述左少腹不适有减，腰酸困好转，白带减少，苔腻除半，脉如故。二诊方中薏苡仁减为30g，熟附子增为9g（先煎），去泽泻，加蒲黄10g（包煎），五灵脂12g（包煎），嘱服16剂。

四诊：患者服药后时感腹鸣，大便日两行，进食尚好，以三诊方继进16剂。

五诊：患者服药已60剂，无不适，晨起左少腹不适锐减，复查阴超卵巢囊肿缩小为2.6cm×3.4cm，患者对治疗信心倍增。袁老师根据病情改为散剂，处方：水蛭100g，桃仁200g，熟大黄100g，土鳖虫100g，薏苡仁400g，熟附子100g，败酱草200g，生牡蛎400g，莪术200g，牡丹皮200g，1剂为细末，每用10g，每日3次，温开水冲服，嘱患者坚持服用2个月后复查。2013年3月16日，经阴超复查左卵巢囊肿遂告消失，其病乃愈。2014年3月10日，再经复查未见卵巢囊肿复发。

按：巨大卵巢囊肿多属良性，但良性囊腺瘤亦可恶变。囊肿受内分泌影响，使卵泡内液体潴留、黏稠，可使囊肿逐渐增大，常有诸多并发症，西医认为需手术治疗。本病类似中医文献中所记载的"肠覃""石瘕"等病证。本例用《伤寒论》之抵当汤合《金匮要略》薏苡附子败酱散化裁，经4个月调治，尽收其功。抵当汤具有破血逐瘀之功效，司富春等对近30年来中医治疗卵巢囊肿的证型、症状、用药等进行研究显示，此病共用中药18大类，其中破血消癥类中药使用频率排名第一。方中水蛭逐瘀破癥而不耗气；佐大黄之苦寒、桃仁之苦甘以清热化瘀，并可通便，

《神农本草经》记载大黄有"下瘀血"功效，与桃仁配伍可增强破瘀活血之功；因虻虫毒性较大且气味腥臭，故去之。薏苡附子败酱散原为肠痈脓已成的辨治处方，本案以薏苡仁除湿浊而消痈肿，现代药理研究也证实薏苡仁具有抗炎、抗肿瘤、免疫调节作用；附子振奋阳气，辛热散结，温化湿浊，以利囊肿活化而尽快消除；佐败酱草清热破瘀而蠲祛囊肿。本案于二方活用的基础上，又配牡蛎、泽泻、莪术之属，以增其效。伍白芍、甘草，以期缓急解痉，慎防囊肿蒂扭转、破裂、感染。

体会：袁老师临证运用经方辨治疑难病的特点归纳如下。①抓主症，辨病机。如1案中，患者脘腹胀满，食少呕吐，符合旋覆代赭汤的病机，胃气因虚上逆，以致心下痞硬，属噫气不除之证，故用旋覆花、代赭石以镇逆降气。2案中，荨麻疹为湿热、瘀浊及风寒之邪侵袭，郁而不得宣泄，表现为恶寒发热，身痒皮疹，符合麻黄连翘赤小豆"瘀热在里，外有风寒袭表"的病机，故用此方，疗效显著。②善用合方，提高疗效。沉疴之疾，临床表现纷繁，病证复杂，非一方或单药所能奏效，故谨守病机，经方化裁合用，使病症病机相合，每能获效。如1案中，病机寒热错杂，既有脾胃虚寒，又有气滞血瘀，故治疗时应寒热平调，消痞散结，温降通腑，和中化瘀，理气止痛，袁老师以大承气汤通腑泻瘀热，合旋覆代赭汤降逆和胃，失笑散活血祛瘀、散结止痛，左金丸和胃止呕，四方化裁，使诸症消除。又如4案中，病机为瘀血阻滞，阳气不化，湿浊内蕴，故以抵挡汤破瘀消癥，薏苡附子败酱散消痈化浊，借附子之辛热以振奋阳气，促进消痈、化浊、散结之功，现代药理研究证实附子也有抗炎镇痛、提高免疫力作用，两方加减合用，使诸症告愈。③攻邪不忘顾护正气。《黄帝内经》提到"正气存内，邪不可干"，袁老师使用经方治病，时时注意顾护正气。如1案，用大承气汤峻下攻积后，改投附子理中、香砂六君以益气健脾；3案中，葛根汤加减治疗慢性鼻窦炎，使鼻窍通利后，以益气补肾法调理，也体现袁老师培元固本的学术观点。

（《时珍国医国药》2017年第7期，
作者杨军用、周云、李朕、王新莉、杨百京，指导袁今奇）

袁今奇治疗抑郁症经验

抑郁症是常见的精神障碍之一，以显著而持久的心境低落为特征。临床表现为情趣丧失、精力减退、多疑焦虑、易怒欲哭、失眠多梦，甚则出现自杀行为，可反复发作。抑郁症属中医学"郁证"范畴。《灵枢·本神》曰："愁忧者，气闭塞而不行。"《素问·本病论》提及"人忧愁思虑即伤心""人或恚怒，气逆上而不下，即伤肝也"，以上列举了郁证之病因、病机及病位。《素问·六元正纪大论》曰："郁之甚者……木郁达之，火郁发之，土郁夺之，金郁泄之，水郁折之。"指出了五行之郁的治则。《金匮要略·妇人杂病脉证并治》曰："妇人脏躁，喜悲伤欲哭，象如神灵所作，数欠伸，甘麦大枣汤主之。"其中所提方药沿用至今。《丹溪心法·六郁》论及气、血、痰、火、湿、食六郁，创六郁汤、越鞠丸等方剂。袁老师认为，抑郁症的发生与禀赋不足、体质差及情志内伤等密切相关。他提出辨体质，论病机；重主症，权化瘀；崇尚移精变气，重视色诊、脉诊及问诊；配用灵异药物治疗，提高临床疗效。现将袁老师治疗抑郁症的经验介绍如下。

一、辨体质，论病机，不囿肝气郁结

体质学在发病学中占有重要地位，辨体-辨病-辨证的诊疗模式同样可用于抑郁症的诊治。9种体质中除平和质外，其余8种皆可在情志内伤和先天因素基础上罹患本病，只是在病机和证候方面有所差异。气郁质为此病的多发体质，其他体质在一定条件下，或因脏腑功能变化，或因病机转归（气、火、痰、瘀）引发本病，从而出现各种证候。袁老师强调，肝气郁结多为初起病机，多见于气郁质，症见精神抑郁，情绪不宁，胁肋胀痛，不思饮食，大便不调，苔薄脉弦。初病在气，久延血分，血行瘀阻，多见于瘀血质，症见抑郁烦躁，头痛健忘，失眠多梦，或肢体疼痛，痛有定处，或身体某处有发冷、发热感，舌质紫暗或兼有瘀点、瘀斑，脉弦紧或涩。气郁日久，可以化火，多见于特禀质，症见急躁易怒，胸胁胀满，口干而苦，或兼头痛目赤，便干尿黄，舌红苔黄，脉弦数。肝郁可致脾虚，脾失运化，聚湿生痰，痰气交阻，多见于痰湿质，症见精神萎顿，胸中塞闷，或咽中如物梗阻，咳吐痰涎，舌苔白腻，脉弦滑。郁证久之，变化多端，可致气虚阳弱，也可热伤阴血，从而出现诸多虚候。如气虚质可见神思迟钝，心悸气短，善悲易哭，倦怠乏力，食少腹胀，舌质淡胖，脉沉细或细弱之郁证；阳虚质可见情绪抑郁，面色㿠白，形寒肢冷，嗜卧少动，纳差便溏，舌淡胖嫩，脉沉细弱之郁证；阴虚质可见焦虑不安，心烦易惊，紧张多疑，少寐健忘，烦热多汗，舌红少津，脉弦细等阴血不足之郁证。上述各证候之间，在病机上有内在联系，可以相互转化或同时并见，严重时还可出现心神失养、神窍迷蒙之候。认识这些关系及其变化，对临床诊治殊属重要。

二、抓主症，权化瘀，辨治气火痰虚

袁老师诊治抑郁症十分重视血瘀证的辨析，他认为，本病初因气郁，后及血瘀。凡来诊者，或因诊治延误，或服他药未果，病发久之，则瘀血萌生而形成血瘀证，治之当以活血化瘀为主。王清任《医林改错·血府逐瘀汤所治之症目》中强调"瞀闷，即小事不能开展，即是血瘀""急躁，平素和平，有病急躁，是血瘀""俗言肝气病，无故爱生气，是血府血瘀"，此说对抑郁症的诊治具有重要指导意义。现代药理实验表明，活血化瘀药能促进机体代谢，提高大脑皮质的兴奋性，临床配合各类解郁方药，能够显著改善抑郁状态。抓血瘀主证，权化瘀治疗，辨治气、火、痰、虚，是提高本病治疗效果的基本方法之一。袁老师采用自拟解郁方数首，每多效验。

当归活血解郁汤：主治血郁证，药用当归15g，丹参15g，川芎12g，桃仁12g，红花10g，水蛭5g，郁金15g，制香附12g，佛手12g，桂枝10g，大黄6~15g，鬼箭羽12g，琥珀末6g（冲），忘忧草30g，金戒子1枚（包煎）。

柴胡调气解郁汤：主治气郁证，药用醋柴胡12g，郁金15g，制香附12g，佛手12g，麸炒白芍12g，丹参12g，川芎12g，麸炒枳壳10g，青皮10g，合欢皮15g，茯神15g，桂枝6g，玫瑰花10g，忘忧草30g，金戒子1枚（包煎）。

栀子泻火解郁汤：主治火郁证，药用炒栀子10g，醋柴胡10g，夏枯草10g，龙胆10g，牡丹皮10g，寒水石15g，百合30g，生地黄15g，丹参15g，水牛角10g，制香附12g，炙甘草10g，莲子心10g，忘忧草30g，金戒子1枚（包煎）。

瓜蒌化痰解郁汤：主治痰郁证，药用瓜蒌皮15g，炒枳实12g，石菖蒲12g，郁金15g，丹参15g，清半夏10g，橘皮10g，炒厚朴10g，炒苍术12g，竹茹6g，胆南星

6g，青礞石6~15g，茯神15g，忘忧草30g，金戒子1枚（包煎）。

郁证也可因虚性体质而发病，当虚证显现时宜选用补益之品。气虚配人参、黄芪、炙甘草、浮小麦、大枣等，阳虚配淫羊藿、益智仁、补骨脂、肉苁蓉、鹿角等，阴虚配龟板、鳖甲、知母、百合、生地黄等，血虚配当归、阿胶、制何首乌、龙眼肉、紫河车等。郁证治疗，常难短期内告功，治宜守方择药，变法在己。

三、尊经旨，调情志，崇倡移精变气

情志之病，不宜单独依靠药物治疗，应运用某种方法转移患者的精神，改变其气血紊乱的病理状态，从而达到治愈疾病的目的，此法称为"移精变气"。《素问·移精变气论》曰："余闻古之治病，惟其移精变气，可祝由而已……往古人居禽兽之间，动作以避寒，阴居以避暑，内无眷慕之累，外无伸宦之形，此恬淡之世，邪不能深入也。故毒药不能治其内，针石不能治其外，故可移精祝由而已。"历代《黄帝内经》注家认为"移为移易，变为变改，皆使邪不伤正，精神复强而内守也""导引之谓移，振作之谓变""祝由者，祝说病由，言病有所偏，则气血有所病，治以所胜，和以所生"。袁老师尊经旨，根据五行生克理论，运用相胜的情志治疗，可以收到药物不易达及的效果。如喜伤心，恐胜喜；怒伤肝，悲胜怒；思伤脾，怒胜思；悲伤肺，喜胜悲；恐伤肾，思胜恐。此皆以情治情，以志克伤，多可帮助治疗抑郁之证。《临证指南医案》曰："盖郁证全在病者能移情易性，医者构思灵巧。"可见情志治疗的重要性。移精变气理论的应用包括精神疗法、克制疗法、暗示疗法、宣泄疗法及转移疗法等，配合药物治疗常可收到理想的效果。诊治抑郁症患者，还应强调色诊、脉诊及问诊的重要性。袁老师认为，抑郁状态常能显于气色，可辨气、血、痰、火、虚之候。两手脉沉便知是气，两手脉涩是为血瘀，两手脉滑数变化可诊痰火之进退，仔细问诊，可悉病源，使情志释放，有益于心理调节。他诊治每一位郁证患者，无论初诊、复诊，不论费时多少，都尽力启发和疏导患者。

四、巧配伍，增疗效，选用灵异药物

灵异药是指具有灵、情、易、怪之性的一类中药，临床应取其灵性、形质及功效辨治，而非仅取四气五味，常与辨体、辨证方药合用，以增其效。灵异药大致可分为宁心安神、血肉有情、移情解郁及芳香安神四类。灵异药的临床应用由来已久，治疗抑郁症选配此类药物，常可提高疗效。《黄帝内经》十三方中载有生铁落治怒狂，血余炭治失血性尸厥，麻雀卵、鲍鱼治血枯精亏，马膏壮阳除阴治转筋及卒口僻，小金丹中辰砂、雄黄、雌黄、紫金（金箔）经制作后能避瘟安神的案例。《备急千金要方》论治痉证，用鳖甲、鬼箭羽、獭肝、狼毒等。《太平惠民和剂局方》中治中风、客忤用麝香、安息香、琥珀、辰砂、玳瑁。《寓意草》治邪祟、惊痫用人参、龙齿、犀角、羚羊角。《临证指南医案》治郁证，常配郁金、茯神、琥珀、阿胶、犀角、鸡子黄等，以解郁、补虚、安神。袁老师根据抑郁症的证候特点，常选配下列药物。①宁心安神类药物含有灵感性，用于心神不宁、情志迷惘、失眠多梦之证，药如人参、灵芝、珍珠、茯神、金箔、灵磁石、辰砂等。②血肉有情之品包括血肉类和骨、贝壳类，用于郁证日久所致阴阳气血亏虚之证。血肉类如紫河车、猪心、羊肉、阿胶、龟甲、鳖甲、鹿角等；骨、贝壳类具有镇静安神、平肝潜阳之功，常用龙骨、龙齿、牡蛎、石决明、紫贝齿、珍珠母等。③移情解郁药多取其药味名称及功效，可以帮助患者移情解郁和疏导情志，常用于气郁、血瘀、火盛、痰结及食积之证。气郁配郁金、佛手、玫瑰花、合欢花、忘忧草等；血瘀配琥珀、血竭、鬼箭羽、五灵脂等；火盛选龙胆、知母、寒水石、水牛角等；痰结用胆南星、天竺黄、金礞石、竹沥等；食积多伍神曲、鸡内金。④芳香安神类药物气味特殊，多具芳香开窍、解毒安神之功，药如配麝香、阿魏、安息香、苏合香、牛黄、熊胆、马宝、狗宝、龙脑片等。以上四类，可单用或酌情综合选用，若配伍精当，恰到好处，可冀良效。

五、医案举隅

患者，女，61岁，主诉：精神抑郁、头痛、失眠2年余，加重6个月。患者有抑郁症家族史，平素性格内向，于2012年初开始有抑郁、厌食、便溏、多汗、头痛、失眠表现，偶见心烦躁怒。曾在多家医院诊治，经各项理化检查均未发现明显异常。后就诊于某医院心理科，确诊为"抑郁症—中度焦虑发作"，先后服用黛力新、喜普妙、奥氮平片、阿普唑仑片等治疗，病情时有缓解，但抑郁、焦虑、恐惧、汗出、便溏、头痛、失眠未能控制，近期改为每日早服盐酸舍曲林片2片（每片50mg）、晚服阿戈美拉汀片1片（每片25mg），焦虑有所好转，抑郁仍存，睡眠有改善，但晨起头昏加重。

初诊：2014年7月9日。患者神志清楚，精神抑郁，善叹息，疑虑多汗，形寒乏力，食少便溏，头痛健忘，失眠多梦，常觉下肢疼痛，痛有定处，舌质淡胖，边有瘀斑，苔薄微腻，脉弦紧。西医诊断：抑郁症；中医诊断：郁证（气郁血瘀，阳气不振）；体质诊断：气郁质，瘀血质，阳虚质。治宜化瘀解郁，兼以益气温阳，方用自拟当归活血解郁汤化裁，处方：当归15g，丹参15g，川芎12g，红花10g，水蛭5g，郁金15g，制香附12g，佛手12g，玫瑰花10g，人参15g，补骨脂12g，鹿角片15g，淫羊藿10g，忘忧草30g，金戒子1枚（包煎），琥珀末6g（冲服）。14剂，每日1剂，水煎分3次服。

二诊：。2014年7月24日。患者精神转安，已无厌食，仍感头痛。原服西药不变，剂量同前。嘱于前方增全蝎5g，连服30剂。

三诊：2014年8月23日。患者气色转佳，未见叹息，食欲渐增，汗出锐减，肢体转温，大便每日2次，睡眠好转，近半月来未见头痛及下肢疼痛。诸症缓解，考虑抗抑郁西药有依赖性，患者已将其减半量服用。守初诊方去川芎、香附，增鬼箭羽15g，石菖蒲10g，余药不变，继服30剂。

四诊：2014年9月24日。患者精神明显好转，可见笑容，已能正常料理家务，坚持上午参加集体活动，睡眠可达6小时，舌边瘀斑转淡，脉弦稍紧。嘱以三诊方人参减10g，加灵芝15g，继服2个月，其间如有变化可随症加减，并嘱其家属，注重情志疏导，巩固疗效。

五诊：2014年11月24日。患者迭进化瘀解郁、益气温阳之品已4月余，患者精神较为振作，饮食及二便正常，睡眠安好，现已停服西药1个月，未见不良反应。继以四诊方去金戒子，全方改为颗粒剂冲服，每日或隔日1剂，坚持常服，以善其后。

2016年岁末随访，病情稳定，未再复发。

按语：本例为年已花甲女性患者，有抑郁症家族史，平素性格内向，退休后因子女琐事，常郁郁寡欢。三年前因精神抑郁、头痛、失眠等逐渐加重，确诊为"抑郁症—中度焦虑发作"，曾内服多种西药，其效不尽人意。袁老师根据初为气郁，迁延致瘀，病久必虚的证候演变规律，辨此病为气郁血瘀、阳气不振所致。治以化瘀解郁，益气温阳，用当归活血解郁汤化裁。方中当归、丹参、川芎、红花、水蛭养血活血，水蛭用于多种血瘀证，活血之力尤著且不伤正气；郁金、香附、佛手、玫瑰花理气解郁，气行则血行；人参、补骨脂、淫羊藿、鹿角片补益心气，温阳而不燥；忘忧草、金戒子、琥珀为灵异之品，可排忧舒郁、化瘀安神。首诊即予患者情志疏导，树立信心。二诊患者精神已现好转，食欲略增，惟头痛如故，故原方不变，增全蝎息风散结，通络止痛。并嘱其子女多疏导患者。三诊患者气色转佳，肢体渐温，头痛若失，余症均向安，患者已将西药减半量服用，治守初诊方去川芎、香附，配鬼箭羽以强活血化瘀之能，增石菖蒲和中化湿并醒窍宁神，并令其不断释放情志之郁。四诊患者精神振作，睡眠明显好转，能坚持锻炼，舌质瘀斑转淡，脉弦稍紧。治守三诊方，人参减量，配灵芝，久服有益于抑郁解除。及至五诊，患者已停服西药1个月，病情稳定，遂以四诊方去金戒子，全方改为免煎颗粒剂冲服，坚持身心结合治疗，以巩固疗效。随访多年，未再复发。

（《中医杂志》2020年5月第61卷第10期，
作者甘霞、杨军用、邹楠、王新莉、杨百京，指导袁今奇）

袁今奇治疗恶性肿瘤经验

恶性肿瘤是一类复杂、难治性疾病，具有发病隐匿、进展快、侵袭性强、易复发转移、预后差、病死率高等特点。近年来，随着人们健康意识、生活水平及医疗水平不断地提高，恶性肿瘤的发病率和病死率有所下降，但我国恶性肿瘤发病率和病死率均高于全球平均水平。恶性肿瘤散见于中医"癥瘕""积聚""瘿瘤""反胃""噎膈""血证"等病症之中。《灵枢·刺节真邪论》载有"筋瘤""肠瘤""昔瘤"等论述，《金匮要略·呕吐哕下利病脉证治第十七》云："脉弦者虚也，胃气无余，朝食暮吐，变成胃反。"晋代葛洪《肘后备急方·治卒心腹癥坚方第二十六》云："治卒暴癥，腹中有物如石，痛如刺，昼夜啼呼，不治之，百日方死。"从以上论述中可见我国古代对癌症早就有所认识。《肘后备急方》曰："凡癥坚之起，多以渐生，如有卒觉便牢大，自难治也。腹中癥有结积，便害饮食，转羸瘦。"可见古人对腹部癌肿早期不易诊断，进展迅速，晚期恶病质等特点早有认识。宋代《圣济总录·瘿瘤门》云："瘤之为义，留滞而不去也。气血流行不失其常，则形体和平，无或余赘，及郁结壅塞，则乘虚投隙，瘤所以生。初为小核，寝以长大。若杯盂然，不痒不痛，亦不结强……但瘿有可针割，而瘤慎不可破尔。"说明癌瘤之发病，是气血停滞，形成余赘，郁结壅塞所致。恶性肿瘤患者的治疗目的是防止复发、转移，减轻放、化疗不良反应，延长生命，提高患者生活质量，某种程度上实现"人瘤共存"。袁师认为在癌瘤治疗过程中，应抓准主症，随证选方遣药；顾护正气，防止复发转移；对痰毒气瘀的治疗贯穿始终，辨病与辨证相结合。现将袁师治疗恶性肿瘤的经验分享如下。

一、抓准主症，随证选方遣药

主症是最能反映疾病病因、病理、病性的症状，是主要矛盾所在，也是临床辨证的关键因素，对其他症状有影响作用。袁师认为抓好主症，可指导处方用药，尽快解除患者主要病痛，增加治疗信心。恶性肿瘤因病情复杂、变化多端，往往寒热错杂、虚实夹杂，表里同病，局部症状及全身症状并见，许多肿瘤患者在寻求中医治疗时，疾病大多已进展为中晚期，除恶性肿瘤本身的临床表现外，往往合并高血压病、冠状动脉性心脏病、糖尿病等多种疾病；还有部分患者经过手术、放疗、化疗等治疗后，出现多个系统、组织器官虚衰，给辨证论治增加了难度。故袁师在诊治恶性肿瘤时十分重视对主症的辨析。如疼痛应分清气积、血瘀、痰浊孰轻孰重，气积选柴胡疏肝散，酌加莪术、降香、延胡索；血瘀用桃红四物汤，合水蛭、土鳖虫、全蝎；痰浊用涤痰汤，配绞股蓝、青礞石、黄药子。其他如癌性发热，邪在气分用白虎汤，可加柴胡、黄芩、连翘；邪在营血用清营汤，配赤芍、紫草、丹参。恶性肿瘤除主症外，每多伴心理不适及其他症状，故重视主症的同时，对伴随症状也应结合治疗。如伴有情绪低落、睡眠不安者，宜选逍遥散、酸枣仁汤化裁，可加入佛手、香附、夏枯草、半夏。研究表明，肿瘤患者抑郁症发病率较高，治疗恶性肿瘤相关性抑郁，可减轻患者焦虑情绪，提高生活质量，降低病死率。食欲不振者，可用保和丸加味，药如木香、砂仁、鸡内金、炒麦芽。素有胃疾，胃脘疼痛、痞闷反酸者，配半夏泻心汤加减，用吴茱萸、山柰、枳壳、竹茹。大便不通者，气虚配黄芪、大云、白术、绞股蓝；肠道积滞配小承气汤化裁，可加郁李仁、火麻仁、生山楂、炒神曲。

二、顾护正气，防止复发转移

《医宗必读》云："积之成者，正气不足，而后邪气踞之。"正气不足是恶性肿瘤发生的主要因素。袁师认为扶正法应贯穿于恶性肿瘤的治疗始终，扶正常从以下三个方面入手。

1. 补气养血

患者手术后或经放化疗，或病入晚期，每多气血虚弱，宜补之。常用药物有红参、白晒参、党参、太子参、黄芪、当归、黄精、阿胶、制首乌、鸡血藤等。临证应配健脾行气之品，如白术、茯苓、木香、橘皮等。

2. 滋阴生津

中晚期肿瘤患者及化疗损害、放疗灼伤者，因其过度消耗，阴津亏损尤重，亟须滋阴生津，常用药物有沙参、生地黄、麦冬、玄参、百合、知母、天花粉、石斛等，若见虚热之候，可配青蒿、牡丹皮、地骨皮、银柴胡、鳖甲之属。

3. 培元固本

肿瘤中晚期，或经放、化疗损伤，皆可伤及患者元气和脾肾，治宜培元固本。

培元主用参类补气：温补用野山参、红参或人参；清补宜西洋参、太子参、沙参等。补肾药：制首乌、补骨脂、淫羊藿、山茱萸、枸杞子、女贞子等。健脾药：党参、山药、莲子、茯苓、白术、补骨脂等。

临床研究发现中医扶正法治疗能显著提高晚期恶性肿瘤患者的生活质量，可增强机体的免疫功能，抑制癌细胞的生长，控制癌细胞的浸润和转移，中药在与放疗、化疗联用时，不仅能减轻放化疗的不良反应，而且能增加放化疗的近期疗效，延长生存期，提示"中医扶正法"可能具有独立的防治恶性肿瘤复发转移的功能。

三、毒热痰瘀，贯穿治疗始终

恶性肿瘤，尤其是中晚期恶性肿瘤患者多伴有肿块、局部热痛、病变转移、发热口渴、便秘尿黄、舌苔黄腻，脉象弦数等毒热之象，袁老师认为肿瘤与毒热同时并存，治以清热解毒，防止邪热伤阴。常用药物如白花蛇舌草、半枝莲、重楼、土茯苓、肿节风、紫草、黄芩、黄连等。若热毒炽盛，阴液耗伤，宜配滋阴凉血之品，如生地黄、水牛角、牡丹皮、赤芍等。清热解毒药苦寒，久服可败胃，当伍温药反佐，如吴茱萸、肉桂等，亦可配理气和胃之品如橘皮、砂仁等。现代药理研究发现清热解毒药具有抑制肿瘤、诱导肿瘤细胞凋亡、调节免疫功能、阻断致癌物防突变、逆转肿瘤细胞的耐药性、保护和修复组织器官、镇静和镇痛等作用。有研究认为痰瘀是肿瘤转移的必要条件。中医学认为"百病皆由痰作祟"，痰为机体代谢过程中的病理产物，痰浊阻滞体内，积块如坚，久之可形成癥瘕、积聚。朱曾柏认为，恶性肿瘤的形成，以及发病后转变险恶，大都与痰毒有着密切的关系。在辨证论治基础上，配化痰散结之半夏、瓜蒌、浙贝母、生牡蛎、黄药子、海藻、昆布等可提高疗效。中医学认为"久病入络""久病必瘀"，现代研究发现高凝状态是促进恶性肿瘤转移的重要因素，同时高凝状态对恶性肿瘤患者的预后也有重要影响。恶性肿瘤高凝状态与中医"瘀血""血瘀"有着密切的关系。故配活血化瘀类药物如丹参、三七、赤芍、三棱、莪术、水蛭等可增效。袁老师临证尤重视水蛭的应用，破血药多伤气阴，唯水蛭味咸，乃水之精华生成，专入血分而不伤气，实为破瘀消癥之良品。气行则血行，气滞则血瘀，适当配合补气药和理气药如党参、黄芪、白术、柴胡、郁金、香附、枳壳等可提高活血化瘀的功效。现代药理研究证实活血化瘀药物可抑制癌基因表达、抑制肿瘤细胞增殖、抑制肿瘤血管生成，有助于放化疗的增效减毒。

四、病证结合，提高临床疗效

肿瘤是顽固性的疑难杂症。袁老师认为治疗应重视辨病与辨证相结合。辨病用药具有针对性作用，将前人经验与现代中药药理研究成果相结合，根据癌症病变的部位和细胞特性，选择应用某些针对性较强的药物，可提高癌症辨证论治的疗效。如鼻咽癌可在辨证论治基础上加重楼、半枝莲、山慈菇、苍耳草、土贝母、守宫等；食管癌可选半枝莲、重楼、肿节风、冬凌草、黄药子、土茯苓等；肺癌可选守宫、鱼腥草、白花蛇舌草、生薏苡仁、蜈蚣、土贝母；乳腺癌可加半枝莲、瓜蒌、生薏苡仁、重楼、干蟾皮等；肝癌可用白花蛇舌草、半枝莲、土茯苓、肿节风、重楼、全蝎、蜈蚣等；宫颈癌选紫草、土茯苓、白花蛇舌草、莪术、蜂房、蜈蚣等。辨病选药可作为辨证论治的结合与补充，应用于治癌实践，可提高临床疗效，造福患者，提高生活质量。

五、典型案例

患者尹某，男，59岁，新疆生产建设兵团某连干部。2003年3月19日初诊。患者平素嗜烟好酒，2003年1月初因受凉致咳痰喘加重，并痰中带血，于2003年2月中旬在我院诊断为左肺肺癌。并行左肺切除术，病理报告示中分化腺癌。术后化疗2次，因患者不能耐受，故邀请中医治疗。

初诊：2003年3月19日。患者面色萎黄，形体消瘦，神疲乏力，胸闷气短，咳吐白色黏痰，纳差，便溏，舌质淡红，边有瘀斑齿痕，苔白腻略黄，脉象沉弱。西医诊断：左肺癌术后化疗后；中医诊断：肺积。辨证：肺脾气虚，癌毒内蕴。治以益气健脾，清肺化痰，解毒祛瘀。方用四君子合生脉饮加味。处方：西洋参15g，茯苓15g，炒白术15g，薏苡仁30g，炙百合30g，生地黄15g，浙贝母12g，桔梗12g，五味子10g，麦冬10g，白花蛇舌草30g，守宫10g，鱼腥草15g，蜈蚣2条，姜半夏10g，橘皮10g。14剂，每日1剂，水煎服。并嘱患者戒烟酒，以利治疗和康复。

二诊：2003年4月2日。患者服用上方2周后胸闷、气短及咳喘均减，咳痰较爽，进食增加，原方继进16剂。

三诊：2003年4月18日。患者诸症稳定，精神明显改善，为防止病变转移，治以养肺健脾化痰，滋肾解毒化瘀。处方：北沙参30g，党参30g，炒白术12g，茯苓12g，炙百合30g，生地黄15g，山茱萸15g，山药30g，薏苡仁30g，天冬12g，白花蛇舌草30g，瓜蒌15g，炒枳实10g，全蝎6g，半枝莲15g，竹茹6g，每日1剂，水煎服。

四诊：2003年6月20日。患者经用上方加减2个月，诸症基本消除，偶见感冒，轻微咳痰，2~3天后，即可缓解。遂以方药巩固治疗，以期病情稳定，带瘤延年。处方：人参15g，黄芪30g，淫羊藿12g，防风6g，炙百合30g，白术12g，山茱萸15g，山药30g，白花蛇舌草30g，全蝎6g，薏苡仁30g，守宫6g，姜半夏10g，橘皮10g，焦三仙各15g，甘草10g，每日1剂，水煎服。

五诊：2003年8月22日。患者服用上方2个月，病情继续好转，面色转华，精神振作，饮食渐增，二便正常，睡眠安和，舌淡红苔薄白，脉沉细有力。治守上方随症加减，每隔日1剂，连续服用半年，嘱每3个月复查胸部X线片及肿瘤标志物等。

六诊：2004年2月26日。患者近半年未患感冒，无咳喘胸闷，精神及饮食正常，劳累后稍有气短。复查胸部CT示右肺轻度肺气肿。肿瘤标志物及肝功、肾功等基本正常。嘱患者坚持服用颗粒冲剂，巩固治疗，严防病情复发及转移。处方：太子参15g，黄芪15g，生白术15g，天冬10g，浙贝母10g，当归10g，炙百合15g，茯苓10g，补骨脂10g，山药15g，淫羊藿10g，蜈蚣6g，鱼腥草15g，守宫6g，白花蛇舌草15g，橘皮10g。用颗粒冲剂，隔日服1剂，若有变化，随症加减调治。

随访情况：患者于2003年3月行左肺中分化腺癌切除术，经2次化疗后便以纯中药治疗，服汤剂及颗粒冲剂近6年，于2009年初停药，其间多次复查CT及相关项目，至2019年6月，病情稳定。2019年8月因左下腹胀痛伴便溏、便血，经结肠镜检查发现降结肠转移，遂以益气健脾，解毒化湿，祛瘀止血方药常服之，兼服西黄丸早晚各1丸。2019年岁末至今，患者精神、饮食及二便正常，病情仍属稳定。

按语：中医学认为肺癌的发生，初因邪毒犯肺，日久痰浊内聚，气滞血瘀，终致正气亏损，癌毒内结而发病。病变以肺、脾、肾三脏为主。本案例经病理检查明确诊断左肺中分化腺癌。术后患者不能耐受化疗治疗，中医辨证为肺脾气虚，癌毒内蕴。初诊以西洋参、白术、茯苓、薏苡仁益气健脾；百合、麦冬、生地黄、五味子养阴润肺；桔梗、贝母、半夏、橘皮化痰和中；白花蛇舌草、鱼腥草清热解毒抗癌；守宫、蜈蚣化瘀解毒。三诊时配山茱萸、山药、沙参、百合、天冬补肾益肺；半枝莲、瓜蒌、全蝎解毒化痰祛瘀。四诊中以人参、黄芪、淫羊藿、山茱萸、山药、防风、白术益气滋肾固表；白花蛇舌草、薏苡仁、守宫、全蝎清热解毒抗癌；半夏、橘皮、焦三仙、甘草健脾调胃和中。六诊治守扶正固本，解毒祛邪，以善其后。袁师强调，本案例治疗以扶正为本，祛邪（解毒、清热、祛痰、化瘀）贯彻始终，辨病与辨证相结合，辨证论治与专方专药相结合，提高了临床疗效，延长了患者生存期，收效良好。

袁今奇教授认为，恶性肿瘤的临床治疗宜针对患者年龄、体质、病程、细胞类型及预后评估等方面权衡利弊以治之，全面考虑，慎重选择，切勿倾重于某一方面而孟浪偾事。

（《实用中医内科杂志》2021 年第 2 期，
作者甘霞、张选明、杨军用、邹楠、王新莉、杨百京，指导袁今奇）

袁今奇老师诊治肺癌经验撷华

原发性支气管肺癌（简称肺癌）是常见的恶性肿瘤之一，其发病率和死亡率占全部恶性肿瘤的18.3%和24.95%，且预后较差，现将袁老师诊治肺癌的经验撷华如下，以飨同道。

一、肺癌的发病机理是正虚邪实

在中医典籍和相关著作中，肺癌的论述散见于"咳嗽""胸痛""咯血""肺痛""肺积""息贲"等病证之中。《难经》云："肺之积，名曰息贲，在右胁下，覆大如杯，久不已，令人洒淅恶寒，喘咳，发肺壅。"《仁斋直指附遗方论》曰："癌者上高下深，岩穴之状，颗颗累垂。"历代对癌瘤病机论述甚多，有正虚论者，如《外证医案汇编》提到"正气虚则为岩"。《诸病源候论》指出："凡脾肾不足，虚弱失调之人，多有积聚之病。"还有痰瘀论者，《外科正宗》云："夫人生瘿瘤之症，非阴阳正气结肿，乃五脏瘀血、浊气、痰滞而成。"当今"癌毒学说"兴起，周仲瑛提出："癌毒是导致恶性肿瘤发生、发展的关键病机。"晁恩祥认为肺癌由阴阳失调，肺脾肾亏虚，内生痰、瘀、热毒，积久而成。

袁今奇老师结合自己多年临床实践经验，认为肺癌的病机是肺肾亏虚，痰、瘀、毒等病理产物侵袭娇脏，发而为病。肺肾俱虚属正虚的证候表现，肺为气之主，肾为气之根，肺气阴两虚，肾精肾气不足，是肺癌发病的内在原因。痰、瘀、毒既是肺癌的致病因素，又是邪实的表现形式和病变基础。本病早期宜手术治疗，手术每多伤及脉络，遂致瘀血阻滞。手术损伤元气，可致气血虚弱加重。放化疗在清除癌瘤细胞的同时，也会不同程度损伤正常细胞和器官功能，故肺癌术后及放化疗后患者正气更加虚弱，治疗切不可专施攻伐，应以扶正为主，兼以辨证祛邪。

二、扶正祛邪是肺癌的主要治则

袁老师诊治肺癌，十分重视扶正祛邪与辨病辨证相结合。《素问·评热病论》云："邪之所凑，其气必虚。"提示肺癌的诊治，应重扶正祛邪。扶正重在益气养阴，兼以补肾填精，顾护脾胃。祛邪则以解毒散结，化痰消癥为主。尤其在手术或放化疗后，运用扶正祛邪的治则极为重要。

（一）扶正

1.益气养阴

袁老师认为阴虚、气虚之证统于肺，肺为娇脏，喜润恶燥。肺主气，司呼吸，肺气虚弱，阴津失布，而致肺气阴两伤。在西医治疗中，手术耗气、失血、伤阴，化疗中剧烈呕吐、三系下降，放疗中的火热峻剂必燔炼气阴。阴伤化热，暗耗津液，津亏血少，脉道失充，并可炼津为痰，阻遏气机，而致气滞、痰凝、血瘀诸证，日久成积。故袁老师认为肺癌患者多气阴两虚，常见疲乏无力、形体消瘦、口咽干燥、五心烦热、大便干结、舌红苔少、脉象细数等表现，治当益气养阴为法，以《温病条辨》沙参麦冬汤（沙参、麦冬、玉竹、生甘草、冬桑叶、白扁豆、花粉）化裁。最常用的药对为沙参、麦冬，沙参清养肺气，麦冬甘润肺窍。肺癌患者气阴亏损尤甚者，袁老师常配西洋参、百合或人参、太子参之属，其效显著。

2.调补肺肾

五脏之伤，病穷及肾。肺与肾为母子之脏，金水相生，互为滋润。肺癌肺肾两亏之证，袁老师注重调补肺肾，仿"壮水之主，以制阳光，益火之源，以消阴翳"之意，在益气养阴的基础上，肾阴肾阳同补。肾阴虚者，选用女贞子、旱莲草、黄精、怀山药等，滋而不腻。偏肾阳虚者，常用淫羊藿、补骨脂、熟地黄、菟丝子等，温而不燥。

调补肾阴肾阳的同时，不可忽视补益肺之气阴，兼以止咳化痰平喘。宜酌情配用太子参、黄芪、百合、玉竹等补益肺气并滋养肺阴。以紫菀、杏仁、桑白皮、枇杷叶等止咳化痰。选瓜蒌、浙贝母、山慈菇、生牡蛎等化痰散结。并用五味子、白果、山茱萸、补骨脂等补肾纳气、敛肺定喘。

3.顾护脾胃

袁老师认为，治疗肺癌应顾护脾胃，尤其是化疗患者。化疗常见的不良反应是恶心呕吐、纳差、便溏、倦怠乏力，并伴有血象三系减少等。以上表现多为脾胃受损，运化失司，胃气上逆，清浊不分所致，应以健脾和胃之剂为治。常以香砂六君子汤、补中益气汤、八珍汤合平胃散等加减，临证可选用人参、茯苓、白术、甘草、制半夏、橘皮、木香、砂仁、当归、白芍、怀山药、白扁豆、焦三仙、炙鸡内金等，以补中益气，和胃降逆，兼以养血健脾。

（二）祛邪

1.解毒消积

袁老师指出，肺癌患者在正气亏虚基础上，内生痰、瘀、毒等病理产物，临床表现为胸闷胸痛，气憋喘促，咳痰不爽，或痰血暗红，口唇紫暗，舌质暗红或有瘀斑，脉象沉细或弦细。癌瘤为有形之物，治当解毒消积为法。常用解毒消积药分为两类，一类为草本类清热解毒之品，如白花蛇舌草、半枝莲、夏枯草、紫草、重楼等。另一类为虫类化瘀解毒之品，如守宫、全蝎、蜈蚣、地龙、水蛭等。以上两类，宜配合应用，临床应把握适度原则，做到"清而不伐"，并与扶正之品配伍，以收相得益彰之功。

2.疏郁理肺

肺主治节，肝主疏泄，两者共主气血调畅，对人体气、血、津、精的运行与输布皆有重要作用。肺主气，气以降为顺，气机下达，水道通利，若邪阻于肺，则肺失宣发肃降，气机不畅。肝调气，以疏泄为用，气机畅达，血脉流通，若气郁伤肝，则肝失条达，疏泄不利。肺癌患者，每多忧虑伤肺，抑郁伤肝。袁老师提出在肺癌的治疗中，疏郁理肺也殊属重要。针对肝肺两伤之气郁证，常配柴胡疏肝散加减，以疏郁理肺，提高肺癌患者的临床疗效。

袁老师还认为，肺癌的治疗应根据病情轻重和证候特点进行辨证论治。在肺癌发生、发展过程中，中医扶正与祛邪的侧重应根据疾病不同阶段及患者证候特点，予以方证对应的治疗。

三、病案举隅

方某，男，59岁，新疆沙湾市人。患者于今年5月初出现咳嗽，咯白色黏痰，有时痰中带血，进食减少等表现，在当地医院诊为支气管炎，后疑为肺结核，曾用抗生素及抗结核药治疗无效。2015年8月11日，经某医院CT、支气管镜检查，诊断为右肺腺癌伴胸膜转移及血性胸腔积液。经化疗2个疗程，未见明显疗效，不良反应严重，自觉症状加重。于2015年9月27日慕名来袁老师处行中医药治疗。

初诊：2015年9月27日。患者面色萎黄，形体消瘦，神疲乏力，入夜盗汗，胸闷气短，咳吐白色黏痰，痰中带血丝，口干纳呆，舌质暗红，苔少略黄，脉象细数无力。西医诊断：右肺腺癌，伴胸膜转移及胸腔积液。中医诊断：肺积，咳嗽，咯血。中医辨证：肺肾气阴两虚，癌毒内蕴。治则为扶正祛邪。治以益气养阴，清肺化痰，解毒消积。处方：西洋参15g，茯苓12g，白术12g，百合30g，沙参30g，麦冬12g，五味子10g，生地黄15g，旱莲草15g，黄精15g，鱼腥草15g，浙贝母12g，姜半夏10g，紫菀15g，仙鹤草15g，白花蛇舌草30g，守宫6g，橘皮10g。21剂，水煎服，每日1剂。嘱戒烟忌酒，限食辛辣、油腻之品，慎起居，保持住所通风。

二诊：2015年10月20日。患者服药以来，咳痰明显减轻，现痰中带血已止，胸闷气短亦减，食欲渐增，可以平卧，并能下床活动。继服初诊方去仙鹤草15g，加半枝莲30g，30剂，服法如前。

三诊：2015年11月22日。患者精神转佳，面色略红润，已无咳嗽咯痰，胸闷气短大减，食欲正常，体重增加3kg。更方如下：西洋参15g，沙参30g，麦冬12g，百合30g，黄精15g，旱莲草15g，白花蛇舌草30g，半枝莲30g，守宫5g，全蝎5g，浙贝母10g，桔梗10g，鱼腥草15g，姜半夏10g，橘皮10g。30剂，服法如前。2015年12月26日，与患者电话联系得知，患者目前服药无不良反应，诸症基本消失，病情稳定。嘱予三诊方不变，继进20剂后来院复查。

四诊：2016年1月18日。患者复查胸片示胸腔积液完全吸收，右肺肿块明显缩小，无咳嗽、胸闷、气喘，体重加至4kg，舌质暗红转淡，苔薄白，脉细有力。嘱予三诊方去西洋参15g，半枝莲30g，加黄芪30g，肿节风10g，旱莲草由15g增加至30g。嘱若无明显症状变化，继续服用此方，亦可随症加减，亦可隔1~2日服1剂。

患者坚持服用中药3年多，病情稳定，活动如常人，带瘤生存，生活质量提高。

按语：本例肺癌，属肺肾气阴两虚，癌毒内蕴之证。治以益气养阴，清肺化痰，解毒消积。初诊阶段用西洋参、茯苓、白术、百合、沙参、麦冬以益气养阴润肺；五味子、生地黄、旱莲草、黄精以滋补肾精，兼以养肺；鱼腥草、浙贝母、紫菀清肺化痰；仙鹤草补虚收敛止血；白花蛇舌草、守宫清热解毒，化瘀消积；姜半夏、橘皮燥湿化痰，和中健胃。二诊中增半枝莲以加强清热解毒之功。三诊因其诸症明显好转，于原方中去茯苓、白术，配桔梗载药上行、开宣肺气、祛痰排脓；增全蝎以攻毒散结，消积抗癌。四诊时，考虑服中药已有3个多月，经复查胸片示胸腔积液完全吸收，右肺癌瘤明显缩小，已无胸闷、咳嗽、气喘，故于原方暂去西洋参、半枝莲，加黄芪、肿节风以益气固表并清热解毒、化瘀消积。旱莲草滋肾养肝，并具有抗诱变性作用，故增加至30g经常服用。

本例充分体现了中医药治疗恶性肿瘤的优势，在治疗中要注意扶正不碍邪，祛邪不伤正，补而不腻，消而不伐，提高患者生活质量。

（作者王新莉、杨帆，指导袁今奇）

袁今奇对肺结节的认识和治疗经验

肺结节（pulmonary nodule，PN）是指肺内直径≤3cm的类圆形或不规则形病灶，影像学表现为结节状高密度阴影，可单发或多发，边界清晰或不清晰。肺结节是临床常见的疑难杂症之一，属中医学"肺积""肺癥"范畴，其良恶性的鉴别至为重要。临床调查表明，对恶性肺结节的诊断不及时，常使部分患者失去了手术机会。2018年版肺结节指南，定义了肺癌高危人群并建议其筛查低剂量CT，注重影像学诊断及随访观察，认为肺结节以外科手段治疗为主，无确切的内科治疗方法，国内亦无相关的中医诊疗指南。

一、论肝郁，气行不畅，肺络瘀阻

《素问·举痛论》云："余知百病生于气也，怒则气上……劳则气耗，思则气结。"《素问·调经论》云："血气不和，百病乃变化而生……人之所有者，血与气耳。"《丹溪心法·六郁》曰："气血冲和，万病不生，一有拂郁，诸病生焉。故人生诸病，多生于郁。"肝主疏泄，郁则肝气不舒，气之运行受阻，久则血行不畅，脉络瘀阻，百病乃生。《诸病源候论·结气候》曰："结气病者，忧思所生也……气留而不行，故结于内。"《外科正宗》曰："忧郁伤肝……所愿不得志者，致经络痞涩，聚结成核。"临床所见结节、肿瘤患者，基本上都有肝气郁结、情志不畅之病史，说明肝郁在结节、肿瘤发病中的重要地位，以及肝郁气滞是结节肿块及肿瘤的主要病机之一。

《灵枢·经脉》云："肝足厥阴之脉……其支者，复从肝别，贯膈，上注肺。"《临证指南医案》云："肝从左而升，肺从右而降，升降得宜，则气机舒展。"肝肺是调节人体气机升降的枢纽，肝气升发与肺气肃降相互协调，共同完成全身气机的调畅。肺主气司呼吸，肺为娇脏，与自然界之气息息相通，最易受六淫及外界之邪侵袭，肺气通畅是保持其正常生理功能的重要条件。若肝气郁结，气滞不畅，上壅于肺，肺络瘀阻，气血失和，日久痰瘀壅滞于肺，则生结节或肿块。肺结节的发病，可从肝论治，肝郁气滞，渐致肺络瘀阻，气滞血瘀，当以活血化瘀法治之。

二、识脾虚，湿蕴生痰，痰瘀互结

《素问·经脉别论》曰："饮入于胃，游溢精气，上输于脾，脾气散精，上归于肺，通调水道，下输膀胱，水精四布，五经并行。"若脾气虚弱，运化失司，则积湿成饮，湿蕴生痰，水液停聚于肺，而为痰饮、痰浊，故曰："脾为生痰之源，肺为贮痰之器。"肝郁乘脾，脾失健运，可致痰浊内生。肝郁化火，木火刑金，灼伤津液，可炼液成痰。肝郁脾虚则痰聚，痰气交阻，蕴结不散，阻碍气血津液运行，郁结日久，痰瘀互结，渐致肺结节形成。《活法机要》指出："壮人无积，虚人则有之，脾胃怯弱，气血两衰，四时有感，皆能成积。"《杂病源流犀烛·积聚癥瘕痃癖痞源流》曰："邪居胸中，阻塞气道，气不宣通，为痰、为食、为血，皆得与正相搏，邪既胜，正不得而制之，遂结成形而有块。"以上皆可说明本病发病的主要病机以正虚脾弱为本，气郁、痰结、血瘀为标。

三、消结节，疏肝健脾，化痰散结

肺结节的治疗，当消结节，疏肝健脾，化痰散结。针对本病，袁师应用辨病与辨证相结合、宏观与微观相结合、方证对应、药物功用分析等理论，根据长期临床积累的经验，运用古方、今方化裁，总结出自制方——疏郁化痰消癥汤。本方依据《太平惠民和剂局方》逍遥散、二陈汤，《医学心悟》消瘰丸及《袁今奇医文集》治肝咳、肺痿的经验用方加减衍化而成。方中柴胡、当归、赤芍、茯苓、白术、甘草疏肝解郁，养血健脾；半夏、橘皮理气化痰，健脾燥湿；僵蚕、全蝎、橘核化痰通络，行气散结；山慈菇、夏枯草清热解毒，消肿散结；浙贝母、牡蛎、玄参滋阴降火，化痰散结。本方由以上16味药组成，共奏疏肝健脾，化痰散结之功。

临床运用疏郁化痰消癥汤治疗肺结节患者，还应考虑下列因素。根据患者中医体质分布特点发现，气虚质、阴虚质、湿热质、气郁质为本病易感体质，均应辨析防治。要重视四诊合参，详察患者病因病史，了解其居住环境、职业工种、饮食嗜好，避其所害，做到针对性用药，以期提高疗效。女性更年期，肝经郁热炽盛，燥热汗出明显，急躁易怒寐差，治宜增强清泄肝热之功，并养阴安神。随着人民生活水平的不断提高，非酒精性脂肪性肝病发病率逐年上升，肺结节兼有脂肪肝者，宜配用二黄祛脂颗粒，以助调节脂肪代谢。肺气阴不足而见咳痰喘者，可配百合固金汤化裁。

四、验案举隅

患者陈某，女，47岁，新疆沙湾市某中学教师，主诉：胃脘不适，寐差1月余。患者于2018年6月5日体检时查胸部增强CT，发现两肺胸膜缘见多发点状及小结节状高密度影，最大直径约7mm，右肺下叶后底段有直径约5mm磨玻璃密度小结节影，影像学诊断为肺小结节。

初诊：2018年7月16日。患者近1个月来心情不适，胃脘不舒，时有胃胀胃痛，纳食减少，口干咽燥，燥热汗出，睡眠欠安，二便正常。舌质暗红，舌边见有瘀斑，舌苔腻略黄，脉弦细稍数。西医诊断：肺小结节，嘱半年后复查胸部CT。中医诊断：肺癥。辨证：肝胃不和，肝经郁热，痰瘀互结。治以疏肝和胃，清泻郁热，化痰散结。拟用疏郁化痰消癥汤加减。处方：炒柴胡10g，当归10g，炒白芍12g，茯苓10g，制半夏10g，橘皮10g，制香附12g，白术10g，夏枯草10g，牡丹皮10g，炒栀子10g，橘核15g，浙贝母10g，僵蚕10g，生牡蛎30g，甘草10g。14剂，每日1剂，水煎服。并同时作心理疏导，告之患者中医药对肺结节的治疗疗效确切。

二诊：2018年7月31日。患者服上药2周，精神逐渐好转，胃脘胀痛锐减，纳食有增。仍口干咽燥，燥热汗出减轻。治守初诊方加郁金15g，炒枣仁30g，以助解郁安神。14剂，每日1剂，水煎服。

三诊：2018年8月15日。患者服药已近1个月，精神明显好转，胃脘胀痛已除，饮食正常，已无燥热汗出，口咽干燥亦减，夜寐转安，脉舌如故。治守疏郁化痰消癥汤化裁。处方：炒柴胡10g，当归15g，云茯苓12g，白术12g，制半夏10g，橘皮10g，浙贝母12g，全蝎5g，山慈菇6g，橘核30g，夏枯草10g，玄参12g，生牡蛎30g，僵蚕12g，皂角刺12g，甘草10g。21剂，每日1剂，水煎服。

四诊：2018年9月12日。患者于1周前受凉感冒，轻度恶寒发热，咳嗽咯白痰带黄，伴咽痛，服连花清瘟颗粒，川贝枇杷胶囊，数日即愈，故停服中药1周。今日来诊诉自服中药以来很少感冒咳嗽，此次外感因天气转凉未添衣衫，寒热咳嗽，未用西药。患者原有症状显著改善，舌质偏暗，舌边瘀斑转淡，舌苔略腻，脉象弦细。治宗疏郁化痰消癥汤法进步。处方：炒柴胡10g，丹参10g，制半夏10g，橘皮10g，生牡蛎30g，僵蚕12g，山慈菇6g，全蝎5g，夏枯草10g，玄参10g，浙贝母10g，赤芍10g，太子参15g，百合15g，麦门冬10g，甘草10g。颗粒剂，30剂，每日

1剂，温开水冲后分2次服。

五诊：2019年1月9日。患者服药至2018年10月中旬，因其医保在当地医院可报销药费，遂与之联系，由当地医院负责采购颗粒剂配方。处方以四诊方为主，其间随症化裁，截至去年年底，服当地医院颗粒剂75剂，病情稳定。2019年1月7日复查胸部增强CT示：两肺纹理增粗，双肺胸膜缘多发点状及小结节状高密度影明显缩小，部分消失，所见小结节最大直径约3mm。本次CT复查片与2018年6月5日CT片比较，明显好转。嘱患者定期检查肝肾功能，定期复查胸部CT，注意日常心理、起居及饮食调护。中药颗粒剂按四诊方去太子参15g、山慈菇5g，加西洋参10g、黄芪15g，隔日冲服1剂。

随访：2020年4月29日。患者已无不适，复查胸部增强CT示：多发点状及小结节大部分消失，所见小结节最大直径约2mm。右肺下叶后底段直径约5mm磨玻璃密度小结节影消失。肝肾功能无异常。

按语：本例为中年女性教师，体检时发现两肺多发性点状小结节，最大直径约7mm，患者思想负担较重。根据病史和证候特点，中医诊断为"肺瘤""肺积"。辨证为肝胃不和，肝经郁热，痰瘀互结。运用自制疏郁化痰消瘤方化裁，以疏肝和胃，清泄郁热，化痰散结治之。方中柴胡、当归、白芍、白术、甘草疏肝解郁，养血健脾；半夏、橘皮理气化痰，燥湿健脾；僵蚕、全蝎、橘核化痰通络，行气散结；山慈菇、夏枯草清热解毒，消肿散结；牡丹皮、栀子凉血散瘀，泻火除烦；玄参、贝母、牡蛎滋阴降火，化痰散结。全程治疗，配合心理疏导，以增强患者治疗信心。其间多次随证加减，并服用颗粒冲剂。根据证候特点，曾伍益气养阴的太子参、百合、麦冬。因山慈菇有小毒，后期未配用。为增强肺主气之功能，巩固治疗期间增用西洋参、黄芪等，以益气培元，扶正固本。患者从2018年6月5日开始用中药，至2020年4月29日随访，历经22个月的规范治疗，诸症霍然。胸部增强CT示：由原来的两肺多发点状小结节高密度影，最大直径约7mm，改善为多发点状及小结节大部分消失，所见小结节最大直径约2mm，右肺下叶后底段直径约5mm磨玻璃密度小结节影消失。本例肺小结节能否完全消失，有待进一步治疗和随访观察。

随着现代诊疗技术的发展，人们可以发现肺内以毫米为单位的小结节，可以认为是中医望诊的延伸。结节乃有形之邪，病位在肺，故可归属中医"肺瘤""肺积"范畴。鉴于目前缺乏肺结节定性的诊断标准，胸部CT随访仍然是主要手段。如何尽早有效地干预，避免过度治疗，防患于未然，是中医药研究亟待解决的问题。

（整理盛阳、徐彤、王新莉，指导袁今奇）

袁今奇治疗甲状腺结节经验

甲状腺结节是较为多见的内分泌疾病，也是甲状腺外科的常见疾病。现今 B 超仪器精密度高，分辨率较强，甲状腺结节容易被检出。有资料报道，甲状腺结节的发病率为4%~8%，其中良性者占95%，不属于手术适应证，只有5%的恶性者应手术治疗，且预后良好。患病后，患者常有疑虑和恐惧不安，影响生活质量，中医药治疗甲状腺结节具有一定优势。袁今奇老师根据中医基础理论，结合临床积累，对治疗本病有独到见解且疗效显著。现将其治疗经验总结如下，以飨同道。

一、首辨体质，解析病因病机

（一）体质辨析

袁师根据中国工程院院士、国医大师王琦教授创建的体质学说，从阳虚质、阴虚质、气虚质、痰湿质、血瘀质、湿热质、气郁质、特禀质、平和质进行分析，针对甲状腺结节患者家族史和后天失宜情况，结合证候、脉、色等信息，认为气郁质、痰湿质、血瘀质所占比例较大，约超过80%，其余6种体质病例数不足20%。研究提示，甲状腺结节患者，其体质与遗传基因、病因病机密切相关。

（二）主要表现

袁师认为，甲状腺结节可属中医"瘿病"范畴，历代文献多以五瘿分类，唐代《备急千金要方》有"石瘿、气瘿、劳瘿、土瘿、忧瘿"之分，现代中医学将瘿病分为气瘿、肉瘿、石瘿、瘿痈四种。瘿发于甲状腺部位，颈前结喉两侧或一侧，表现为结节、漫肿、肿大，或有灼痛，多数皮色不变。良性者多可随吞咽动作上下移动，或伴有烦躁、心悸、多汗及月经不调等临床表现。

（三）病因病机

本病病因与体质类型、情志内伤、饮食失宜、环境因素及社会因素密切相关。不同体质对不同疾病有其易感性，调查发现气郁质、痰湿质、血瘀质者甲状腺结节多发，故体质类型是本病发病的重要内在因素。七情内伤，情志不遂，烦躁易怒，或抑郁憋闷，可致肝郁气滞，木郁失疏。加之饮食不和及内外环境的影响，脾失健运，水液疏布失司，阻遏颈部而为痰凝。气痰交阻，影响血运，日久气滞、痰凝、血瘀互结于颈前，则成瘿病。

二、辨证立法，遣药以祛邪为主

（一）质地辨证

本病以颈前部有结节瘿肿为基本临床特征，无论结节大小，其病变质地状态是辨证的重要依据。气滞为主者，结节时大时小，质地柔软，有时触摸不到，且与情志变化有关；痰凝为主者，质韧或稍硬，多无疼痛，活动良好；血瘀为主者，质地坚硬，按压疼痛，活动度差。

（二）常规证治

甲状腺结节气郁痰阻证，治以理气疏郁，化痰消瘿，代表方用《疡医大全》四海舒郁丸加减；痰结血瘀证，治以理气活血，化痰消瘿，代表方用《医宗金鉴》海藻玉壶汤化裁。袁师认为，现代中医治瘿病，临床多慎用或不用以上两方，因其方中药味含碘量丰富，对毒性结节和非毒性结节不适用，用之日久，可引发甲状腺功能亢进，除非是因碘缺乏所致的甲状腺结节。

气郁、痰结、血瘀日久，可以兼夹出现，还可化火、伤阴、生毒致虚。临床宜精准主症，兼顾次症，辨析治疗。

（三）祛邪为主

袁师认为，本病以邪实为主，日久气、痰、瘀互结，既可引发肝火亢盛，又会转化为痰毒，以致瘀毒互结，晚期可致气阴两伤。气郁为主，宜主用《丹溪心法》越鞠丸、《医学统旨》柴胡疏肝散化裁；痰结为主，宜选用《妇人良方》导痰汤、《济生方》涤痰汤加减；血瘀为主，常用《医林改错》血府逐瘀汤、复元活血汤加减；肝火旺盛者，宜配《医方集解》龙胆泻肝汤、《宣明论方》当归龙荟丸。对痰毒、瘀毒明显者，袁师认为，要用虫类搜剔之品才能收效，他常配涤痰化瘀、通络散结之僵蚕、蜂房、全蝎、蜈蚣、土鳖虫、白花蛇等虫类药。偏热毒炽盛者，多伍以夏枯草、猫爪草、白头翁、牡丹皮、栀子、黄连、水牛角之品。临床见本病气、痰、瘀、火、毒相兼者，宜辨孰轻孰重，权衡选药配方。若见气阴不足者，可增太子参、玄参、鳖甲、牡蛎等药。

三、传承精华，自拟消瘿方剂

袁师勤求古训，博采众方，在学习前人经验的基础上，反复实践，取其精华，结合个人的临床经验，自拟消瘿散结方，治疗甲状腺结节疗效显著。

消瘿散结方组成：醋柴胡12g，炒枳壳10g，炒白芍15g，甘草10g，制香附12g，川芎12g，浙贝母12g，夏枯草15g，生牡蛎30g，玄参12g，威灵仙15g，白芥子10g，山慈菇6g，僵蚕10g，全蝎5g，猫爪草15g。每日1剂，水煎服。

消瘿散结方功用：疏肝理气，清热化痰，软坚散结，解毒消瘿。本方加减后，也可用于治疗乳腺结节和肺结节。

消瘿散结方方解：方中柴胡、枳壳、白芍、甘草、香附、川芎，仿柴胡疏肝散，功能疏肝理气，活血止痛；贝母、夏枯草、牡蛎、玄参，仿消瘰丸，功能清热散结，化痰软坚；威灵仙消痰化饮、散结除节，能化骨鲠，更可散结；白芥子理气化痰，散结止痛，善除皮里膜外之痰；山慈菇、猫爪草清热解毒，消痈散结；僵蚕、全蝎化痰散结，通络消瘿。本方集疏肝理气，化痰软坚，活血消瘿，解毒散结于一炉，方药对证，药效力宏。

消瘿散结方临床应用注意事项：服药后若患者胃脘不适，宜夏枯草、猫爪草减量，或加姜半夏、橘皮；体质虚弱或年长者，应减少用量；体质强盛者若结节较大，质地较硬，病程较长，可加大用量；月经期与妊娠期不能服用。

四、病案举隅

陈某，女，41岁，经体检发现颈前两侧有数个似蚕豆及黄豆大小之结节肿物，查甲状腺功能在正常范围。甲状腺B超示：多发性甲状腺结节，其中最大一个为囊性病变，位于左侧叶中下部，大小为2.2cm×2.0cm×1.8cm，经细针穿刺活检证实为甲状腺腺瘤囊性变。曾在院外用中西药治疗2月余，结节未见明显变化。

初诊：2019年11月19日。患者触诊可触及两旁甲状腺处皆有数枚黄豆大小之结节，其中左侧1枚约有蚕豆大小，肿物质地中等，边界清晰，轻度压痛，可随吞咽上下活动。心率76次/分，律齐，无杂音。患者时有咽部不适，烦躁易怒，心悸寐少，月经愆期，量少有血块。舌质暗边有瘀点，苔白微黄腻，脉弦细略涩。西医诊断：甲状腺结节（良性）；中医诊断：瘿病。中医辨证：气滞痰凝，瘀血阻络。治以理气化痰，活血散结。选用消瘿散结方化裁。处方：醋柴胡12g，炒枳壳10g，郁金15g，茯苓15g，炒白芍15g，浙贝母12g，夏枯草15g，生牡蛎30g，玄参12g，白芥子10g，山慈菇6g，僵蚕12g，威灵仙15g，猫爪草15g，全蝎5g，甘草10g。本方每日1剂，水煎服。

二诊：2020年2月26日。患者自感情绪转佳，心悸若失，入寐较安，经期正常，血块减少，时现燥热口干欲饮。查双侧甲状腺结节明显缩小，肝肾功能正常。舌质红有瘀点，苔薄黄略腻，脉象微弦。以上提示，气郁痰凝血瘀业已告减，气郁化火、痰瘀生热之象仍存，治守原方合清解郁热之品。处方：醋柴胡10g，炒枳壳10g，炒白芍12g，甘草10g，瓜蒌皮15g，茯苓12g，浙贝母10g，夏枯草10g，生牡蛎30g，玄参10g，白芥子10g，僵蚕10g，全蝎5g，猫爪草15g，牡丹皮10g，炒栀子10g。本方隔日1剂，水煎服。继服3个月，共45剂。

三诊：2020年5月28日。患者颈部已无不适，诸症几除。B超示：左右颈部仅发现共5枚绿豆样大小之结节，左侧结节最大为0.8cm×0.4cm×0.3cm，余未见其他异常，肝肾功能正常。嘱停服中药汤剂，继以夏枯草胶囊、丹栀逍遥丸常服，以资巩固疗效。

四诊：2020年12月8日。患者再次复查B超示：原有结节全部消失。且月经正常，经量适中，无血块，舌质淡红，舌苔略少，脉象弦细。嘱患者坚持服夏枯草胶囊，丹栀逍遥丸。随访至今，甲状腺结节未见复发。

（作者袁明、杨帆、杨军用、王新莉，指导袁今奇）

袁今奇内外同治乳腺增生症经验

乳腺增生症属中医学"乳癖"范畴，多见于中青年女性，是乳腺正常发育和退化过程失常导致的一种既非炎症又非肿瘤的良性乳房疾病，其发病率占乳房疾病的首位。临床主要表现为乳腺疼痛、有肿块，肿块可单发或双侧多发，呈结节状或片块状，质地较软或硬韧，生长缓慢，随月经周期发生变化，病情严重时可影响患者的生活和工作，对患者生活质量和身心健康造成损害。该病近年呈年轻化趋势，与年龄、职业类型、生活方式、月经情况等密切相关。目前乳腺增生症西医诊治专家认为，对伴随轻至中度疼痛者以心理疏导及改变生活习惯为主，必要时进行组织病理学检查。对严重乳房疼痛的患者可给予相关药物治疗，但相关西药对内分泌影响较大，往往伴随一些明显的不良反应。中医通过辨证论治、四诊合参，治疗乳腺增生症疗效较为稳定，具有缓解疼痛、缩小甚至消除增生结节的作用，不良反应相对较小。

一、病因病机

本病的发病原因，历代医家认为多为痰凝、冲任失调、气滞血瘀。《圣济总录》云："妇人以冲任为本，若失于将理，冲任不和……结聚乳间，或硬或肿，疼痛有核。"《疡医大全·乳痞门主论》曰："乳癖……多由思虑伤脾，怒恼伤肝，郁结而成也。"中医经络学说认为乳头属足厥阴肝经，乳房属足阳明胃经，乳汁乃脾胃气血化生而成，而肝又主冲任二脉，据此认为本病与肝、脾胃、冲任关系密切。

袁教授认为该病的发生多因情志不遂，久郁伤肝，导致肝气郁结、气机阻滞于乳房，不通则痛，肝气郁久化热，热灼津液为痰，以致气滞、痰凝、血瘀，形成乳房肿块。临床上多见于青年女性，病程较短、乳房疼痛为其主要特点，疼痛性质多为胀痛、刺痛，疼痛的轻重及肿块大小的变化与月经周期及情绪变化有关，常伴有胸胁胀痛，心烦易怒，失眠多梦等症状，舌质红或淡红，苔薄白或薄黄，脉弦或弦细。或因脾阳不振，痰湿内结，经脉阻塞而致乳房结块、疼痛。临床表现为乳腺结节或肿块质韧，可见局限性或弥漫性腺体增厚，乳房疼痛不甚；伴随腹胀有痰，体胖等症状，舌胖大、边有齿痕。或因冲任失调，阴阳失衡，血瘀痰凝，积聚乳房而生结块、疼痛。临床多见于中年女性及围绝经期妇女，病程较长，症见乳腺疼痛及肿块，多为隐痛或刺痛，疼痛的轻重、肿块的大小变化常与劳累有关，伴有月经不调，面色少华，心烦失眠，腰酸腿软，舌质淡红，舌苔薄白，脉沉细。

二、治疗

（一）辨证施治

基于对本病病因病机的认识，袁教授在治疗上注重辨证论治，多采用疏肝解郁、活血化瘀、健脾化湿、调摄冲任等治法。对于肝郁气滞、乳络郁结型乳癖，以逍遥散加减治之，方中柴胡疏肝解郁；当归、白芍养血柔肝；白术、甘草、茯苓健脾养心；薄荷助柴胡以散肝郁；煨生姜温胃和中，全方是"治用、治体、治阳明"的妙剂。对于痰湿互结型乳癖，以健脾益气、温化痰湿为治，用苍附导痰丸加减治之，方中苍术燥湿健脾；茯苓利水渗湿、健脾宁心；半夏、橘皮理气健脾，使痰无以化生；胆南星清热化痰利湿、疏通经络；香附疏肝解郁、理气宽中、调经止痛；生姜和中止呕；甘草益胃健脾，调和诸药，全方共奏化痰除湿、理气通络、健脾通络之功。对于肝肾亏损、冲任失调型乳癖，以二仙汤加减治之，方中仙茅、淫羊藿温肾阳，补肾精；巴戟天温肾阳而强筋骨，性柔不燥以助二仙温养之力；当归养血柔肝而充血海，以助二仙调补冲任之功；知母、黄柏滋肾阴而泻虚火，即可治疗肾阴不足所致之虚火上炎，又可缓解仙茅、淫羊藿的辛热猛烈。全方共奏温补肾阳，滋阴降火，调理冲任之功。乳癖表现为包块或结节状，为有形之邪，无论上述何种证型，均可加用软坚消积药。应用软坚消积药时须分清寒热虚实，咸寒软坚药常用夏枯草、猫爪草、海藻、昆布之类；温化软坚药常选白附子、白芥子、炮附片之类。总之，乳腺增生其标在乳房的肿痛，其本则在肝、脾、肾，当标本并治，或从治本达治标。临床观察凡是病在初期属于气滞血瘀者，病多易治；反之病程已久而属痰结凝滞者，病多难治。同时袁教授深谙"情志疗法"的作用，通过望、闻、问、切的方法抓住患者情志异常的诊断要点，通过语言、药物结合的方式疏导患者心理，使患者尽量保持乐观愉快的情绪。

（二）内治与外治相结合

乳腺增生应根据乳腺疼痛、乳腺肿块等具体情况，配合采用外治方。袁教授针对乳癖局部为痰瘀互结发为肿块的本质，筛选并制定出"定位消痛方"，该方由柴胡、延胡索、乳香、红花、黑附子、桂枝、山慈菇、黄药子、白芥子、天南星等药物组成。具体制作方法：①将定位消痛方草药用纱布袋包好放入湿热敷系统的水箱中，与热导子（系统自带）同时加热到75℃后保持恒温，热导子浸润在药液中，通过热导子吸收药液及水分后，利用热导子进行治疗。②将定位消痛方粉剂用温水调成糊状。③将无纺布平铺在双乳上方，将调好的中药糊均匀敷在双乳上，将两侧多余的无纺布反折以覆盖双乳药糊。在表面盖一块治疗巾（防止烫伤）。④将浸泡好药液的热导子从水箱中取出，置于双乳上，然后再盖上一条毛巾以防止散热太快。温度以患者感觉舒适为宜，注意观察局部皮肤情况。湿热敷疗时间为20分钟，于月经干净后第3~7天开始湿热敷治疗，每日治疗1次，14次为1个疗程。

三、病案举隅

患者，女，42岁，自诉双乳胀痛反复发作3年余，发现肿块1月余，伴有体倦乏力，腰膝酸软，四肢不温，下肢无力，胸闷易躁，月经不调，经量稀少，纳可，眠差，二便调，舌淡红苔薄白，舌底脉络迂曲，脉沉细，其间曾服用疏肝颗粒疗效不佳。末次月经2021年7月5日。

初诊：2021年9月20日。患者1个月前行B超检查示：双侧乳腺腺体回声欠均，结构欠清晰。右乳内见数个低回声区（弹性评分：2分），其中1回声区大小为3.1cm×2.2cm，边界清。左侧乳腺内11~12点钟方位见低回声区0.75cm×1.6cm（弹性评分：2分），内部回声均匀，边界清晰，纵横比<1，未见包膜，内部未见钙化，后方回声无变化。提示：双侧乳腺内低回声区（BI-RADS分类3类，考虑增生改变）。西医诊断：乳腺增生病；中医诊断：乳癖（冲任失调型）。采用内治与外治相结合的治疗方案。①内治：治宜补益肝肾、调摄冲任、疏肝活血。方用二仙汤加减，方药：仙茅12g，淫羊藿30g，巴戟天15g，三棱15g，莪术15g，丹参30g，桃仁3g，柴胡12g，郁金12g，制香附9g，延胡索15g，海藻30g，白芥子12g，皂角刺30g，石见穿30g，炒酸枣仁12g，夜交藤30g，合欢皮12g，水煎服，28剂，每日1剂。嘱患者保持心情舒畅，避免服用含雌激素类的食物、保健品，经期停服本药。②外治："定位消痛方"外敷，每日1次，经期停敷。

二诊：2021年10月25日。患者自诉服药后，双乳无疼痛，肿块较前明显减小，月经量较前增多，进食后反酸。上方去延胡索，加煅瓦楞12g，乌贼骨15g。同时应用外治法继续外敷。

三诊：2021年12月13日。患者肿块较前明显减小，余无不适。乳腺超声示：右侧乳腺内3点钟见0.58×0.75cm无回声区（弹性评分：0分），边界光滑，后方回声增强。提示：右侧乳腺囊性结节（BI-RADS分类2类）。继续按上述内外治疗方案2周。后行随访患者已停药，肿块疼痛已完全消失，未再行B超检查。

按语：袁教授治疗乳癖病注重辨证施治。乳癖盖肾中阴阳失衡，冲任失调，气血凝滞，积瘀聚于乳房、胞宫，辨证本病为本虚标实之证。肾虚、冲任失调为本，肝郁气滞、血瘀、痰凝为标。治法上予肝肾并治，标本兼顾，以温肾疏肝为主，活血化瘀为辅。同时袁教授治疗该病注重局部与整体结合治疗，使用内外合治法，采用"定位消痛方"外敷。方中柴胡、延胡索疏肝解郁，行气活血；乳香、红花化瘀消肿，活血止痛；黑附子、桂枝振奋阳气，温经通络；山慈菇、黄药子清热解毒，化瘀散结；白芥子、天南星化痰散结，消肿止痛。内外合治共奏疏肝理气、温经通络、活血化痰、解毒消肿、散结止痛之功，能使患者乳腺增生治愈的同时，月经不调也随治疗收效。

（作者李朕，审阅袁今奇）

袁今奇治疗银屑病经验

银屑病俗称牛皮癣，为常见的顽固性皮肤病之一，近年来发病率有所增加。我师从袁今奇老师已有8年，深感他是一位诊治内科疑难疾病的中医大家。袁师主攻"心肝宝贝"，旁及各科，对顽固性皮肤病颇见专长，现将其治疗牛皮癣的经验介绍于下，以飨同道。

一、文献考略

银屑病是一种慢性具有复发倾向的红斑鳞屑性皮肤病，历代文献记载的"干癣""风癣""松皮癣""牛皮癣"等疾病类似西医的银屑病。袁师认为，本病当属中医"白疕"范畴。《外科证治全书》云："白疕（一名疕风），皮肤燥痒，起如疹疥而色白，搔之屑起。"《外科大成》云："白疕，肤如疹疥，色白而痒，搔起白屑，俗呼蛇虱，固由风邪客于皮肤，血燥不能荣养所致。"《医宗金鉴》云："白疕之形如疹疥，色白而痒多不快，由风邪客皮肤，亦由血燥难荣外。"在公元前14世纪，殷墟甲骨文中就有"疕"字的记载，上古时期指皮肤病，从其字形结构上辨认，是病字头加上匕首的匕，如匕首刺入皮肤以形容其病变的顽固性。袁师认为，中医所云牛皮癣实际上是西医的神经性皮炎，西医诊断的牛皮癣应当属中医学"白疕"范畴。

二、病因病机

西医学认为，银屑病是一种多基因的遗传性疾病，并与免疫、代谢、内分泌、心理等因素相关，发病机理尚未清楚。

中医学认为银屑病的发病与体质类型有关，本病多见于特禀质、湿热质及血瘀质体质的患者。先天禀赋不足、七情内伤、饮食失宜、外邪侵袭等是发病的主要因素。

有学者认为，血热是本病发病的主要病机，因银屑病患者多出现各种热象，此论不无道理。袁师根据临床实践积累，提出如下病机认识。

（一）血热伤肤

血热与体质内在因素有关。七情内伤，气机壅滞，郁久化火，或因饮食不节，过食辛辣动风之品，则热伏营血，血热伤及肌肤，遂致红斑皮疹，搔之屑起，色白而痒。

（二）湿热侵犯

湿热交织，可内蕴脏腑，外伤肌肤，甚至波及肘膝及指趾小关节，使之肿痛屈伸不利，皮损处基底红肿，覆盖大小不等之脓疱，其表面附着白屑，皮肤增粗，搔之痒甚。

（三）瘀血阻滞

瘀血多因血热日久，热灼脉络所致，亦与气郁阻碍血行有关。现代中医诊治银屑病，十分重视瘀血阻滞的病机。病变局部皮肤增粗增厚，其色暗或紫暗，重者出现脓疱，皮损处鳞屑刮除后可见点状出血。

（四）血虚燥热

素体阴血不足，或血热、湿热阻遏伤阴，或瘀血阻络，新血不生。病程日久，阴血亏耗，不能濡养肌肤，遂致皮肤干燥脱屑。皮疹呈硬币状或大片融合，表面鳞屑少而附着较紧，强行剥离后基底部出血点不明显，少有新鲜皮疹出现，全身症状多不明显。

以上发病机理，可单独出现，又可兼夹发病，因其相互联系，临床应把握轻重缓急。

三、期型论治

袁师针对银屑病患者病因、病机及证候特点，将本病分为进行期、不稳定期及稳定期三期，每期含不同类型。进行期含血热型、湿热型，不稳定期含瘀血型，稳定期含血燥型。三期五型多有联系，可兼夹发病，宜分主次论治。

（一）血热型

证候：疹色鲜红或深红，或厚积鳞屑，新疹泛发出现，旧疹逐渐扩大，大多有同形反应，舌质红，苔黄，脉数。

治法：清热凉血，化瘀解毒。

方药：白疕1号方。生地黄15g，水牛角15g，赤芍15g，牡丹皮15g，丹参15g，紫草15g，生地榆15g，茅根15g，白花蛇舌草30g，牡蛎30g，莪术12g，乌梢蛇15g。

（二）湿热型

证候：皮损局部红肿，覆盖大小不等之脓疱，可见脂水渗出，中小关节肿痛，甚至变形，多有同形反应，舌质暗红，苔黄腻，脉象弦滑。

治法：清热除湿，活血通络。

方药：白疕2号方。土茯苓30g，白鲜皮30g，萆薢15g，制苍术15g，炒黄柏12g，薏苡仁30g，威灵仙15g，丹参15g，牡蛎30g，莪术12g，僵蚕12g，蜂房10g。

（三）瘀血型

证候：病程日久，皮损肥厚，多有硬结，其色紫暗或暗红，经久不退，舌质紫暗或有瘀点、瘀斑，脉弦细或紧涩。

治法：活血行气，化瘀散结。

方药：白疕3号方。丹参15g，赤芍15g，桃仁12g，红花10g，三棱10g，莪术12g，牡蛎30g，鬼箭羽15g，全蝎5g，蜈蚣2条，乌梢蛇15g，皂角刺15g。

（四）血燥型

证候：病程日久，皮肤干燥，其色淡红或稍暗，浸润较薄，部分皮疹有所消退，瘙痒减轻，已无同形反应，舌淡红，苔薄白，脉沉细。

治法：滋阴养血，润燥散风。

方药：白疕4号方。生地黄15g，熟地黄15g，当归15g，丹参15g，牡丹皮10g，白芍12g，玄参12g，鸡血藤15g，制首乌15g，地肤子10g，蜂房10g，甘草10g。

四、典型病例

孙某，女，36岁，新疆兵团某企业管理人员。患者于2015年春发现双下肢起红斑、脓疱，并出现鳞屑、搔痒，时轻时重，经多家医院皮肤科诊治，诊断不明，未见疗效。2015年7月上述症状加重，且泛发于腰臀及四肢，乌鲁木齐市某医院诊断为"脓疱型牛皮癣"，口服地塞米松、外用芥子气软膏，连续治疗近1年症状明显缓解，停药2个月后复发。2016年10月改投他院治疗，服中药（何药不祥）并外用黄皮肤软膏，经治半年皮损显著好转，脓疱消除，但停药月余后诸症即发，且瘙痒加重。2017年6月以来，在某专科医院接受中药泡浴疗法，初期有显效，继则脓疱此起彼伏，红斑不退，鳞屑增多，瘙痒如故。患者由亲友介绍，慕名来诊。

初诊：2018年6月16日。患者腰臀部及四肢密布红斑鳞屑，多数疱疹为脓疱，皮疹融合成椭圆形片状，并覆盖较厚之白色鳞屑，基底深红，浸润明显，瘙痒较重。舌质红，苔黄腻，脉弦滑。西医诊断：银屑病进行期。中医诊断：白疕（综合型）。辨证：湿热内蕴，郁结生毒，瘀血阻滞，壅遏肌表。治以清热除湿解毒，凉血活血化瘀。处方：土茯苓30g，白鲜皮30g，败酱草30g，生地黄15g，赤芍15g，牡丹皮15g，水牛角15g，丹参15g，紫草15g，生地榆15g，生牡蛎30g，莪术12g，乌梢蛇15g，蜈蚣2条，全蝎5g。上方进14剂，每日1剂，水煎服。切忌牛羊肉、海鲜、鱼虾、紫菜、香菜、菌类等发物。

二诊：2018年7月2日。患者自诉服药两周以来，全身痒感明显减轻，腰臀部片状皮损已渐分散，四肢皮损变薄，基底部深红色转淡，原发脓疱缩小，浸润减少。多年顽疾，初见疗效，嘱服原方继进30剂，服法如前。

三诊：2018年8月5日。患者服清热除湿解毒，凉血活血化瘀之方已近1个半月，全身皮损明显好转，瘙痒已除，脓疱基本消退，白色鳞屑几近消失，基底部深红色转为淡红，表皮无糜烂及渗出。舌质暗红，舌苔微腻，脉象弦细。遂告湿热邪毒已除大半，血分瘀热明显化解，治从原法加减，并合养血润燥之品。处方：土茯苓15g，白鲜皮15g，槐花10g，紫草10g，生地黄10g，牡丹皮10g，玄参10g，地肤子10g，当归15g，丹参15g，鸡血藤15g，白芍12g，乌梢蛇10g，蜂房10g，甘草10g。30剂，每日1剂，水煎服。

四诊：2018年9月10日。患者全身皮损消退，无脓疱、糜烂及鳞屑，原皮损处呈淡红色色素沉着，部分表皮略粗糙欠光滑，病告治愈。为巩固疗效，预防复发，嘱患者每日以当归、土茯苓、金银花各5g，甘草3g，泡茶饮之，可常服至半年。随访至今病情未复发。

按语：本案为银屑病进行期，证属湿热内蕴，郁结生毒，瘀血阻滞，伤及肌肤。治以清热除湿解毒，凉血活血化瘀。方中土茯苓、白鲜皮清热除湿，解毒止痒；水牛角、生地黄、牡丹皮、赤芍、紫草清热凉血化瘀；丹参养血活血散瘀；败酱草清热解毒，消痈祛瘀；乌梢蛇、蜈蚣、全蝎攻毒散结，搜剔止痒；莪术、牡蛎行气破血，软坚散结；地榆凉血止血，解毒敛疮。病情明显好转后，治从原方加减，增当归、玄参、鸡血藤、白芍、地肤子、槐花、蜂房、甘草以养血润燥，清热止痒，防止复发，以善其后。

（作者王新莉，指导袁今奇）

袁今奇教授治疗小儿过敏性鼻炎经验

过敏性鼻炎是一种常见的呼吸系统过敏性疾病，可发生在任何年龄，尤其是儿童，是儿科的常见病、多发病。临床上以突然发作的鼻塞、鼻痒、阵发性喷嚏、流清水样鼻涕为主要特征，可伴有流泪、咽痒、张口呼吸等症状，容易合并中耳炎、支气管哮喘、儿童阻塞性睡眠呼吸暂停综合征、抽动障碍等多种并发症。随着我国经济及城市化的快速发展，儿童过敏性鼻炎的发病率也急速攀升。据统计，7~14岁的儿童中过敏性鼻炎的发病率高达40.4%，严重影响了患儿的生长发育、身心健康、人际交往及学习等。现今国内外对于过敏性鼻炎尚无特异性的治疗方法，西医治疗主要是避免接触变应原，药物治疗，免疫疗法及手术治疗。但药物治疗只能暂时控制症状，停药后易复发，且长期使用有一定的不良反应，如鼻腔干燥、鼻中隔穿孔、抑制儿童生长发育、嗜睡、疲乏等。免疫疗法虽然较为常用，但过敏性鼻炎的变应原不一，临床上难以统一治疗方案，不利于推广。手术治疗风险较大，疗效亦不一，故临床很少选用。

袁教授通过辨证论治，结合患儿生理病理特点和多年临床实践，在治疗小儿过敏性鼻炎方面积累了丰富的临床经验。我们有幸师承于袁教授，获益颇丰。现将袁教授治疗小儿过敏性鼻炎的经验总结如下。

一、病因病机

中医学将过敏性鼻炎归属"鼻鼽""鼽嚏"等范畴。《素问·金匮真言论》云："春善病鼽衄。"《礼记·月令》云："季秋行夏令……民多鼽嚏。"《素问·气交变大论》曰："岁木不及……白露早降，收杀气行……咳而鼽。"又曰："岁金不及，炎火乃行，生气乃用，长气专胜……民病肩背瞀重，鼽嚏，血便注下。"从以上文献记载可见，古人发现"鼽"病多发于春秋两季，且气候的异常亦可导致鼽病。《素问·至真要大论》言："太阳司天，寒淫所胜，则寒气反至，水且冰，运火炎烈，雨暴乃雹。血变于中，发为痈疡，民病厥心痛，呕血血泄，鼽衄善悲。"《素问·五常政大论》曰："太阳司天，寒气下临……嗌干善渴，鼽嚏。"又曰："少阳司天，热气下临……喘呕寒热，嚏鼽衄鼻窒。"中医学认为风为百病之长，故过敏性鼻炎的发生与风邪、寒邪、燥邪、火（热）邪均有关。儿童脏腑功能"成而未全、全而未壮"，各器官和脏腑功能处于不断完善的过程中，其中又以肺、脾、肾三脏不足最为突出，故儿童常因肺、脾、肾之气不足，而易于感受风寒或风热、风燥之邪气。鼻为肺之窍，咽喉为肺之门户，皆与外界相通，肺为娇脏，不耐寒热，外邪侵袭，外应于鼻，则出现鼻塞、流涕、打喷嚏等症状。

二、治疗方法

（一）辨体质，精准疾病本质

中医体质理论源远流长，最早可上溯到秦汉时期。《灵枢·论痛》云："筋骨之强弱，肌肉之坚脆，皮肤之厚薄，腠理之疏密，各不同。"《素问·厥论》记载："是人者，质壮，秋冬夺所用。"张景岳认为："人者，本也，证者，标也，证随人见。"说明体质是产生疾病证候的基础，是决定证候性质的重要因素，是疾病发生的内在条件，反映着人体阴阳寒热的偏颇，影响着人体对外界刺激的不同反应。袁教授认为，体质因素决定了个体是否会发生过敏性疾病及发病的程度，还影响证候类型及疾病转归。袁教授强调正解辨识体质可以更好地把握疾病的本质，纠正偏颇体质能减少过敏性疾病的发生。袁教授在临证时发现儿童过敏性鼻炎特禀质、气虚质、阴虚质较多见，其他体质在一定条件下因脏腑功能变化，亦可引发本病。①特禀质：患儿多先天禀赋异常，可无诱因出现打喷嚏、鼻塞、流鼻涕，舌淡红，苔薄白，脉细等表现，因季节变化、异味原因而咳嗽，容易对药物、食物或花粉过敏，易患哮喘、荨麻疹等疾病，此类患儿适应能力差，易引发宿疾。②气虚质：患儿形体偏瘦或偏胖，乏力，平素易患外感，常自汗，动则尤甚，舌淡红、边有齿痕，苔薄白，脉虚弱。此类患儿多在季节交替或气候异常时发病。③阴虚质：患儿形体消瘦，干咳，咽喉干燥，手足心热，口干，头发、皮肤干枯，盗汗，舌红少津、苔少，脉细数。此类患儿外向好动，活泼，秋季易发病。

过敏体质与遗传有重要的联系，父母之精的盈亏决定着下一代人的禀赋盛衰。虽然体质生于先天，但中医学理论认为体质具有可变性、可调性，在疾病防治过程中，将辨"体"论治与辨证论治相结合，从"人"这一个整体出发，可达到"未病调体以防病，既病辨证以防变"的目的。对于具有高风险易感体质的小儿，在患病之前，可积极改善其特殊体质，从而预防疾病的发生。由于儿童脏腑娇嫩、形气未充，特别是处于生长发育阶段的儿童，人体各项生理机能全而未成，成而未壮，在发生疾病后，可综合考虑体质因素，标本兼治。故袁教授在临床治疗小儿过敏性鼻炎时常在辨证的基础上配伍乌梅、蝉蜕以抗过敏。

（二）抓主症，分期处方遣药

主症是临床辨证的关键，是最能反映疾病病因、病理、病性的症状。袁教授在诊治小儿过敏性鼻炎时十分重视对主症的辨析。如鼻塞明显者，加辛夷、薄荷、白芷等增强宣通鼻窍、疏风散邪的功效；鼻痒严重者，加荆芥、防风、白蒺藜等祛风止痒；鼻流黄（脓）涕，即合并鼻窦炎者，加生石膏、黄芩、栀子等清泄肺热；对冷空气或异味敏感者，在体质辨识的基础上加玉屏风散（黄芪、白术、防风）或生脉散（党参、麦冬、五味子）益气固表。

急性发作期患儿以葛根汤或桂枝汤加味解肌发表；对于缓解期患儿，可用小柴胡汤或玉屏风散、生脉散加减益气固表。风为百病之长，易袭阳位，善行而数变，袁教授常佐以祛风药如荆芥、防风、白蒺藜、白芷、细辛等提高疗效。现代药理学研究发现，中药祛风药可抑制 IgE 的产生，保护和稳定靶细胞膜（减少和防止其释放过敏介质），抑制组胺等过敏介质的释放及提高细胞内环磷酸腺苷水平，消除超敏介质，中和变应原等，还能不同程度地增强机体非特异性免疫功能。如病程日久或久病不愈者，袁教授常伍制何首乌、乌梢蛇以增强疗效，"治风先治血，血行风自灭"，何首乌有养血润燥祛风之效。本病病机虽多，但均与"风"（内风、外风）有关，治疗当以祛风为首要之务，袁教授借鉴朱良春老先生的经验，祛风首选乌梢蛇（或蕲蛇），认为制何首乌与乌梢蛇合用，可增强机体对外界环境的应变能力。

三、验案举隅

周某，男，8岁，患者平素易患感冒，每逢立秋季节，喷嚏频作，鼻塞不通，流黄涕，伴头痛、头晕。在某三甲医院耳鼻喉科诊断为过敏性鼻炎，曾使用多种滴鼻液及口服药物，其效不显，遂来袁教授处诊治。

初诊：2018年8月9日。患者喷嚏连连，鼻塞，流黄涕，量多，头痛，饮食可，二便正常，舌红、苔薄腻微黄，脉弦滑。西医诊断：过敏性鼻炎，鼻窦炎。中医诊断：鼻鼽、鼻渊，证属肺经热盛，湿浊阻窍。治以清肺蠲涕、疏邪通窍，予葛根汤加减。处方：葛根6g，蜜麻黄3g，桂枝5g，赤芍5g，桔梗3g，薏苡仁10g，生石膏15g，川芎3g，白芷5g，鱼腥草10g，辛夷5g，甘草3g。14剂，每日1剂，水煎，分3~4次温服。

二诊：2018年8月23日。患者药后偶见喷嚏，鼻窍通利，黄涕转为淡黄涕，量少，头痛减轻，舌淡红、苔薄腻略黄，脉弦滑。于一诊方加蝉蜕5g，生姜3片，大枣3枚，用法同前。

三诊：2018年9月6日。患者药后头痛消失，鼻窍通利，无喷嚏、鼻塞及黄涕，舌红、苔薄腻，脉弦滑。处方：黄芪15g，百合10g，淫羊藿6g，葛根5g，防风5g，薏苡仁15g，白术10g，蝉蜕5g，乌梅6g，炙甘草3g。2日1剂，用法同前，以防复发。

按语：本案患者平素易患外感，导致肺气失宣，鼻窍不利。初诊方中蜜麻黄、葛根、桂枝开腠理，通利鼻窍，解太阳之表邪；辛夷、白芷、川芎宣通鼻窍；生石膏、鱼腥草清泄肺热；桔梗载药上行，利咽化痰；薏苡仁清热排脓，疗痈除疾而蠲浊涕，赤芍活血化瘀，甘草调和诸药。二诊时患者喷嚏偶见，鼻窍通利，头痛减轻，故在一诊方基础上加生姜、大枣和中调营；加蝉蜕疏散风热，抗过敏。三诊时考虑患者平素易患外感，肺肾气虚，一旦季节气候变更，常可使喷嚏、鼻塞、流涕及头痛诸症遂起，故以预防为主，以期巩固疗效。遂以黄芪、百合、淫羊藿益肺补肾，蝉蜕、乌梅疏风祛邪，葛根、防风解表祛风，薏苡仁、白术、炙甘草健脾利湿、益气和中。

（作者甘霞、杨军用、张选明、杨百京、刘杰、岳涛、王琳、张虹霞，指导袁今奇）

袁今奇治疗口腔扁平苔藓经验

口腔扁平苔藓是口腔黏膜常见病之一，本病多呈慢性反复波动过程，病程可持续数月或数年以上，亦可间歇发作，可以自愈但也容易复发，中医治疗本病具有一定优势。

一、西医对口腔扁平苔藓的认识和治疗

（一）病因

西医学认为本病与感染、内分泌、微量元素、系统疾病、局部刺激、遗传学及免疫学等因素有关，本病确切病因尚不明确。国内有流行病学调查资料表明，口腔扁平苔藓发病率为0.15%，多数资料认为女性多于男性。

（二）临床表现

一般起始无明显自觉症状，常为偶发。部分患者可有口腔黏膜粗糙木涩感，或烧灼感，或发痒不适等。在黏膜充血炎症明显时，遇辛辣刺激性食物可发生敏感性灼热疼痛，上皮糜烂溃疡时可见自发性疼痛。本病主要病损可发生于口腔任何部位，但以颊部黏膜最为多见，其次为舌背、舌缘、舌腹部。病损主要表现灰白色角化小丘疹，常组成粗细不等之花纹，表面光滑可相互交织延伸成线条状、网状、环状、斑块状多种形态，周围炎症不明显，多有红色边缘。此外黏膜还可发生红斑充血、糜烂溃疡、萎缩及水疱等损害。病情可具有反复波动性，有时难以自愈。

（三）治疗

本病治疗目前尚无特效疗法，为解除患者思想忧虑，宜进行身心治疗，调整机体神经功能，多使用镇静疗法。西医学多给予维生素B族、维生素A、维生素C、维

生素E和谷维素治疗，以调整机体微循环、上皮代谢及神经功能。本病呈糜烂性改变时，用皮质激素治疗，如强的松、地塞米松、倍他米松等。亦可采用病损基底处注射药物的方法，用醋酸地塞米松2~5mg或醋酸泼尼松混悬液25mg/mL，酌情给予0.3~1mL，加等量1%~2%普鲁卡因于基底部封闭，每周1次，可进行3~5次，有助于消除炎症充血及糜烂，促进病损愈合。

二、中医辨证论治

中医学认为本病是因阴血不足，血虚生风化燥，以致肌肤黏膜失于濡养而粗糙肥厚，脱屑瘙痒；或因思虑伤脾，脾失健运，湿热内阻；或因气血不足，肝郁气滞血瘀，络脉阻滞；或久病及肾，肝肾阴虚等皆可导致本病发生。

（一）阴血亏虚证

主症：此证较为多见，口腔黏膜病损部位呈灰白色豆疹、斑点、花纹，轻度充血无糜烂，局部有粗涩感。可伴有头晕耳鸣、心烦急躁、失眠多梦、手足心热、口干眼涩，妇女月经不调等表现。舌苔薄黄或薄白，舌质稍红少津，脉弦细或细数。治法：滋阴养血，疏风润燥，疏肝清热。方药：杞菊地黄汤、归芍地黄汤、丹栀逍遥散、柴胡疏肝散等加减。主要药物如当归、丹参、白芍、旱莲草、枸杞子、女贞子、白鲜皮、牡丹皮、黄芩、栀子、生地黄、熟地黄、柴胡、香附、枳壳、薏苡仁等。

（二）气滞血瘀证

主症：口腔黏膜多处有灰白角化斑纹，间有充血红斑水肿，可波及病损周围，可伴有头晕目眩、胸胁不适、口苦咽干、腹胀纳差、便干尿黄，妇女月经不调等表现。口腔黏膜敏感灼痛，遇辛辣刺激食物加重。舌苔黄，脉弦数。治法：活血祛瘀，清热平肝。方药：化斑解毒汤、龙胆泻肝汤、桃红四物汤等加减。主要药物如石膏、知母、玄参、升麻、龙胆草、夏枯草、黄芩、牡丹皮、紫草、香附、郁金、枳壳、丹参、桃仁、红花等。

（三）湿热上泛证

主症：除有灰白角化斑纹、充血红斑水肿外，黏膜有不规则形状、大小不等之浅表糜烂面，可为一处或多处，上覆淡黄色假膜，有自发性疼痛，影响患者说话进食。可因肝胃实火上攻、热毒炽盛所致，也可因阴虚火旺、虚火上炎所致，当分别辨证治之。根据急则治标，缓则治本原则，先以治标解除症状，促进愈合为先。治法：清热降火，解毒利湿，凉血活血。方药：五味消毒饮、黄连解毒汤、清营汤、清瘟败毒饮等加减。主要药物如金银花、黄连、黄芩、苍术、蒲公英、紫花地丁、土茯苓、升麻、生石膏、牡丹皮、知母、水牛角、紫草、川牛膝、莲子心、竹叶等。

三、典型案例

患者陈某，女，55岁，新疆石河子市某中学教师。患者口腔右颊部黏膜不适1年余，经口腔科检查示：口腔右颊黏膜处有一长条状灰白色角化斑纹，形状不规则，局部稍充血水肿，常有自发性疼痛，影响讲话和进食。诊断为口腔扁平苔藓，服用维生素B族及维生素A、维生素C、维生素E和谷维素等近1年，疗效不显。

初诊：2020年6月7日。患者自诉口腔不适，口干欲饮，右颊部黏膜轻度充血肿胀，靠前中段呈一条状淡红色皱襞，长约1.8cm、宽约0.3cm，局部粗糙，时现木涩感，进辛辣刺激食物可发生敏感性灼痛。大便略干，小便稍黄。舌质偏红，苔微黄腻，脉象濡数。中医诊断：口癣。辨证：湿热内蕴，上蒸于口，日久伤阴，痰瘀阻络。治以清热化湿，滋阴凉血，化痰散瘀。处方：薏苡仁30g，制苍术12g，炒黄芩10g，茵陈15g，藿香10g，知母12g，生地黄15g，玄参12g，白芥子10g，丹参15g，赤芍12g，姜黄15g，僵蚕12g，甘草10g。14剂，水煎服，每日1剂。

二诊：2020年6月22日。患者药后口腔黏膜患处稍舒，口干欲饮缓解，局部粗糙减轻，二便正常，脉舌如故，嘱患者继续忌辛辣肥甘刺激性食物，原方继投21剂，以观后效。

三诊：2020年7月15日。患者服药已有1个月，口腔不适明显好转，已无口干欲饮，右颊部黏膜充血肿胀几近消失，条状皱襞由淡红色转白，与口腔黏膜颜色一致，皱襞明显缩小变细，进食时不适感极轻微，黄腻苔已退，脉象濡细。更方如下：薏苡仁30g，制苍术10g，藿香10g，炒黄芩10g，蒲公英15g，白花蛇舌草15g，白芥子6g，丹参10g，玄参10g，牡丹皮10g，赤芍10g，僵蚕10g，全蝎5g，甘草6g。每日1剂，水煎服。

四诊：2020年8月20日。患者服上方期间偶有药味增减，连续服用30剂，无不良反应，口腔偶见略有不适，未见口干欲饮，右颊黏膜无充血，皱襞细小仍存，大小为7mm×2mm，其色淡白略红，局部光滑，无灼热疼痛，木涩感已消失，进食时稍有异物摩擦感，二便正常，舌苔薄白，脉象稍沉略细。此乃内蕴湿热已除，阴液恢复，痰瘀化解，遂告临床治愈。嘱患者定期口腔检查及保健，保持情绪乐观，注意进食清淡饮食，以期预防复发。

2021年春随访，诸症未见复发。

按语：本病西医临床有网纹型、糜烂型及萎缩型之分，目前尚无特效治疗方法。中医古籍中无扁平苔藓这一病名，根据临床表现与中医之"口藓""口蕈""口破"等相似。明代陈实功《外科正宗》云："口破者，有虚火实火之分，色淡色红之别。虚火者，色淡而白斑细点，甚者陷露龟纹，脉虚不渴，此因思烦太过，多醒少睡，虚火动而发之。"此段描述与本病有相似之处，且指出本病与神经、精神因素有关。本例患者为中学语文教师，长期兼班主任，工作认真，压力较大，素嗜辛辣刺激食物，故易罹患此病。初诊辨为湿热内蕴，上蒸于口，日久伤阴，痰瘀阻络。治以清热化湿、滋阴凉血、化痰散瘀。方中薏苡仁、苍术、黄芩健脾渗湿，燥湿解毒，抑制炎症渗出；茵陈、藿香清热利湿，芳香化浊，醒脾和胃；生地黄、知母、玄参清热凉血，滋阴解毒；丹参、赤芍祛瘀生新，凉血散瘀；僵蚕、姜黄祛风化痰，活血行气；白芥子消肿散结，通络止痛，善除皮里膜外之痰，以资黏膜生新；甘草调和诸药，解毒和中。三诊时方见显效，于原方化裁，益以白花蛇舌草、蒲公英以增清热解毒，消痈散结之功；全蝎伍白芥子以化痰散结，祛瘀通络，促进皱襞消除，企及全功。本案药证合拍，经治2月半，而收临床痊愈之效，并嘱注意事项，定期复查，以期巩固疗效。

（作者王新莉、严胜利，指导袁今奇）

第六篇

评析报道

从诊治"心肝宝贝"浅评《袁今奇医文集》

慢性肝病愁煞人，心脑血管病难治。

要问诀窍在何处，请君细阅《袁今奇》。

对于临床医生来说，如何提高疾病的疗效乃是工作的重点和难点所在。尤其是一些现代常见多发且疗效不佳的疾病，如各种慢性肝病、心脑血管疾病等，让患者苦恼，更令医生们头痛不已。《袁今奇医文集》为这些疑难杂症的治疗给出了一付良药。

袁今奇系首届全国名中医，新疆生产建设兵团中医药学科学术带头人，毕生以心脑血管疾病和慢性肝病为研究方向，旁及各科疑难病症，疗效显著。本书汇集袁老毕生临证及学术之精华，荟萃其成功诊治多种疾病的秘诀，更令人称道的是，书中收载了袁老切身处置的验案百余则，有效自创方数十首……尤以现代临床疑难病症，如心血管病、慢性肝病等为著。本文仅以袁老诊治"心肝宝贝"（即心脑血管病、肝病）为例详析，以飨读者。

慢性乙肝迁延难愈，变症多端，治疗难度大，愈后差，患者痛苦，医生发愁，这是业内公认的事实。其难点有二：一是乙肝病毒（HBV）不易清除，各种药物尚无法作用于病毒关键部位：共价闭合环状DNA（cccDNA）；二是慢性乙型肝炎的免疫耐受。此二者还相互影响。而袁老多年来潜心研究，临床上系统观察1500多例患者，对慢性乙肝免疫耐受的认识和治疗对策有个人独到见解，形成了一套独特的治疗方法。例如，他将HBV感染自然病程分期，免疫耐受期用护肝抑毒Ⅰ号方；免疫清除期用护肝抑毒Ⅱ号方；非活动或低复制期用护肝抑毒Ⅲ号方。此外，他还自创多首方剂，获国家发明专利，疗效卓著，经国内著名肝病专家评议，疗效达到国内先进水平，此外，书中还记载了袁老治甲肝、丙肝、肝硬化、胆囊炎等肝胆疾病的经验、论文及案例分析，精彩纷呈，字字珠玑，值得同道借鉴。

冠心病心绞痛、冠状动脉心肌桥、扩张型心肌病、预激综合征、病态窦房结综合征以及频发室早、房早等心血管病在当今社会较为常见。而手术治疗，既耗时费力，且费用不菲，其疗效亦难以保证。而袁老对这些难治的心血管病独辟蹊径，提出"始因痰瘀痹阻，尔后致虚""分清寒热之象，勿皆温通""冠脉植入支架，首辨热瘀"等论点，创三参稳律汤等方剂数首，并在临床上将岳美中老中医喜用的人参三七琥珀末方用于冠心病心绞痛及慢性肝病的治疗，效果明显。

袁老多年来对临床各科近百种疾病的诊治可圈可点，其成功的秘诀全在《袁今奇医文集》一书。

（黄鑫）

名老中医教您呵护"心肝宝贝"

在日常生活中，人们往往会以"心肝宝贝"来形容对自己非常重要的人，如恋人、孩子等，由此也可以看出心脏和肝脏对我们来说多么重要。那么，让我们一起看看名老中医如何呵护我们的"心肝宝贝"吧。

袁今奇，石河子大学医学院第一附属医院主任医师、教授。全国老中医药专家学术经验继承工作指导老师，享受国务院政府特殊津贴，对冠心病、慢性肝病及各科疑难病症的诊治有独到之处。

一、主要学术思想

主张病证结合，气血辨证与八纲辨证结合，辨证论治与专病专方专药结合，临床与基础结合，强调中医诊疗思路，主要学术思想包括：

（1）确立十纲辨证，提出气血应与八纲并重。

（2）辨体当为首要，阐发三因制宜应以人为本。

（3）针对标本缓急，提出精锐直击、综观合围及培元固本。

（4）崇尚疗效为本，以提高临床疗效为根本。

二、治疗冠心病经验

1.视斑块为癥积，化痰逐瘀

从痰、瘀两方面着手治疗冠心病。痰之轻证用健脾化痰法，以温胆汤加味；痰之中证，行气化痰，用自拟菖郁汤（石菖蒲、郁金、瓜蒌、半夏、蚕沙、绞股蓝、薤白）；痰之重证，散结化痰，用涤痰汤加减。

瘀之轻证，用活血化瘀法，以活络效灵丹化裁；瘀之中证，治宜行气化瘀法，以自拟行气逐瘀汤（三棱、莪术、蒲黄、五灵脂、当归、川芎、三七、降香）治之；瘀之重证，宜破血消癥，仿大黄䗪虫丸方义，用大黄、水蛭、土鳖虫、蜂房、蜣螂、三棱、莪术、山慈菇等。

对冠状动脉斑块之重证，重视水蛭的应用，认为水蛭味咸，专入血分而不伤气，为破瘀消癥良品。

2.权衡虚实缓急，辨析处理

将痰瘀之实证分为三个阶段治疗。初则痰瘀互结，中则痰瘀痹阻，重则痰瘀闭塞。对痰瘀闭塞之证，强调以虫类药化癥消斑。虚实相兼者，以益气养阴、化痰逐瘀法治之，药如太子参、麦冬、玄参、知母、瓜蒌、石菖蒲、郁金、合欢皮、丹参、水蛭、乳香、红花、红景天、鸡血藤。若正虚痰瘀阻络，元气已衰，治宜培元固本、扶正涤邪，主方以人参养荣汤、行气逐瘀汤合菖郁汤加减。正虚甚者阳气衰微，痰瘀内阻，症见面色苍白，心胸痹痛或刺痛等，应急投参附、四逆辈以回阳救逆固脱。待真阳恢复后以二参三七琥珀颗粒（西洋参、丹参、三七、琥珀）益气养阴、化瘀安神，或以生脉散合涤痰化瘀之品缓图为治。

3.分清寒热之象，勿皆温通

痰瘀化热，火盛内扰，遂致热痛，可分为三种类型。

一为气郁化热，心火上炎。症见烦躁易怒，心痛阵作，畏热喜凉，夜卧不安，舌红苔黄少津，脉弦数。治宜疏肝清热，化痰祛瘀。药用柴胡、牡丹皮、栀子、黄连、夏枯草、玄参、石菖蒲、郁金、枳实、竹茹、丹参、莪术、蒲黄等。

二为湿热偏盛，夹杂阳虚。症见胸闷气短，肢体酸困，不时畏寒，午后身热，大便黏滞，小便短赤，苔腻微黄，脉沉弦而滑。治以清热化湿，豁痰开结，兼以温阳。药用茵陈、黄芩、滑石、藿香、豆蔻、石菖蒲、瓜蒌、薤白、半夏、天竺黄、丹参、桂枝、红花等。

三为痰瘀痹阻，阳明腑实。症见身热气粗，心胸痹痛，汗出烦渴，脘腹胀满，大便不通，舌红苔黄，脉洪数。治当清热通腑，涤痰逐瘀。药用太子参、石膏、知母、玄参、大黄、枳实、厚朴、瓜蒌、天竺黄、丹参、红花、水蛭、土鳖虫等。

三、治疗乙肝经验

针对慢性乙型肝炎病因病机及标本缓急特点，以整体调控与特效方药相结合的原则，以扶正解毒祛邪为治则，辨证、辨体与辨病相结合，灵活运用清热、化湿、解毒、活血、化痰等诸法实施个体化治疗。

针对慢性乙型肝炎的免疫耐受，以中医药扶正解毒理论指导慢性乙型肝炎感染全过程的治疗，尤其是正不胜邪阶段。扶正的中药从益气、助阳、补肾、健脾、滋阴和养血诸方面增强和调节机体免疫功能，益气如黄芪、党参、黄精等；助阳如肉桂、淫羊藿、肉苁蓉、仙茅等；补肾如巴戟天、菟丝子等；健脾如茯苓、白术、山药、薏苡仁等；滋阴如麦冬、玄参、天冬、生地黄等；养血如当归、阿胶、白芍、龙眼肉等。解毒作用的中药，清热解毒如金银花、虎杖、半枝莲等；清热化湿解毒如土茯苓、苦参、黄芩、黄连等；升阳解毒如升麻、葛根、柴胡等；虫类解毒药如蜈蚣、土鳖虫、蜂房、全蝎等；通便解毒如大黄、枳实、莱菔子、郁李仁、火麻仁、番泻叶等；化瘀解毒如丹参、赤芍、桃仁、川芎等。

创制五色六味方（青蒿、黄芪、赤芍、白术、乌梅、淫羊藿），联合西药治疗以减轻慢性乙型肝炎患者的肝脏炎症，增强抗病毒效力。

自拟扶正祛毒汤（黄芪、葛根、升麻、柴胡、白花蛇舌草、虎杖、丹参、红景天、淫羊藿、茯苓、三七、甘草等）治疗慢性乙肝病毒携带者。

运用人参三七琥珀末治疗血清蛋白异常的慢性肝病，以改善异常血清蛋白。

（《中医杂志》2019年2月14日，作者念乔）

喜读《袁今奇医文集》有感

愚有幸捧读《袁今奇医文集》，深感此书之宝贵，是当今医学之精品！学识高档，成绩巨大，现在简评如下。

（一）中医学造诣高深，学贯中西

袁氏从医近60年，不仅中医药学理论纯熟，在西医学方面也很精湛，学贯中西。他担任多种杂志编委，并发表中西医结合治疗肝病高质量文章多篇。这是难能可贵的，非庸庸者可比。

（二）临床实践不断创新

袁氏临床，注重实效。慢性乙型肝炎的治疗是世界医学领域的难题。20世纪90年代，尚未有有效的治愈方法，袁教授经过艰苦地研究，率先提出中医学对慢性乙肝免疫耐受的认识和对策。创造性地组成许多新方，并系统观察了1500余例乙肝患者，最终形成了一套疗效显著的治疗方案。他的研究成果，经国内肝病专家的评议，认为其疗效达国内先进水平，并获得新疆生产建设兵团科技二等奖！

（三）中医理论的再升华

袁氏的中医学理论十分纯熟，而且善于创新，使中医理论得到充实提高。例如对冠心病的治疗，中医常规治疗是活血化瘀、补养心气、理气化痰等，袁氏从临床出发，结合中医理论，发掘出病在上求其下，心痹者脉不通，补心当实肾为先的治疗方法，收到良好疗效，充实提高了中医原有理论。此外又如辟谷的中医理论、糖尿病食疗、高血压病食疗等，皆有很好的理论发挥和创新。

（四）疑难杂症治疗的典范

袁著第三篇医案实录中对疑难杂病的诊治，其疗效突出，可以称之为医案之典范。如治疗扩顽固性心力衰竭案、酒精性肝硬化重度腹水案、强直性脊柱炎案、肺腺癌术后化疗后案、肝癌术后复发案等，比比皆是，成绩斐然。此皆有助于中医学的传承发展，值得同道学习。

张浩良

南京中医药大学勤拙者书屋

2018年

中药护肝抑毒方与核苷类似物治疗
慢性乙型肝炎疗效及不良反应的比较和评价

一、疗效的比较

当前慢性乙型肝炎（CHB）抗病毒治疗的疗效评估已不限于降低患者血内乙肝病毒（HBV）的载量，而在于能否清除免疫耐受，提高HBeAg血清转换率和HBsAg的阴转率。现有的5种核苷类似物的HBeAg血清转换率，以替比夫定为最高，替比夫定使用3年可高达42%（2009），高于恩替卡韦使用3年的24%、拉米夫定使用5年的27.5%、阿德福韦酯（贺维力）使用5年的29%，替诺福韦尚未有相关的资料。中药护肝抑毒Ⅰ、Ⅱ、Ⅲ号方治疗684例CHB患者，1.5年的HBV-DNA检测不到率为59.9%，HBeAg阴转率68.1%，HBeAg血清转换率60.8%，HBsAg阴转率5.1%。402例完全应答者随访12个月的上述指标分别为86.6%、90.5%、88.3%及10.2%，比替比夫定及其余核苷类似物均要高。

袁今奇等研究者对血清ALT升高者给予中药护肝抑毒方治疗，64例ALT正常但经肝活检有明显炎症及纤维化者也给予治疗，这符合当前抗HBV治疗的应用指征。中药护肝抑毒方的治疗方法是以提高免疫耐受者抑制病毒的免疫力为目标，通过益气、温阳、补肾配合甘寒的清热解毒药物（其中还加入蜈蚣与皂角刺两味中药）以期达到扶正祛邪的目的，进一步提高激活抑制病毒的免疫力。

与西方医学观点相同的是，在血清ALT高于正常的情况下进行有效的治疗。待免疫力提高后，血清ALT>正常上限5~10倍时，改用Ⅱ号方以抑制病毒为主要目标，同时继续增强免疫力，加大甘寒和苦寒的清热解毒药祛邪扶正，力求达到免疫清除的目的。此后，在非活动期或低复制期再改用Ⅲ号方继续祛邪扶正，以益气、补肾、清热解毒、凉血活血方继续抑制病毒复制。方中益气、温阳、补肾、健脾之品均有增强细胞免疫与体液免疫的功用，并有调节免疫、激活免疫应答能力的作用。实验研究蜈蚣能提升机体免疫功能及增强吞噬细胞活性；皂角刺提取物能提高荷瘤小鼠IL-2（白细胞介素-2）、IL-6、IL-12及TNF-α（肿瘤坏死因子α）等细胞因子的表达水平，还有抑制p53基因突变及PCNA（增殖细胞核抗原）表达的作用，其所含的黄颜木素还有抑制PDGF（血小板源生长因子）及TGF-β（转化生长因子-β），抗肝纤维化的作用。至于降酶药的应用，只是在ALT波动于正常上限10~20倍内而无明显临床症状时采用，中病即止，经8~12周ALT会逐渐恢复接近正常，此时也可见HBeAg转阴，病毒载量明显下降或检测不到。

袁今奇等提出护肝抑毒Ⅰ、Ⅱ、Ⅲ号方的使用须注意症候和检测指标的变化，强调其针对性及个性化的重要性。其文章表明，免疫耐受期684例治疗18个月的完全应答率达为58.8%，复发率为13.4%，持久应答率为86.6%，而免疫清除期治疗36个月的完全应答率为76.6%，复发率为10.6%，持久应答率为89.4%，表明远期疗效稳定与疗程延长有关。

该研究中未发现病毒变异病例，这与核苷类似物的情况有显著的不同。以上说明护肝抑毒Ⅰ号方能有效地激活免疫耐受者的免疫力，Ⅱ、Ⅲ号方能显著抑制HBV复制，使血清HBV标志物阴转率显著提高，较好地提高完全应答率的效果。

免疫清除期282例患者的乏力、纳减、腹胀、右胁不适等症状的平均改善率达83%，黄疸消退和肝大退缩平均为93%；肝功能变化中，血清ALT、AST均降至正常，γ-GT与总胆红素明显降低，白蛋白见上升，球蛋白有下降，白/球平均比值转为正常。

在研究之初他们曾对53例患者治疗前后的血清肌酐水平作了检测，结果均为正常，提示中药护肝抑毒方对肝肾功能均无不良影响。

本人认为袁今奇等的研究结果可能与以下的一种假说有关，即免疫耐受期可能为Th2型T细胞反应占优势，而免疫清除期为TH1型T细胞反应占优势，方中的扶正中药起到免疫增强与免疫调节的作用，而祛邪中药起到抑杀HBV的作用，二者共同使Th2型转为Th1型T细胞反应，但这仅仅是本文作者的一种假说，还需要实践研究来证实。

二、不良反应的比较

抗HBV核苷类似物的广泛和长期应用均可有轻重不等的不良反应，这在各药厂举办的药物介绍学术会议中鲜有提及，这些不良反应已不限于病毒变异和停药反弹发生急性肝衰竭的情况了，还有肌病、周围神经病、急性胰腺炎、高乳酸血症、乳酸性酸中毒、肾脏损害（血肌酐升高、肾小管性酸中毒及低磷血症）和横纹肌溶解症的病例，严重者已有致死病例。其发生机制是这些核苷类似物虽有抑制HBV聚合酶的效用，但同时也可能有抑制线粒体DNA聚合酶的不良作用，后者可使线粒体失去氧化脂肪酸及丙酮酸产生ATP能量和氧化磷酸化偶联作用的功能，很多富含线粒体代谢活跃的组织与器官如肌肉、神经、心脏、肝脏、胰腺与肾脏可因细胞内线粒体DNA的减少和线粒体产生氧化反应产物过多，导致氧化应激而发生线粒体功能障碍与细胞损伤。线粒体毒性的临床表现因受累组织的不同而异。

以下是核苷类似物的一些不良反应：拉米夫定100mg/d可有过敏反应如皮疹、眼睑颜面水肿伴瘙痒、偶有过敏性休克，还可有阵发性颈肌痉挛斜颈、精神障碍、功能性听力减退、性功能减退、斑秃和粒细胞缺乏等，也可有肌无力及肌肉酸痛、肢体麻木、神经痛，严重的可发生横纹肌溶解。

阿德福韦酯10mg/d可有肾功能不全，血清肌酐升高、肾小管性酸中毒与低磷血症。恩替卡韦0.5mg/d可有乳酸性酸中毒，且有严重致死的病例报道。替比夫定600mg/d可有较多的不良反应，如肌病、周围神经病及十分严重的横纹肌溶解症，也有死亡病例。替诺福韦300mg/d有类似阿德福韦酯的毒性反应但发生率较阿德福韦酯为低。以上不良反应虽较为少见，但后果严重，说明上述5种核苷类似物并非十分安全，其唯一突出的优点是服用方便。

据中药护肝抑毒Ⅰ、Ⅱ、Ⅲ号方的研究者介绍，其胃肠道反应见于5%的患者，例如有恶心、纳减、腹胀、右胁不适，但加用理气和胃药后，上述症状即见缓解或消失。在治疗过程中发现有30%的患者有食欲增加，60%的患者近期内未有感冒病毒感染，未见任何患者出现与应用核苷类似物相似的一般反应和严重反应。显然，这是中药方一个很明显的优点。

拉米夫定服用过程需进行密切地临床观察，有肌无力、肌肉酸痛反应者需定期测血清肌酸激酶；阿德福韦酯和替诺福韦需定期检查血肌酐、血磷和血钾；恩替卡韦需查血清乳酸浓度，一旦发现升高应加做血气分析，测pH值及剩余碱并及时停药换用其他核苷类似物；替比夫定一旦有肌肉酸痛需查血及尿肌球蛋白、血清肌酸激酶及尿酸并及时停药改用其他药物。中药护肝抑毒方有胃肠道反应时可调整处方配理气和胃药。

综上所述，该中药方有很多优势，袁今奇等创制的中药护肝抑毒方能成功地清除免疫耐受，这是医学上的一个突破，目前西医药还没有克服这一难题的方法。它对有免疫耐受的其他病毒感染和疾病也是一个启迪，可以借鉴。这一中药方没有核苷类似物的一些不良反应和严重反应，同时又有抗病毒的功效，其HBeAg的血清转换率，HBsAg的阴转率和HBV-DNA检测不到率均高于上述任何一种核苷类似物。本文作者希望这些中药方能早日制成颗粒冲剂，有利于患者服用，并早日在国内投产以推广使用。

（《中西医结合肝病杂志》2011年第21卷第2期，

作者巫协宁）

国医名师袁今奇教授治疗肝硬化腹水验案赏析

　　腹水是肝硬化晚期最突出的症状之一，属中医"鼓胀"范畴。鼓胀是指以腹部胀大如鼓为主要表现的一类病证，临床以腹大胀满，绷急如鼓，皮色苍黄，脉络显露为特征，故名鼓胀。鼓胀病名最早见于《黄帝内经》，如《灵枢·水胀》云："腹胀，身皆大，大与肤胀等也，色苍黄，腹筋起，此其候也。"后世名家也对鼓胀有不少描述，如明代李中梓《医宗必读·水肿胀满》指出："在病名有鼓胀与蛊胀之殊。鼓胀者，中空无物，腹皮绷急，多属于气也。蛊胀者，中实有物，腹型充大，非虫即血也。"又如明代张景岳《景岳全书·气分诸胀论治》云："单腹胀者名鼓胀，以外虽坚满而中空无物，其像如鼓，故名鼓胀。又或以血气结聚，不可解散，其毒如蛊，亦名蛊胀，且肢体无恙，胀惟在腹，故又名为单腹胀。"

　　国医名师袁今奇教授理论功底扎实，临床经验丰富。近日本人研习袁今奇教授的新作《袁今奇医文集》，书中记述了袁老运用中医药治疗各种疑难杂病，用方独到，广受好评，并在治疗肝硬化腹水方面有着独到的治疗经验。今选取袁今奇教授治疗本病经典病案进行鉴赏，以弘扬袁老学术思想和诊疗经验，传承仁术。

一、病机阐微

　　对于本病的病因病机，历代医家通过临床观察多有论述，基本病理变化总属肝、脾、肾受损，气滞、血瘀以致水停腹中。

　　《金匮要略·水气病脉证并治》中，有心水、肝水、肺水、脾水、肾水之论述，其中肝、脾、肾三种水病，皆有腹部胀大，小便续通之候，此与《黄帝内经》所论鼓胀相当。隋代巢元方《诸病源候论》载："水癥者，由经络痞涩，水气停聚，在于腹内，大小肠不利所为也。其病腹内有结块坚强，在两胁间膨膨胀满，遍身肿，所以谓之水癥。"又云："若积引岁月，人即柴瘦，腹转大。"明代医家张景岳云："少年纵酒无节，多成水臌。"清初三大名医之一的喻嘉言在《医门法律·胀病论》言："胀病亦不外水裹、气结、血凝。"根据历代医家的论述和近代认识，袁今奇教授认为鼓胀的内因多为情志失调，饮食不节，劳欲过度，外因为感染湿热邪毒或虫毒。他认为本病初起肝脾先伤，肝失疏泄，脾失健运致使气滞湿阻，进而湿浊内蕴中焦阻滞气机，致水热蕴结，久则气血凝滞，瘀结水留更甚。肝脾日虚，病延及肾，肾火虚衰而致阳虚水盛，若阳伤及阴，则肝肾阴亏，邪越盛而正越虚。因此本病病机为本虚标实，虚实夹杂。临床常见气滞湿阻、寒湿困脾、湿热蕴结、脾肾阳虚及肝肾阴虚等证。

二、治则探幽

对于本病的临床诊治，袁今奇教授认为应注意起病缓急，分清寒热虚实，把握湿热、气积、血瘀之孰轻孰重，以分别治疗。正如《黄帝内经》曰："治病必求于本……急则治其标，缓则治其本。"该病初期以标实为主，治法上以行气、活血、利水为主，同时配伍疏肝运脾之法；若病久则以虚为本，治法上以温补脾肾或补益肝肾为主，同时配伍行气活血利水之法。治疗应攻补兼施，补虚不忘实，泻实不忘虚。他特别强调在治疗中慎用逐水峻剂，如大戟、芫花、甘遂、商陆之属，因鼓胀病多为虚中夹实之证，虽可获效一时，但易损伤元气。对于肝硬化腹水的治疗应缓图为治，而收其功。元代名家朱丹溪亦在《格致余论》中提到："胀病将终不可与利药耶……灼知其不因于虚，受病亦浅，脾胃尚壮，积滞不痼，而又有可下之证，亦宜略与疏导。若授张子和浚川散、禹功丸为例，行速攻之策，实所不敢。"另在《丹溪心法》中言："其肿愈甚，病邪甚矣，真气伤矣。"

三、验案赏析

患者陈某，男，54岁，新疆石河子某酒厂管理员。患者有慢性乙型肝炎病史18年，长期用抗病毒治疗。3年前疲倦乏力加重、下肢浮肿，曾在某医院检查诊断为肝硬化腹水，用保肝、利尿、抗感染等治疗，腹水时有减少，但始终未见消退，遂慕名来诊。

初诊：2008年3月26日。患者形瘦神疲，语音低怯，右胁胀痛，纳食不馨，脘腹胀满，便溏尿黄，下肢浮肿，舌淡苔薄腻，脉象沉细无力。腹围92cm，腹水征明显，双下肢凹陷性水肿。B超：肝回声不均呈结节状，门脉主干内径1.3cm，脾厚4.5cm，腹水最深处9.8cm。实验室检查：白蛋白/球蛋白比值0.89，总胆汁酸27μmol/L，白细胞2.92×10^9/L，血小板75×10^9/L，HBV-DNA1.0×10^5IU/mL。西医诊断：肝硬化腹水。中医诊断：鼓胀。中医辨证：肝郁脾虚，气滞血瘀，水湿内停。治以疏肝健脾，理气化瘀，利水消肿。处方：黄芪、茅根30g，茯苓、木瓜、大腹皮、猪苓、炙鳖甲、丹参、泽兰各15g，炒白术、炒厚朴、香附、车前子（包煎）各12g，木香、草果、炮姜、柴胡各10g，蝼蛄6g。14剂，每日1剂，水煎取汁300mL，分2次口服。

二诊：2008年4月10日。患者服药2周后，诸症减轻，饮食有增，尿量增多，下肢浮肿锐减，腹围由92cm减至88cm，脉舌如故。原方去茅根30g，加黄芪至60g。嘱投20剂，服法如前。

三诊：2008年5月3日。患者服药月余，近来每日尿量1500~2000mL，大腹水肿明显减轻，纳可，寐安，舌质转润、苔薄微腻，脉仍沉细，治守原方加减。处方：黄芪60g，茯苓、丹参、鳖甲、鸡内金、当归、泽兰、枸杞、木瓜各15g，炒白术、莪术、僵蚕、车前子（包煎）各12g，木香、柴胡、淫羊藿各10g，生牡蛎30g，蝼蛄6g。30剂，每日1剂，水煎服。

四诊：2008年6月10日。患者服药至今，病情逐渐好转，精神转好，体力有增，腹围下降8cm，体重减轻3.5kg，纳食正常，脘腹不胀，每日尿量约2000mL。原方去蝼蛄、车前子，并随症加减。嘱2剂服3天，继续治疗2个月。

五诊：2008年8月15日。患者复查肝功能示转氨酶正常，总胆汁酸12.5μmol/L，白蛋白40.8g/L，球蛋白36.5g/L，白蛋白球蛋白比值为1.12，肝功能明显恢复。治以益气养血，疏肝理气，健脾化湿，软坚散结。处方：黄芪60g，党参、薏苡仁、生牡蛎各30g，当归、阿胶（烊冲）、郁金、冬瓜皮、茯苓、炙鳖甲、丹参、泽兰、赤芍药、鸡内金各15g，柴胡、香附、草果各10g，白术12g，水煎服，每剂服2天。

六诊：2008年12月20日。患者坚持服用上方约4个月，病情恢复良好。复查B超：肝实质回声欠均匀，呈弥漫性增粗，门静脉主干内径约1.2cm，脾厚4.0cm，未见腹水。实验室检查：转氨酶正常。白蛋白42.6g/L，球蛋白30.5g/L，白蛋白球蛋白比值为1.4。白细胞3.6×10^9/L，红细胞4.5×10^{12}/L，血小板计数125×10^9/L。HBV-DNA1.0×10^3IU/mL。

四、大师心法

（一）补气活血

从袁老调治本验案脉证可知，患者为久病之慢性乙型肝炎，是肝病传脾，伤及脾气，气滞血瘀，水湿内停所致，故以疏肝理气、健脾利水、益气养血、软坚散结诸法治疗。气虚则无力推动血液运行，血虚而血运缓慢，故袁老用黄芪、丹参、泽兰、赤芍补气活血。重用黄芪，因其为补中益气要药。若脾虚水湿失运，以致浮肿尿少者，本品既能补脾益气，又能利尿消肿，标本兼治，常与白术、茯苓等利水消肿之品配伍。同时又能补气生血，治血虚证亦常与补血药配伍，如《兰室秘藏》中当归补血汤以黄芪与当归同用。对脾虚不能统血所致失血证，本品可补气以摄血，如《济生方》中的归脾汤，与人参、白术等品同用。丹参善能通行血脉，祛瘀止痛，广泛应用于各种瘀血病证。如治癥瘕积聚，可配伍三棱、莪术、鳖甲等药。《神农本草经》云："主心腹邪气，肠鸣幽幽如走水，寒热积聚，破癥除瘕……止烦满，益气。"泽兰既能活血祛瘀，又能利水消肿，对瘀血阻滞、水瘀互结之水肿尤为适宜。《随身备急方》中以本品与防己等份为末，醋汤调服，治疗产后水肿。治腹水身肿，配伍白术、茯苓、防己、车前子等。《本草经疏》："泽兰，苦能泄热，甘能和血……身面四肢浮肿，骨节中水气。"赤芍苦寒入肝经血分，有活血散瘀止痛之功，治肝郁血滞之胁痛，可配柴胡、牡丹皮等药，如《博济方》中赤芍药散。

（二）软坚散结

详察该案，患者病程久，久则瘀血阻滞，导致癥瘕。袁老方中调配牡蛎、莪术、鳖甲、僵蚕软坚散结。牡蛎味咸，软坚散结，用治痰火郁结之痰核、瘰疬、瘿瘤等，如《医学心悟》中的消瘰丸常与浙贝母、玄参等配伍，治气滞血瘀的癥瘕积聚，常与鳖甲、丹参、莪术等同用。鳖甲长于软坚散结，适用于肝脾肿大等癥瘕积聚。莪术苦泄辛散温通，既入血分，又入气分，能破血散瘀，消癥化积，行气止痛，适用于气滞血瘀、食积日久而成的癥瘕积聚及气滞、血瘀、食停、寒凝所致的诸般痛证，常与三棱相须为用，治癥瘕痞块，如《寿世保元》中的莪术散。莪术与当归、香附等同用，治体虚而瘀血久留不去，配伍黄芪、党参等以消补兼施。僵蚕既能软坚散结，又兼可化痰，故可用治痰核、瘰疬，可单用为末，或与浙贝母、夏枯草、连翘等化痰散结药同用。

（三）疏肝理气

脾为后天之本，气血生化之源，脾失健运则气血生化不足。因此袁老在方中配伍使用柴胡、香附、郁金、白术四药以疏肝健脾。柴胡辛行苦泄，善条达肝气，疏肝解郁。《景岳全书》中的柴胡疏肝散治疗肝失疏泄，气机郁阻所致的胸胁胀痛，常与香附、川芎、白芍同用。香附疏肝解郁，调经止痛，理气调中，主入肝经气分，芳香辛行，善散肝气之郁结，味苦可疏泄以平肝气之横逆，故为疏肝解郁，行气止痛之要药。郁金味辛，能行能散，既能活血，又能行气，可治气血瘀滞之痛证。《医宗金鉴》里颠倒木金散常与木香配伍，气郁倍木香，血瘀倍郁金，若治癥瘕痞块，可配鳖甲、莪术、丹参、青皮等。白术以健脾、燥湿为主要作用，既长于补气以复脾之健运，又能燥湿、利尿以除湿邪，治疗脾虚水肿时可与茯苓、桂枝等药同用。乙型肝炎病毒多为湿热疫毒，感染之后，阻遏气机，肝气郁结，病久入络，故用木香、木瓜、草果、厚朴理气宽中。木香善通行脾胃之滞气，既为行气止痛之要药，又为健脾消食之佳品。《时方歌括》香砂六君子汤、《证治准绳》健脾丸中木香常配伍党参、白术、橘皮治脾虚气滞，脘腹胀满，食少便溏。木瓜为脚气水肿常用药，元代王好古云："去湿和胃，滋脾益肺。治腹胀善噫，心下烦痞。"草果多用于寒湿偏盛之脘腹冷痛，呕吐泄泻，舌苔浊腻。厚朴燥湿消痰，下气除满，善治食积气滞，腹胀便秘。

（四）利水消肿

由于本病乃本虚标实，虚实夹杂之证，病在肝，重在水，消除腹中水肿乃是首要任务。故袁老在五次诊疗用药中多次使用猪苓、茅根、车前子、冬瓜皮、薏苡仁、蝼蛄、茯苓以利水消肿。猪苓利水作用较强，用于水湿停滞的各种水肿，单味应用即可取效，治疗水湿内停所致之水肿、小便不利，常与泽泻、茯苓、白术等同用，如《明医指掌》中的四苓散。白茅根有清热利尿、利水消肿、利湿退黄之效，《医学衷中参西录》治水肿、小便不利，单用本品煎服。车前子善通利水道，清膀胱热结，对水湿停滞之水肿、小便不利，可与猪苓、茯苓、泽泻同用。冬瓜皮药性平和，善于利水消肿，可用于治水肿。薏苡仁既利水消肿，又健脾补中，用于脾虚湿盛之水肿腹胀，小便不利，常与茯苓、白术、黄芪等药同用。蝼蛄善下行，具有较强的利水消肿作用，并有通利大便之功，多用于头面浮肿，大腹水肿，小便不利之实证。茯苓甘则能补，淡则能渗，药性平和，既可祛邪，又可扶正，利水而不伤正气，实为利水消肿之要药，可治寒热虚实各种水肿。茯苓治疗水湿内停所致之水肿、小便不利，常与泽泻、猪苓、白术、桂枝等同用，如《伤寒论》五苓散；治脾肾阳虚水肿，可与附子、生姜同用，如《伤寒论》真武汤；用于水热互结，阴虚小便不利水肿，常与滑石、阿胶、泽泻合用，如《伤寒论》猪苓汤。

（五）养血益肾

袁老考虑到鼓胀病多为虚中夹实之证，利水消肿后或伤元气，在患者连续用药

1个多月后，分别用当归、党参、阿胶、枸杞子、淫羊藿养血益肾。当归甘温质润，长于补血，为补血之圣药。若气血两虚，当归常配黄芪、人参补气生血，如《兰室秘藏》中的当归补血汤、《温疫论》中的人参养荣汤；若血虚萎黄、心悸失眠，常与熟地黄、白芍、川芎配伍，如《和剂局方》中四物汤。党参常用于气血两虚证，常配伍黄芪、白术、当归、熟地黄等品，以增强其补气补血效果。阿胶为补血要药，多用治血虚诸证。枸杞子能滋肝肾之阴，为平补肾精肝血之品，可单用，或与补肝肾，益精补血之品配伍。淫羊藿长于补肾壮阳，单用有效，亦可与其他补肾壮阳药同用。

综上所述，本案在9个月的治疗中未用抗病毒西药，患者病毒载量明显下降，几近正常。袁老调治此证，辨证诊察入微，治疗不拘一法，用药结构缜密，配伍搭配巧妙，标本兼顾，稳打稳扎，步步为营，故疗效卓著，堪称匠心独具。

（周晓、黄育华）

黄育华：湖北省中医院肝病科主任医师，教授，《中西医结合肝病杂志》编辑委员会主任委员，《中西医结合肝病杂志》编辑部主任。

悬壶半世纪　济世一生情

　　头发花白，面色红润，笑起来两排整齐皓齿清晰可见，眼前这位谦和的老教授就是袁今奇。年逾古稀的他精神矍铄，目前仍在中医岗位上发挥余热，治病救人，传承带徒。面对很多慕名而来的患者，他每天要为近60人看病。他不爱张扬，对名字后面一长串的头衔看得很轻、很淡，厚厚的一摞获奖证书在他眼里，只不过是50多年从医路上的小小点缀。

一、学医 —— 科班师承两相宜

　　袁今奇勤奋好学，在家乡读私塾时，虽家境贫寒，却阻止不了他对知识的渴求。他用3年的私塾时光读完了《三字经》、四书五经、四大名著等。袁今奇的家乡有一位名医叫姜子维，精通中医，为父老乡亲治愈过很多疑难杂症，这让袁今奇敬佩不已。于是，在他幼小的心里早早埋下了当一名医生的梦想。

　　1963年，袁今奇从江苏盐城医专五年制中医专业毕业，被分配到新疆石河子，如愿成为一名医生。他说："这五年的科班学习为我打下了坚实的理论基础，但中医更注重师承和经验，这就要求我在工作中只有不断学习才能进步。"1971年他进入了南京中医学院师资班学习，结识并师承了著名的中医药专家张浩良教授。

　　张浩良是袁今奇的老师和老乡，现为石河子中医院名誉院长。他曾随名中医宋爱人深造，其后在学校从事方剂学教研和临床医疗工作。他撰写著作40部，发表论文170多篇，为传承中医药学贡献了出自己的力量。

　　在袁今奇看来，张浩良的教学方法一直影响着他。袁今奇说："张教授治学严谨，每天早上都要求我背诵医学经文，并一再强调方剂活用，因人制宜，师古而不泥古。他还教导我善待患者、济世救危，杏林春暖才是对中医最好的传承。"背诵经文的习惯他一直坚持至今，善待患者方可善待自己的师训也一直警醒着他。

二、从医——继承创新重疗效

慢性乙型肝炎的治疗是医学领域里的一道难题，直到20世纪90年代末都没有十分有效的治愈方法。袁今奇经过20年的研究，率先提出中医学对慢性乙型肝炎免疫耐受的认识和治疗对策。他运用中医药方法，结合现代科技检测，系统观察了1500多例患者，最终形成了一套独特的治疗方法。他的研究成果经国内著名肝病专家评议，疗效达到国内领先水平，并于2011年获得兵团科技进步二等奖。

袁今奇在国内外中医界都享有很高的声誉。

1983年，他在《上海中医药》杂志上发表学术论文《中医药治疗妊娠晚期合并重症胰腺炎》。1990年，他的学术论文《温降承气汤治疗十二指肠壅积症》在《中医杂志》上发表后，被香港医学界人士看到，于是邀请他到香港参加各大医院的会诊。由于看病救人疗效显著，他受到香港医学界和患者的广泛赞誉。随后，香港医学界又多次邀请袁今奇参加学术会议，请他到各院校讲学及义诊，颇受社会各界称赞。

2000年6月，袁今奇在香港国际传统医学会举办的学术交流大会上获"香海国际医坛千禧名医金奖"；10月，又在"世界综合医学大会——世界传统医药日暨紫荆花医学成就奖颁奖典礼"上喜获首届香港紫荆花医学成就奖，成为新疆第一个摘下"紫荆花"的医学教授。他还被香港国际传统医学研究院授予荣誉博士称号，并聘为客座教授。

2006年，袁今奇在香港参加国际传统医学会议，受当地某公立医院的邀请，会诊了1例晚期妊娠合并急性胰腺炎的重症患者。患者怀孕8个多月时，突感上腹持续胀痛，经西医救治，病势未能得到控制。袁今奇用大柴胡汤加味治疗。患者服用1剂药后，疼痛明显减轻；服用3剂药后，转危为安；服用5剂药后，腹痛完全消失，各项检查指标恢复正常。患者足月产下1子，母子平安，随访8年一直未复发。

1991年袁今奇参加首批扶贫医疗队，赴兵团开展基层中医医疗工作，因成绩突出，荣立三等功。1992年参加中国医疗代表团，赴俄进行中医医药、针灸等医疗服务，将中医药文化推向国外，深受俄罗斯、哈萨克斯坦等国家的好评。在多年的中医医疗、教学、科研工作中，袁今奇没有拘泥于传统的中医理论，而是凭借扎实的中医学理论基础和丰富的临床经验，运用益气养阴、温阳健脾及活血化瘀法，治疗冠心病、心绞痛、心肌梗死和病毒性心肌炎等心脑血管疾病，并取得了显著疗效。他的研究成果《人参三七琥珀末治疗冠心病心绞痛的研究》，被翻译成外文，发表于《中医杂志》英文版，并获得1997年兵团科技进步二等奖。

袁今奇至今也忘不了刚到石河子工作时，接到的一个病例。"那位患者是位老军垦，他患胆道蛔虫症，肚子痛得厉害，西医建议手术治疗，但他年事已高拒绝手术，我应邀为他进行中医治疗。"袁今奇回忆说，他为老军垦开了药方大承气汤和安蛔汤。患者服用1剂药后腹痛就明显缓解，3剂药服用完就排出蛔虫，服药1周后，患者痊愈。老军垦亲笔写了感谢信，送到袁今奇手中，高高兴兴地出院了。

"第一代军垦人真的很令人佩服，没有他们的艰辛劳动，就没有越来越美的石河子。他们生活的环境很艰苦，劳动强度很大，导致绝大多数老军垦患有慢性腰腿疼、关节损坏和胃病。"袁今奇说。老军垦们以建设边疆为己任，袁今奇以看病救人为己任。他总想治愈每位患者，让年老者安度晚年，让年轻者摆脱病痛折磨。他的努力最终换来患者的满意。袁今奇诊疗室里挂满一面墙的锦旗，以及家里的三大捆锦旗，都是患者对他的认可和感激。

三、育人——授业解惑传医德

"我儿子不到一岁时感染轮状病毒，西医治疗始终反反复复，慕名请袁教授医治，喝了3副中药就彻底治愈了。以后孩子生病都是中药治疗，现在他上小学了体质一直很好。这让我感受到中医的博大精深，我因此坚定了要跟随袁教授学习中医的决心。"袁今奇的学生王新莉说。

根据国家中医药管理局的要求，名老中医必须带学生，以传承祖国传统医学技术。他因此带了一名内地学生、两名疆内作为师承弟子。王新莉作为其中一名师承弟子，跟随袁今奇教授学习多年。

五十多年来，像王新莉这样因为受袁教授影响而立志献身中医事业的人，数不胜数。

从1973年至今，袁今奇一直为石河子大学医学院各班级授课，为自治区、兵团及石河子西学中班、讲习班授课，带教中医进修医师，指导和评议博士、硕士研究生学术和技术水平。20世纪70年代，他曾受新疆军区特邀，先后赴多个学校、部队医院讲授中医药理论，受到部队的好评。

在半个世纪的从医路上，袁今奇善于运用辨病与辨证相结合的方法诊治疾病。他提出"精锐直击，综观合围，培元固本"的学术思想，深入研究中医思维学。处方遣药时，他从多方位、多途径、多环节、多层次考虑，治疗主次分明，并注重以人为核心的三因制宜，即因时制宜、因地制宜、因人制宜。袁今奇将这些宝贵经验传授给医学院的学生和各中医诊所的医师，希望他们传承中医并将其发扬光大。

2014年，国家中医药管理局为加强名老中医药专家学术思想传承工作，探索建立中医药专家学术传承、推广应用中医药人才培养的有效方法和创新模式，确定了全国名老中医药专家传承工作建设项目。"袁今奇全国名老中医药专家传承工作室"成立，袁今奇成为兵团目前唯一一名全国名老中医药专家传承工作室指导老师，并获得中华中医药学会学术发展成就奖。工作室现有成员10余名，多数为中、高级职称的临床医师，其中硕士生、博士生占80%。

王新莉说，袁老师医德高尚，功底扎实，经验丰富，并以"终生学习"为座右铭，他严于律己，严格要求学生读经典、跟名师、做临床。

袁今奇带学生，以身作则，重视从实践中学习，善于总结经验，不断丰富自我。他常用古训"书到用时方恨少""涉浅水者见鱼虾，其尤深者观蛟龙""熟读王叔和，不如临证多"以勉励学生多看书，做深学问的同时，要重视理论与实践相结合。

如今，袁今奇在工作之余正在著书。他要将自己半个多世纪的中医药学术思想和实践经验汇集在一本书里，为中医传承尽一份微薄之力，为边疆中医药事业的发展做出新的贡献。

（《石河子日报》2016年4月22日，记者刘睿睿）

深耕杏林　大医精诚

医者，历来被视为悬壶济世、治病救人的仁者；仁者，是充满慈爱之心的志者；志者，则是无私奉献的勇者。

在石河子大学医学院第一附属医院中医科就有这样一位集志、勇、仁于一身的医者，他就是石河子大学医学院第一附属医院主任中医师、中医学教授袁今奇。袁今奇21岁进疆，他以"大医精诚"规范言行，以孜孜以求、咬定青山不放松的精神攻克专业难题。他牢记"医乃仁术"的古训，悉心带徒，誉满杏林。

一、志者：扎根兵团，不改当年之志

袁今奇已近耄耋之年，仍精神矍铄，分析事情时思维敏捷，逻辑清晰。今年77岁的他每周坚持坐诊2天，每天接诊60人。

幼时，袁今奇与中医结缘，当时他的家乡有一位叫姜子维的名医，精通中医，治愈过许多父老乡亲的疑难杂症，令袁今奇钦佩不已。他暗暗立志：长大后，自己要做一名救死扶伤的医生。

怀着这个志愿，袁今奇经过不懈努力，如愿以偿进入了医学领域。1963年，袁今奇从学校毕业后，被分配到石河子大学医学院第一附属医院中医科，成为一名医生。

5年的系统学习，让袁今奇打下了坚实的理论基础，但中医更注重师承和经验。为了提高自己的专业技能，1971年，袁今奇参加了南京中医药学院师资班，师承著名中医药学专家张浩良教授。

德高为师，身正为范。张浩良的治学态度和为人品格一直影响着袁今奇。"张教授治学严谨，每天都要求我背诵医学文章，并一再强调要活学活用。他还教导我要善待患者，济世救人，杏林春暖才是对中医最好的传承。"袁今奇说，背诵医学文章的习惯他一直坚持至今。

如今，袁今奇在兵团行医已有55载，半个多世纪里，他曾有多次离开兵团的机会，却都放弃了。"这里的人们需要我，我对这里也有感情。"谈及坚持在兵团工作的原因，袁今奇说。

55载风霜雪雨，不改当年扎根大漠之志。如今的袁今奇工作之余还在著书。他想将自己的中医药学术思想和实践经验编写在2本书里，为边疆中医药事业的发展做贡献。

二、勇者：术业有专攻，咬定青山不放松

袁今奇幼时家境贫寒，但他勤学好问，3年的私塾时光，他读完了《三字经》、四书五经、四大名著等。幼时对知识的渴求，激励着袁今奇对专业知识孜孜不倦地探索。

慢性肝炎疾病的治疗是医学领域里一道难题，很长一段时间里都没有有效治疗该疾病的方法。袁今奇运用中医药，结合现代科技检测设备，系统观察了近2000例患者，创新提出中药学对慢性乙型肝炎免疫耐受的治疗方法。研究这套治疗方法，袁今奇整整用了20年。

功夫不负有心人。这项研究成果经国内著名肝病专家评议，疗效达到国内领先水平，袁今奇于2011年获得"兵团科技进步二等奖"。

袁今奇并没有满足于眼前的成绩，在多年的中医医疗、教学、科研工作中，他不拘泥于传统中医理论，凭借扎实的中医学理论基础和丰富的临床经验，运用益气养阴、温阳健脾及活血化瘀疗法，治疗冠心病、心绞痛、心肌梗死和病毒性心肌炎等疾病，都取得了显著疗效。他发表的学术论文《人参三七琥珀末治疗冠心病心绞痛的研究》于1997年获得"兵团科技进步二等奖"。

在潜心中医临床工作、服务广大患者的同时，袁今奇还坚持医教研全面发展。他先后发表学术论文148篇，出版专著12本；主持省部级以上课题13项（国家级2项，省部级11项）；科研成果获得国家奖励5项，省部级奖励13项。

1990年，他的学术论文《温降承气汤治疗十二指肠壅积症》在《中医杂志》上发表后，被香港医学界人士看到，邀请他到香港参加各大医院的会诊。由于疗效显著，他受到香港医学界和患者的赞誉。随后，香港医学界人士又多次邀请袁今奇参加学术会议，请他到各院校讲学及义诊。

2006年，袁今奇到香港参加国际传统医学会议，受当地一家公立医院的邀请，会诊了一名重症患者。那名患者怀孕8个多月时，上腹持续胀痛，经西医救治，病情未能得到控制。袁今奇接诊后，让那名患者服用1副药，疼痛明显减轻；服用3副药后，转危为安；服用5副药后，腹痛完全消失，各项检查指标恢复正常。患者足月生下一个儿子，母子平安，袁今奇随访那名患者8年，她的病一直未复发。

三、仁者：白衣秉丹心，杏林春暖育桃李

"袁老师临床经验丰富，治学严谨，严格要求我们读经典书籍、跟名师学医、做临床记录。"袁今奇的学生王新莉说。

二人的师生缘始于几年前。当时，王新莉不到一岁的儿子患了肠道疾病，偶然间找到袁今奇。袁今奇开了3副中药，他儿子吃完药病就好了。后来，王新莉又请袁今奇用中药给儿子调理身体。现在，王新莉的儿子已经上小学四年级了，体质很好。这让王新莉感受到中医的博大精深，决定跟随袁今奇学习中医知识。

其实，像王新莉这样受袁今奇影响而立志从事中医工作的人有很多，袁今奇的学生在疆内外有50多名。

从1973年开始，袁今奇一直为石河子大学医学院各班级授课，为自治区、兵团及石河子举办的讲习班授课，带教中医进修医师，指导及评议博士、硕士研究生学术和技术水平。

袁今奇善于运用辨病与辨证相结合的方法为患者治疗疾病。他提出"精锐直击，综观合围，培元固本"的学术思想，深入研究中医思维的科学性、实用性、实效性。处方遣药时，他从多方位、多途径、多环节、多层次考虑，强调以人为核心的三因制宜（因时、因地、因人制宜）。袁今奇无私地将这些宝贵经验传授给了医学院的学生和各中医诊所的医师。

2014年，国家中医药管理局批准成立了袁今奇全国名老中医药专家传承工作室。这是目前兵团唯一一家全国名中医药专家传承工作室，袁今奇现已培养多名学术继承人以及研究生。

袁今奇是严师，他以"终身学习"为座右铭，严于律己；带学生时以身作则，重视从实践中学习，总结经验。他常用古训"书到用时方恨少"等来提醒学生要重视理论知识的积累及多参与实践。

袁今奇通过努力获得了诸多荣誉，如荣获"全国名中医""兵团名老中医"等称号以及"首届香港紫荆花医学成就奖"。1995年，他还享受国务院政府特殊津贴。在袁今奇看来，名字后面一长串头衔和摆得高高的荣誉证书，只不过是他从医路上的小小点缀。他常说，治病救人是我的职责，我的愿望是治愈每位患者，让患者摆脱病痛折磨，健康快乐地生活。

（《兵团日报》2018年8月5日，记者王元元）

我眼里的一附院人：首届全国名中医袁今奇

　　和袁今奇教授第一次联系是因为要上传一篇他的个人简介。当时袁教授已经是国务院政府特殊津贴专家，又有很多的奖项，写起来非常轻松，也因此了解到，袁教授对冠心病和慢性肝病的中医诊治有独特的疗效。1994年他主持课题获中国中医科学院首届医圣杯优秀奖。

　　后来，我发现，不只是医院内部的人，很多患者都已经知道不育不孕找孙良佐教授，肝病找袁今奇教授，南北疆的患者都有，包括千里迢迢从内地赶来求医的患者。总之，能认识两位大专家我心里还是暗暗得意的。

　　一天，在路上遇见了袁教授，打了招呼正要离开，袁教授回转身对我说："你曾经给我写过那篇'博学儒雅，谦虚友善'的文章，谢谢你呵！"

　　我愣了一下，这才想起好像是那篇介绍袁教授的短文标题，可我自己只隐隐记得其中的一个"雅"字，这应该是十年前的事了，我确实都快把这事忘了，可袁教授还记得。

　　因为工作的关系，我写了不少的文章和材料，但很多连我自己都忘记了，偶尔地翻阅，也要想半天才能回忆起当时的情景。

　　十年了，还记得别人给他写过一篇不足千字的文字，说明袁教授的记忆力是超乎常人的。以袁教授深厚的文字功底，能对这八个字的标题记得如此清晰，说明他满意这个平实的评价，这个细节同时也让我获得了一份意外的激励和感动。

　　2000年，袁今奇教授获首届香港紫荆花医学成就奖，我向他表示祝贺，他却挥挥手，兴致勃勃地聊起了他的护肝抑毒系列方研究，后来，这个护肝抑毒系列方获得国家专利。

　　2014年袁教授获中华中医药学会学术发展成就奖，本来是想去了解他奖项的详细内容，但袁教授感兴趣的却是他同年获批的全国老中医药专家学术经验继承工作指导老师称号，因为他可以带更多的学生，培养更多的中医接班人。

　　2017年6月29日下午，人力资源和社会保障部、国家卫生健康委和国家中医药管理局在京西宾馆联合举办国医大师、全国名中医表彰大会，我院袁今奇、孙良佐教授荣获全国首批名中医荣誉称号。

2017年6月，袁今奇教授和孙良佐教授同获全国首批名中医称号，我们收集两人颁奖的图片时，才知道两位教授的图片是他们在现场互拍的。

2017年12月1日上午，石大一附院召开第八次党代会，全国名中医袁今奇教授和孙良佐教授和其他老领导、老专家在主席台就座时，台下响起热烈的掌声。

时至2017年岁末，我选摘了袁今奇教授即将出版的个人专著中"跋"尾声的文字：杏林耕耘载五四，医文并茂常相思。历练灵兰秘典处，精研仁术吾宗斯。读经旨，勤临证，传承岐黄风气正，且喜求索攀登乐，大漠修为可留痕。

今年，袁今奇教授77岁，祝他健康快乐！

（《石河子大学医学院一附院院报》2018年2月28日，作者李伊萍）